Udo K. Lindner · D. B. Dubin

Schnellinterpretation des EKG

Ein programmierter Kurs

6., vollkommen überarbeitete und erweiterte Auflage

Mit 436 Abbildungen

Springer-Verlag
Berlin Heidelberg New York
London Paris Tokyo
Hong Kong Barcelona
Budapest

Dr. med. Udo Klaus Lindner
Herrenweg 56

D-69151 Neckargemünd

ISBN 3-540-58529-X Springer-Verlag Berlin Heidelberg New York

ISBN 3-540-51178-4 5. Auflage Springer-Verlag Berlin Heidelberg New York
ISBN 0-387-51178-4 5th edition Springer-Verlag New York Berlin Heidelberg

CIP-Titelaufnahme der Deutschen Bibliothek.

Lindner, Udo K.: Schnellinterpretation des EKG : ein programmierter Kurs / Udo K. Lindner ; D. B. Dubin. – 6., vollkommen überarb. und erw. Aufl. – Berlin ; Heidelberg ; New York ; London ; Paris ; Tokyo ; Hong Kong ; Barcelona ; Budapest : Springer, 1995
Einheitssacht.: Rapid interpretation of EKG's <dt.>
5. Aufl. u. d. T.: Dubin, Dale B.: Schnellinterpretation des EKG
ISBN 3-540-58529-X
NE: Dubin, Dale B.:

Printed in Germany.

Satz, Druck, Einband: Beltz Offsetdruck, D-69502 Hemsbach
Herstellung: PRO EDIT GmbH, D-69126 Heidelberg
SPIN: 10476847 23/3130-543210 – Gedruckt auf säurefreiem Papier

Vorwort zur sechsten Auflage

Zum 6. Mal erscheint das autodidaktische Konzept der Schnellinterpretation des EKG als neue, komplett überarbeitete und erweiterte Auflage. Ich verfolge konsequent das Ziel, über die Basis von Bau und Funktion des Herzens die durch das EKG ermittelten Ableitungen zu erklären. Dieses Prinzip führt systematisch in die Interpretation des EKG ein und gibt dem Arzt Sicherheit im alltäglichen Umgang mit diesem Instrument.

Verstehen *und* Anwenden sind die Schlüssel zum Erfolg des Buches. Im nun seit 20 Jahren bestehenden Dialog mit Studenten und ärztlichen Kollegen wurde das didaktische Prinzip aus Visualisierung, komprimiertem Text und Hinweisen auf die Klinik verfeinert. Einfaches Lernen im Lesen, Selbstkontrolle und präzise Informationen zur Bewertung der EKG-Kurven verknüpfen sich in einem Lehr- und Fachbuch. Größter Wert wurde auf die Differentialanalyse der EKG-Veränderungen und ihrer klinisch-relevanten Bewertung gelegt.

Bei der Erweiterung des Inhalts wurde Ballast über Bord geworfen und mehr Gewicht auf die praktische Interpretation des EKG gelegt. Darüber hinaus werden Begriffe und Methoden, denen der Hausarzt und klinisch tätige Kollege häufig begegnet, aktuell definiert, z.B. Spätpotentiale, His-Bündel-EKG und oesophageales EKG. Neu eingearbeitet und z.T. tabellarisch zusammengefaßt wurden zahlreiche Beispiele zur differenzierten Analyse der Rhythmusstörungen und des Infarkt-EKG. Hier wurde auch nach aktuellem Wissen die instabile Angina, die sich im non-Q-wave-Infarkt manifestiert, beschrieben. Einflüsse auf das EKG durch Intoxikationen und Schilddrüsenfunktionsstörungen sind ebenso neu wie der Hinweis auf den internationalen Schrittmacher-Code und das Glossarium wichtiger Termini im Zusammenhang mit dem EKG.

Das Buch ist ein Arbeitsbuch. Absichtlich zwingen zahlreiche Verweise in Text und Abbildungen dazu, vor- und zurückzublättern. Nach den ersten Schritten erfolgt die Vertiefung in umschriebene Fragestellungen: Jede Aussage wird zu ihrer morphologischen und physiologischen Basis unter normalen und pathologischen Bedingungen zurückverfolgt. Statt pauken – verstehen: Ein Prinzip, das Spaß macht.

Besonderer Dank gilt neben den Kolleginnen und Kollegen im Springer Verlag Heidelberg, besonders Herrn Dr. Dr. Gebhardt, meiner Frau Jeannette, ohne deren Unterstützung die unermüdliche Arbeit an diesem Buch nicht möglich gewesen wäre.

Heidelberg, im Sommer 1994 UDO K. LINDNER

Vorwort zur fünften Auflage

Glücklicherweise ändern sich die Funktion und der Aufbau des Herzens nicht im selben Maß, wie neue Generationen vollautomatisierter EKG-Geräte in Klinik und Praxis Einzug halten. Die Interpretation des EKG durch Computermodule mag zur leichtfertigen Übernahme solcher Ergebnisse verleiten; gerade deshalb ist es wichtig, einen schwierigen und komplex wirkenden Stoff, wie es Grundlagen und Analyse des EKG sind, in klarer und lernpsychologisch programmierter Form anzubieten.

Wenngleich das EKG an sich keine Diagnose liefert, sind dennoch differenzierte Überlegungen zur Interpretation nötig. Ohne den Rahmen autodidaktischer Überlegungen zu sprengen, wurden auch in die vorliegende Auflage eines bewährten Konzepts notwendige Ergänzungen eingefügt, so beispielsweise die „stumme Myokardischämie", Hinweise zum Langzeit- und Belastungs-EKG und besonders „Störungen der normalen EKG-Kurve" und deren Ursachen.

Bekanntlich wird ein Buch, das den ersten Einstieg in ein neues Gebiet eröffnet, über Lehr- und Lernbuch hinaus auch ein alltägliches *Nachschlagewerk* sein. Diesem Nutzen dienen die nun erweiterten und überarbeiteten *Seiten für das Notizbuch* am Ende des Buches. Sie sind Stütze im praktischen Umgang mit dem EKG und dienen zur raschen Rekapitulation.

Dem *Rhythmusproblem* wurde weiter Rechnung getragen. Neben einer detaillierten Ausarbeitung der *Blockbilder,* der *Lown-Gruppierung* und der formalen Differenzierung von *Ersatzrhythmen* nach dem Erscheinen von P-Wellen und Kammerkomplexen wurde die Registriergeschwindigkeit durch *Sekundenmarkierungen,* wie sie bei vielen Geräten üblich ist, in allen wesentlichen Kurven verdeutlicht. Die Kurven sind, wie in den vergangenen Auflagen, nach Originalvorlagen gezeichnet, um so deutlicher als in mancher Aufzeichnung das Wesentliche des Kurvenverlaufs hervorzuheben.

Besonderer Dank gilt Frau Dr. C. Osthoff vom Springer-Verlag (Heidelberg) für die redaktionelle Begleitung der Neuauflage, ohne die dem Autor die Umsetzung seiner Gedanken nicht möglich gewesen wäre.

Brigachtal, im Januar 1990 UDO K. LINDNER

Bevor Sie beginnen:

Dieses Buch ist ein programmierter Schnellkurs. Als Lehrbuch unterscheidet es sich vom Inhalt her nicht von anderen Werken, aber es ermöglicht Ihnen einen selbständigen und – wie der Titel sagt – einen schnellen Zugang zu Sprache und Verständnis des EKG. Der Sinn des Buches ist nicht „büffeln“, sondern „verstehen“.

Das programmierte Lernen funktioniert ganz gut, und Sie werden feststellen, daß Sie Erfolg haben. Halten Sie aber die folgenden Regeln ein:

Beginnen Sie auf Seite 1 und überspringen Sie keine Seite, auch wenn Ihnen der Inhalt bekannt vorkommt. Nehmen Sie sich vor, das Buch in einem Zug durchzulesen, d.h. machen Sie keine größeren Pausen. Im Verzicht auf eine überschwengliche Sprache läßt sich der Text erstaunlich rasch erfassen, obwohl eine Fülle neuer Begriffe und Termini auftauchen werden.

Lesen Sie Wort für Wort, Seite für Seite. Verbinden Sie die Worte mit den Abbildungen der Seite, die graphisch den Text verdeutlichen; im zweiten Schritt fügen Sie die am Rand stehenden Wörter in den Textfluß ein. Prüfen Sie Ihr Verständnis, nicht Ihr Wissen über auswendig gelernten Text.

Weiterführende Erklärungen und Inhalte, die zu klinischen Fragen Bezug nehmen, sind durch „Merke“ hervorgehoben. Im ersten Lesefluß können diese Absätze ausgelassen werden; so werden Sie rascher die Grundsprache des EKG lernen. In einem zweiten Durchgang sollten Sie sich die „Merke“-Absätze jedoch nicht vorenthalten, da diese eine klinische Wertigkeit und Fallstricke der Interpretation herausheben.

Wenn Ihnen das Studium dieses Buches zu leicht erscheint, hat sich Ihre Mühe gelohnt. Es funktioniert! Sie werden überrascht sein, wie schnell Sie in die Bedeutung und Aussage des EKG eingedrungen sind und die EKG-Kurven mit sicherem System bewerten können.

Udo K. Lindner
Dale D. Dubin

Inhaltsverzeichnis

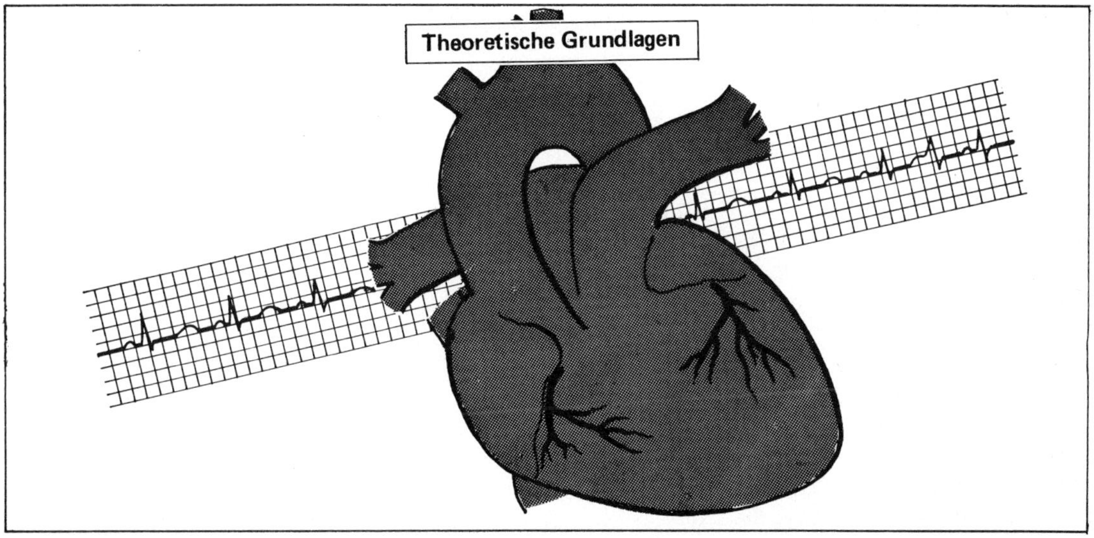

Im Elektrokardiogramm werden elektrische Signale registriert, die während der Herztätigkeit auftreten

Das Elektrokardiogramm ist allgemein bekannt unter den 3 Buchstaben ____ . Es ermöglicht eine Beurteilung der elektrischen Aktivität des Herzens und in gewissem Umfang auch eine Aussage über die Herz ______ .

EKG

funktion

Das EKG wird auf Koordinatenpapier (Millimeterpapier) geschrieben und liefert uns eine fortlaufende __________ der elektrischen Aktivität des Herzens.

Aufzeichnung

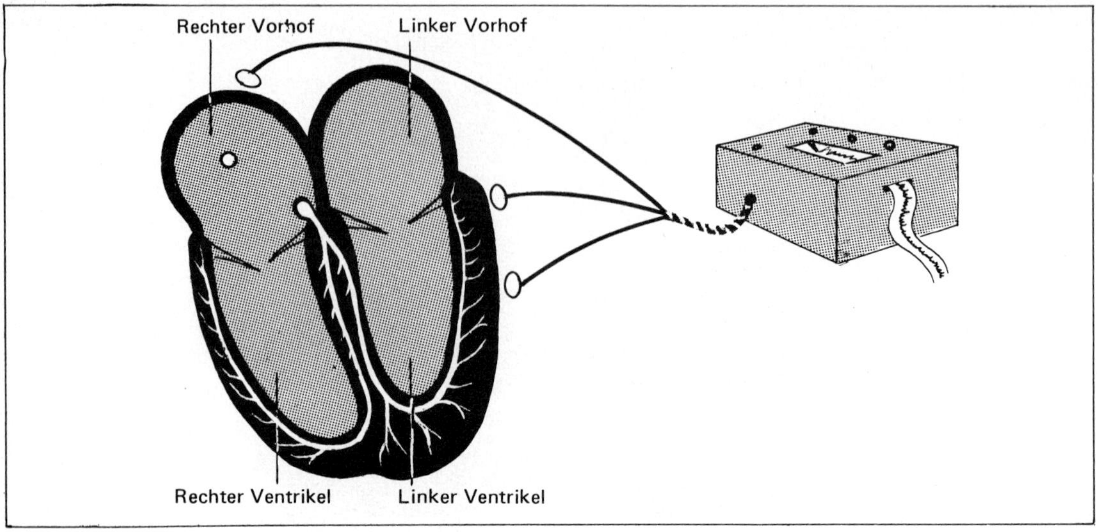

Das EKG zeigt die elektrischen Impulse, die das Herz zur Kontraktion reizen. Im einfachsten Fall werden 3 sog. „Ableitungen" aufgezeichnet

Das EKG informiert über die __________ Impulse im Herzen. — elektrischen

Die elektrischen Impulse entsprechen jeweils verschiedenen Phasen der ________ . — Erregung

Merke:
Das EKG liefert auch Informationen über das Herz in der Ruhephase und in der Erholungsphase.

Wenn der Herzmuskel elektrisch erregt wird, erfolgt eine __________ . — Kontraktion

Merke:
Diese elektrische Erregung kann auch extern geschehen, z.B. durch einen Herzschrittmacher.

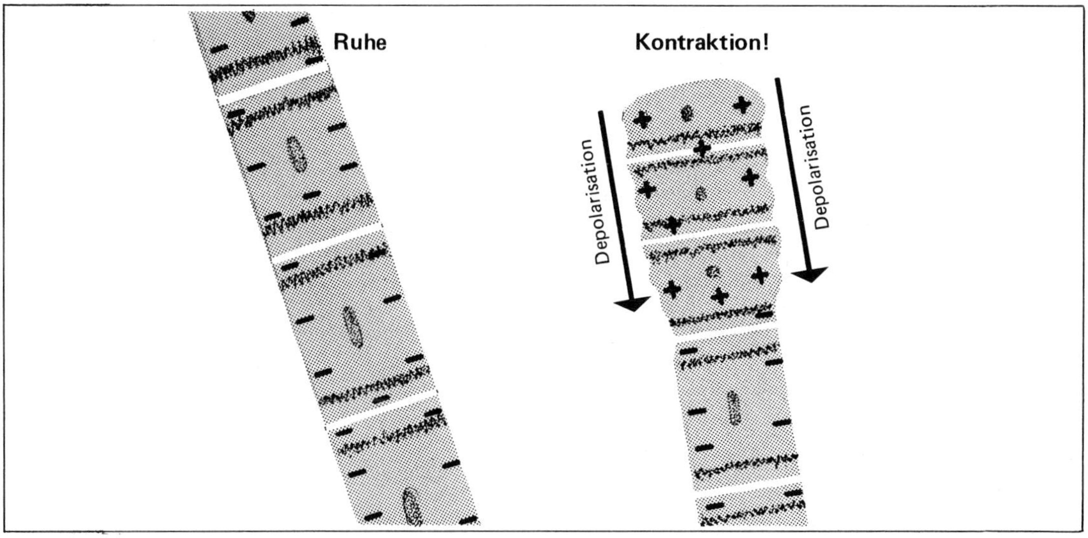

Herzmuskelzellen im Ruhestand sind negativ geladen oder „polarisiert"; bei elektrischer Reizung „depolarisieren" sie und kontrahieren. Depolarisation bedeutet hier, daß die Zellen eine positive Ladung erhalten

In Ruhe sind die Zellen des Herzmuskels ________, das Zellinnere ist ______ geladen. polarisiert negativ

Merke:
Genau genommen ist bei einer ruhenden polarisierten Zelle das *Zellinnere* negativ geladen, während die *Zelloberfläche* außen positiv geladen ist. Der Einfachheit halber soll im folgenden nur das *Zellinnere* in Betracht gezogen werden.

Das im Ruhezustand negativ geladene Zellinnere wird durch den Reizimpuls __________ und dabei ______ geladen. depolarisiert positiv

Die Umladung der Zelle durch einen elektrischen Reizimpuls wird ____________ genannt und führt zu einer __________. Depolarisation Kontraktion

Merke:
An dieser Stelle sollten Sie sich die elektrophysiologischen Zusammenhänge über das Aktionspotential und das Schwellenpotential in Erinnerung rufen.

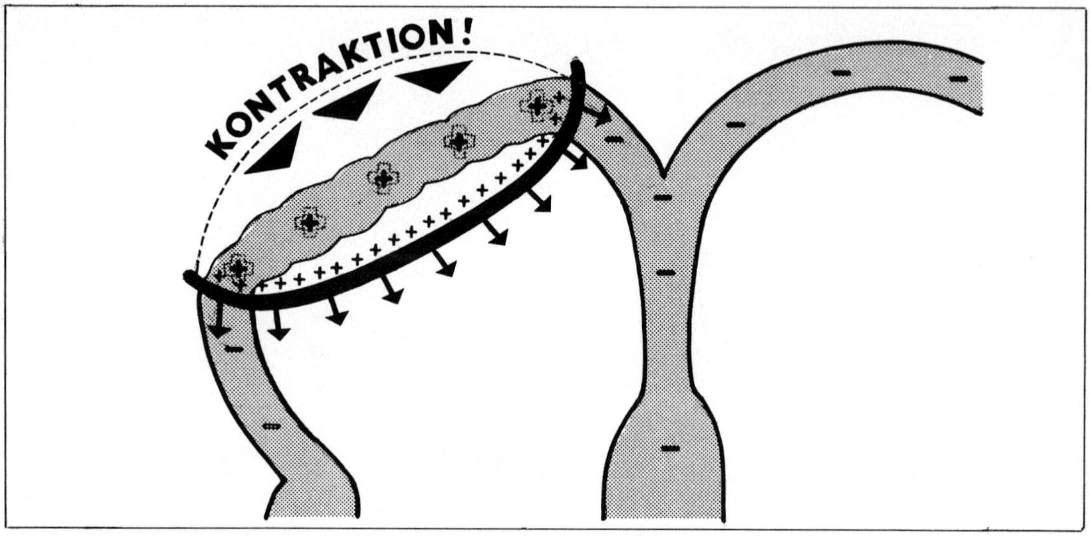

Jede depolarisierte Zelle reizt elektrisch die benachbarte Zelle; so läuft eine Welle der Erregung (hier kurz „Depolarisation" genannt) über das ganze Myokard und führt zu dessen Kontraktion

Eine Depolarisation kann als eine fortschreitende Erregungswelle betrachtet werden, die zu einer ________ Ladung des Zellinneren führt. positiven

Merke:
Eine Depolarisation der Herzmuskelzelle führt zur Kontraktion, wenn das ganze Zellinnere positiv geladen ist.

Durch den elektrischen Reiz der Depolarisation wird eine mechanische Antwort, nämlich die fortlaufende Kontraktion der ________________ bewirkt. Herzmuskelzellen

Die über das Myokard laufende Welle der Depolarisation führt zu einer fortlaufenden __________. Kontraktion

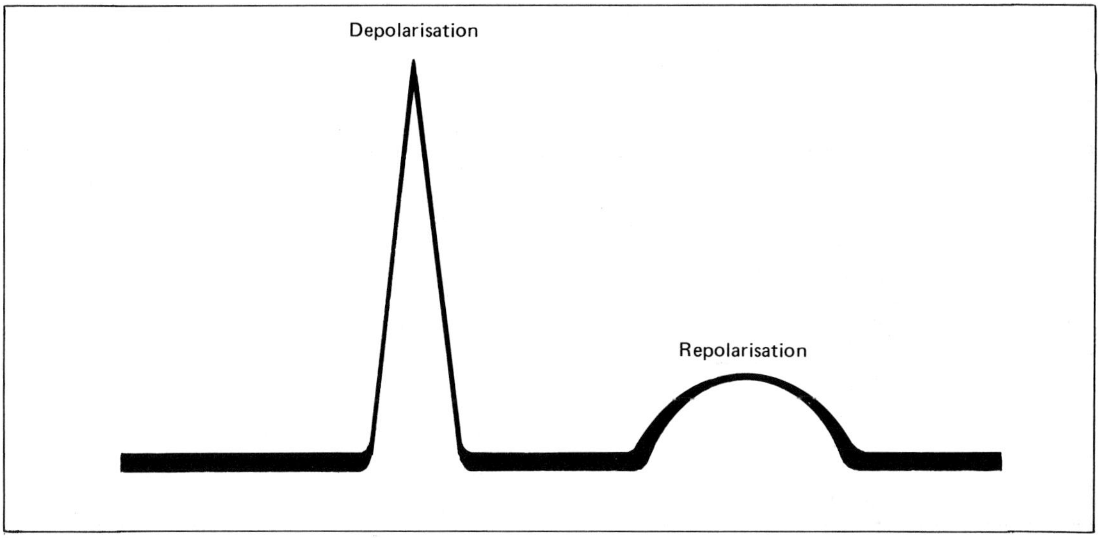

Die fortschreitende Depolarisation (die Zellen werden im Inneren positiv umgeladen) und die Repolarisation (die Zellen werden innen wieder negativ) zeigen sich schematisch im EKG

Die erregende, depolarisierende Welle bewirkt eine ______ Ladung des Zellinneren. — positive

Während der ____________ wird der ursprüngliche Zustand – Zellinneres wieder negativ – wiederhergestellt. — Repolarisation

Merke:
Sowohl Depolarisation als auch Repolarisation sind rein elektrische Phänomene der Herzmuskelzelle. Sie werden durch Natrium- und Kaliumströme verursacht.

Die Erregung des Herzens, d.h. die ____________ und der Erregungsrückgang, d.h. die ____________ werden im EKG wie in der obigen Abbildung registriert. — Depolarisation, Repolarisation

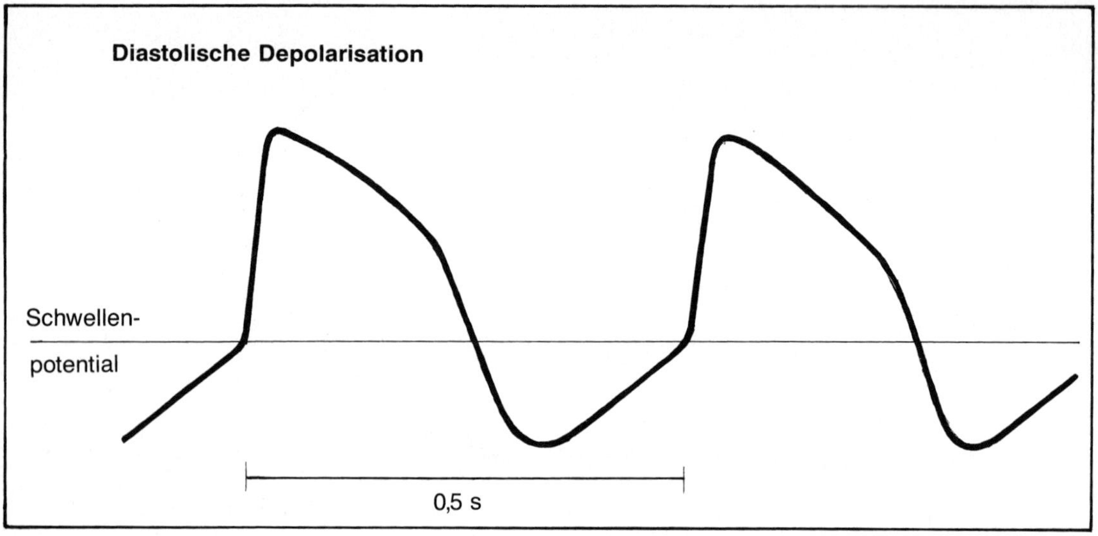

Durch die langsame Depolarisation während der Diastole wird ein neuer Erregungsimpuls erzeugt. Die Geschwindigkeit des Potentialanstiegs vom Ruhe- zum Schwellenpotential unterscheidet sich in den verschiedenen Teilen des Herzens.

Erregungsimpulse, also Aktionspotentiale, entstehen im Herz durch ________ Depolarisation. — diastolische

Die Depolarisation vom Ruhe- bis zum Schwellenpotential läuft ______ ab. — langsam

Für die Aufrechterhaltung der periodischen Erregung ist die automatisch ablaufende __________ nötig. — Depolarisation

Merke:
Das Ruhepotential einer Herzmuskelfaser liegt bei etwa -90 mV, das Schwellenpotential des Sinusknotens bei etwa -40 mV. Das Aktionspotential der Herzmuskelzellen dauert mit 200-400 ms je nach Ursprungsort über 100 mal länger als bei einer Skeletmuskel- oder Nervenfaser.

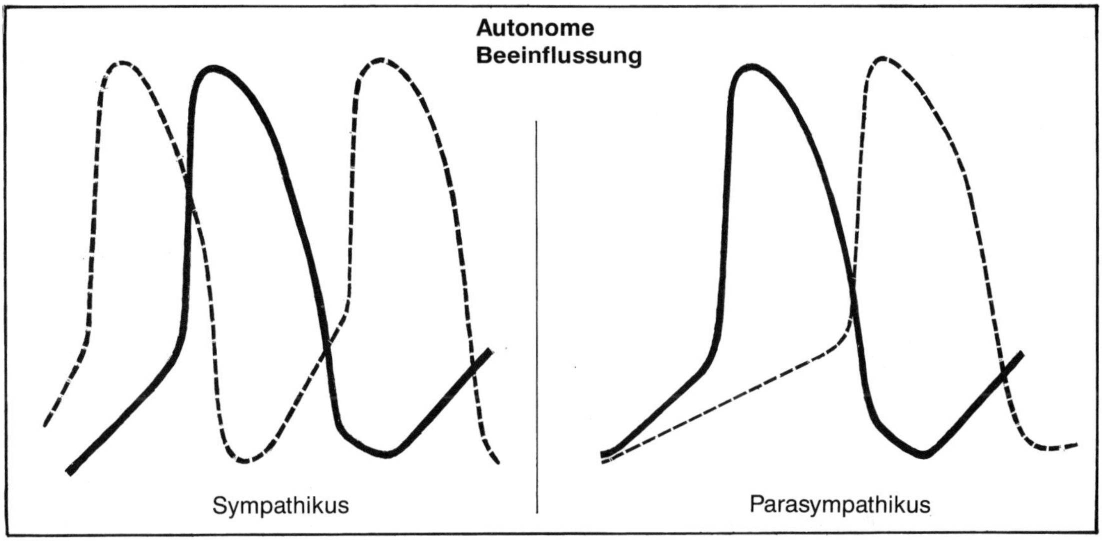

Über das autonome Nervensystem wird die diastolische Depolarisation beeinflußt: Unter dem Einfluß des Sympathikus steigt die Herzfrequenz an, während der Parasympathikus die diastolische Depolarisation bremst und die Frequenz so senkt

Unter dem Einfluß des Sympathikus nimmt die Steilheit der ________ Depolarisation zu. diastolischen

Azetylcholin bewirkt eine ________ der Steilheit der diastolischen Depolarisation. (Hierbei kann es sogar zum Ausfall der diastolischen Depolarisation und damit der Herzaktion kommen). Abnahme

Merke:
Die autonome Innervation hat über ihre Botenstoffe Azetylcholin für den Parasympathikus und Noradrenalin für den Sympathikus Einfluß auf die Herztätigkeit (Schlagfrequenz – *Chronotropie,* systolische Kraftentwicklung – *Inotropie* und Überleitungsgeschwindigkeit im AV-Knoten – *Dromotropie).* Im Gegensatz zum Sympathikus hat der Parasympathikus nur einen geringen Einfluß auf die Kammermuskulatur.

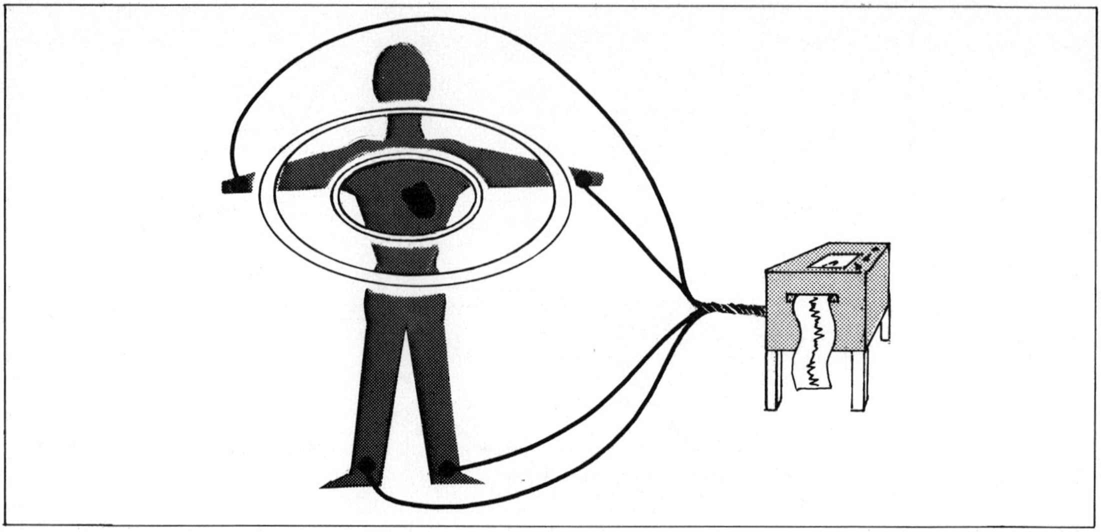

Die elektrische Aktivität des Herzens kann von der Haut mit entsprechenden Elektroden und einer empfindlichen Verstärkereinrichtung aufgezeichnet werden

Sowohl Depolarisation als auch Repolarisation sind ________ Phänomene. — elektrische

Die elektrische Aktivität des Herzens kann über die ____ mit Hilfe einer entsprechenden Verstärkereinrichtung registriert werden. — Haut

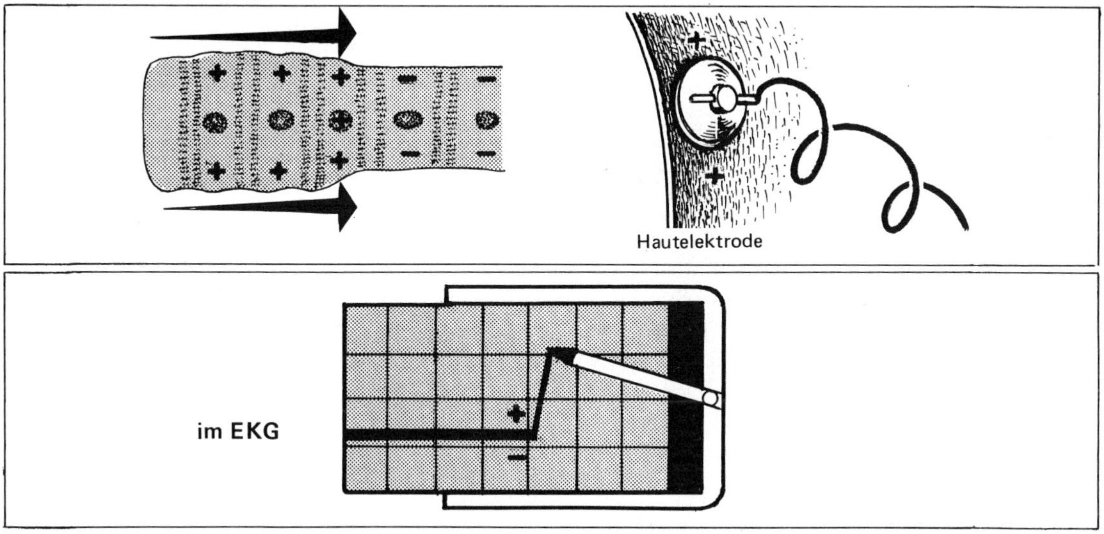

Eine positive Depolarisationswelle im Herzen, die auf eine positive (Haut)elektrode zuläuft, bewirkt einen positiven (nach oben gerichteten) Ausschlag des Registriersystems (z. B. eines Schreibzeigers)

Eine fortschreitende, depolarisierende Welle kann als eine Welle von ______ Ladungen betrachtet werden. — positiven

Bewegt sich diese Welle positiver Ladungen auf eine positive ____elektrode zu, entsteht im Registriersystem ein positiver Ausschlag. — Haut

Wenn im EKG eine aufwärts gerichtete Zacke (Welle) auftritt, bedeutet das, daß eine depolarisierende Erregung auf eine positive Hautelektrode _____. — zuläuft

Merke:
Die Qualität der EKG-Registrierung hängt sehr von der Plazierung der Hautelektroden und der Abschirmung der Kabel und des EKG-Verstärkers von äußeren elektrischen Einflüssen ab (s. S. 411 f).

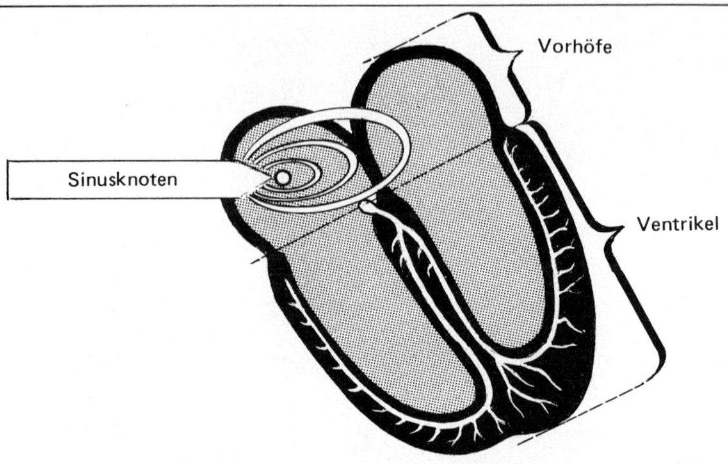

Querschnitt

Im Sinusknoten beginnt die elektrische Erregung. Sie wird über spezielle Bahnen ausgebreitet und erregt beide Vorhöfe

Der __________ ist im rechten Vorhof an der Einmündungsstelle der V. cava superior lokalisiert. Er liefert den elektrischen Reizimpuls für die Erregung des Herzens. Sinusknoten

Die Welle der Depolarisation geht vom Sinusknoten aus und erregt beide ______. Vorhöfe

Während diese Depolarisations_____ über die Vorhöfe läuft, ruft sie in beiden Vorhöfen eine entsprechende Welle der Kontraktion hervor. welle

Merke:
Der Sinusknoten, der, wie oben beschrieben, im Sulcus terminalis liegt, ist ein spezialisiertes Muskelgewebe von 10–20 mm Länge und 2–3 mm Breite. Der von ihm ausgehende Reizimpuls pflanzt sich über besondere Leitungsbahnen der Vorhöfe (s. S. 80) zur nächsten Schaltstelle zwischen den Vorhöfen und den Kammern, dem AV-Knoten, fort.

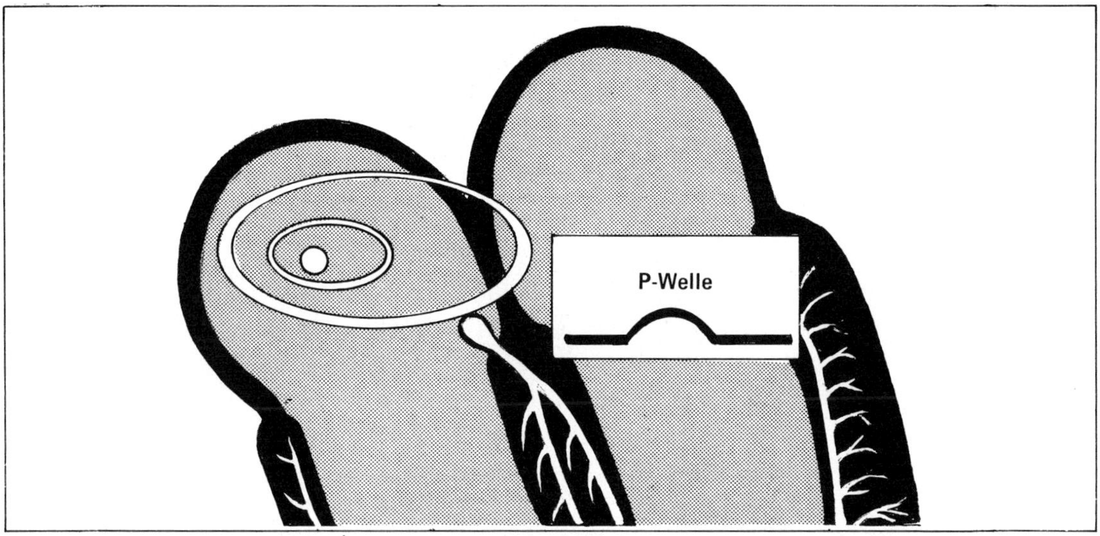

Die depolarisierende Welle breitet sich über die Vorhöfe aus und führt zur P-Welle im EKG

Die Depolarisationswelle, die über die ______ läuft, kann mit Hilfe von Hautelektroden erfaßt werden. — Vorhöfe

Die Erregung der Vorhöfe wird als _-Welle registriert. — P

Die P-Welle entspricht der ____________________ der Vorhöfe. — Depolarisation (Erregung)

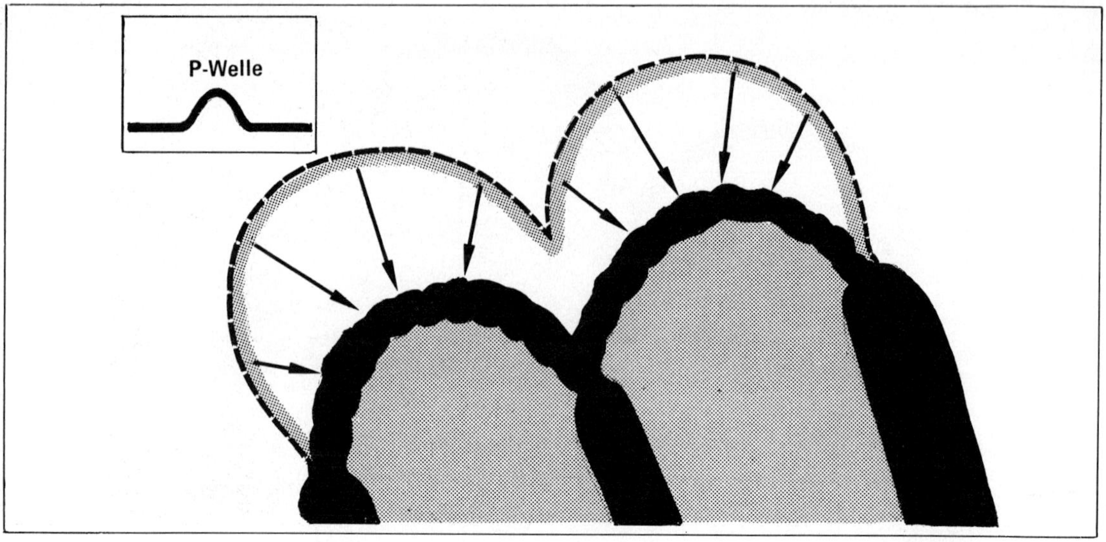

Die P-Welle entspricht der elektrischen Aktivität des Herzens, die zur Kontraktion der Vorhöfe führt

Während die Welle der Depolarisation über die Vorhöfe läuft, entsteht nachfolgend eine fast simultane Welle der ________ der Vorhöfe. Kontraktion

Die _-Welle stellt sowohl Depolarisation als auch Kontraktion der Vorhöfe dar. P

Merke:
In Wirklichkeit erfolgt die Kontraktion später als die Depolarisation, doch sollen hier beide Vorgänge als gleichzeitig ablaufend angenommen werden.

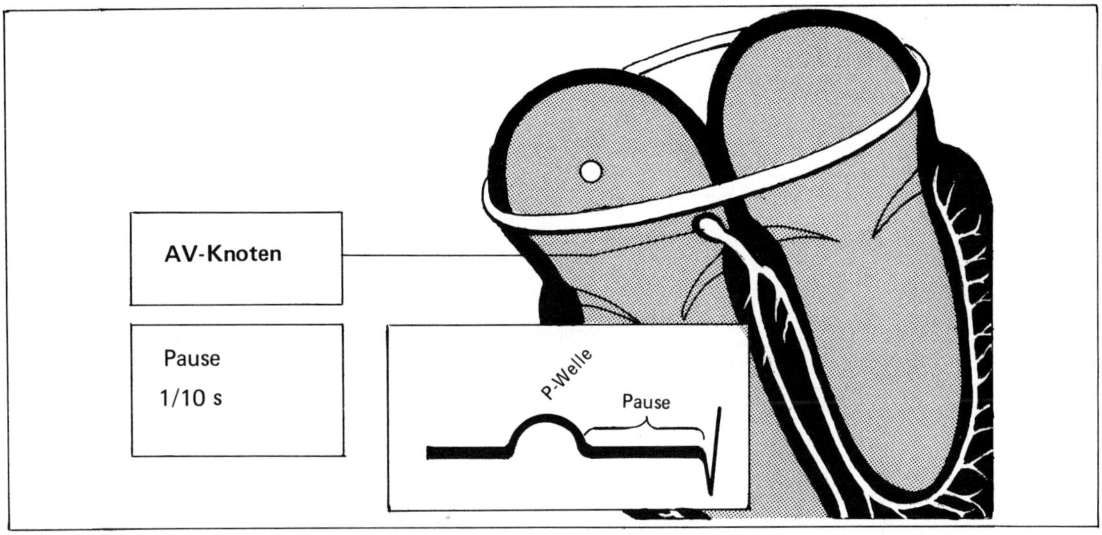

Die Erregung gelangt zum AV-Knoten, wo die Weiterleitung um etwa $^1/_{10}$ s verzögert wird, so daß das durch die Kontraktion der Vorhöfe ausgeworfene Blut in die Ventrikel einströmen kann

Die Erregungswelle der Depolarisation erreicht normalerweise den ________. — AV-Knoten

Im AV-Knoten wird die Weiterleitung der Erregung um $^1/_{10}$ s verzögert, so daß im EKG eine _____ auftritt. — Pause

Während dieser Pause von $^1/_{10}$ s kann das Blut durch die AV-Klappen in die _______ einströmen. — Ventrikel

Merke:
An dieser Stelle bringen wir die elektrischen Phänomene mit der mechanischen Physiologie in Zusammenhang: Durch die Kontraktion der Vorhöfe wird das Blut durch die AV-Klappen gepreßt, aber es dauert geringe Zeit, bis die Ventrikel gefüllt sind (etwa $^1/_{10}$ s).

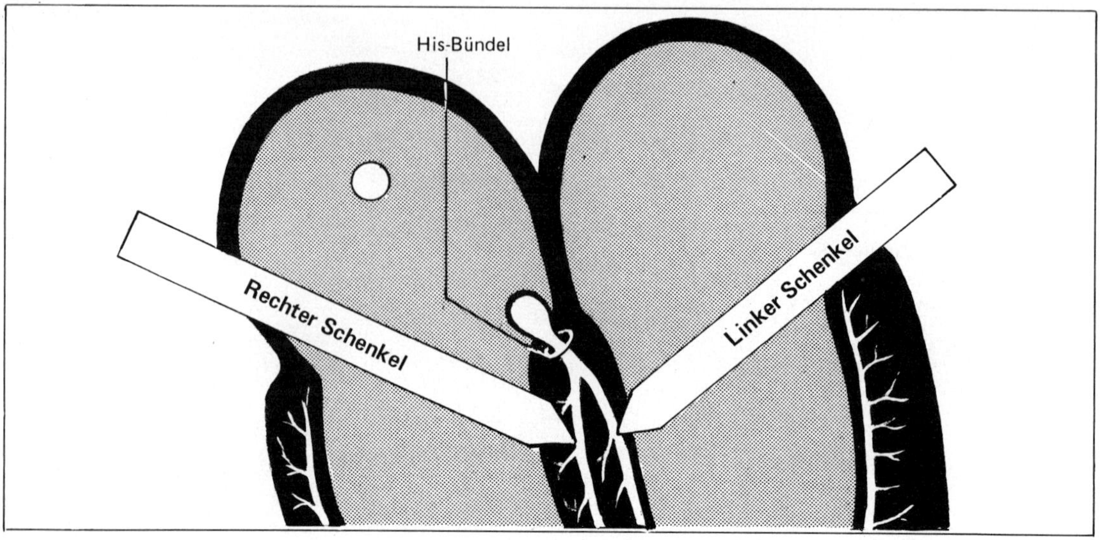

Nach der Verzögerung der Erregungsleitung um $^1/_{10}$ s ist der AV-Knoten erregt; die Erregung wird nun über das His-Bündel in die beiden Schenkel des spezifischen Leitungssystems weitergeleitet

Die Erregungsausbreitung wird im ________ verzögert. AV-Knoten

Die Erregung wird vom AV-Knoten über das His-Bündel in die ________ des spezifischen Leitungssystems geleitet. Schenkel

Mit der Weiterleitung des Erregungsimpulses über den AV-Knoten beginnt die ventrikuläre ____________. Depolarisation

Merke:
Das His-Bündel, das sich an den AV-Knoten anschließt, spaltet sich innerhalb des interventrikulären Septums in einen rechten und einen linken Schenkel auf. Der linke Schenkel oder Faszikel trennt sich in ein schmales vorderes und ein kräftiges hinteres Bündel. Diese anatomischen Feinheiten sind sehr wichtig, um die Blockierungen der Erregungsleitung zu unterscheiden (s. S. 198).

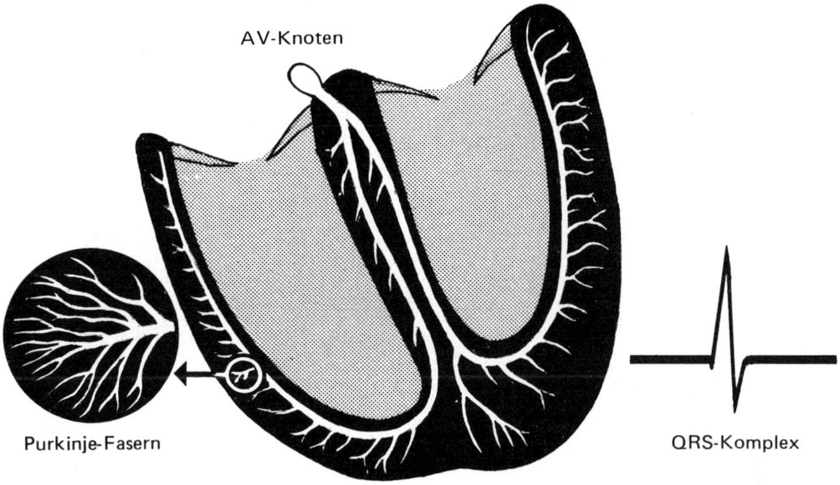

Der QRS-Komplex (Kammerkomplex) ist Ausdruck der Erregungsausbreitung vom endokardialen Myokard über die Purkinje-Fasern zum epikardialen Myokard hin

Merke:
Das Erregungsleitungssystem (ELS) des Herzens besteht aus spezialisierten, die Erregung schnell leitenden Muskelfasern (s. S. 84). Es setzt sich zusammen aus dem AV-Knoten, dem His-Bündel mit rechtem und linkem Schenkel und den Endigungen in den sehr feinen Purkinje-Fasern. Normalerweise verläuft die Erregung vom AV-Knoten aus im Erregungsleitungssystem. Sie verläuft hier viel schneller als in den Zellen der Arbeitsmuskulatur des Herzens.

Die elektrische Erregung wird vom ________ zum His-Bündel, seinen beiden Schenkeln und zuletzt in die Purkinje-Fasern geleitet. — AV-Knoten

Der ____________ erscheint im EKG als Ausdruck der elektrischen Aktivität vom AV-Knoten über das spezifische Erregungsleitungssystem bis in die Herzmuskelzellen. — QRS-Komplex

Der QRS-Komplex entspricht daher der elektrischen Erregung der ________. — Ventrikel

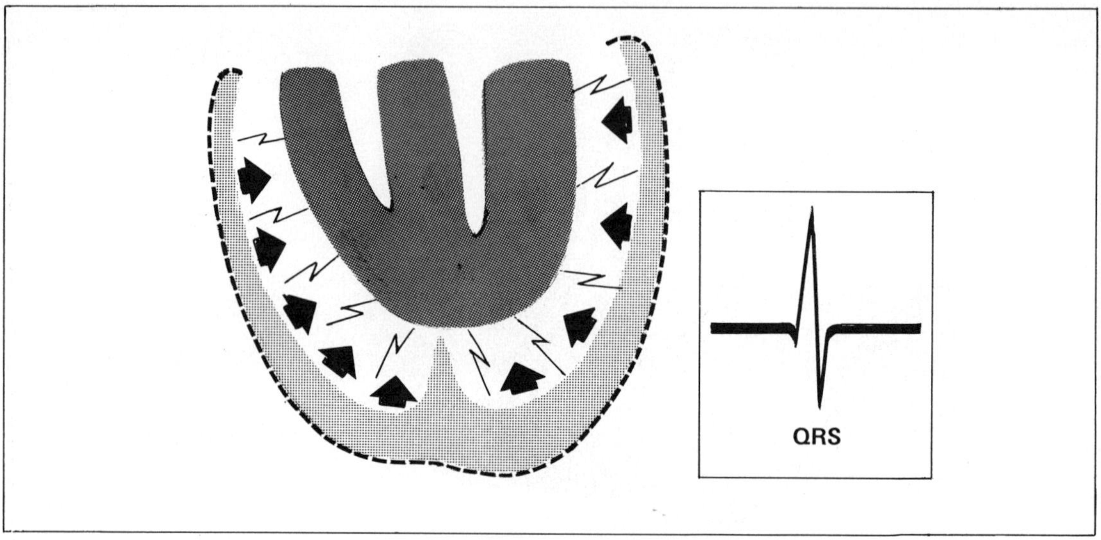

Die Purkinje-Fasern leiten die Erregung über zu den Myokardzellen des Ventrikels und bewirken die simultane Kontraktion beider Ventrikel

Die dünnen Purkinje-Fasern leiten den __________ Reizimpuls direkt zu den Herzmuskelzellen.

elektrischen

Wenn der Reizimpuls die __________zellen der Ventrikel erreicht, werden diese depolarisiert und kontrahieren sich.

Herzmuskel

Der elektrische Reizimpuls verursacht also durch die Überleitung auf die Zellen des Herzmuskels die Kontraktion der _____.

Ventrikel

Merke:
Der QRS-Komplex im EKG beschreibt die Erregung der Ventrikel, die zu deren Kontraktion führt. Er sagt nichts über die Kraft der Kontraktion aus. Die Kontraktion dauert wesentlich länger als die ventrikuläre Erregung, aber vereinfachend können wir den QRS-Komplex als ein Zeichen der mechanischen Aktivität der Ventrikel betrachten. – Einverstanden?

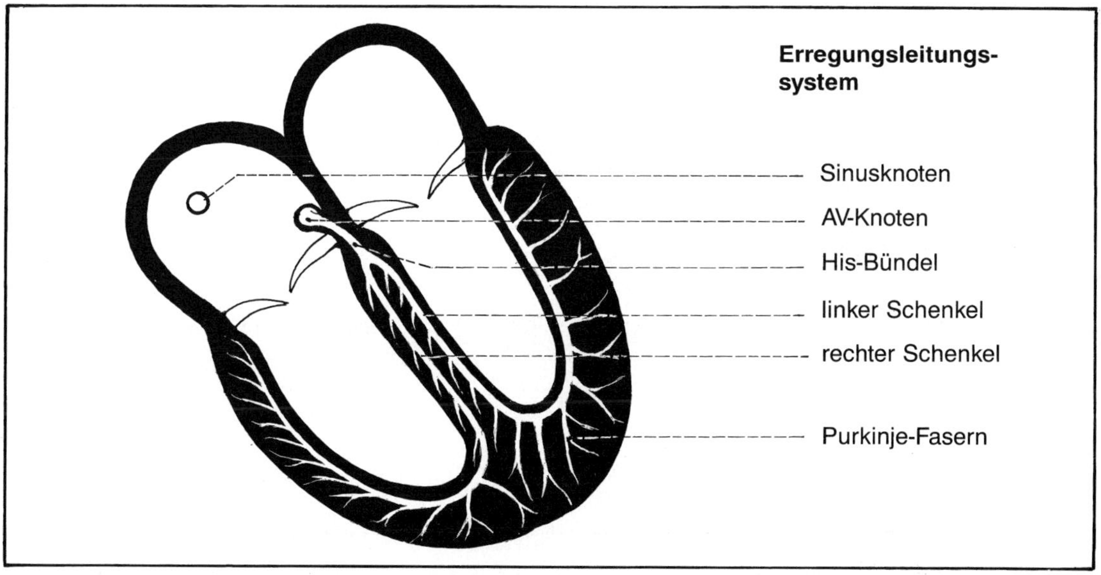

Über das Erregungsleitungssystem wird die Erregungsinduktion und -ausbreitung synchronisiert und die Kontraktion des Herzens koordiniert. Störungen dieser Synchronisation zeigen sich auf vielfältige Weise im EKG

Merke:
Der Sinusknoten ist bei physiologischen Bedingungen der dominierende Schrittmacher mit der höchsten Depolarisationsfrequenz. Die Häufigkeit der Erregungsbildung nimmt vom AV-Knoten über das His-Bündel, die Kammerschenkel und die Purkinje Fasern ab.

Merke:
Diese Hierarchie wirkt „beschützend" auf das Zusammenspiel der am kontraktilen Prozeß beteiligten Herzstrukturen, denn die schnellen Impulse des höheren Zentrums erreichen die langsameren Schrittmacher darunter bevor diese selbst eine Erregung erzeugen.

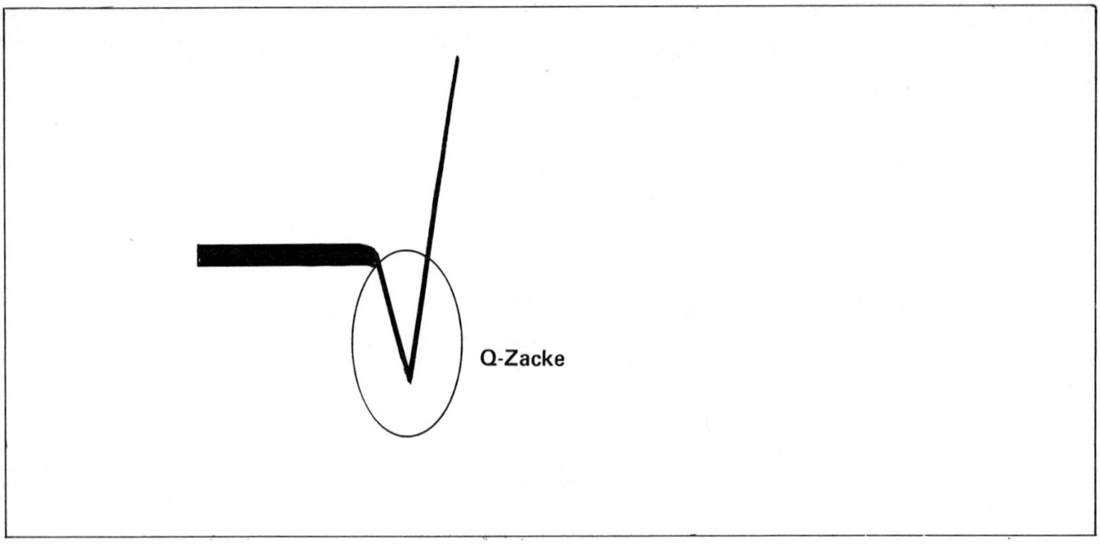

Die Q-Zacke ist die erste nach unten gerichtete (negative) Zacke im EKG. Ihr folgt die nach oben gerichtete (positive) R-Zacke. Nicht immer tritt eine Q-Zacke auf

Die Q-Zacke ist in der EKG-Ableitung nach _____ gerichtet. unten

Die Q-Zacke tritt, wenn vorhanden, zu ______ des QRS-Komplexes auf und ist die erste nach unten gerichtete Zacke des Komplexes. Beginn

Auf die Q-Zacke folgt die nach oben gerichtete _-Zacke. R

Merke:
Tritt im QRS-Komplex vor der Q-Zacke irgend eine nach oben gerichtete Zacke auf, so ist diese keine Q-Zacke, denn diese ist definitionsgemäß nach unten gerichtet und steht immer zu Beginn des Kammerkomplexes.

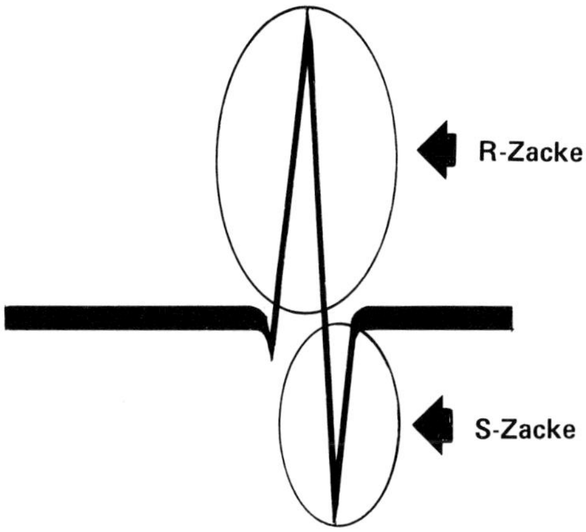

Auf die nach oben gerichtete (positive) R-Zacke folgt die nach unten gerichtete (negative) S-Zacke. Der gesamte QRS-Komplex beschreibt die ventrikuläre Depolarisation mit nachfolgender Kontraktion

Die erste nach oben gerichtete Zacke des QRS-Komplexes ist die ______. — R-Zacke

Jede nach unten gerichtete Zacke, der eine nach oben gerichtete Zacke *vorausgeht,* ist eine ______. — S-Zacke

Der gesamte QRS-Komplex ist Ausdruck der __________ Depolarisation (und Beginn der Kontraktion). — ventrikulären

Merke:
Jede nach oben gerichtete Zacke ist eine R-Zacke. Ob man bei nach unten gerichteten Zacken von einer Q- oder S-Zacke spricht, hängt davon ab, ob diese Zacke vor oder nach der R-Zacke auftritt: Eine Q-Zacke liegt stets *vor,* eine S-Zacke stets *hinter* einer R-Zacke.

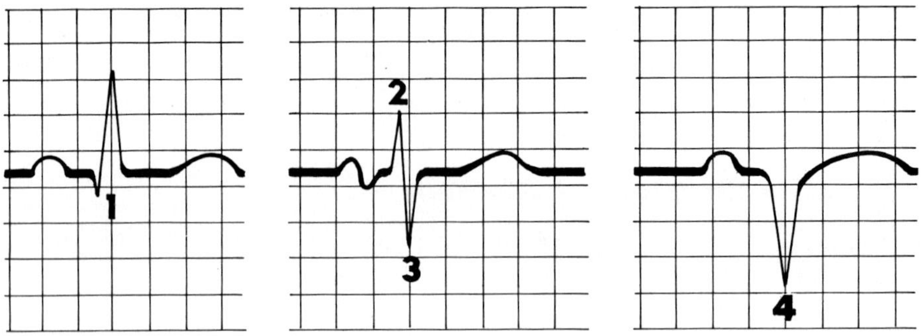

Benennen Sie die in der Abbildung mit Ziffern bezeichneten Zacken

1. ____ Q
2. ____ R
3. ____ S
4. ____ QS

Merke:
Die Nummer 4 war eigentlich unfair, denn weil keine nach oben gerichtete Zacke erscheint, kann man nicht sagen, ob es eine Q- oder eine S-Zacke ist. Man spricht in diesem Fall von einer QS-Zacke, beschreibt sie aber in der EKG-Beurteilung als Q-Zacke.

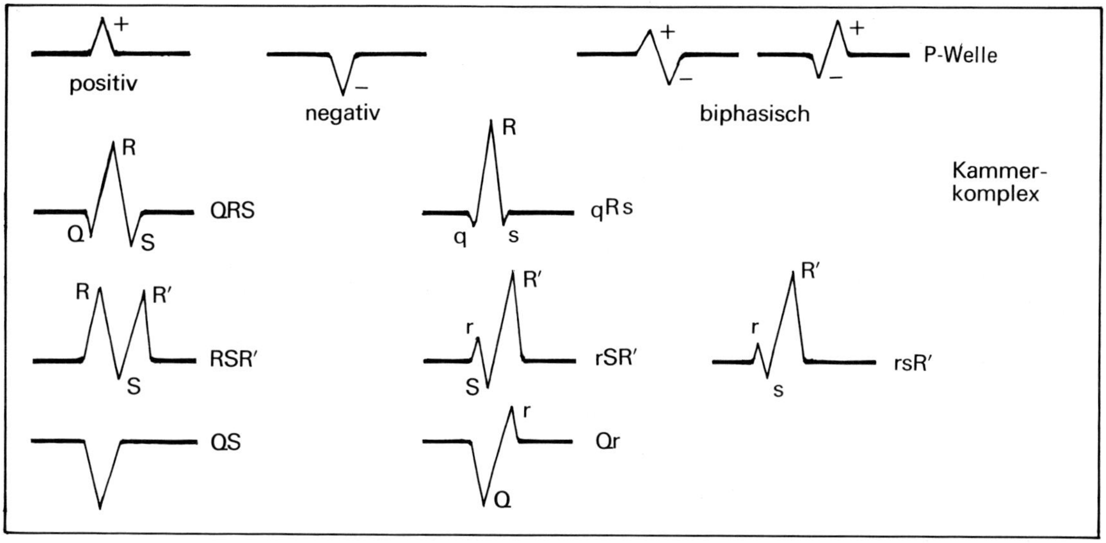

Je nach Größe der Amplituden der Zacken des Kammerkomplexes werden diese mit großen oder kleinen Buchstaben in der EKG-Sprache beschrieben

Die P-Welle kann positiv oder negativ oder biphasisch sein.

Im Kammerkomplex ist jede nach oben gerichtete Zacke eine R-Zacke. Wenn 2 R-Zacken vorkommen, so wird diese als R' oder r' bezeichnet. Die erste, der R-Zacke vorausgehende Zacke, wird mit Q oder q bezeichnet, wenn sie negativ ist. Eine negative Zacke, die auf die R-Zacke folgt, wird mit S oder s bezeichnet.

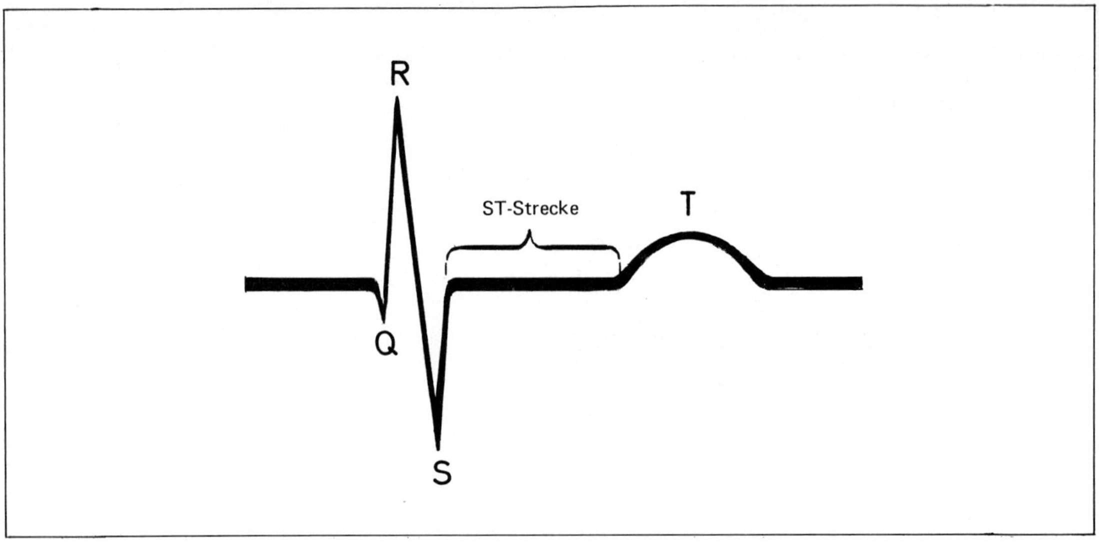

Auf den QRS-Komplex folgt eine Pause, an die sich die T-Welle anschließt

Auf den QRS-Komplex folgt eine _____. Die Erregungspause nennt man die ________. — Pause / ST-Strecke

Merke:
Die ST-Strecke (auch isoelektrische Strecke genannt) verläuft im normalen EKG als Grundlinie zwischen QRS-Komplex und T-Welle; wie wir später sehen werden, ist sie außerordentlich wichtig.

Die _______ schließt sich der ST-Strecke an. — T-Welle

Merke:
Die auf den QRS-Komplex folgende Welle ist nach oben gerichtet und verläuft sehr langsam. Im Gegensatz zu Q-, R- und S-Zacken spricht man daher wie bei der P-Welle von der T-Welle.

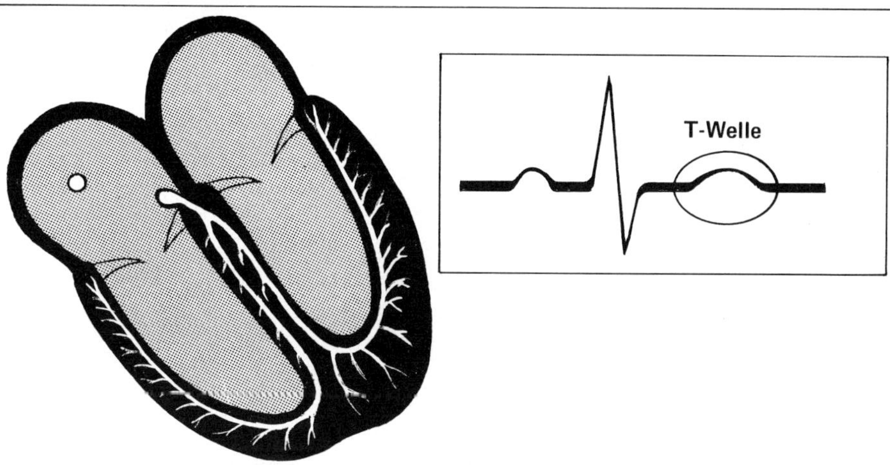

Erschlaffung Herz in Ruhe

Die T-Welle entspricht der Repolarisation der Ventrikel, die nach Ende der T-Welle neu erregt werden können

Die T-Welle beschreibt die __________ der Ventrikel. Repolarisation

Während der Repolarisation werden die Herzmuskelzellen wieder umgeladen (innen negativ); erst dann können die _____ wieder depolarisiert werden. Zellen

Merke:
Mit der Repolarisation ist kein weiterer mechanischer Vorgang der Ventrikel verknüpft; sie ist ein rein elektrischer Vorgang. Am Ende der T-Welle beginnt die diastolische Erschlaffung der Herzkammern. Auch die Vorhöfe zeigen eine Repolarisation. Deren Repolarisationswelle ist jedoch sehr klein und fällt zeitlich mit dem QRS-Komplex zusammen, so daß sie nicht zu sehen ist.

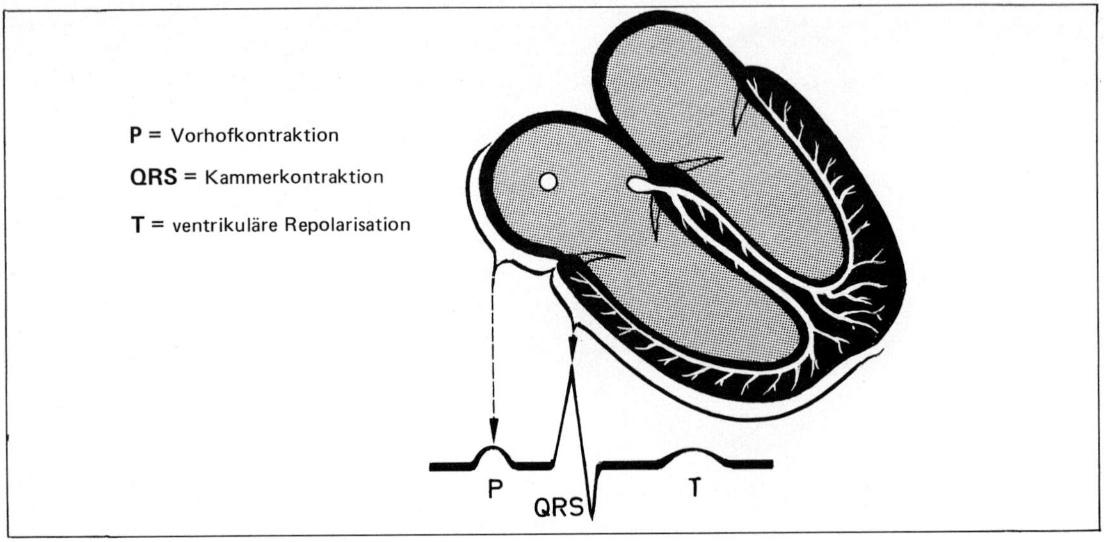

Ein Herzzyklus besteht aus P-Welle, QRS-Komplex und T-Welle. Dieser Zyklus wiederholt sich andauernd

Die ___-Welle entspricht der Vorhofdepolarisation. Der P
_____________ entspricht der Depolarisation der Ventrikel. QRS-Komplex

Die _-Welle entspricht der ventrikulären Repolarisation. T

Merke:
Physiologisch gesehen umfaßt ein Herzzyklus die Vorhofsystole, die Ventrikelsystole (Kontraktion der Herzkammern) und die Diastole, die Erholungsphase zwischen 2 Herzschlägen.

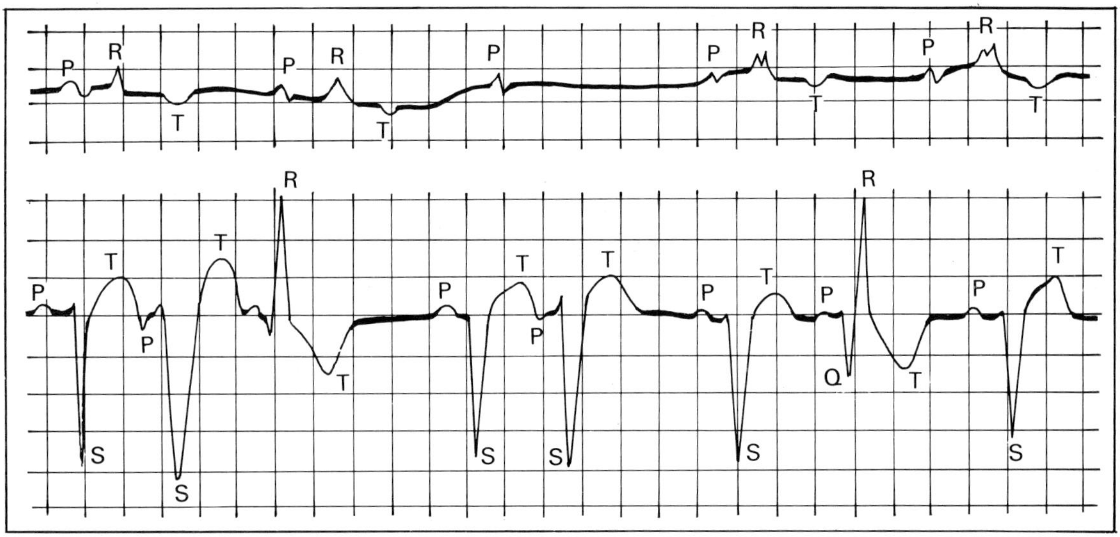

Noch einmal sind hier im fortlaufenden Kurvenbild einer EKG-Registrierung die Zacken und Wellen mit ihren Kennbuchstaben bezeichnet. – Hätten Sie sie erkannt?

Decken Sie das Bild oben ab und versuchen Sie Ihr Glück in der gleichen Abbildung unten, in die keine Buchstaben eingetragen sind.

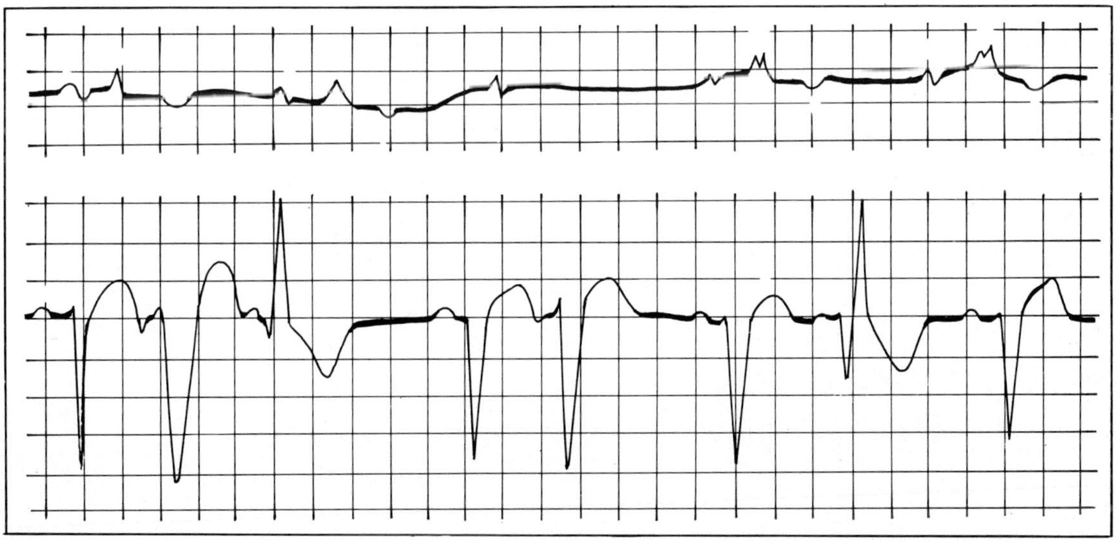

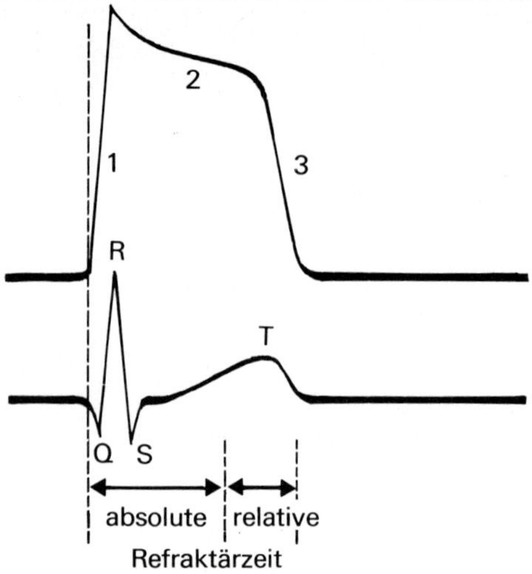

Nun ist es sinnvoll, sich kurz an die Physiologie der Herzmuskelerregung zu erinnern: Der Beginn der Q-Zacke fällt mit der Depolarisation zusammen. Sie wird durch einen schnellen Natriumeinstrom (1) verursacht. Der recht langen Dauer des Herzaktionspotentials, dem sog. „plateau", liegt ein langsamer Kalziumeinstrom (2) zugrunde. Diesen einwärts gerichteten Ionenströmen steht ein Kaliumausstrom (3) gegenüber, den wir im Oberflächen-EKG als ST-Strecke erkennen können

Die Herzmuskelzelle kann bis zum Ende der T-Welle nicht mehr erregt werden. Daher spricht man von der ________ Refraktärzeit. absoluten

Kurz vor dem Ende der T-Welle aber wird die Herzmuskelzelle „übersensibel", und Erregungsimpulse können in dieser relativen Refraktärzeit schnelle und gefährliche Depolarisationsfolgen auslösen. Wir sprechen dann vom R-auf-T-Phänomen in der „verletzlichen" oder „vulnerablen" Phase (s. S. 110).

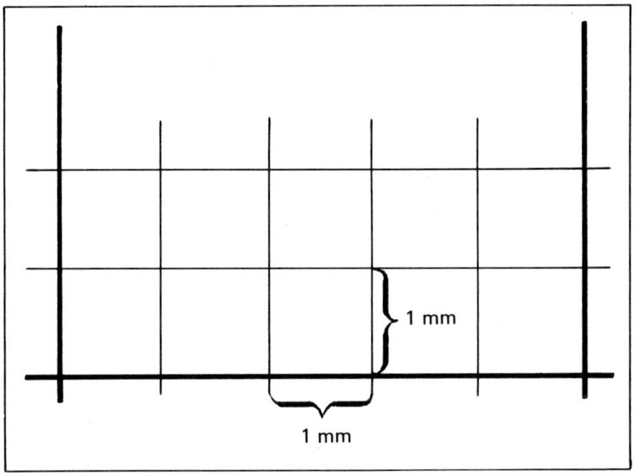

Das EKG wird auf Millimeterpapier (Koordinatenpapier) aufgezeichnet. Die kleinsten Einheiten sind Quadrate mit 1 mm Kantenlänge

Das EKG wird fortlaufend auf einem langen Streifen ______________ aufgezeichnet. — Millimeterpapier

Die kleinsten Einheiten sind _____ hoch und _____ lang. — 1 mm / 1 mm

Zwischen 2 stärker ausgezogenen Linien befinden sich jeweils _ kleine Quadrate. — 5

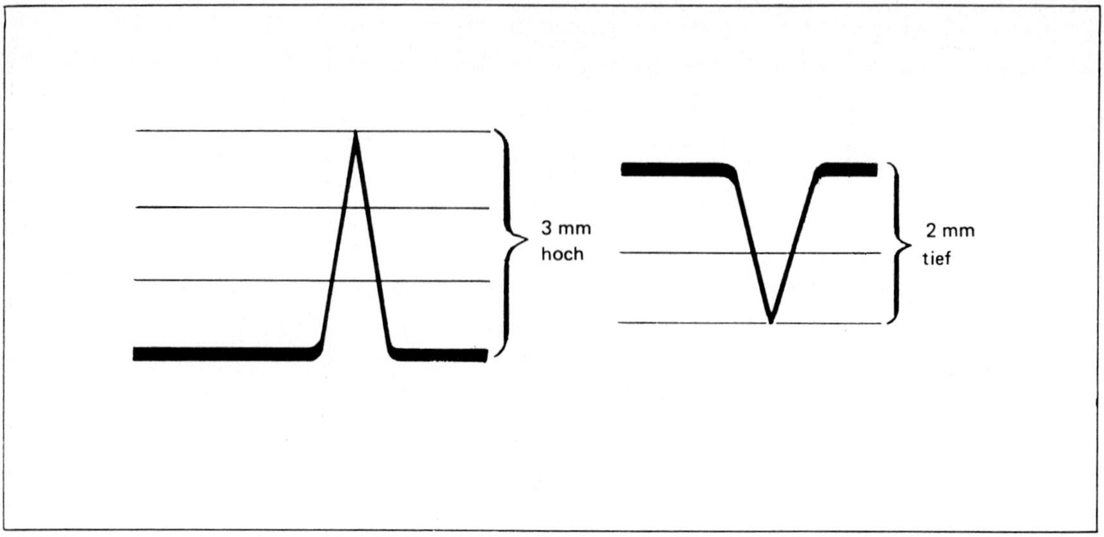

Die Höhe oder Tiefe einer EKG-Zacke wird in Millimetern gemessen und ist Ausdruck einer Spannung

Die Höhe oder Tiefe einer EKG-Zacke wird in ________ gemessen.	Millimetern
Die Höhe oder Tiefe einer Zacke (Amplitude) ist ein Maß für die ________.	Spannung
Hebungen oder Senkungen der Grundlinie werden wie die Zacken in Millimetern ________.	gemessen

Merke:
Die Verstärkung des Registriergerätes wird normalerweise so eingestellt, daß 10 mm einem Millivolt (10 mm = 1 mV) entsprechen.

Merke:
Zur Vergleichsmessung sollte bei jeder Registrierung des EKG eine *Eichzacke* mitgeschrieben werden (s. S. 416).

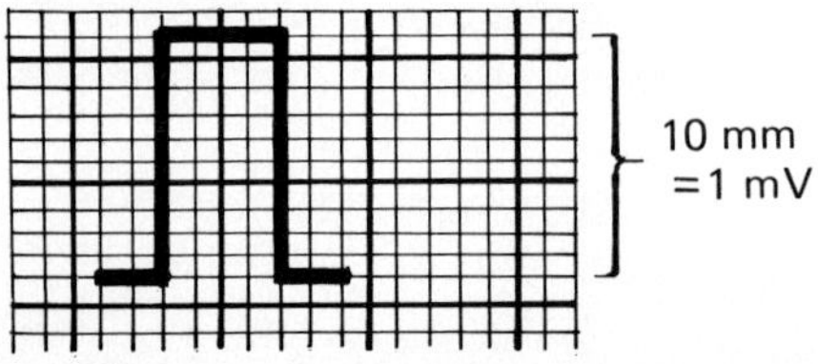

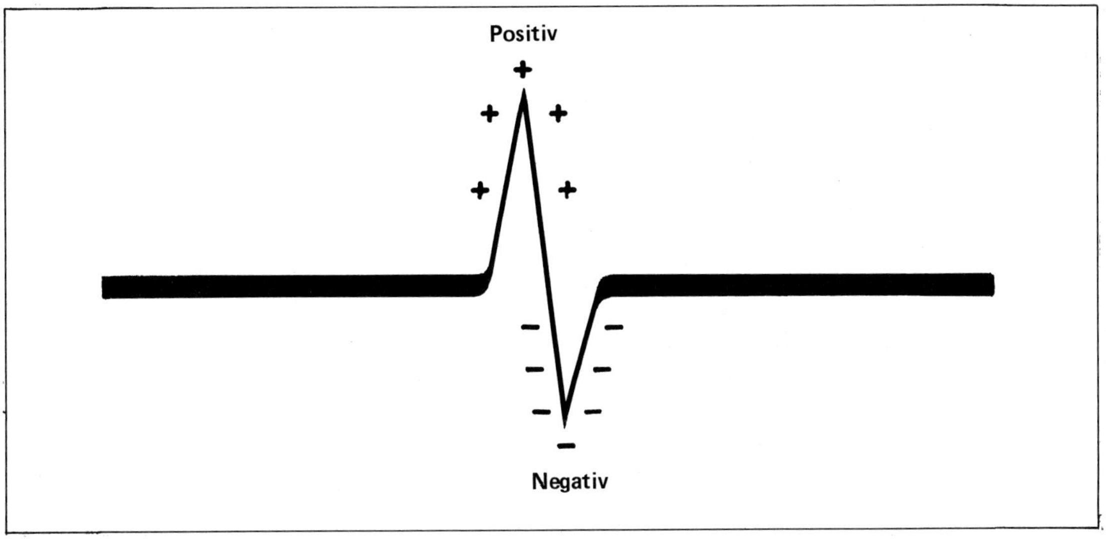

Auslenkungen im EKG nach oben nennt man „positive“ Zacken oder Wellen. Auslenkungen nach unten nennt man „negativ“

Positive EKG-Zacken sind nach ____ gerichtet. oben

Negative EKG-Zacken sind nach ____ gerichtet. unten

Merke:
Verläuft eine Erregung (depolarisierende Welle) in Richtung auf eine positive Elektrode (Hautelektrode), so entsteht im EKG eine positive, nach oben gerichtete Zacke. Es sei daran erinnert, daß man die Depolarisation als eine fortschreitende Welle von positiven Ladungen im Zellinneren deuten kann (vgl. S. 4).

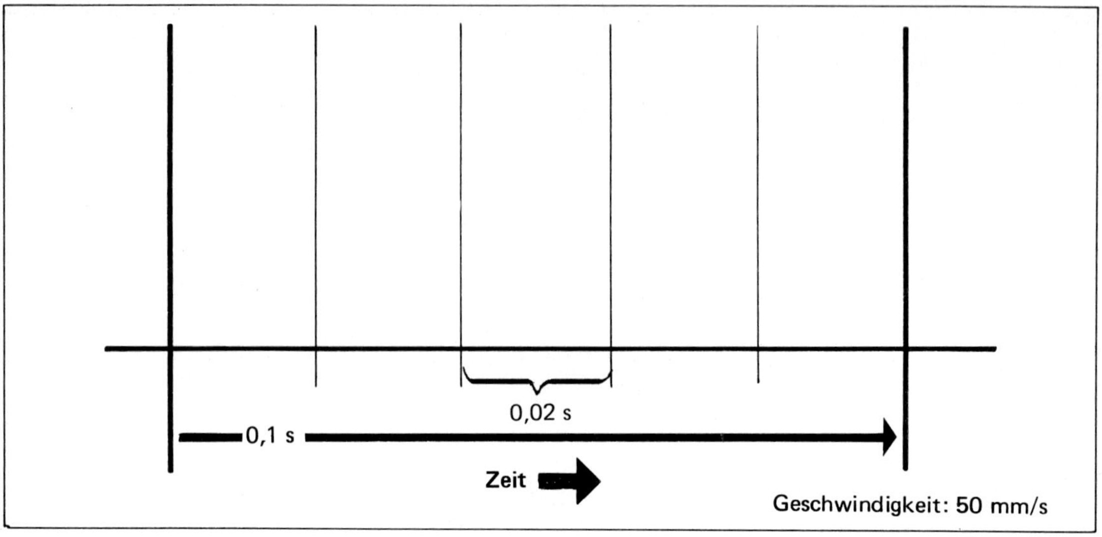

Die waagrechte Achse gibt die Zeit an (Zeitachse). Die Papiergeschwindigkeit beträgt meistens 50 mm/s

Bei einer Papiergeschwindigkeit von 50 mm/s entspricht der Abstand zwischen 2 stärker ausgezogenen Linien einer Zeit von ___ s. 0,1

Der Abstand zwischen 2 stärker ausgezogenen Linien beträgt ___. 5 mm

Ein Millimeter entspricht bei waagerechter Abmessung einer Zeit von ___ s. 0,02

Merke:
Die Papiergeschwindigkeiten des Registriersystems sind normiert und betragen bei den in Deutschland üblichen Geräten 50 und 25 mm/s. Die Geschwindigkeit muß auf der Registrierung vermerkt sein. Das normale Standard-EKG wird mit 50 mm/s geschrieben; nur Dauerregistrierungen bei Herzrhythmusstörungen z. B. erfordern zur Papierersparnis eine Registriergeschwindigkeit von 25 mm/s oder 10 mm/s. Bei der normalen Schreibgeschwindigkeit mit 50 mm/s beträgt die Kantenlänge eines Kästchens (Quadratmillimeter) in der Zeitachse 1 s geteilt durch 50: 0,02 s. Da zwischen stärker ausgezogenen Linien 5 Kästchen liegen, beträgt hier der Zeitabstand 0,1 s. Bei der langsameren Schreibung mit 25 mm/s dauert ein Kästchen 0,04 s und der Abstand zwischen 2 stärkeren Linien beträgt 0,2 s. Das ist doch ganz einfach!

Merke:
Die Dauer jedes einzelnen Vorgangs während eines Herzzyklus kann auf der Zeitachse genau ausgemessen werden.

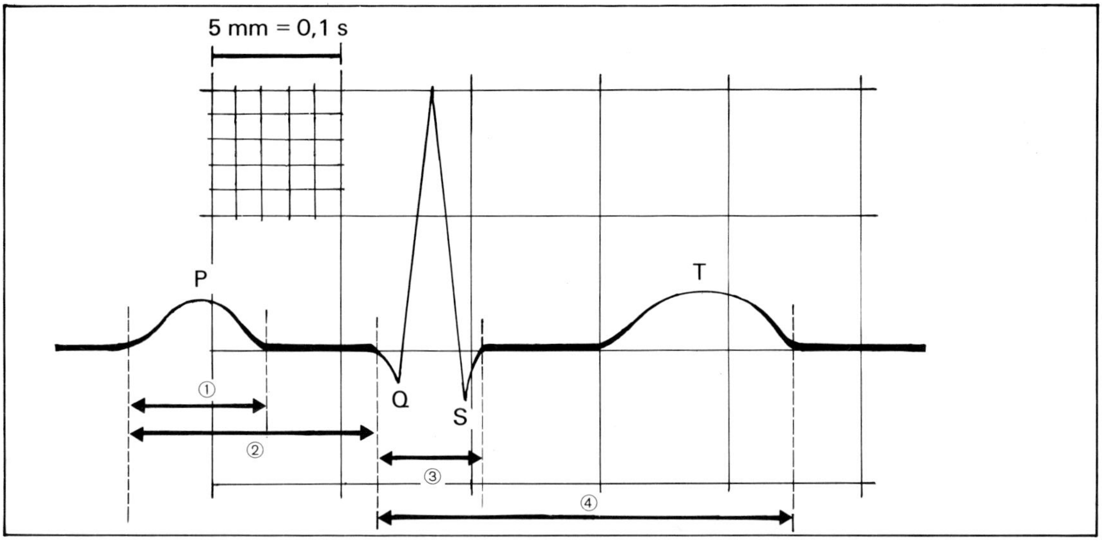

Bei einem Papiervorschub von 50 mm/s entsprechen 5 mm einer $^1/_{10}$ s. Für den Erregungsablauf im EKG gelten bestimmte Zeitmarken

1. P – Vorhoferregung: kleiner als 0,1 s (S. S. 79 f.);

2. PQ – atrioventrikuläre Überleitungszeit: zwischen 0,1 und 0,2 s (s. S. 82 f.);

3. QRS – Erregungsausbreitung in den Kammern: kleiner als 0,1 s;

4. QT – Gesamtdepolarisations- und Repolarisationsdauer der Kammern: diese Zeit ist frequenzabhängig und wird von mehreren Faktoren bestimmt (s. S. 142 f.).

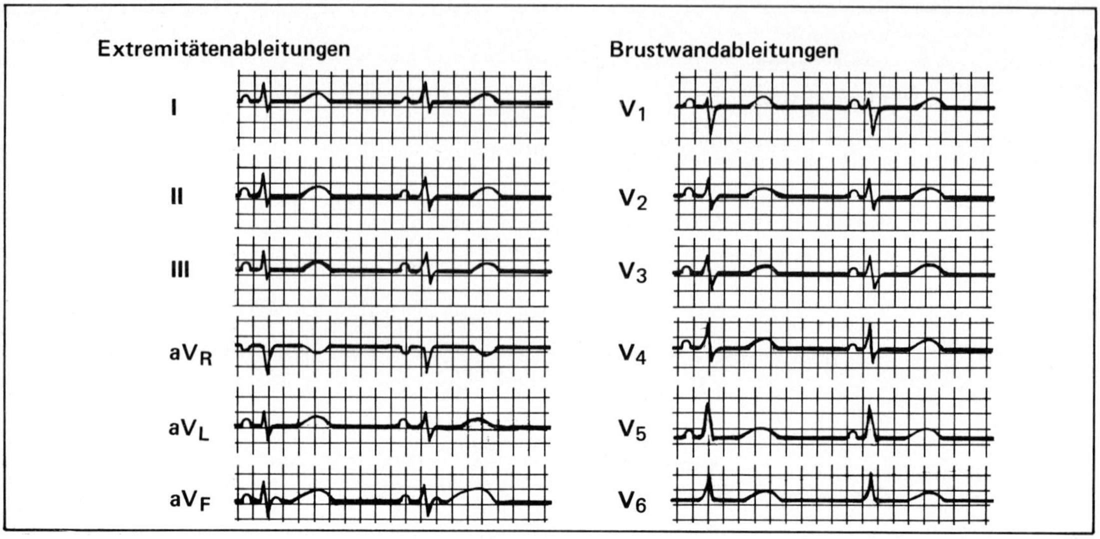

Das Standard-EKG setzt sich aus 12 einzelnen Ableitungen zusammen (Standardableitungen)

Das Standard-EKG setzt sich aus 6 ________ableitungen und 6 ________ableitungen zusammen.

Brustwand
Extremitäten

Merke:
Außer diesen „Standard"ableitungen sind Ableitungen von vielen Stellen am Körper möglich. Dann müssen die Ableitungen aber genauer bezeichnet werden.

Merke:
Das EKG wird mit Geräten mit 1, 3, 6 oder manchmal sogar 12 Schreibkanälen simultan aufgezeichnet. Am häufigsten sind 6-Kanal- und 3-Kanal-Geräte anzutreffen. Das Standard-EKG wird mit dem 3-Kanal-Gerät in 4 Abschnitten registriert: I–III, aV_R–aV_F, V_1–V_3 und V_4–V_6.

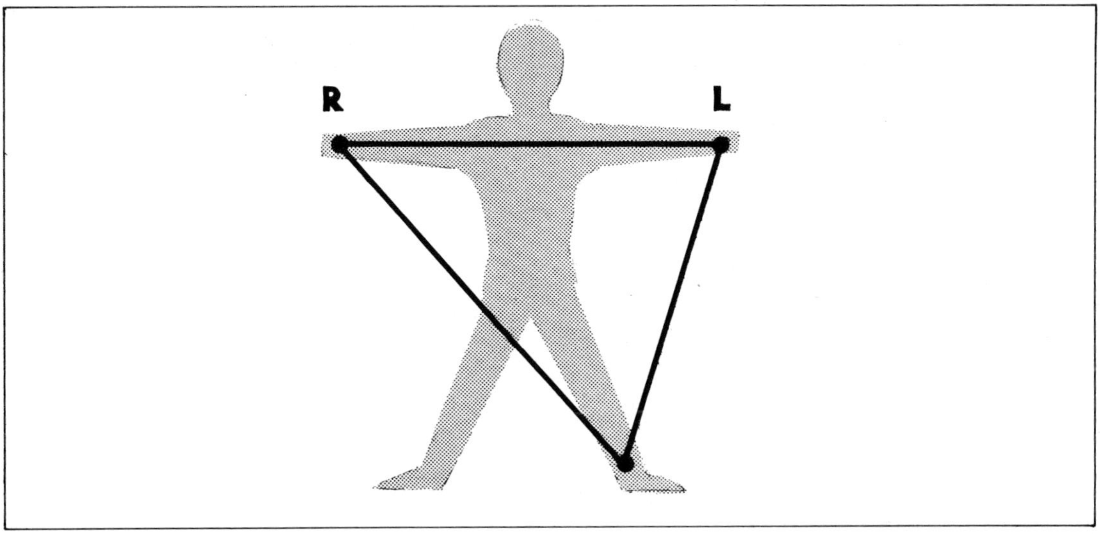

Die Extremitätenableitungen nach Einthoven erhält man durch Elektroden am rechten und am linken Arm sowie am linken Fuß. Diese Anordnung der Elektroden bildet ein Dreieck, das man als „Einthoven-Dreieck“ bezeichnet

Durch Elektroden am rechten Arm, am linken Arm und am linken Fuß erhält man die __________ableitungen. — Extremitäten

In dieser Anordnung bilden die Elektroden das sog. ________________. — Einthoven-Dreieck

Merke:
Diese Elektrodenanordnung wurde erstmals durch Einthoven (Nobelpreis 1924) zur Registrierung von Elektrokardiogrammen eingeführt.

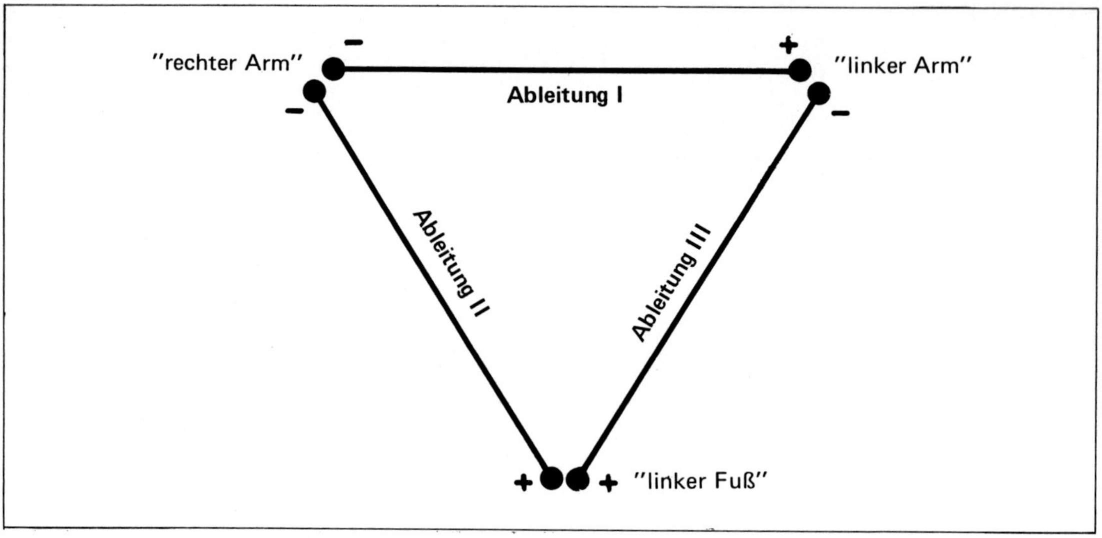

Jede Seite dieses Dreiecks entspricht einer Ableitung, die mit den römischen Ziffern I, II und III bezeichnet werden. Für jede Ableitung werden verschiedene Elektrodenpaare benutzt

Mit einem Paar Elektroden erhält man eine ______.	Ableitung
Sieht man sich das Elektrodenpaar an, so ist eine Elektrode positiv, die andere _____.	negativ
Bei der waagerechten Ableitung I liegt am linken Arm die ______ Elektrode, am rechten Arm die ______ Elektrode.	positive / negative

Merke:
Bei den modernen Registriergeräten läßt sich jede Elektrode in positiv oder negativ umschalten.

Bei Ableitung III ist die Elektrode am linken Arm jetzt _____, und die Elektrode am linken Fuß ist _____.	negativ positiv

Merke:
Bei der Registrierung eines EKG muß auch am rechten Fuß eine Elektrode angebracht werden. Diese Elektrode dient als „Erdung" zur Stabilisierung der Registrierung.

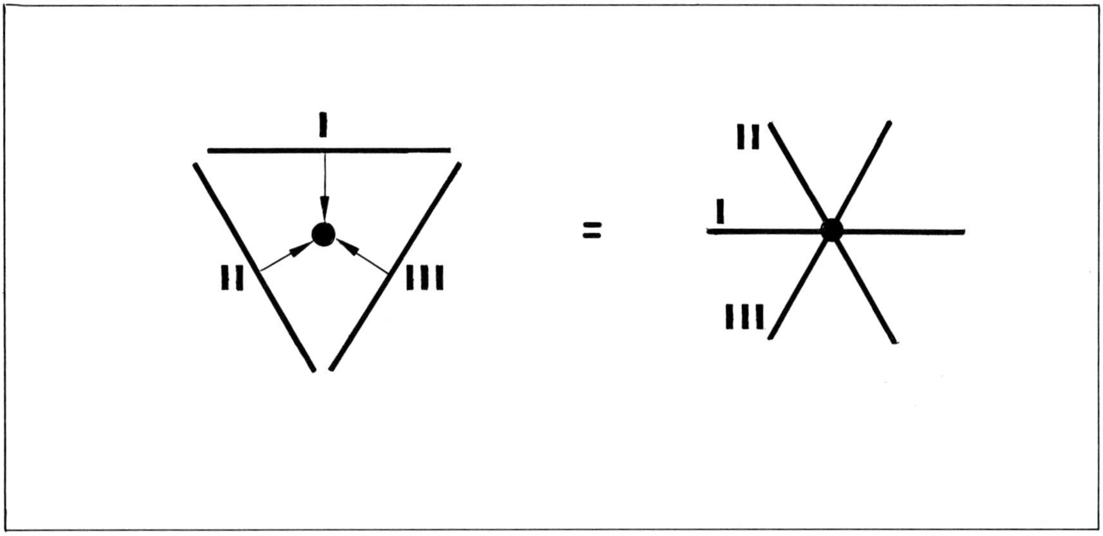

Aus dem "Einthoven-Dreieck" kann man die sog. „Ableitungslinien" konstruieren, indem man die Seiten des Dreiecks parallel in Richtung zum Mittelpunkt verschiebt. Diese Ableitungslinien schneiden sich in einem Winkel von 60 Grad

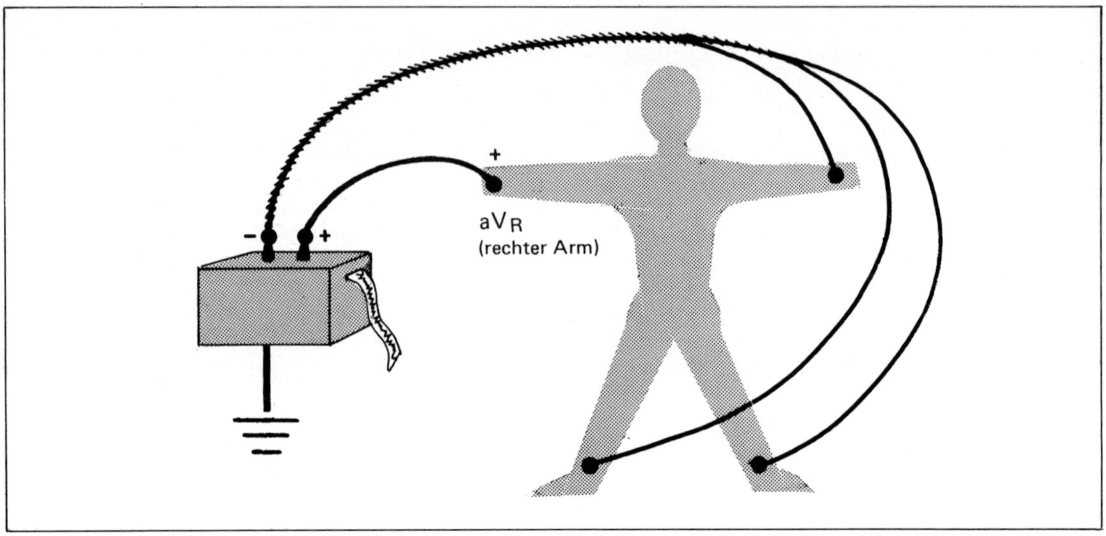

Eine weitere Ableitung ist die Ableitung aV_R. Bei dieser Ableitung wird der rechte Arm als positive Elektrode angesehen, während alle anderen Extremitätenelektroden zusammengeschaltet werden und *eine* negative Elektrode ergeben

Bei der Ableitung aV_R liegt die positive Elektrode am ________.

rechten Arm

Alle anderen Elektroden werden zu einer gemeinsamen ________ Elektrode zusammengeschaltet.

negativen

Merke:
Diese Art der Ableitung wurde ursprünglich in unveränderter Form von Frank Wilson gewählt, um eine sog. echte Nullpunktelektrode zu erhalten. Da die hierbei erhaltenen Spannungen sehr gering waren, entwickelte Goldberger diese Ableitungsart weiter. Der Buchstabe „a“ ist die Abkürzung von „augmented“ (verstärkt), da größere Spannungen registriert wurden, der Buchstabe „V“ steht für „voltage“ (Spannung) und der Buchstabe „R“ symbolisiert den rechten Arm.

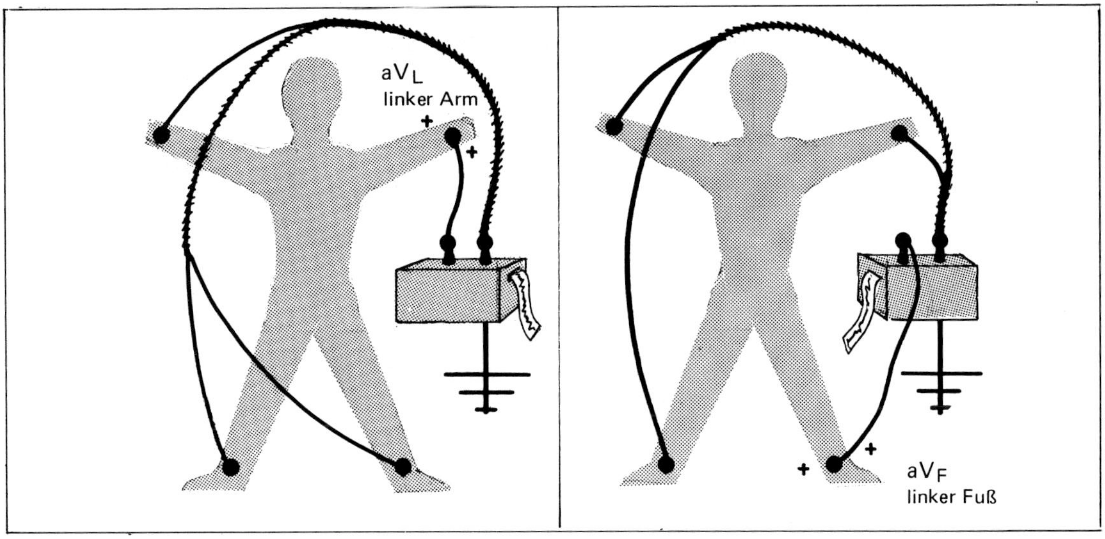

Die Ableitungen aV_L und aV_F erhält man auf ähnliche Weise

Bei der Ableitung aV_L liegt am linken Arm die ______ Elektrode. — positive

Entsprechend sind die Elektroden an den übrigen Extremitäten zu einer gemeinsamen ________ Elektrode zusammengeschlossen. — negativen

Bei der Ableitung aV_F liegt die positive Elektrode am ________. — linken Fuß

Merke:
aV_R: rechter Arm positiv
aV_L: linker Arm positiv
aV_F: linker Fuß positiv

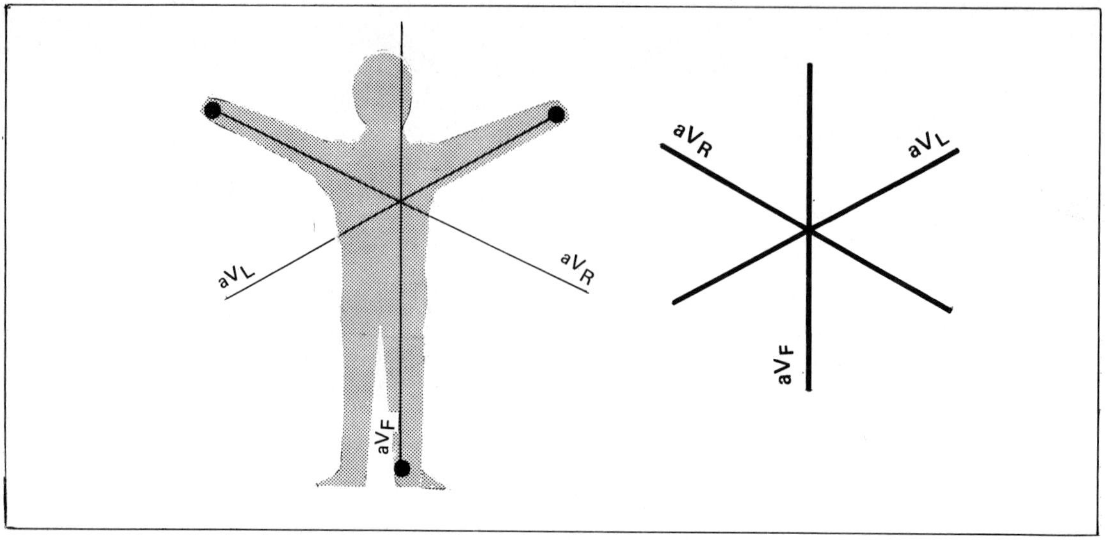

Ähnlich wie für die Ableitungen I, II und III kann man auch für die Ableitungen aV_R, aV_L und aV_F „Ableitungslinien" konstruieren, die sich auch unter einem Winkel von 60 Grad schneiden, aber zwischen den Ableitungslinien der Ableitungen I, II und III liegen

Die Ableitungen aV_R, aV_L und aV_F sind ebenfalls ___________ableitungen. — Extremitäten

Die Ableitungslinien _________ sich unter einem Winkel von 60 Grad. — schneiden

Da die Ableitungslinien von aV_R, aV_L und aV_F zwischen denen von I, II und III liegen, halbieren sie die _______ zwischen I, II und III. — Winkel

Merke:
Die Elektroden für die Extremitätenableitungen sind durch Farben gekennzeichnet:

Schwarz	rechter Fuß
Rot	rechter Arm
Gelb	linker Arm
Grün	linker Fuß (Nullpunkt)

Merke:
Werden die rechte und die linke Elektrode gegeneinander vertauscht, wird ein Situs inversus vorgetäuscht, und in I und aV_t treten negative P-Wellen und negative Kammerkomplexe auf.

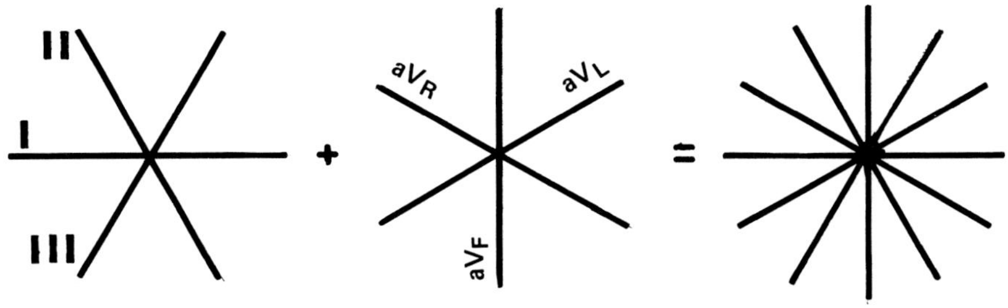

Legt man die 6 Extremitätenableitungen I, II, III, aV_R, aV_L und aV_F durch einen gemeinsamen Zentralpunkt, so erhält man einen symmetrischen Stern der Ableitungslinien mit Winkeln von 30 Grad. Dieser Stern liegt in einer Ebene auf der Brust des Patienten

Die 6 Ableitungen von den Extremitäten sind I, II, III, ___, ___ und ___. — aV_R aV_L aV_F

Bei der Überlagerung der Ableitungslinien aller Extremitätenableitungen bilden diese zusammen einen ____ mit Winkeln von je 30 Grad. — Stern

Der Stern aus den Ableitungslinien der Extremitätenableitungen liegt in der Projektion in einer _____ auf der Brust des Patienten. — Ebene

Merke:
Die projizierte Ebene nennt man auch die *Frontalebene*.

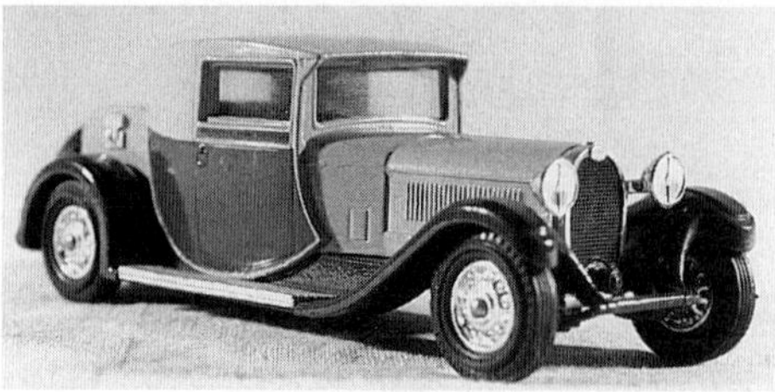

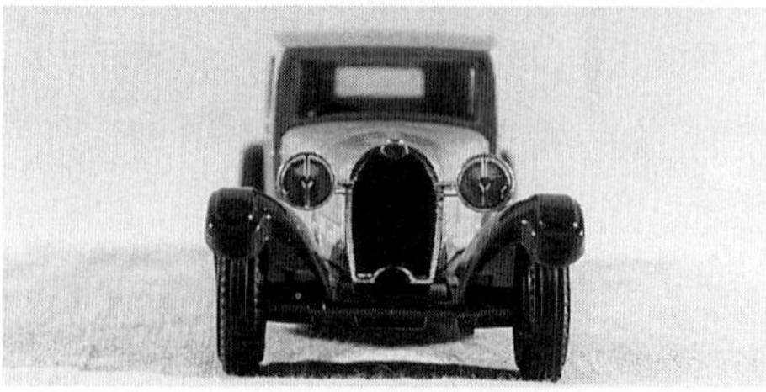

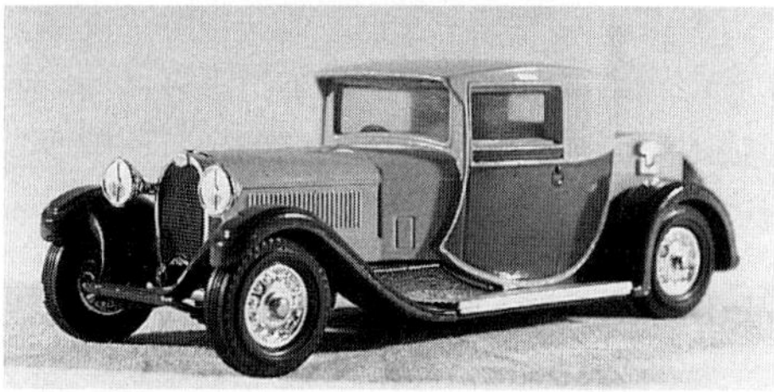

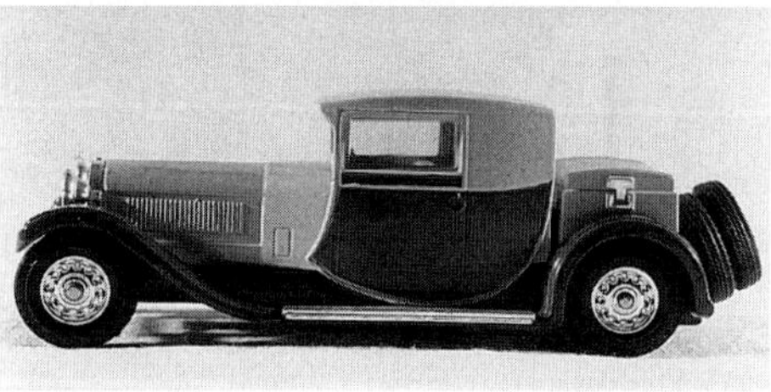

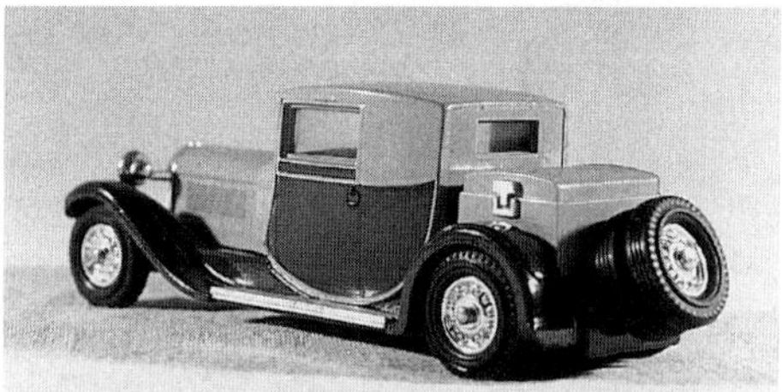

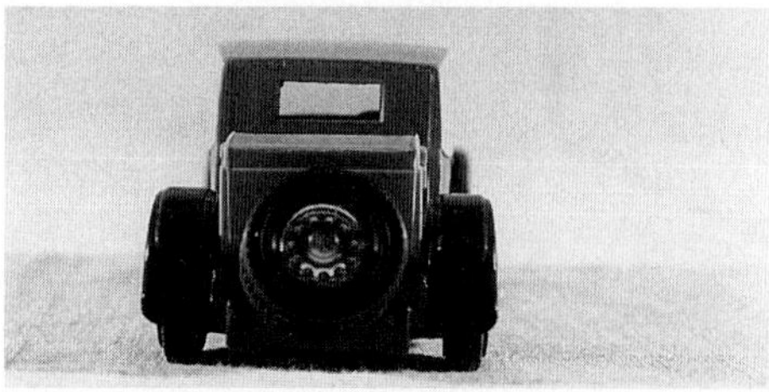

Jedes Objekt kann aus mehreren Richtungen betrachtet werden.

Merke:
Durch die Betrachtung dieses Modellautos aus 6 Richtungen läßt es sich räumlich erkennen. Einzelheiten können *topographisch* zugeordnet werden, z. B. die Montage der Scheinwerfer am Kühler.

Merke:
Bei diesem Modell handelt es sich um einen Bugatti Typ 44 aus dem Jahr 1928.

Merke:
Entsprechend erhält man ein multidimensionales Bild der elektrischen Aktivität des Herzens, wenn man das EKG über unterschiedlich plazierte Elektroden ableitet.

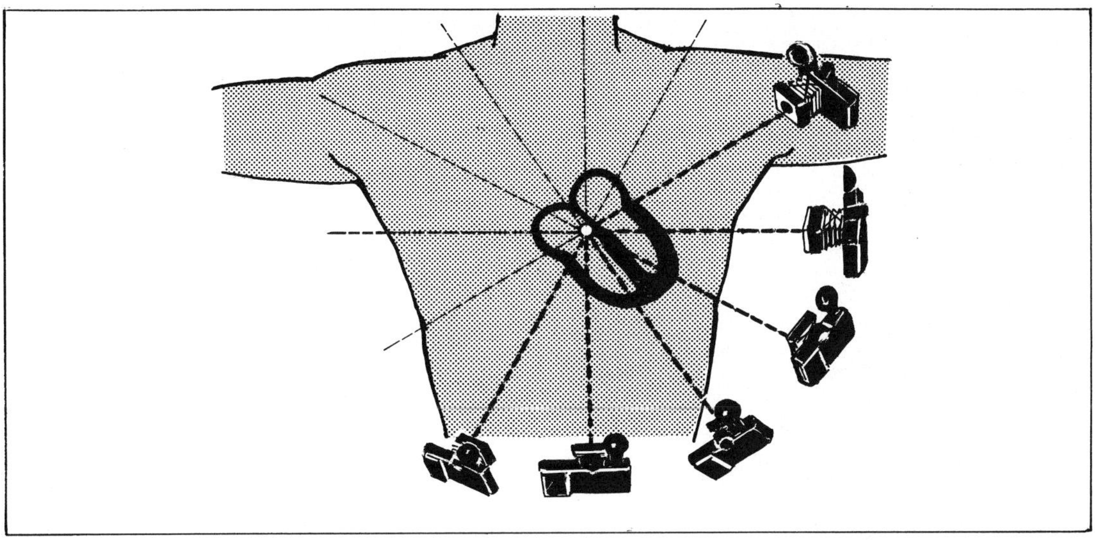

Jede der 6 Extremitätenableitungen registriert die gleiche elektrische Aktivität des Herzens, jedoch jede unter einem anderen Winkel. In jeder Ableitung zeigt sich die elektrische Herzaktivität verschieden

Das EKG registriert in jeder Ableitung die gleiche ________ Aktivität des Herzens. elektrische

Die einzelnen Zacken des EKG haben in den verschiedenen Ableitungen ein unterschiedliches Aussehen, da die elektrische Aktivität aus verschiedenen ________ registriert wird. Positionen

Merke:
Man erinnere sich daran, daß die elektrische Aktivität jeweils die gleiche ist, daß jedoch für jede Ableitung andere Elektroden verwendet werden. Dadurch kommen verschiedene EKG-Bilder zustande. Zur Wiederholung sei nochmals gesagt, daß die Depolarisation als eine fortschreitende Welle *positiver* Ladungen betrachtet werden kann. Nähert sich die Depolarisation einer *positiven* Elektrode, so wird im EKG eine *positive,* nach oben gerichtete Zacke registriert.

Merke:
Die Elektroden sollten immer an den muskelarmen Arealen oberhalb der Hand- und Sprunggelenke angelegt werden, da hier die geringste Störanfälligkeit besteht.

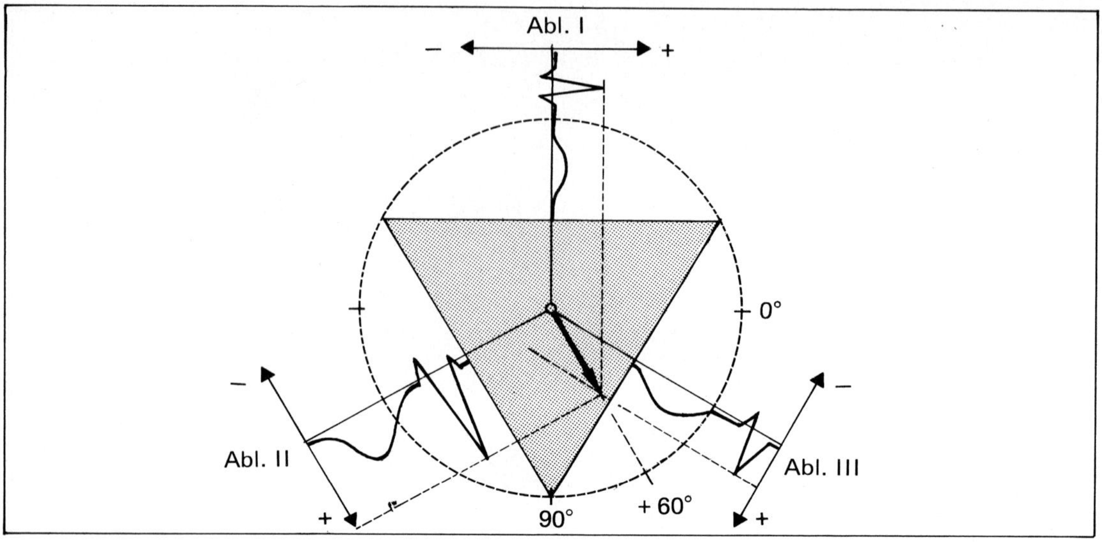

In dieser Abbildung wird die elektrische Aktivität des Herzens in Frontalebene aus 3 Richtungen, nämlich über die Ableitungen I, II und III betrachtet

Merke:
Entscheidend für die richtige „photographische" Perspektive ist die vorgeschriebene Polung der Elektroden an den Extremitäten. Zur Sicherheit sind die Kabel farbig markiert.

In diese Abbildung sollten Sie sich jetzt nicht weiter vertiefen, um den Spaß an der Interpretation des EKG nicht ganz zu verlieren. Aber wenn Sie zur S. 251 gelangt sind, werden Sie das gleiche Bild dort nochmals finden – und verstehen.

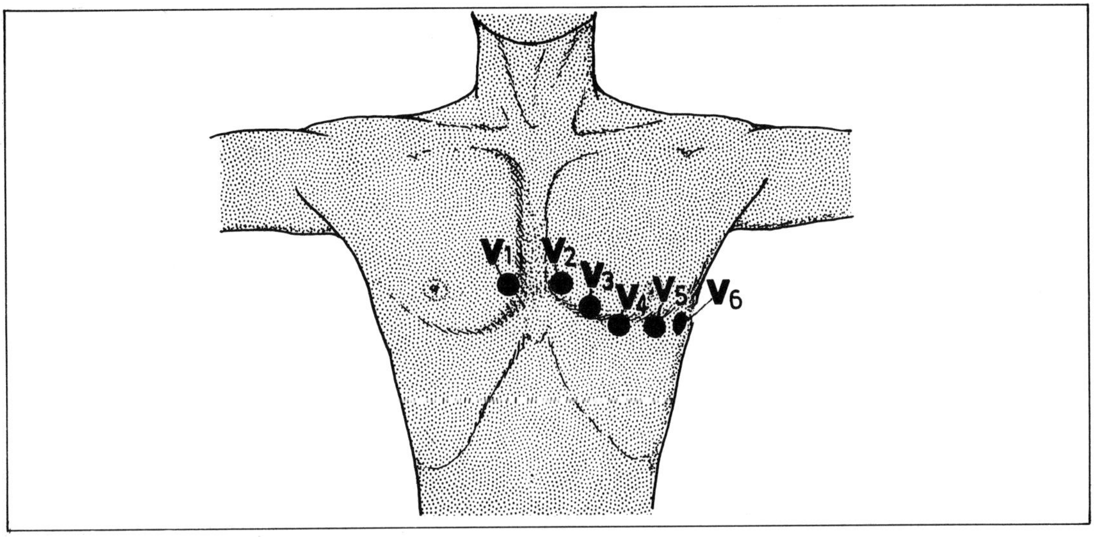

Zur Registrierung der 6 Brustwandableitungen wird mittels positiver Elektroden an 6 verschiedenen Stellen am Thorax abgeleitet

In allen Brustwandableitungen wird die auf dem Thorax befestigte Elektrode als ______ angesehen. positiv

Man verwendet meist Saug- oder Klebeelektroden. Die Brustwandableitungen werden mit V_1–V_6 von ______ nach ______ bezeichnet. rechts / links

Merke:
Da es sich immer um eine *positive* Elektrode handelt, verursacht eine Depolarisation, die sich auf die Elektrode zubewegt, eine *positive* oder nach oben gerichtete Zacke im EKG.

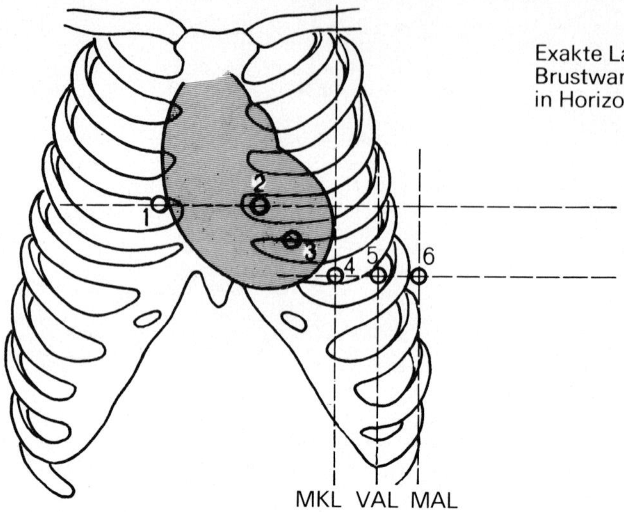

Eigentlich müßte man diese topographischen Punkte auswendig lernen, aber jetzt genügt es, wenn man weiß, daß man diese Seite immer nachschlagen kann

Die Brustwandableitungen haben einen genauen topographischen Bezug zum Herzen. Diese Stellen sind exakt definiert:

V_1 – 4. rechter Interkostalraum parasternal

V_2 – 4. linker Interkostalraum parasternal auf gleicher Höhe wie V_1

V_3 – genau zwischen V_2 und V_4

V_4 – 5. linker Interkostalraum in Medioklavikularlinie (MKL)

V_5 – zwischen V_4 und V_6 auf der vorderen Axillarlinie (VAL)

V_6 – 5. linker Interkostalraum auf der mittleren Axillarlinie (MAL)

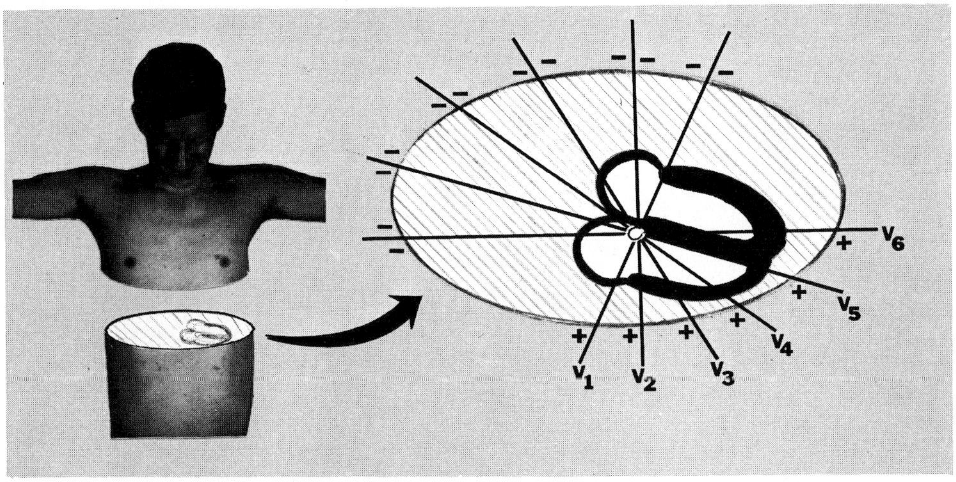

Der Punkt auf dem Thorax, an dem die Elektrode angelegt ist, wird durch den AV-Knoten auf den Rücken des Patienten projiziert, wo dann der negative Pol der Brustwandableitung liegt

Betrachtet man die Ableitungslinien V_1–V_6 als Speichen eines Rades, dann liegt die Radnabe im ________. AV-Knoten

Die Ableitung V_2 stellt eine gerade Linie durch den AV-Knoten von der Brust zum ______ des Patienten dar. Rücken

Die Brustwandableitungen haben am Rücken des Patienten ihren ________ Pol. negativen

Merke:
Die Ebene, in der die Ableitungslinien der Brustwandableitungen liegen und so den Körper in eine obere und eine untere Hälfte teilen, nennt man die *Horizontalebene.*

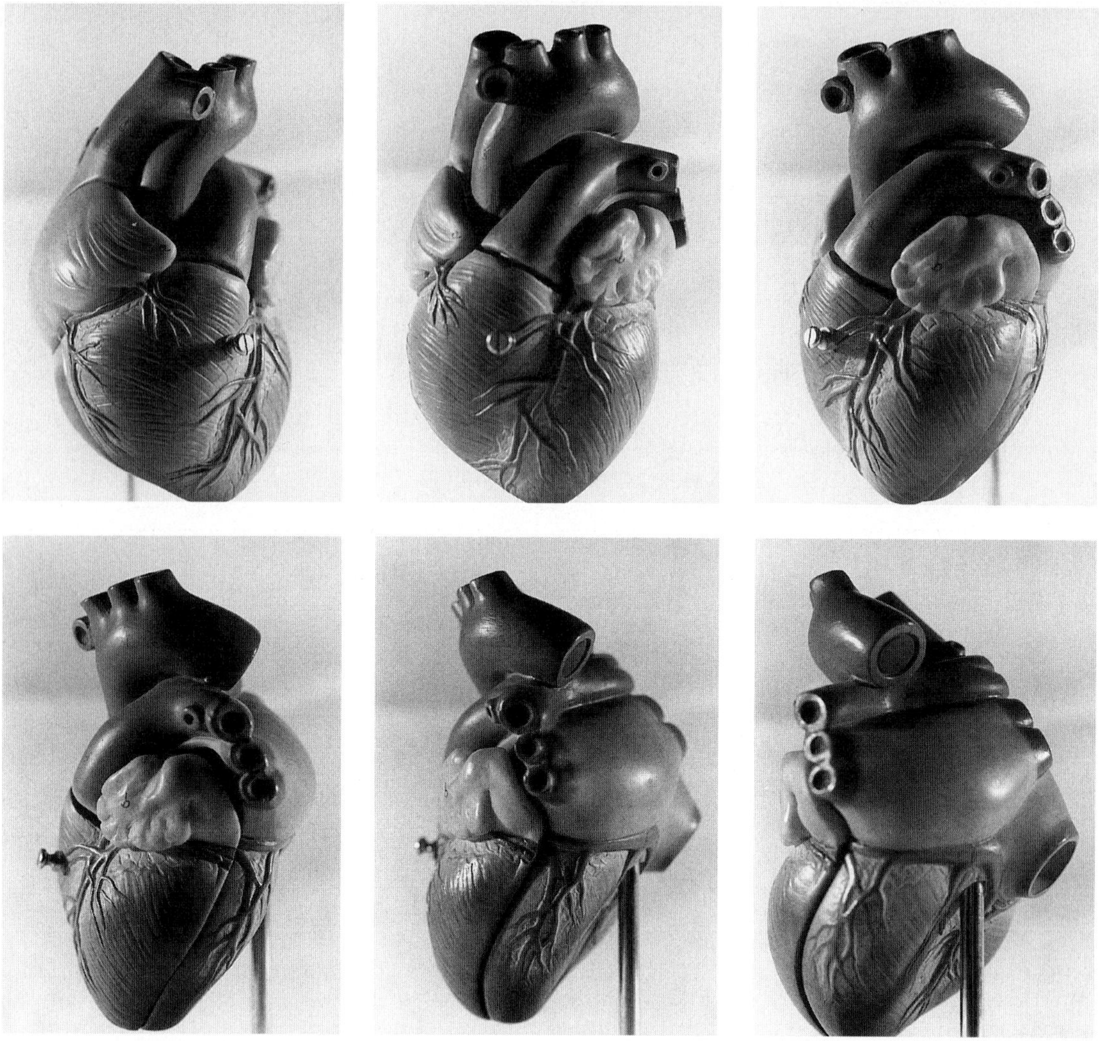

Durch die Plazierung der Elektroden für die Brustwandableitungen projiziert sich das Herz als elektrisch aktives Organ aus verschiedenen Blickwinkeln

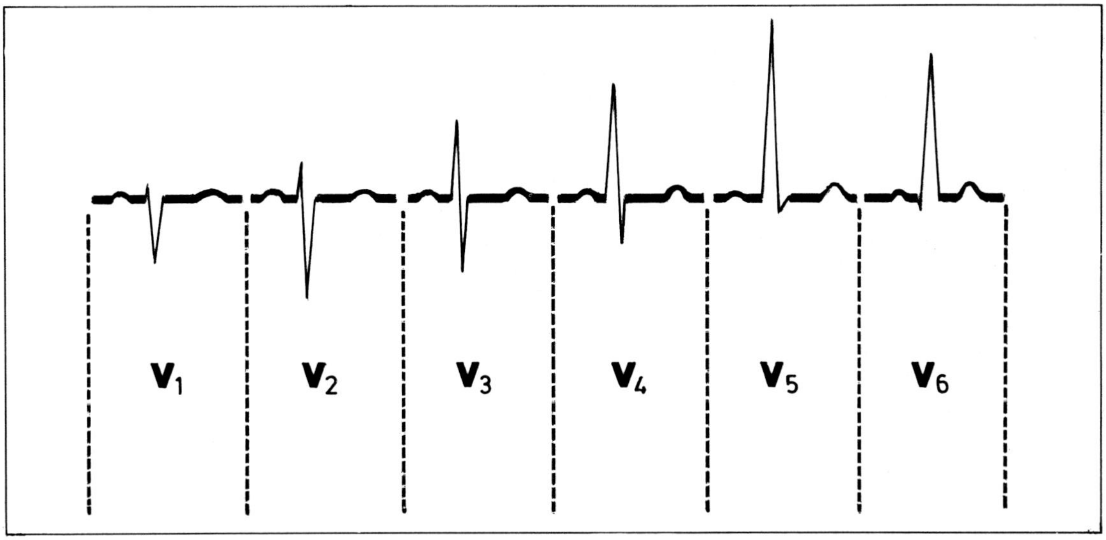

Das EKG-Bild der Brustwandableitungen zeigt fortschreitende Veränderungen von V_1 nach V_6

In Ableitung V_1 ist der QRS-Komplex normalerweise überwiegend ______, d.h. die Zacken liegen zum größten Teil unterhalb der Nullinie. negativ

In Ableitung V_6 ist der QRS-Komplex überwiegend ______. positiv

Merke:
Das bedeutet, daß die *positive* Welle der Depolarisation des Ventrikels, die sich im QRS-Komplex darstellt, auf die *positive* Elektrode von V_6 zuläuft (vgl. S. 9).

Merke:
Dieses EKG-Muster setzt die genaue Plazierung der Brustwandelektroden bei der Ableitung des EKG voraus. Achten Sie darauf, daß die Kabel nicht vertauscht werden, denn leiten Sie z.B. V_3 an der Stelle von V_2 und umgekehrt ab, könnten Sie den zögernden Anstieg der R-Zacken als einen alten Infarkt (s. S. 314) fehldeuten.

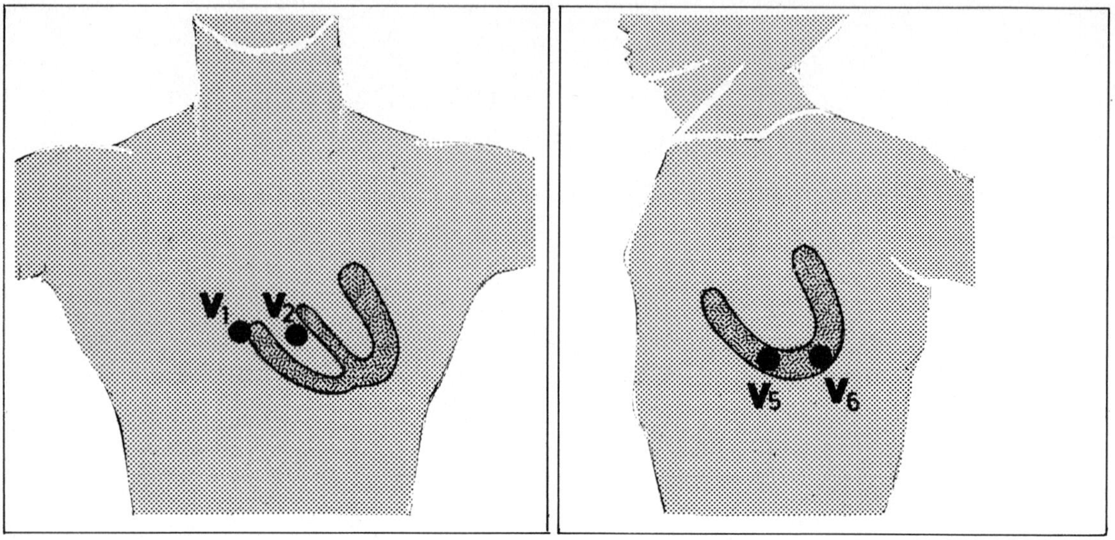

Die Ableitungspunkte (Auflegepunkte der Elektroden) bei den Ableitungen V_1 und V_2 liegen über der rechten, bei V_5 und V_6 über der linken Seite des Herzens

Die Ableitungen V_1 und V_2 werden ______________ genannt.

rechtspräkordial

Über der linken Seite des Herzens liegen die Ableitungen __ und __, die linkspräkordial genannt werden.

V_5
V_6

Eine Depolarisationswelle, die auf die (positive) Brustwandelektrode in V_6 zuläuft, verursacht im EKG eine ___________________________ Zacke.

positive (nach oben gerichtete)

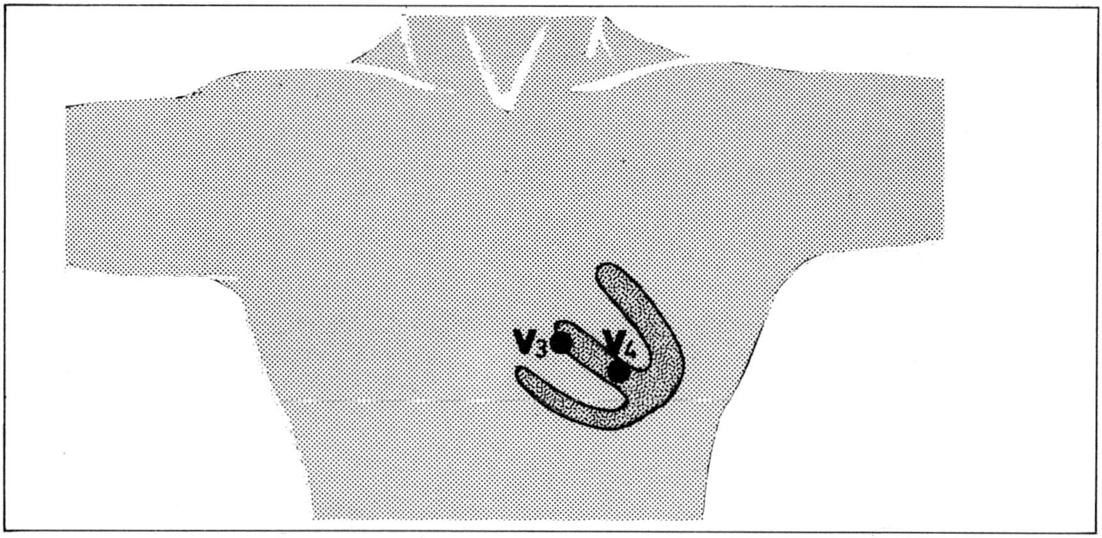

Die Ableitungen V_3 und V_4 werden über dem interventrikulären Septum abgenommen

Die Ableitungspunkte von V_3 und V_4 liegen im allgemeinen über dem interventrikulären ______. Septum

Merke:
Das Interventrikularseptum ist die gemeinsame Wand für den rechten und den linken Ventrikel. In diesem Septum teilt sich das His-Bündel in den rechten und linken Schenkel auf.

Auch in Ableitung V_3 ist die Brustwandelektrode ______. positiv

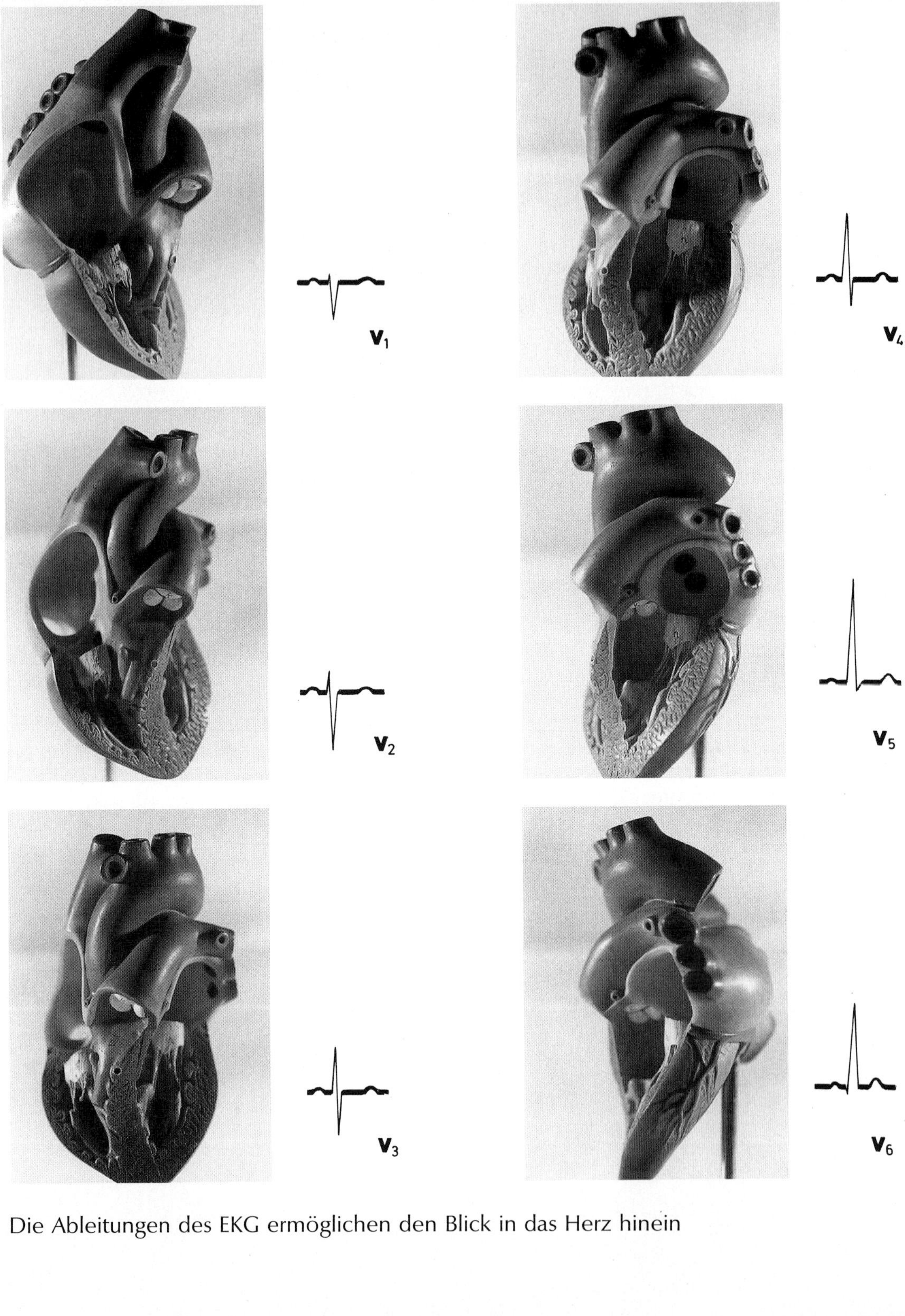

Die Ableitungen des EKG ermöglichen den Blick in das Herz hinein

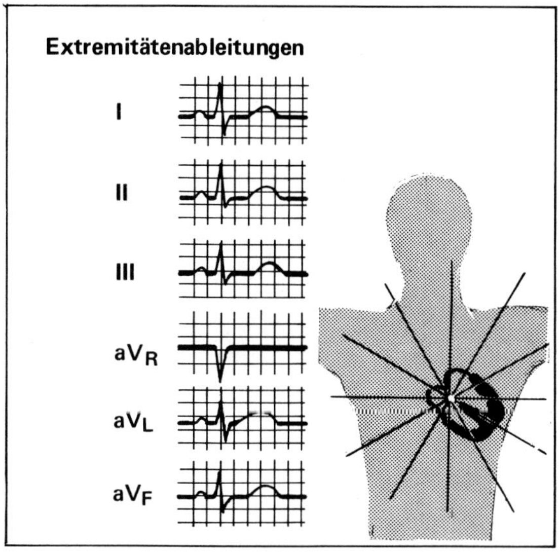

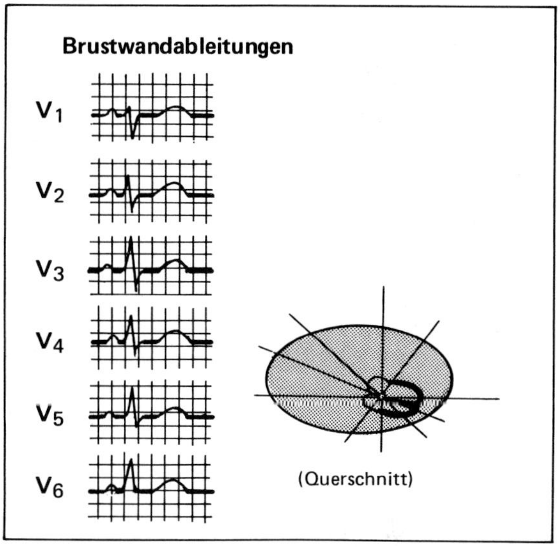

Im Standard-EKG werden die 6 Extremitätenableitungen und die 6 Brustwandableitungen jeweils für sich untereinander dargestellt. Man bezeichnet dies als das 12-Ableitungen-EKG.

Im Standard-EKG werden 6 Brustwandableitungen von V_1 bis __ registriert. — V_6

Die Extremitätenableitungen liegen in einer Ebene, die als ______ebene bezeichnet wird. — Frontal

Die Ebene, in der die Brustwandableitungen liegen, ist die ________ebene. — Horizontal

Merke:
Durch die Horizontalebene, in der die Brustwandableitungen liegen, wird der Körper in 2 Hälften unterteilt.

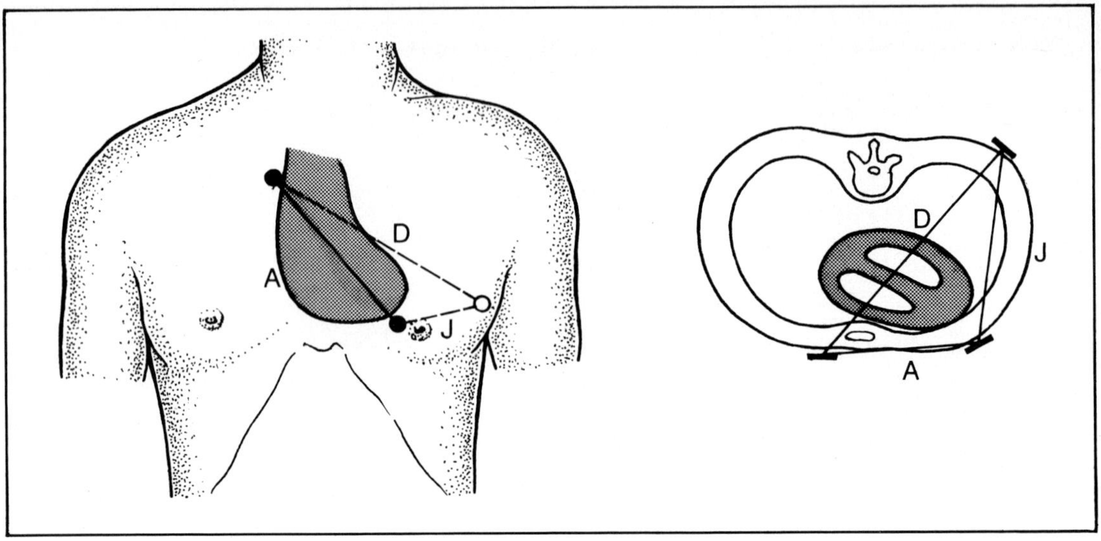

Diese Ableitungskombination wird nach ihrem Entdecker Nehb als Nehb-Ableitung bezeichnet. In manchen Lehrbüchern steht sie auch als das „kleine Herzdreieck"

Die Extremitätenelektroden werden im Gegensatz zu den Wilson-Ableitungen an durch das Skelett definierte Punkte gelegt:

Elektrode re. Arm:	Sternalansatz 2. Rippe
Elektrode li. Arm:	hintere Axillarlinie in Höhe des Herzspitzenstoßes
Beinelektrode:	über dem Herzspitzenstoß

Diesen Dreieckspunkten entsprechen Vektoren wie im Einthoven-Dreieck:

I – Nehb D (dorsal)
II – Nehb A (anterior)
III – Nehb J (inferior)

Merke:
Werden das grüne und das gelbe Kabel bei der Nehb-Ableitung vertauscht, können eine Q-Zacke und eine negative T-Welle in Nehb J einen Infarktverdacht vortäuschen.

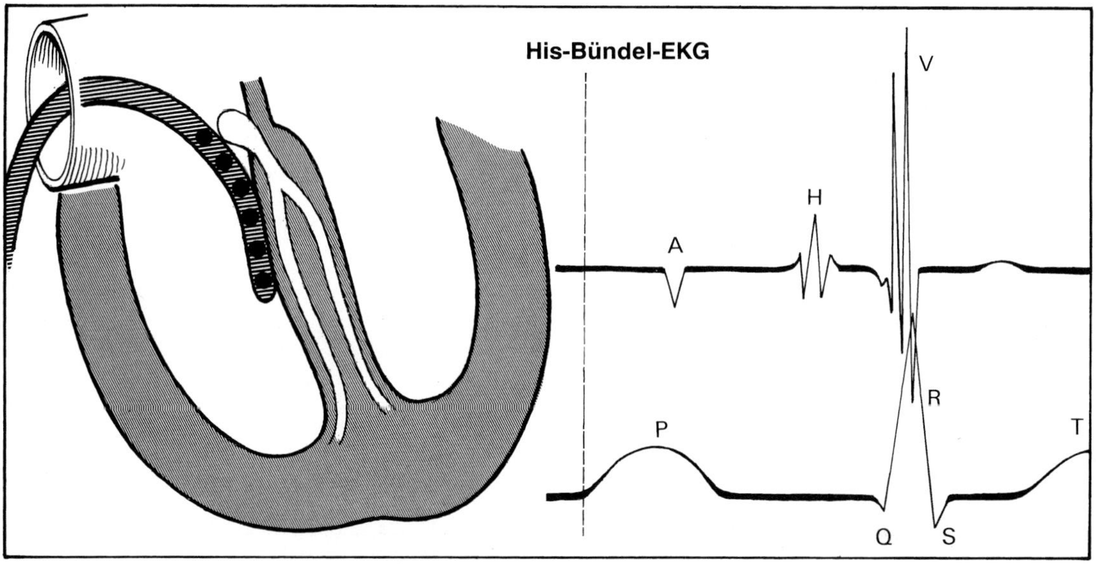

Durch das His-Bündel-EKG ist eine differenzierte Beurteilung der Erregung von Beginn der P-Welle bis zum Beginn des QRS-Komplexes möglich

Merke:
Die Ableitungselektroden liegen ringförmig an einem Katheter, der über die rechte Femoralvene eingeführt und unter Röntgenkontrolle im rechten Ventrikel positioniert wird. Die Elektroden müssen dem Kammerseptum unterhalb der Trikuspidalklappe anliegen.

Merke:
Gleichzeitig wird ein normales Oberflächen-EKG abgeleitet, um den Beginn der P-Welle und des Kammerkomplexes zu bestimmen; zur Genauigkeit wird das EKG mit hohem Papiervorschub registriert (100 oder 200 mm/s).

Merke:
Im His-Bündel-EKG werden drei Potentiale gemessen:
A – Aktionspotentiale aus dem unteren rechten Vorhof in der Nähe des AV-Knotens
H – Aktionspotential aus dem His-Bündel (Dauer ca. 15-20 ms)
V – Aktionspotentiale aus dem Kammerseptum; da sich hier mehrere Ausschläge befinden, die über 100 ms dauern, spricht man vom „V-Komplex"

Merke:
Diese Daten und Fakten sind zu Ihrer umfassenden Information bestimmt. Zur schnellen Interpretation des EKG im Alltag brauchen Sie sie eigentlich nicht.

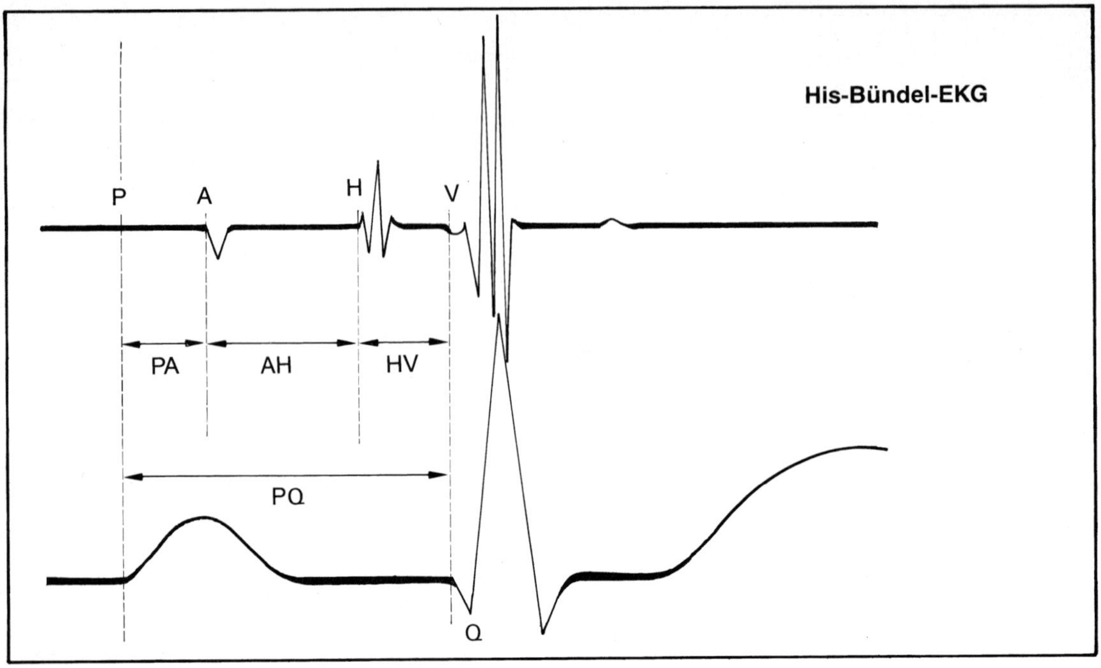

Die PQ-Zeit wird im His-Bündel-EKG in drei verschiedenen Abschnitten gemessen, dem PA-, AH- und HV-Intervall

Merke:

PA-Intervall: intraatriale Leitungszeit
20 – 40 ms
Maß für die Leitungszeit im rechten Vorhof
verlängert bei intraatrialem Block

AH-Intervall: intranodale Leitungszeit
70 – 110 ms
Zeitraum von der Erregung des rechten unteren Vorhofs bis zur Erregung des His-Bündels verlängert bei Überleitungsverzögerungen oberhalb der Verzweigung des His-Bündels

HV-Intervall: Maß für den Aktivierungszeitraum zwischen His-Bündel und Beginn der Kammererregung
35 – 55 ms

PV-Intervall: AV-Überleitungszeit
entspricht PQ-Zeit
120 – 190 ms

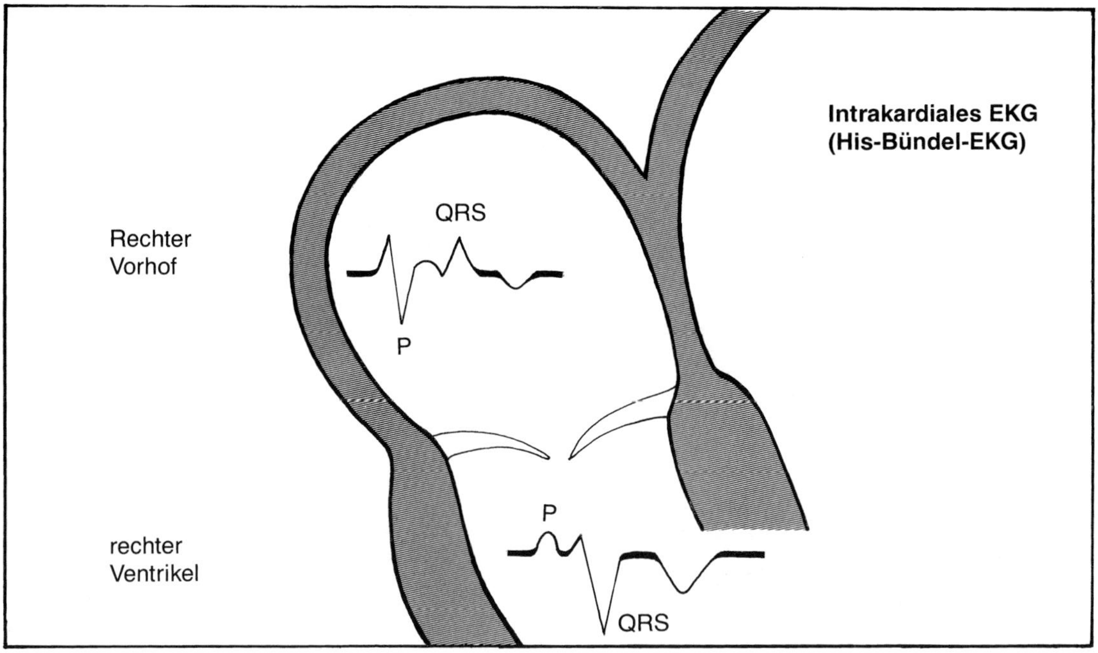

Die intrakardiale Ableitung des His-Bündel-EKG ermöglicht es, direkt die Potentiale aus dem rechten Vorhof, dem His-Bündel und dem rechten Ventrikel zu registrieren

Merke:
Indikationen zur Durchführung eines intrakardialen EKG sind u.a.
- Lokalisation von intraventrikulären Leitungsstörungen und AV-Überleitungsstörungen (z.B. Lokalisation eines totalen AV-Blocks)
- Identifizierung ektopischer Herde (s. S. 85f)
- Unterscheidung einer ante- und retrograden Erregungsleitung bei Präexzitationssyndromen (s. S. 211f)
- Ermittlung der sinuatrialen Leitungszeit bei Syndrom des kranken Sinusknotens und Bradykardie-Tachykardie-Syndrom (S. 166, 167)
- Prüfung der pharmakologischen Wirkung antiarrhythmischer Medikamente

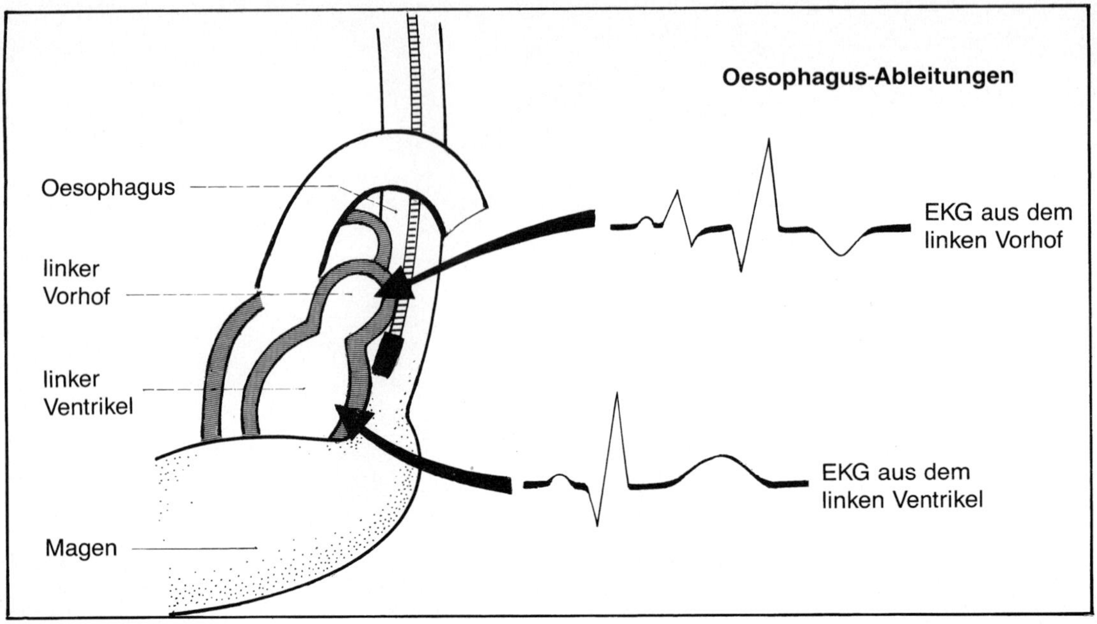

Über einen Katheter mit Elektrodenringen, der nach Anästhesie des Rachens in die Speiseröhre eingeführt wird, kann das EKG abgeleitet werden. Auf die Elektroden zugerichtete Ströme werden als positive Ausschläge registriert. Als Nullpunkt dient eine Sammelelektrode

Merke:
Die Lage der Ringelektrode bzw. der Elektroden wird über die Röntgenkontrolle oder als Abstand von der unteren Zahnreihe in cm bestimmt. Um vergleichbare Messungen zu erhalten ist es üblich, zwischen 20 und 56 cm hinter den Vorderzähnen in 2-cm-Abständen das EKG abzuleiten. Die Ableitungen werden mit V_{Oe20} usw. gekennzeichnet.

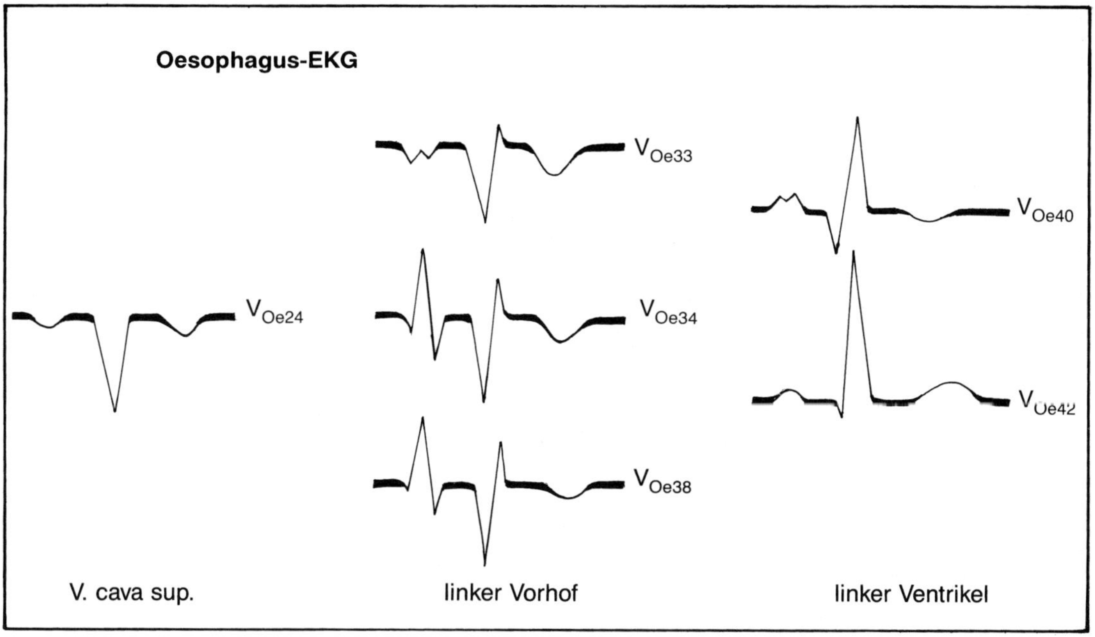

In Abhängigkeit der Elektrodenposition in der Speiseröhre, gemessen in cm als Abstand von der unteren Zahnreihe, können EKG-Potentiale aus unmittelbare Nähe des linken Vorhofs und des linken Ventrikels abgeleitet werden

Merke:
Bei einem frischen Herzinfarkt ist die Durchführung eines Oesophagus-EKG kontraindiziert.

Merke:
Ableitungen aus dem linken Vorhof erfolgen meist aus der Elektrodenposition zwischen V_{Oe30} und V_{Oe38} am liegenden Patienten. Ableitungen der linken Kammer zwischen V_{Oe40} und V_{Oe42}.

Merke:
Die Ableitungen des oesophagealen EKG erleichtern die Beurteilung eines Hinterwandinfarkts und der elektrischen Verhältnisse des linken Vorhofs. In der Differenzierung von Herzrhythmusstörungen sind sie gegenüber dem His-Bündel-EKG nicht von Vorteil. Durch ihre Nähe zum Myokard entsprechen diese EKG-Ableitungen dem Blick durch eine Lupe. Weil sie umständlich sind und von den Patienten als unangenehm betrachtet werden, werden Oesophagusableitungen selten registriert.

1. **Frequenz**
2. **Rhythmus**
3. **Herzachse**
4. **Hypertrophie**
5. **Infarkt**

Bei der schnellen Beurteilung des EKG müssen 5 Hauptpunkte untersucht werden

Die 5 wesentlichen Punkte bei der Beurteilung des EKG sind die Herzfrequenz, der Herzrhythmus, die Lage des elektrischen Vektors in Frontal- und Horizontalebene, die Hypertrophie und das Vorliegen eines Herzinfarkts. Alle 5 Punkte sind gleich wichtig.

Merke:
Wir wollen diese 5 Punkte in der genannten Reihenfolge untersuchen.

Haben Sie sich die Punkte gut eingeprägt? Gut, dann lesen Sie weiter.

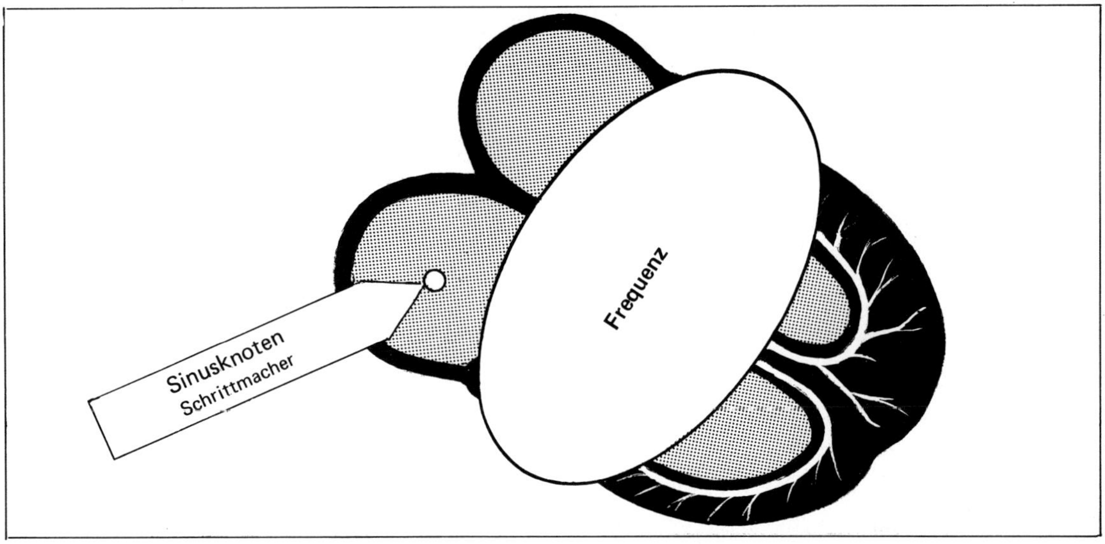

Unter physiologischen Bedingungen bestimmt der Sinusknoten die Herzfrequenz (s. S. 10).

Die Herzfrequenz wird normalerweise vom ________ bestimmt.	Sinusknoten.
Der Sinusknoten liegt in der Hinterwand des rechten ______.	Vorhofs
Der Sinusknoten ist normalerweise der __________ des Herzens.	Schrittmacher

Merke:
Die Herzfrequenz wird in Schlägen pro Minute angegeben.

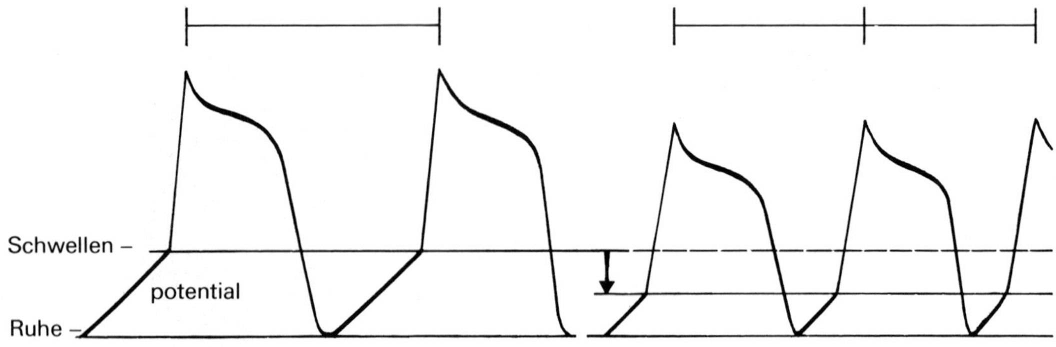

Abhängigkeit der Frequenz vom Schwellenpotential

Die Herzfrequenz und der Rhythmus werden von der *Erregbarkeit* bestimmt. Diese hängt vom Schwellenpotential ab (s. S. 6)

Die im Oberflächen-EKG sichtbare Depolarisation der Herzmuskelzellen entsteht durch Erregung der Schrittmacherzellen vom Ruhe- zum ________ potential, dann laufen die Erregungsvorgänge (vgl. S. 6) automatisch ab.

Schwellen

Ruhe- und Schwellenpotential werden neben den Konzentrationen der Elektrolyte, v.a. Kalium und Natrium, über die vegetativen Nerven des Sympathikus und Parasympathikus bestimmt. (s. S. 7).

Merke:
Vor allem Störungen des Kaliumhaushalts beeinflussen den regelmäßigen Ablauf der Erregung störend; diese Störungen der geordneten Erregung werden als *Rhythmusstörungen* bezeichnet.

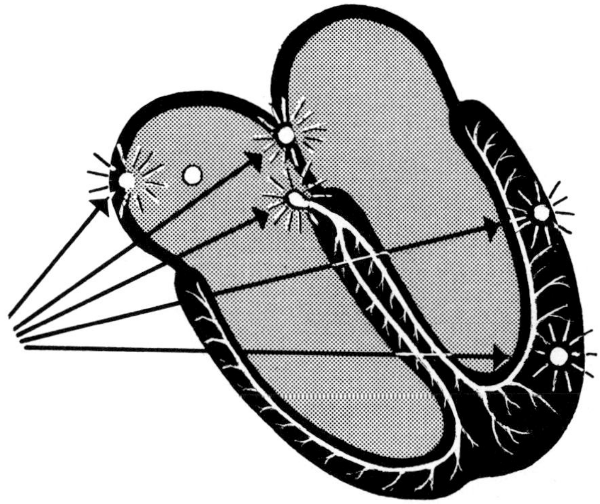

Auch andere Teile des Herzens können die Schrittmacherfunktion übernehmen, wenn der normale Schrittmacher ausfällt

Wenn der normale Schrittmacher ausfällt, können ________ Schrittmacher stellvertretend dessen Funktion übernehmen. — potentielle

Merke:
Diese potentiellen Schrittmacher werden auch als „ektopische" Schrittmacher bezeichnet (oder auch als „ektope" Schrittmacher). Sie treten nur dann auf, wenn der physiologische Schrittmacher ausfällt oder pathologische Verhältnisse vorliegen.

Potentielle Schrittmacher kommen in allen Teilen des Herzens vor, also in den ________, den Ventrikeln und im AV-Knoten. — Vorhöfen

Normalerweise sind diese Schrittmacher inaktiv und liefern keine elektrische ________. — Erregung

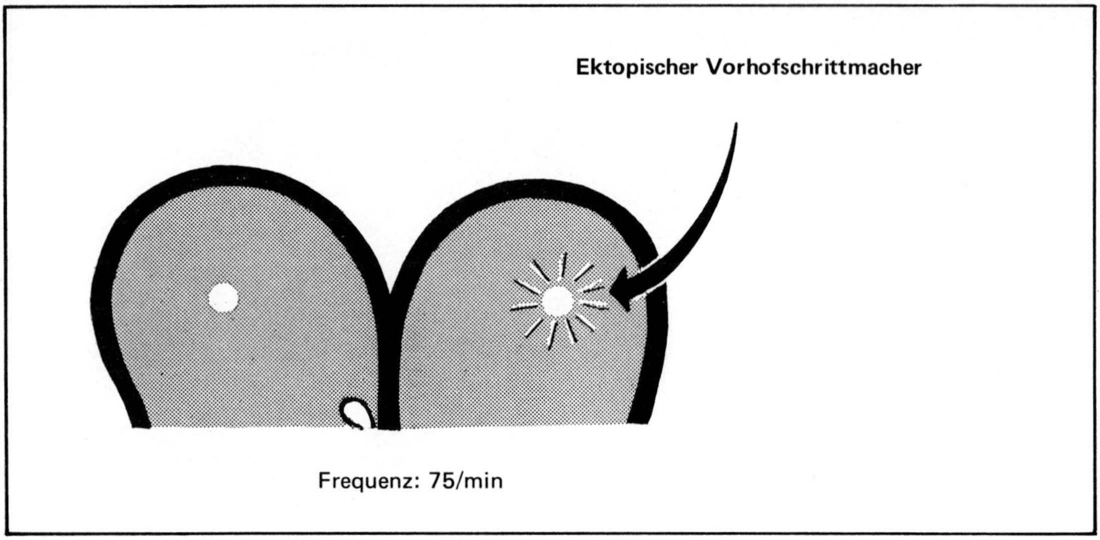

Die Vorhöfe besitzen potentielle, ektopische Schrittmacher, von denen jeder die Schrittmacherfunktion mit 75/min übernehmen kann

Bei Ausfall des Sinusknotens kann ein ektopischer Vorhof____________ die Schrittmacheraktivität übernehmen. schrittmacher

Übernimmt ein ektopischer Herd im Vorhof die Schrittmacherfunktion, so erregt er das Herz meist mit einer Frequenz von __/min. Er liegt also nahe bei der Sinusfrequenz. 75

Merke:
Unter pathologischen Bedingungen und in Notfallsituationen kann ein ektopischer Vorhofherd plötzlich eine Frequenz von 150–250/min entwickeln. Man spricht dann von Vorhofflattern. (s. S. 151).

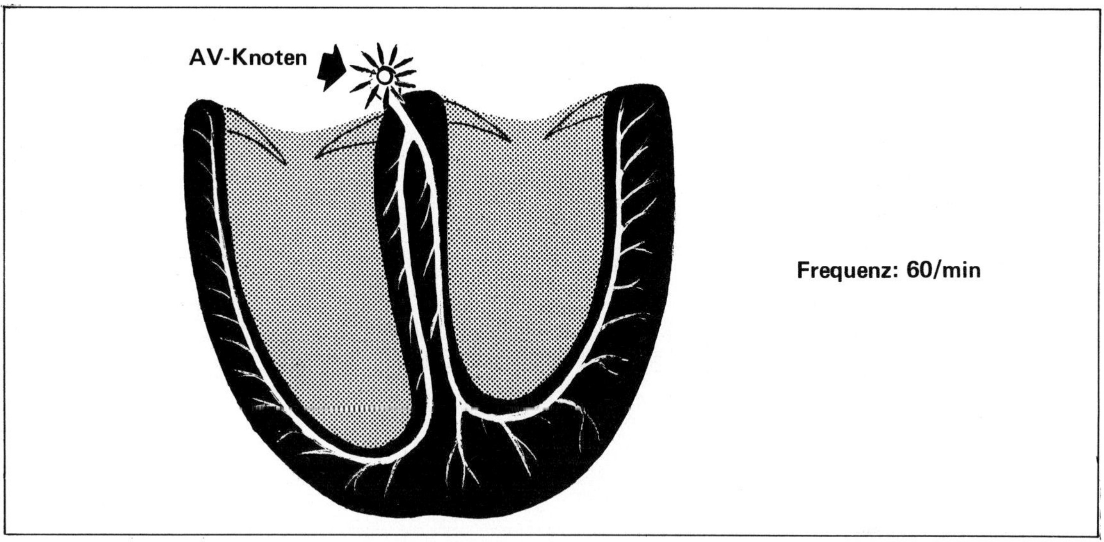

Der AV-Knoten entwickelt meist eine Frequenz von 60/min, wenn der normale Reizimpuls von den Vorhöfen ausfällt

Auch im ________ liegen potentielle Schrittmacher. Der AV-Knoten ist eine Schaltstelle, in der die elektrische Erregung der Vorhöfe aufgenommen und zu den Ventrikeln (i. allg. über das His-Bündel) weitergeleitet wird. — AV-Knoten

Die normale Frequenz des AV-Knotens liegt bei __/min. — 60

Die Schrittmacherfunktion des AV-Knotens setzt nur dann ein, wenn der normale Reizimpuls von den _______ ausbleibt. — Vorhöfen

Merke:
Ebenso wie ein ektopischer Vorhofschrittmacher kann auch der potentielle Schrittmacher im AV-Knoten sehr hochfrequente Erregungen liefern; so können bei sogenannten „Knotentachykardien" in pathologischen Situationen Frequenzen von 150–250/min auftreten.

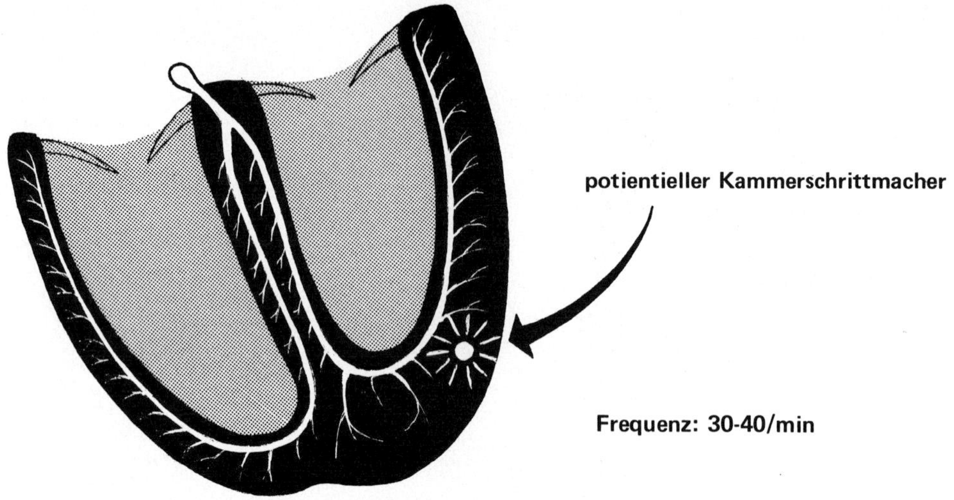

In den Ventrikeln liegen ebenfalls potentielle Schrittmacher, deren Erregungsfrequenz bei 30–40/min liegt, wenn keine höher gelegenen Zentren die Schrittmacherfunktion ausüben

Auch die ______ besitzen potentielle Schrittmacher. Ventrikel

Ein ventrikulärer Schrittmacher besitzt eine Frequenz von _____/min. 30–40

Merke:
Der allein durch die Ventrikelschrittmacher gesteuerte Rhythmus wird auch „Kammereigenrhythmus" genannt.

Merke:
Unter pathologischen Bedingungen (Durchblutungsstörungen und zu niedrige Sauerstoffsättigung des Blutes) kann sich eine Kammertachykardie mit Frequenzen von 150–250/min entwickeln.

Eigenfrequenzen

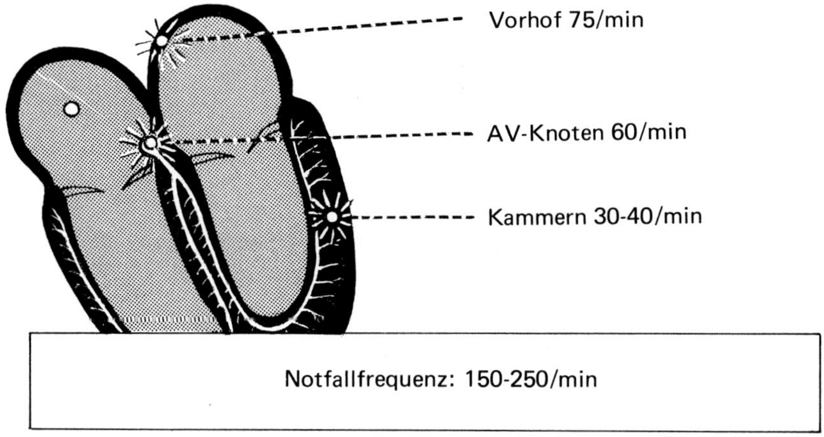

Ektopische Herde in den Vorhöfen, im AV-Knoten und in den Ventrikeln können mit ihren jeweiligen Eigenfrequenzen als Schrittmacherzentren arbeiten, wenn die normale Schrittmacherfunktion ausfällt

Die Ventrikel entwickeln meist eine Eigenfrequenz von ______/min. 30–40

Ein ektopischer Vorhofherd besitzt meist eine Eigenfrequenz von __/min, während die Eigenfrequenz des AV-Knotens __/min beträgt. 75 60

Merke:
Unter bestimmten pathologischen Verhältnissen können diese ektopischen Rhythmen sehr hochfrequent sein. Die Frequenz kann dann in den Vorhöfen, im AV-Knoten und in den Kammern 150–250/min betragen.

Frequenz: 120/min

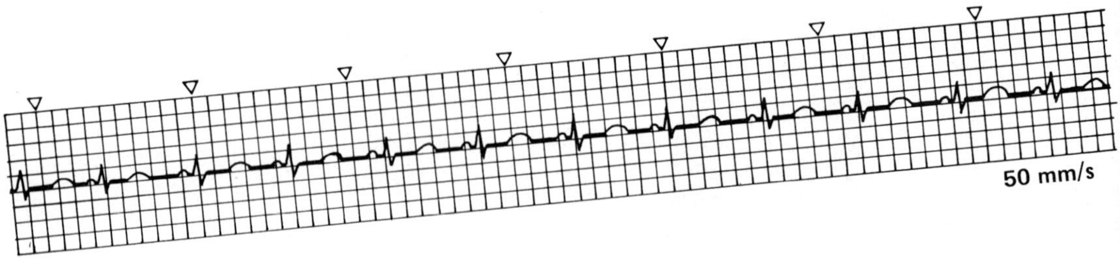

Sinustachykardie

Eine Herzfrequenz über 100/min (bei normalem Herzrhythmus) wird Sinustachykardie genannt

Ein Sinusrhythmus, der eine Frequenz von mehr als 100/min aufweist, wird ______________ genannt. — Sinustachykardie

Unter einem normalen Rhythmus versteht man einen Herzrhythmus, der vom __________ ausgeht. Dabei dauert jeder Herzzyklus gleich lang und reiht sich gleichmäßig an den anderen. — Sinusknoten

Eine Sinustachykardie ist eine Tachykardie, die ihren _______ im Sinusknoten hat. — Ursprung

Merke:
Die Papiergeschwindigkeit läßt sich an den Sekundenmarkierungen (△) ablesen. Diese Marken sind an allen für den Rhythmus wichtigen Kurven eingezeichnet.

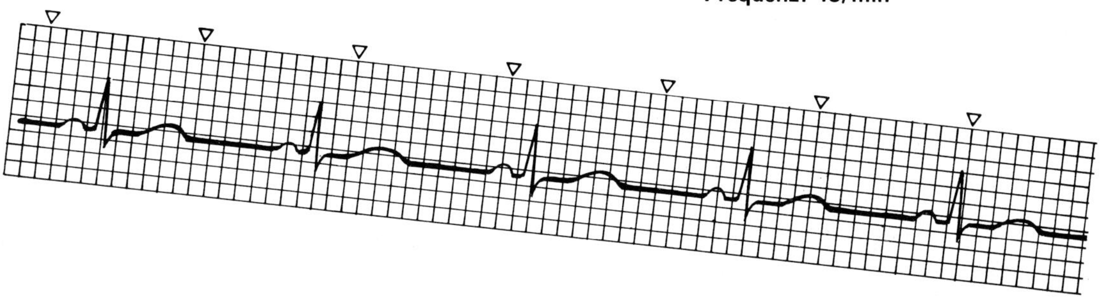

Eine Herzfrequenz unter 60/min (bei normalem Herzrhythmus) wird Sinusbradykardie genannt

Bei einer Herzfrequenz, die unter 60/min liegt und vom Sinusknoten gesteuert wird, spricht man von einer ________________. Sinusbradykardie

Eine Sinusbradykardie liegt vor, wenn ein normaler Rhythmus eine Frequenz von weniger als __/min aufweist. 60

Merke:
Bei einer Bradykardie liegen die Zacken des EKG (P, QRS und T) relativ nahe zusammen, nur die Pausen zwischen den einzelnen EKG-Zyklen sind länger geworden.

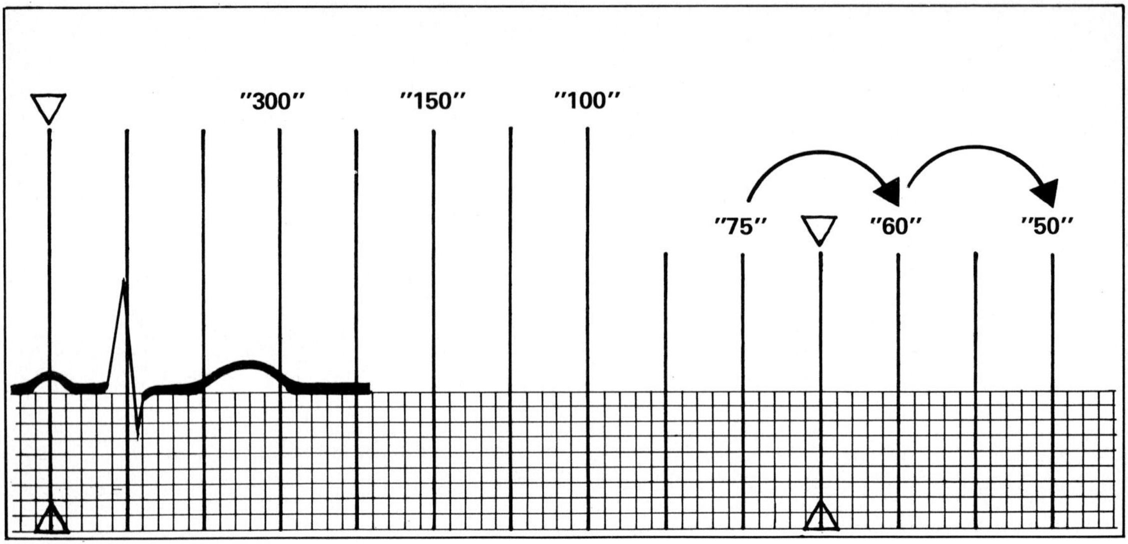

Durch das Auszählen von Hilfslinien läßt sich die Herzfrequenz rasch abschätzen

Merke:
In Notfällen ist es wichtig, rasch die Herzfrequenz abzuschätzen. Zu diesem Zweck sucht man sich eine R-Zacke, die möglichst dicht an einer der dick ausgezogenen Zwischenlinien des Registrierpapiers liegt (vgl. S. 27). Von dieser Linie aus macht man sich Markierungen im Abstand von jeweils 0,2 s. Bei einer Papiergeschwindigkeit von 50 mm/s liegen die Markierungen auf der 2., 4., 6. usw. Hilfslinie; bei der Schreibung mit 25 mm/s jeweils auf den aufeinanderfolgenden Hilfslinien. Das heißt bei der üblichen Schreibung mit 50 mm/s folgt die 1. Hilfslinie nach 10 mm auf die R-Zacke, und die weiteren Hilfslinien werden im Abstand von ebenfalls 10 mm markiert.

Merke:
Die Markierungen werden wie in der Abbildung mit Frequenzzahlen bezeichnet: 300 – 150 – 100 – 75 – 60 – 50. Bei der auf die 1. R-Zacke folgenden R-Zacke kann man die Herzfrequenz abschätzen. Fällt z. B. die 2. R-Zacke zwischen die Markierungen „100“ und „75“, liegt aber näher bei „100“, so liegt eine Herzfrequenz von etwa 90 Schlägen pro Minute vor. Dieses Verfahren ist zwar ungenau, reicht aber in Notfällen zur sicheren Beurteilung der Herzfrequenz aus.

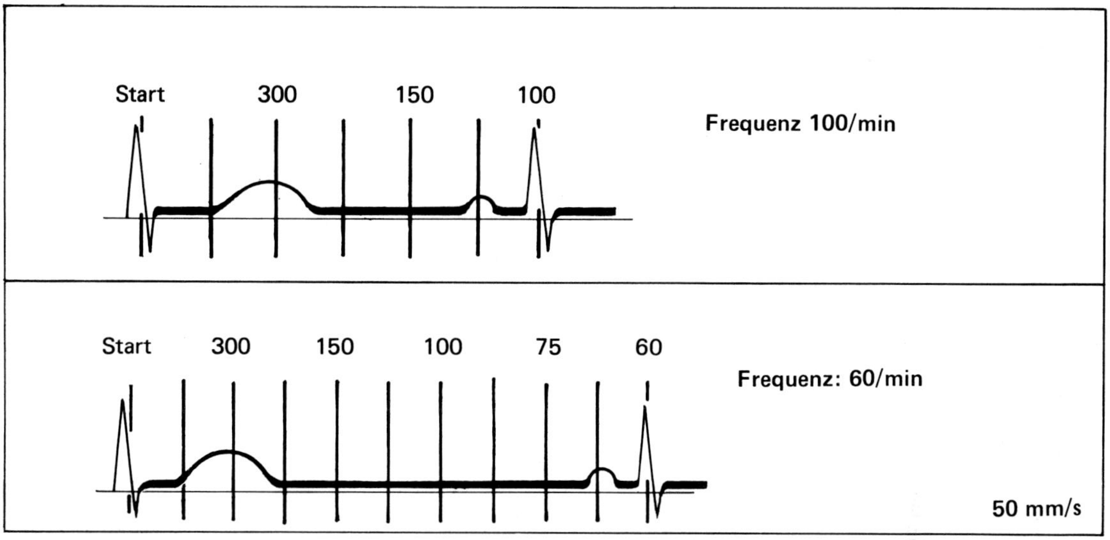

Mit Hilfe der Markierungen und der Frequenzzahlen „300, 150, 100“ und „75, 60, 50“ kann man die Herzfrequenz sofort abschätzen

Die Frequenzzahlen gliedern sich in 2 Dreiergruppen:
erstens ___, ___, ___, — 300, 150, 100,
zweitens ___, ___, ___. — 75, 60, 50

Liegt die 2. R-Zacke zwischen den Frequenzzahlen 100 und 75, so ist die Herzfrequenz annähernd normal, d.h. sie beträgt etwa __/min. — 80

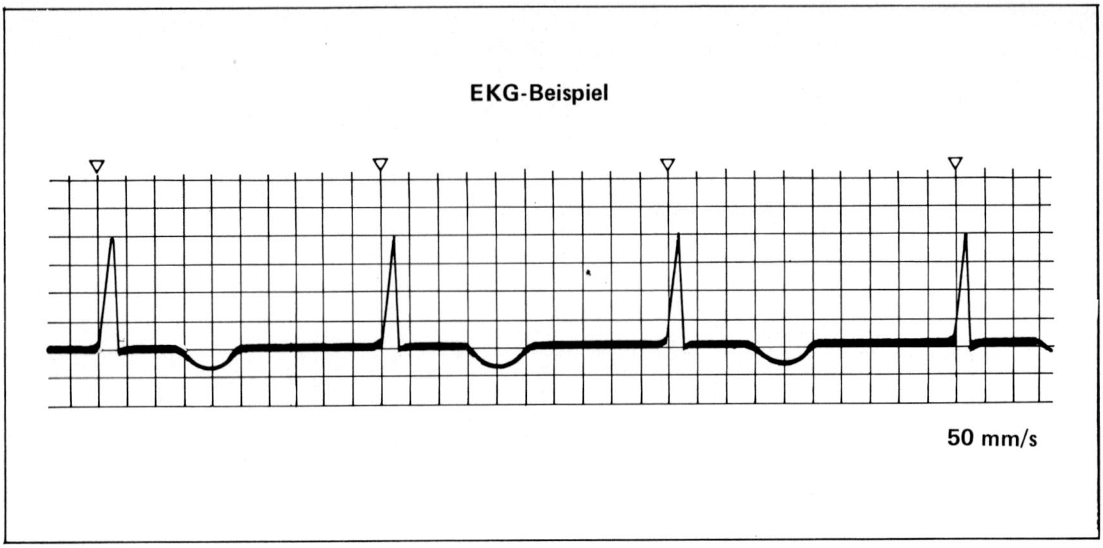

Dieses EKG stammt von einem Patienten, dessen Herzfrequenz niedrig ist

Merke:
Die Papiergeschwindigkeit bei der Registrierung dieses EKG betrug 50 mm/s. Die Markierungen der Frequenzzahlen (Zeitabstand 0,2 s) liegen also auf jeder 2. dick ausgezogenen Linie.

Die Herzfrequenz in diesem EKG-Streifen beträgt __/min. 60

Unter der Annahme, daß diese Frequenz von einem ektopischen Schrittmacher herstammt, könnte man allein aus der Frequenz auf den ________ schließen. AV-Knoten

Merke:
Dieser Herzrhythmus stammt tatsächlich vom AV-Knoten her; man nennt ihn deshalb auch av-junktionalen oder Knotenrhythmus (s. S. 98). Er ist daran erkennbar, daß keine P-Wellen sichtbar sind.

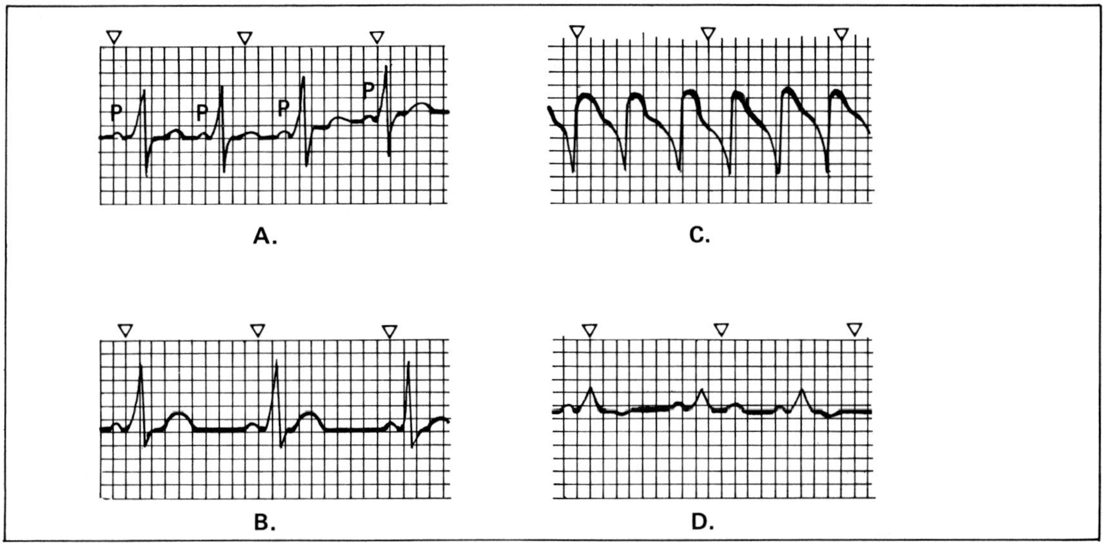

Wie hoch sind die Herzfrequenzen in den EKG-Registrierungen A bis D (Papiergeschwindigkeit 50 mm/s)?

A. ___ 100
B. ___ 60
C. ___ etwa 150
D. ___ 75

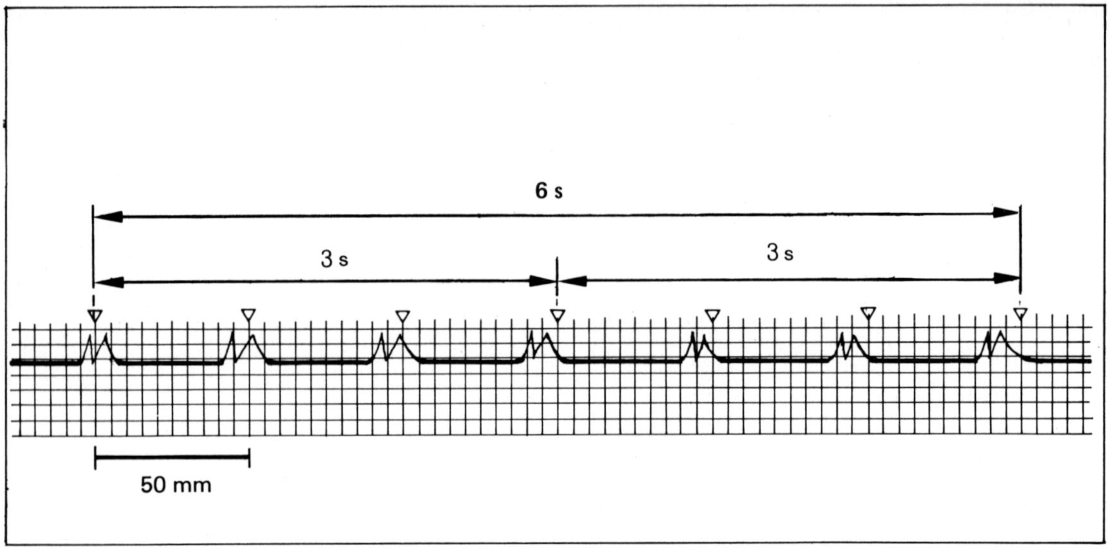

Zur Abschätzung der Herzfrequenz kann man Markierungen im Abstand von 3 s anbringen. Zwei 3-s-Abstände ergeben einen 6-s-Abstand

Merke:
Bei der Registriergeschwindigkeit von 50 mm/s entsprechen 3 s einem Papierschnitt von 15 cm Länge; bei der Geschwindigkeit von 25 mm/s ist der Papierabschnitt für 3 s nur 7,5 cm lang.

Merke:
Manche EKG-Geräte kennzeichnen das Registrierpapier mit einer Zeitmarkierung in Sekundenabständen. Die 3- bzw. 6-s-Markierungen dienen zur schnellen Berechnung der Herzfrequenz bei Bradykardie.

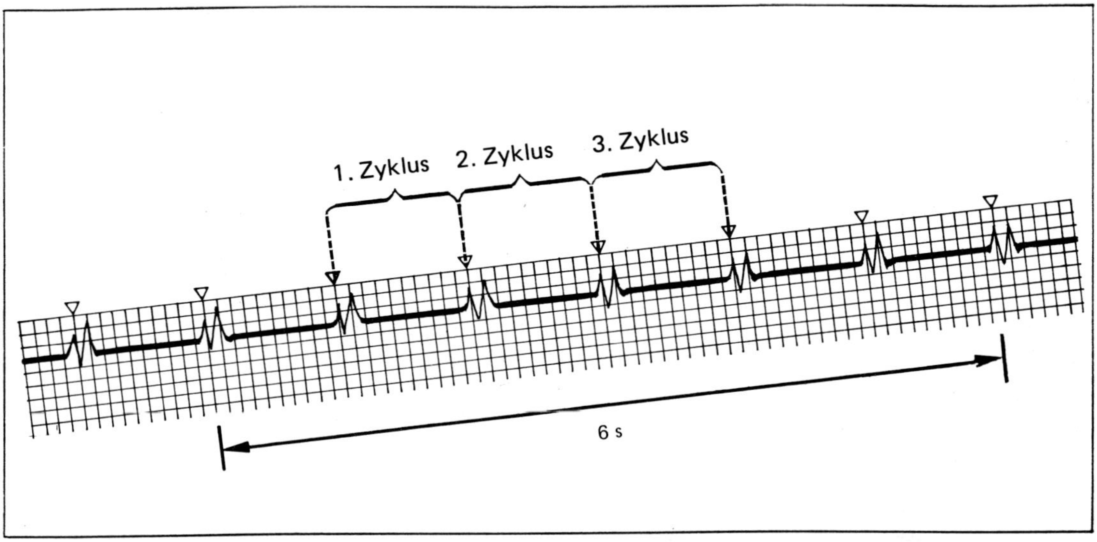

In dieser Registrierung zählt man die Zyklen innerhalb eines 6-s-Abschnittes. (Ein Zyklus ist der Abstand von R-Zacke zu R-Zacke)

Ein vollständiger ________ dauert von einer Zacke bis zur nächsten, gleichen Zacke. — Herzzyklus

Der Abstand einer R-Zacke zur nächsten ______ ergibt z. B. einen Herzzyklus. — R-Zacke

Wichtig ist die Zahl der Zyklen in einem Abstand von _ s. — 6

10 Abstände von 6 s ergeben _____. — 1 min

6 Sekunden
· 10
60 s (1 min)

Deshalb:
Zahl der Zyklen / 6-s-Abstand **· 10**

.... **ergibt die Frequenz** (Schläge/min)

Man erhält die Herzfrequenz, indem man die Anzahl der Herzzyklen in einem 6-s-Abstand mit 10 multipliziert

Die Anzahl der Herzzyklen in einer Minute ergibt die ____________. — Herzfrequenz

Um die Herzfrequenz zu erhalten, multipliziert man die Anzahl der Herzzyklen in einem 6-s-Abstand mit ___. — 10

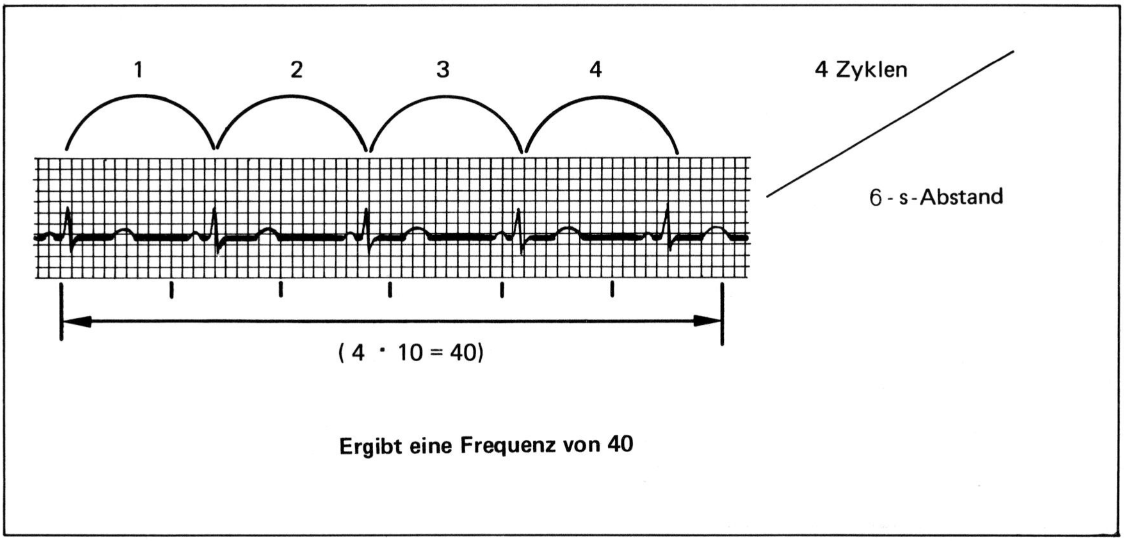

Da 4 Zyklen in einem 6-s-Abstand liegen, ergibt sich multipliziert mit 10 eine Herzfrequenz von 40 Schlägen/min

Niedrige Herzfrequenz nennt man eine ________. Bradykardie

Zur Berechnung der Herzfrequenz bei einer Bradykardie markiert man einen ___Abstand, 6-s-

... zählt die Anzahl der _____ pro 6-s-Abstand Zyklen

... und multipliziert mit __, um die Herzfrequenz zu erhalten. 10

Merke:
Einfacher ist die Zahl der Zyklen noch zu erhalten, wenn man an die Zahl der Zyklen pro 6 s eine Null anhängt. Bei 5 Zyklen z.B. ergibt sich eine Herzfrequenz von 50 Schlägen/min.

Merke:
Die Herzfrequenz läßt sich auch errechnen, indem man die Zahl 60 durch die Periodendauer des Herzzyklus (Abstand von R-Zacke zu R-Zacke) in Sekunden teilt. Die Dauer des Normalzyklus beträgt 0,8 s; daraus ergibt sich eine Herzfrequenz (Sinusfrequenz) von 60 geteilt durch 0,8, gleich 75 Schlägen/min.

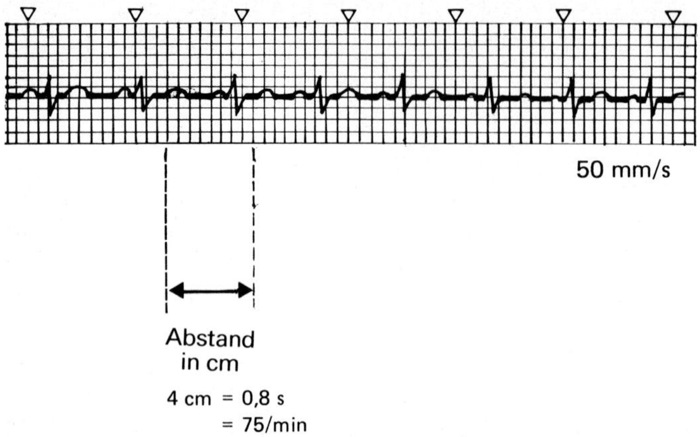

Herzfrequenzbestimmung
RR-Abstand in cm bei
25 mm/s und 50 mm/s

	25mm/s		50 mm/s
0,50 cm	300/min	–	600/min
1,00 cm	150/min	–	300/min
1,25 cm	120/min	–	240/min
1,50 cm	100/min	–	200/min
2,00 cm	75/min	–	150/min
2,50 cm	60/min	–	120/min
3,00 cm	50/min	–	100/min

Zur schnellen Herzfrequenzbestimmung mißt man auch einfach den Abstand zwischen 2 R-Zacken in cm ab

Der Papiervorschub im Rhythmus-EKG beträgt bei der Registrierung meist 25 mm/s (das Standard-EKG wird jedoch überwiegend mit 50 mm/s geschrieben). Aus einem Abstand der R-Zacken von 2,5 cm ermittelt sich eine Herzfrequenz von __ Schlägen/min. 60

Für die Schreibgeschwindigkeit mit 50 mm/s ________ sich die Herzfrequenzen. verdoppeln

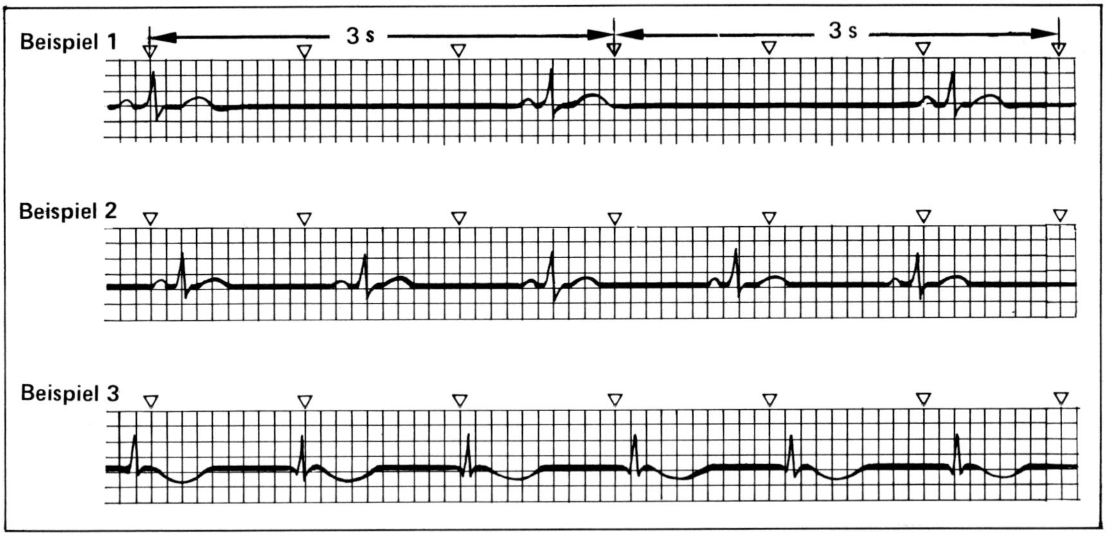

Wie hoch sind etwa die Herzfrequenzen in diesen 3 EKG-Streifen?

Frequenzen: Beispiel 1 __/min 20
Beispiel 2 __/min 45
Beispiel 3 __/min 50

Merke:
Üben Sie dieses einfache Verfahren an einigen EKG-Streifen!

Merke:
Sie finden eine Zusammenfassung über das Kapitel „Herzfrequenz" auf den kleinen Notizbuchseiten am Ende dieses Buches (S. 420).

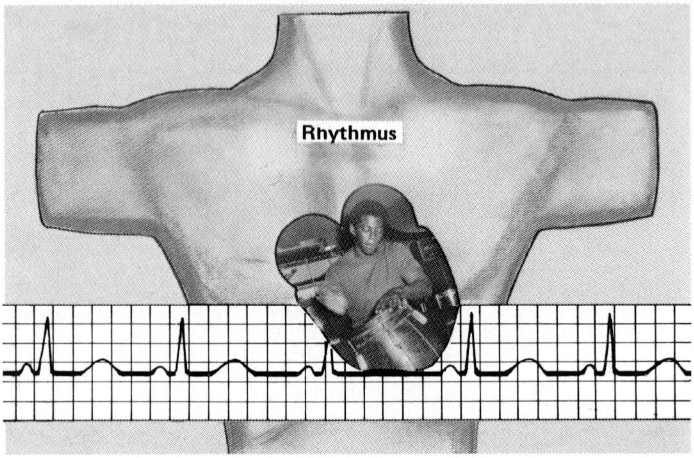

Das EKG ist die genaueste Methode, um Arrhythmien des Herzens (unregelmäßige Schlagfolgen) zu erfassen; Voraussetzung hierfür ist aber die Kenntnis der Morphologie und Elektrophysiologie des Erregungsleitungssystems und der Folgeerscheinungen unter pathologischen Bedingungen

__________ heißt, es liegt kein regelmäßiger Rhythmus vor, der Begriff beschreibt ungeordnete Rhythmen oder Unterbrechungen eines normalen Rhythmus. — Arrhythmie

Im ____ stellt sich die gesamte elektrische Herzaktivität dar, die weder zu sehen, noch zu fühlen, noch zu hören ist. — EKG

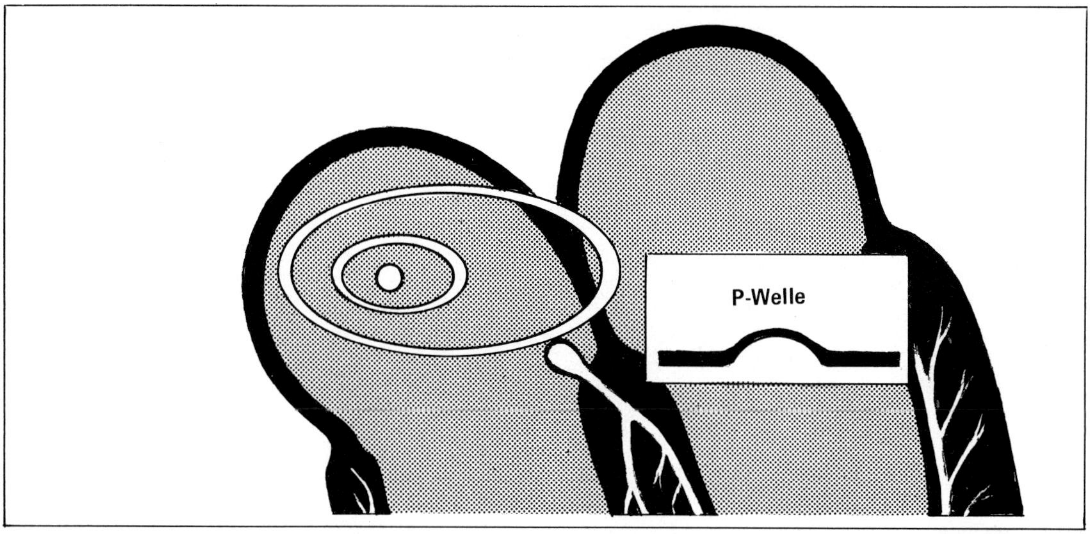

Der Schrittmacherimpuls breitet sich vom Sinusknoten über beide Vorhöfe in Form einer Depolarisationswelle aus

Die Schrittmacheraktivität beginnt im ________. Sinusknoten

Vom Sinusknoten gehen gleichmäßige Impulse aus, die die Vorhöfe zur ________ anregen. Kontraktion

Diese als ___________ bezeichnete Erregung breitet sich wellenförmig vom Sinusknoten aus und beschreibt im EKG eine P-Welle. Depolarisation

Merke:
Der Sinusknoten ist in Wirklichkeit der „sinuatriale" Knoten, abgekürzt: SA-Knoten (s. S. 10). Der durch ihn induzierte Rhythmus heißt „Sinusrhythmus".

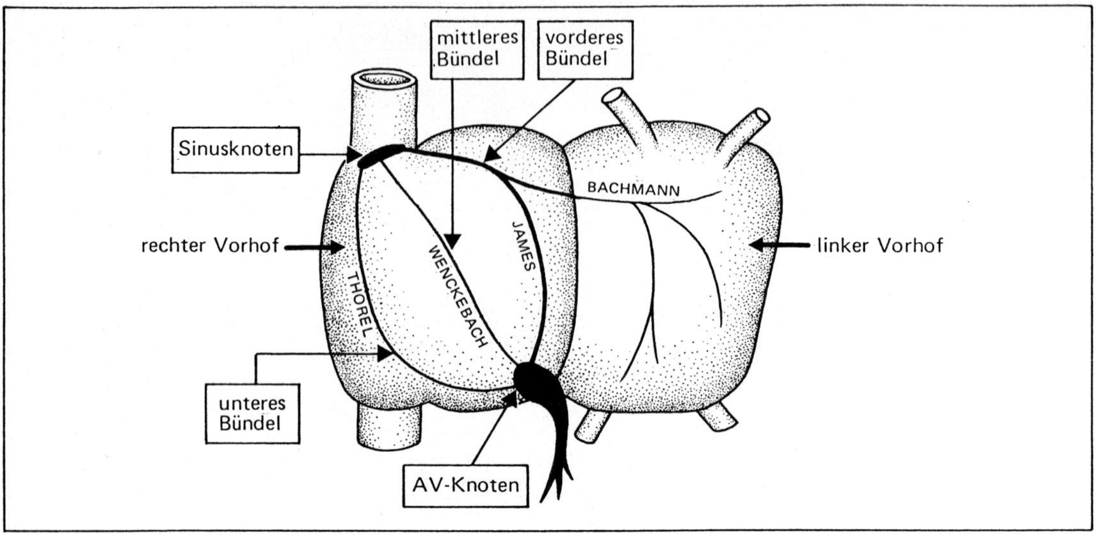

Das Erregungsleitungssystem der Vorhöfe setzt sich aus 3 spezialisierten Leitungsbahnen zusammen, die internodale Bündel genannt werden

Der Schrittmacherimpuls wird vom Sinusknoten über 3 bekannte Leitungsbündel durch die Vorhöfe geleitet; sie werden als vorderes, mittleres und ______ Bündel bezeichnet. hinteres

Nach ihren Entdeckern werden sie James-, Wenckebach- und Thorel-Bündel genannt. Vom James-Bündel zweigt das __________-Bündel in den linken Vorhof ab. Bachmann

Merke:
Die Geschwindigkeit der Erregungsleitung in der Muskulatur der Vorhöfe beträgt etwa 80-100 cm/s, während die internodalen Bündel eine Leitungsgeschwindigkeit von rund 1,5–1,8 m/s aufweisen.

Linksatrialer Vorhofrhythmus

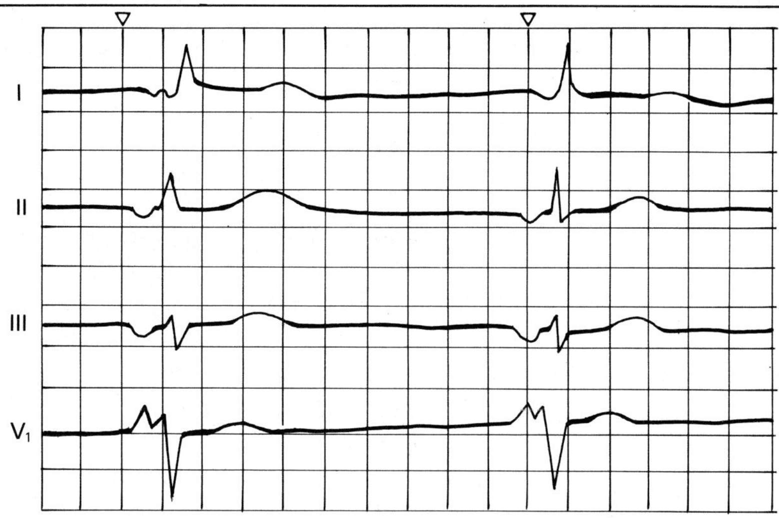

Ist die P-Welle nahezu isoelektrisch in I, negativ in II, III und aV_F und deutlich positiv in V_1, entsteht die Erregung im linken Vorhof

Die PQ-Zeit beträgt weniger als 0,1 s und ist damit ______. verkürzt

Bei negativem P in II und III sowie aV_F spricht man von einem ________ Vorhofrhythmus. linksatrialen

Die P-Welle ist hierbei in Ableitung V_1 ______, während sie in V_6 negativ ist. positiv

Merke:
Man könnte hierbei auch annehmen, daß die Erregung im AV-Knoten entsteht und *retrograd* zu den Vorhöfen geleitet wird. Im Standard-EKG sind die P-Wellen aber dann in V_1 *und* V_6 positiv.

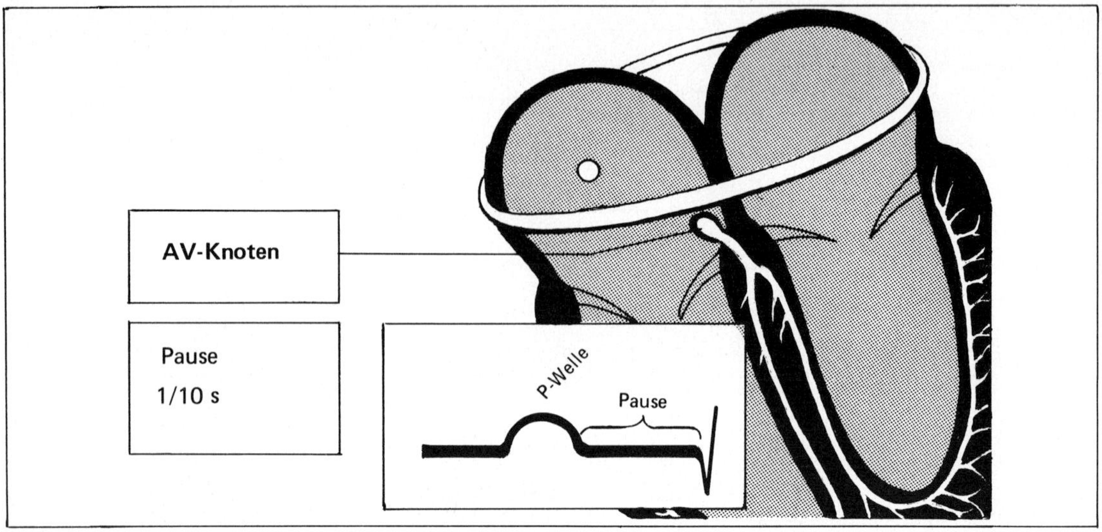

Wenn der elektrische Impuls den AV-Knoten erreicht, tritt eine Erregungspause von $^{1}/_{10}$ s ein, bevor der ganze AV-Knoten erregt ist

Erreicht die Vorhofdepolarisation den AV-Knoten, tritt eine _____ ein. Pause

Merke:
Der AV-Knoten liegt zwischen den „Atria" und den „Ventrikeln", deshalb: AV-Knoten. Man bezeichnet ihn auch kurz als „Knoten" und nennt der durch ihn induzierten Rhythmus „Knotenrhythmus" oder AV-junktionalen Rhythmus.

Diese Pause ist ein Zeichen dafür, daß im Herzen keine elektrische Aktivität vorliegt. Sie zeichnet sich im EKG durch den kurzen Teil der isoelektrischen Linie zwischen _-Welle und QRS-Komplex ab. P

Merke:
Diese als PQ-Strecke bezeichnete Linie dient als Referenz für den korrekten Verlauf der ST-Strecke.

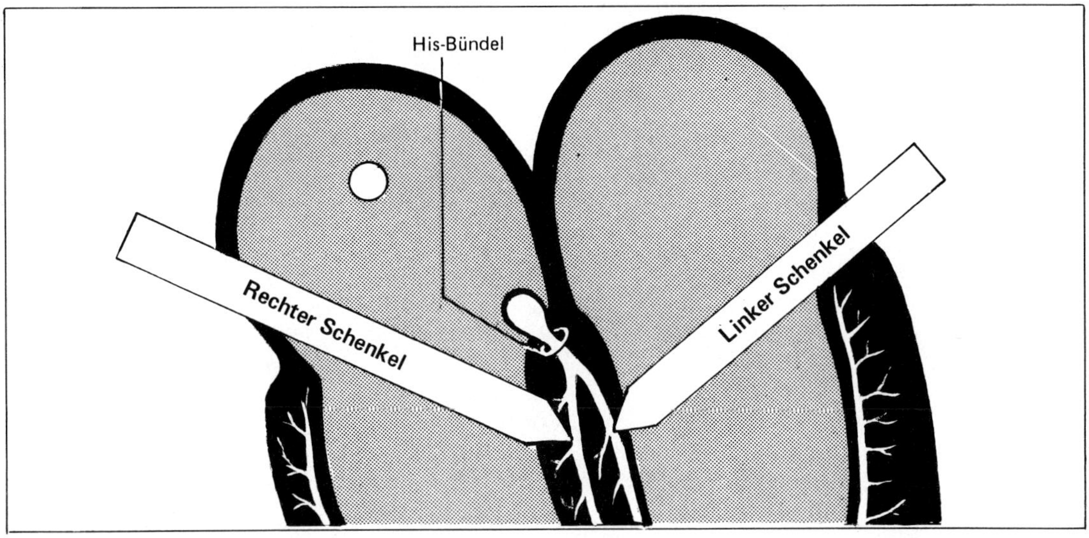

Ist der AV-Knoten ganz erregt, wird die Erregung über den rechten und den linken Schenkel des His-Bündels auf beide Ventrikel weitergeleitet

Ist der AV-Knoten erregt, leitet er den elektrischen Impuls auf das ________ weiter. His-Bündel

Vom Bündelstamm werden die Erregungsimpulse in den rechten und linken ________ weitergeleitet. Schenkel

Die Erregung breitet sich rasch über beide ________ aus, um beide zur Depolarisation zu bringen. Ventrikel

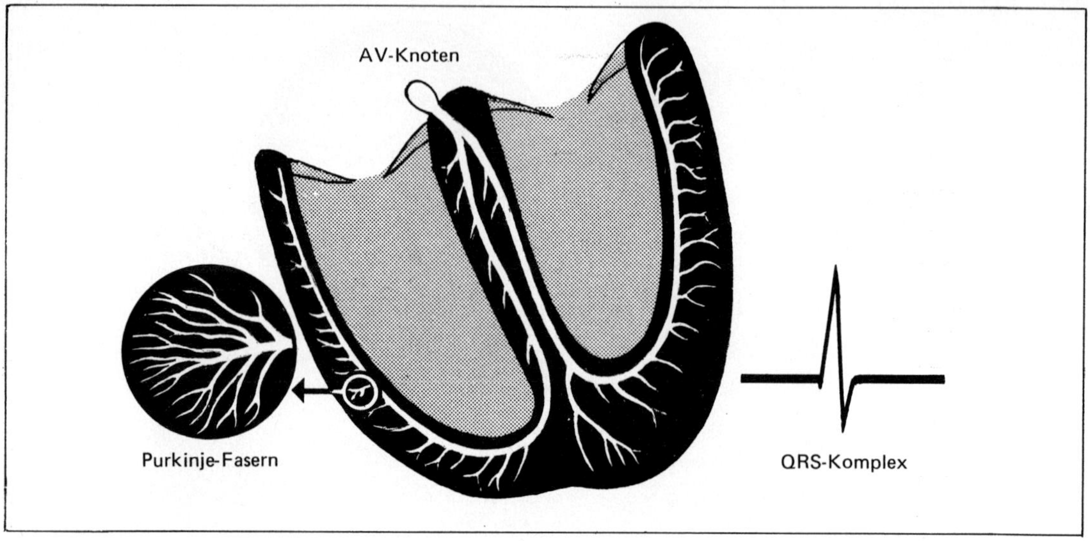

Das System aus AV-Knoten und His-Bündel besteht aus besonderem Myokardgewebe, das die elektrischen Impulse (Depolarisation) rasch fortleitet

Das Erregungsleitungssystem aus AV-Knoten und His-Bündel besteht aus spezialisiertem ______gewebe. Myokard

Dieses spezialisierte Erregungsleitungsgewebe leitet die elektrischen ______ rasch weiter. Impulse

Merke:
Man sollte nochmals hervorheben, daß die Leitungsgeschwindigkeit dieses spezialisierten Myokardgewebes gegenüber der des Herzmuskels selbst hoch ist. Pathologische Reizimpulse, deren Ursprung außerhalb des Erregungsleitungssystems (ELS) liegt, sind daher leicht zu diagnostizieren, da sie langsamer weitergeleitet werden.

Merke:
Die Geschwindigkeit der Erregungsleitung verläuft in den verschiedenen Arealen des spezifischen Leitungsnetzes unterschiedlich schnell

Vorhofmuskulatur	80–100 cm/s
internodale Bündel	1,5–1,8 m/s
AV-Knoten	5–10 cm/s
His-Bündel	0,8–2 m/s
linker Schenkel	2–4 m/s
Purkinje-Fasern	2–4 m/s
Myokard	1 m/s

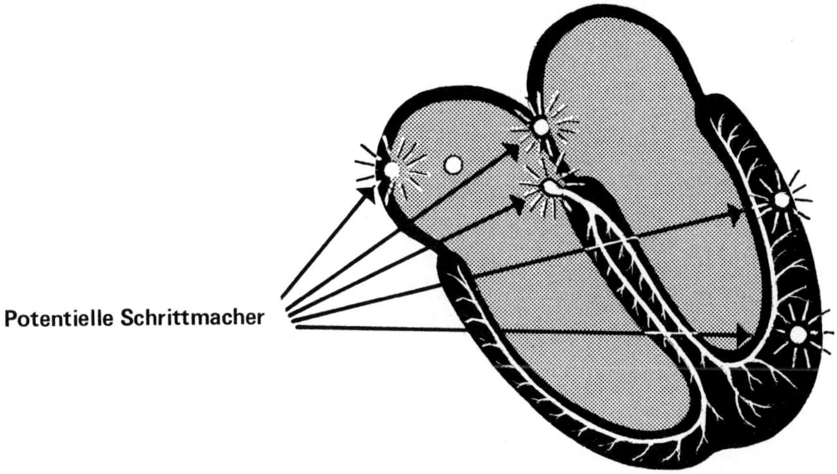

In beiden Vorhöfen, im AV-Knoten und in beiden Ventrikeln gibt es potentielle (ektopische) Schrittmacher, die beim Ausfall des Sinusknotens die Schrittmacherfunktion übernehmen können

Potentielle Schrittmacher kommen in den Vorhöfen, in den Ventrikeln und im ________ vor.

AV-Knoten

Diese Schrittmacher übernehmen im Notfall die ________________, wenn der physiologische Schrittmacher ausfällt.

Schrittmacherfunktion

Da diese potentiellen Schrittmacher physiologischerweise nicht in Erscheinung treten, werden sie auch als ________ Herde bezeichnet (wegen ihrer abnormen Lage). Von ihnen kann ein Reizimpuls oder eine ganze Serie von Reizimpulsen ausgehen, die das umliegende Gewebe depolarisieren.

ektopische

Merke:
Unter einer ektopen (oder heterotopen) Erregungsbildung werden Erregungen verstanden, die außerhalb des Sinusknotens, also außerhalb des primären Schrittmacherzentrums, entstehen. Schlagen Sie diese Fachausdrücke zwischendurch im Glossarium auf S. 443 f. nach.

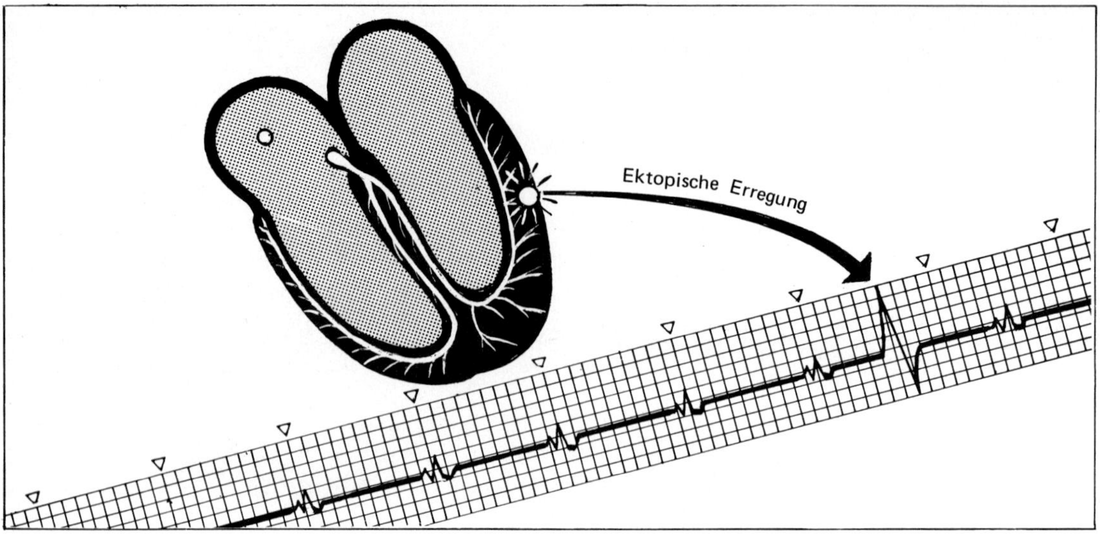

Von diesen ektopischen Herden kann auch ohne gegebenen Notfall ein Reizimpuls ausgehen; dies ist besonders bei Erkrankungen des Herzens und durch extrakardiale Auslösemechanismen wie z.B. einer Schilddrüsenüberfunktion oder durch Einfluß des Sympathikus (s. S. 7) der Fall; solche Stimuli werden Triggermechanismen genannt

Von einem ektopischen Herd können elektrische ________________ ausgehen.	Reize (oder Impulse)
Treten Impulse aus ektopischen Schrittmacherherden auf, so ist dies ein Hinweis auf eine ______________ oder extrakardiale Triggermechanismen.	Herzerkrankung

Merke:
Man kann alle Arten von Arrhythmien leicht verstehen, wenn man die normale Erregungsleitung kennt und weiß, daß es ektopische Herde gibt.

Ein ektopischer Herd kann einen oder eine ____ von elektrischen Impulsen aussenden.	Serie

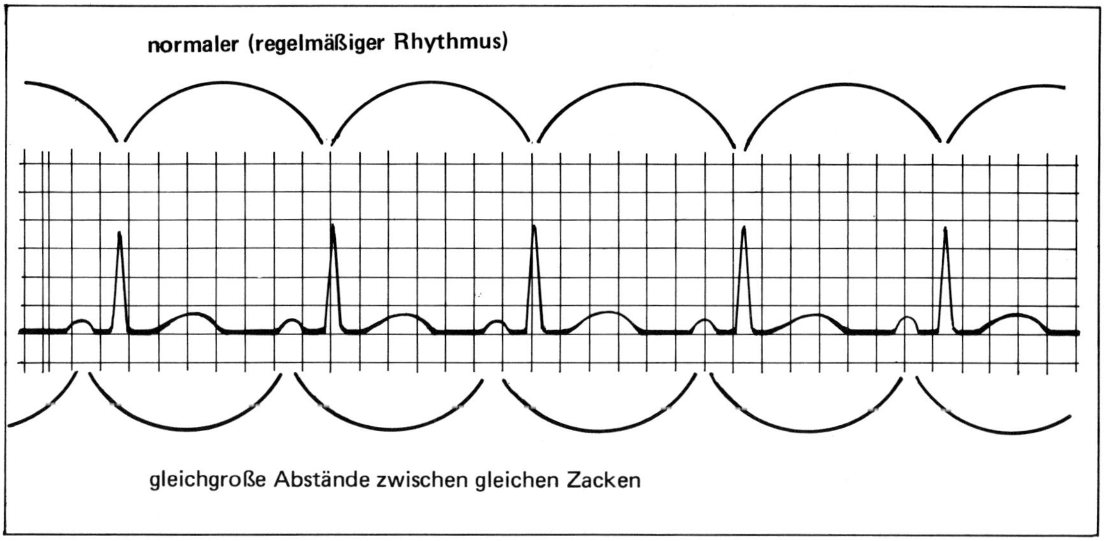

Der normale Herzrhythmus ist gekennzeichnet durch einen konstanten Abstand zwischen gleichen EKG-Zacken

Der normale Herzrhythmus ist ________. regelmäßig

Der Abstand zwischen gleichen ______ ist im klassischen, regelmäßigen Rhythmus stets derselbe. Zacken

Merke:
Den normalen Rhythmus bezeichnet man als „regulären Sinusrhythmus", da er vom Sinusknoten herstammt.

Rhythmus

1. Wechselrhythmus
2. Extrasystolen und Pausen
3. schnelle (tachykarde) Rhythmen
4. Blöcke
5. Präexzitationssyndrome

Arrhythmien lassen sich allgemein in 5 große Kategorien einteilen

Merke:
Es ist nicht nötig, diese 5 Gruppen von Arrhythmien auswendig zu lernen. Der Sinn dieser Klassifizierung ist die rasche Unterscheidung von Arrhythmien im EKG.

Wechselrhythmus

Sinusarrhythmie

Wandernder Schrittmacher

Vorhofflimmern

Beim Wechselrhythmus liegt zwar eine normale Folge der Wellen (P – QRS – T) vor, doch der Abstand zwischen diesen EKG-Zyklen verändert sich ständig

Sind die einzelnen EKG-Zyklen unverändert, aber der Abstand zwischen ihnen andauernd verschieden, so spricht man von einem ________________. — Wechselrhythmus

Die normale Folge der EKG-Wellen (_ – QRS – T) ist unverändert. — P

Das Intervall zwischen den P-QRS-T-Zyklen __________ ständig. — ändert sich

Merke:
In der klinischen Befundung des EKG sollten Sie einen Wechselrhythmus genauer beschreiben.

Sinusarrhythmie

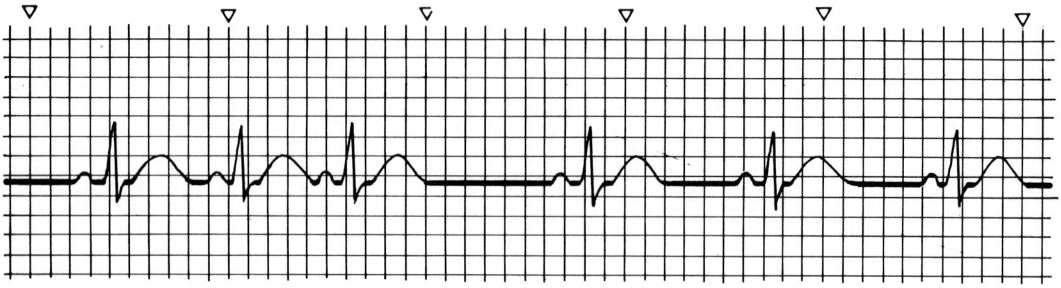

Die atmungsunabhängige Sinusarrhythmie ist eine Herzrhythmusstörung, die durch Durchblutungsstörungen im Bereich des Sinusknotens oder als Folge eines Hochdrucks oder entzündlicher Erkrankungen (Diphtherie, Scharlach) auftreten kann

Bei der Sinusarrhythmie _______ die Schrittmacherimpulse im Sinusknoten. Da alle Impulse vom Sinusknoten herstammen, sind alle _-Wellen identisch. — entstehen, P

Die Schrittmacheraktivität ist völlig unregelmäßig, und die _______ werden in unterschiedlichen Zeitabständen abgegeben. — Impulse

Die P-QRS-T-Wellen eines jeden Zyklus sind gewöhnlich ______ und gleichen sich in Größe und Form, aber die Zyklen folgen unregelmäßig aufeinander. — normal

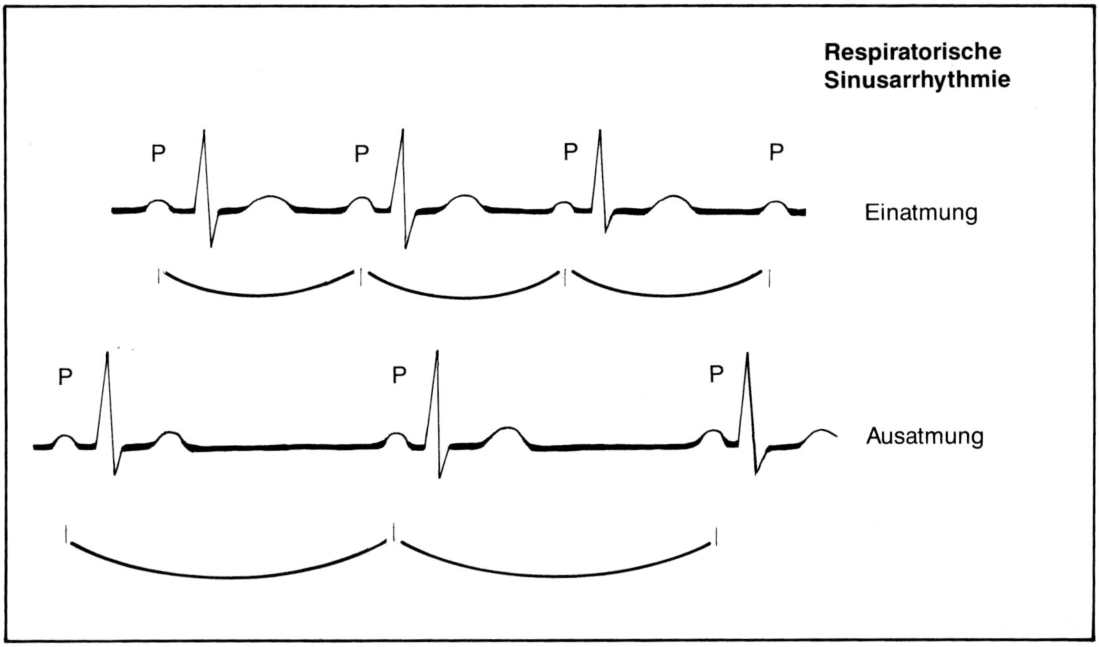

Durch die Atmung kann die Sinusfrequenz um 10-15 % schwanken. Bei Einatmung (Inspiration) nimmt die Frequenz zu, bei Ausatmung (Exspiration) ab

Bei der ____________ Arrhythmie schwankt die Herzfrequenz geringgradig. Der Schrittmacherimpuls stammt aus dem __________ .

respiratorischen

Sinusknoten

Merke:
Bei tiefer Inspiration kommt es zu einer Steigerung des venösen Rückflusses mit Anpassung der Herzfrequenz an das erhöhte Volumenangebot (Bainbridge-Reflex). Bei Exspiration werden die Rezeptoren (Depressoren) im Sinus caroticus stimuliert, dies löst eine Frequenzsenkung aus.

Merke:
Die respiratorische Sinusarrhythmie weist auf die natürliche Anpassung der Herzfrequenz an die Veränderung des Blutvolumens durch die Atemtätigkeit hin.

Merke:
Bei vielen Patienten ist eine Drehung der Herzachse nach rechts bei tiefer Einatmung (Senkung des Diaphragma) zu beobachten.

Wandernder Schrittmacher

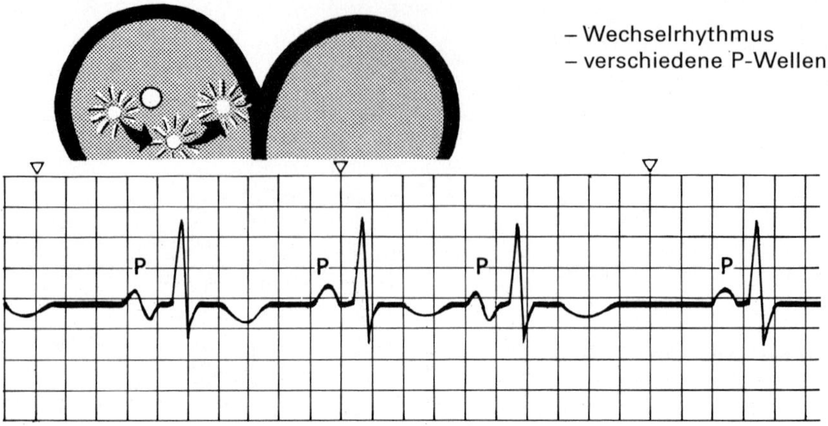

Beim *wandernden Schrittmacher* entsteht ein Wechselrhythmus durch die sich ändernde Lage des Schrittmachers. Charakteristisch ist die verschiedene Form der P-Wellen

Beim wandernden Schrittmacher wandert die ________________ von einem Herd zum anderen.

Schrittmacheraktivität

Daraus ergibt sich ein sehr ____________ Rhythmus; es besteht kein konstanter Rhythmustyp.

unregelmäßiger

Die _-Wellen haben bei Vorliegen eines wandernden Schrittmachers verschiedene Form, die sich nach der Lage des momentanen Schrittmachers richtet.

P

Merke:
Weil die P-Wellen aus unterschiedlichen Ursprungsorten stammen, variieren die PQ-Intervalle je nach Lage des Vorhofschrittmachers in Beziehung zum AV-Knoten. Ursächlich wird ein Einfluß des Parasympathikus angenommen.

Merke:
Man bezeichnet einen wandernden Schrittmacher auch als *multifokalen supraventrikulären Rhythmus.*

Vorhofflimmern

- Wechselrhythmus
- keine eigentlichen P-Wellen, sondern multiple ektopische Vorhofzacken

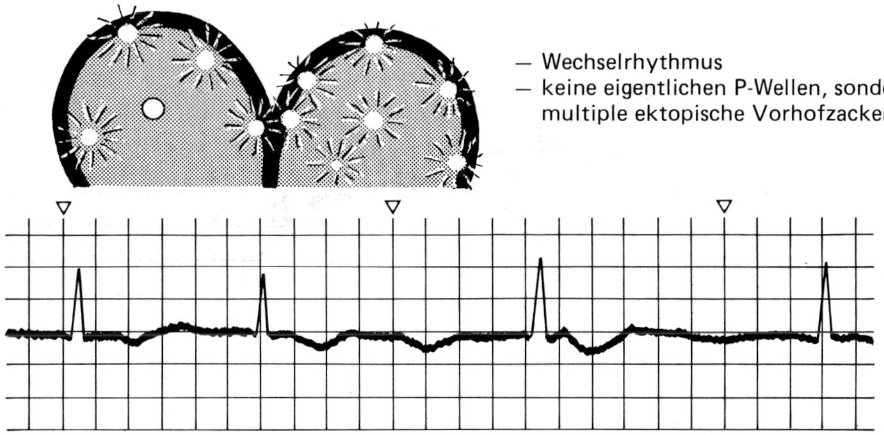

Die Ursache des *Vorhofflimmerns* ist nicht vollständig geklärt. Möglicherweise werden von vielen ektopischen Herden im Vorhof Impulse abgegeben. Auch Reentry-Mechanismen werden diskutiert. Der Vorhof wird durch keinen Impuls vollständig depolarisiert; und nur gelegentlich wird ein Impuls über den AV-Knoten auf die Kammern weitergeleitet (s. S. 149).

Die Ursache des Vorhofflimmerns sind multiple, ektopische ______ im Vorhof, die andauernd elektrische Impulse abgeben. — Herde

Da beide Vorhöfe durch keinen Impuls vollständig depolarisiert werden, sieht man im EKG keine echten _-Wellen. — P

Der Rhythmus ist immer völlig unregelmäßig, da die Impulse nur zufällig über den AV-Knoten weitergeleitet werden und zu einem ____-Komplex führen. Die unregelmäßige Erregung der Ventrikel kann zu einem schnellen oder einem langsamen Rhythmus führen. — QRS

Merke:
Betrachtet man die Abstände der RR-Intervalle in der Abbildung, so ermittelt sich eine Kammerfrequenz um 110 Schläge/min. Man spricht von einer *absoluten Tachyarrhythmie.*

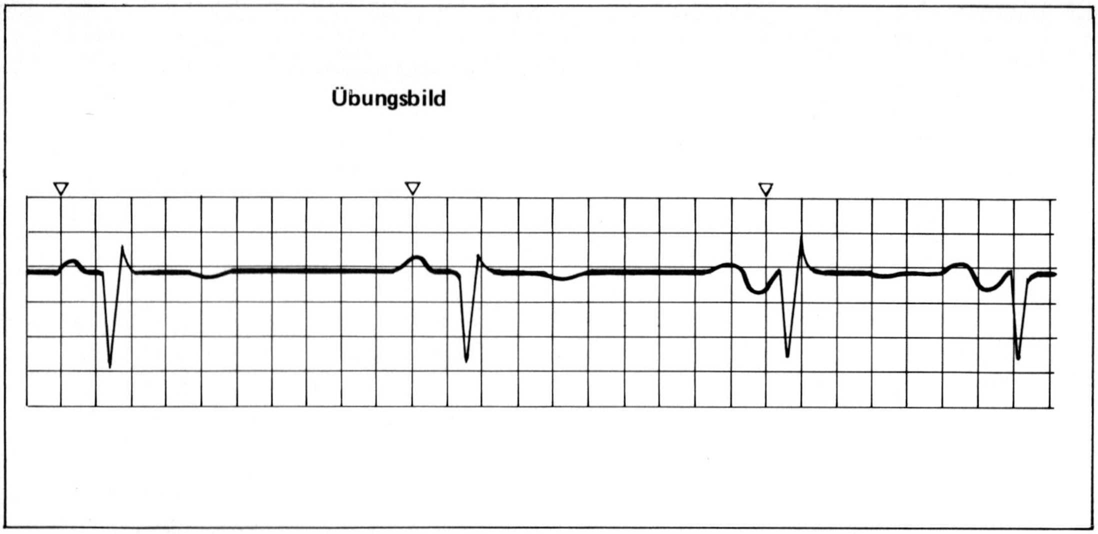

Das abgebildete EKG stammt von einem Patienten mit einem sehr unregelmäßigen Rhythmus

Im EKG zeigt sich ein unregelmäßiger Rhythmus, in dem sich _-Wellen unterscheiden lassen, so daß das Vorliegen eines Vorhofflimmerns ausgeschlossen werden kann. P

Da sich die P-Wellen untereinander nicht gleichen, handelt es sich vermutlich um keine ____arrhythmie. Sinus

Also lautet unsere Diagnose: ______________________. Wandernder Schrittmacher

So einfach ist das!

Extrasystolen und Pausen

Extrasystolen

Ersatzextrasystolen

Sinusstillstand

Extrasystolen sind Aktionen, die im EKG, früher als erwartet, auftreten. Durch die Pausen verlängert sich der Abstand bis zum nächsten EKG-Zyklus. Ersatzextrasystolen treten nach einer Pause auf, wenn der übergeordnete Schrittmacher ausfällt bzw. keine Impulse zur Depolarisation führen

Merke:
Die Begriffe „Extrasystole" und (kompensatorische) „Pause" dienen dazu, manche Arrhythmien näher zu bezeichnen. Zu ihrem Verständnis ist eine weitere Vertiefung in das EKG nötig.

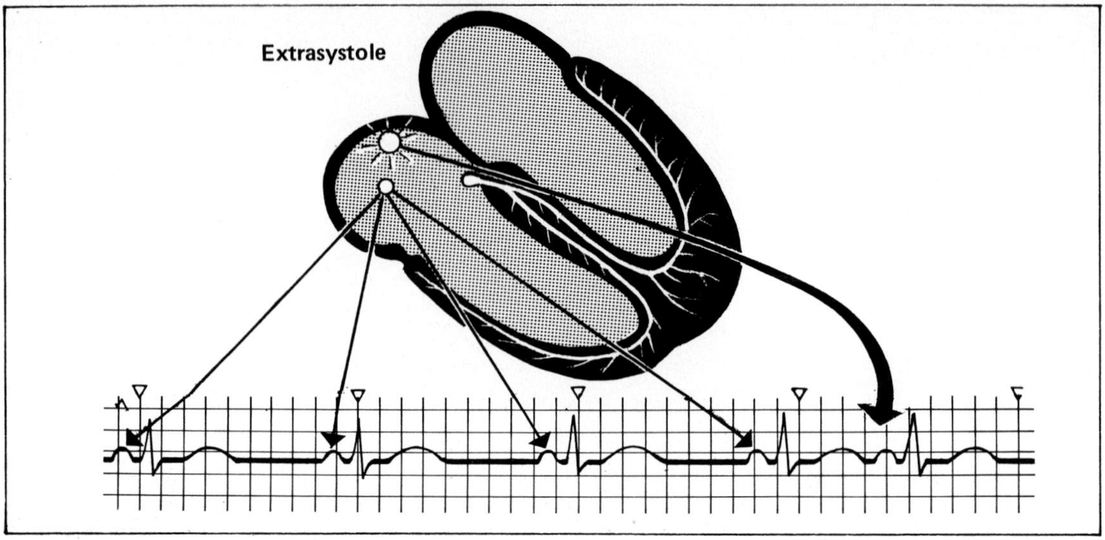

Extrasystolen werden durch die Impulsbildung verschiedener ektopischer Herde hervorgerufen, so daß es zur vorzeitigen Depolarisation kommt. (Im oben gezeigten EKG sind die ersten 4 Zyklen normal)

Extrasystolen. und Frühgeburten haben eines gemeinsam: sie erscheinen _____, als man sie erwartet. — früher

Extrasystolen werden meist von __________ Herden verursacht. — ektopischen

Die ______ des EKG können normal oder bizarr verändert sein; auf jeden Fall erscheinen sie verfrüht im Zyklus. — Zacken

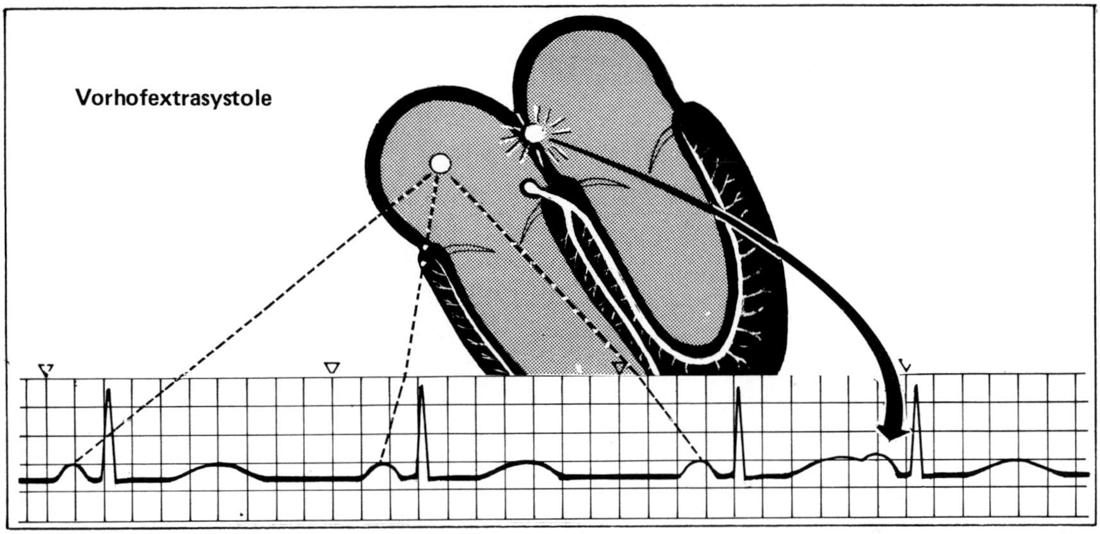

Ein vorzeitiger Reizimpuls durch einen ektopischen Vorhofherd erzeugt eine abnorme P-Welle, die früher auftritt als erwartet

Die Vorhofextrasystole hat ihren Ursprung in einem ektopischen Herd im Vorhof; die _-Welle erscheint vorzeitig. — P

Da dieser Reizimpuls nicht aus dem __________ stammt, unterscheidet sich diese P-Welle von den anderen P-Wellen der gleichen Ableitung. — Sinusknoten

Die ektopischen Impulse depolarisieren die Vorhöfe genauso wie normale Impulse. Sie werden wie normale _-Wellen über den AV-Knoten weitergeleitet. — P

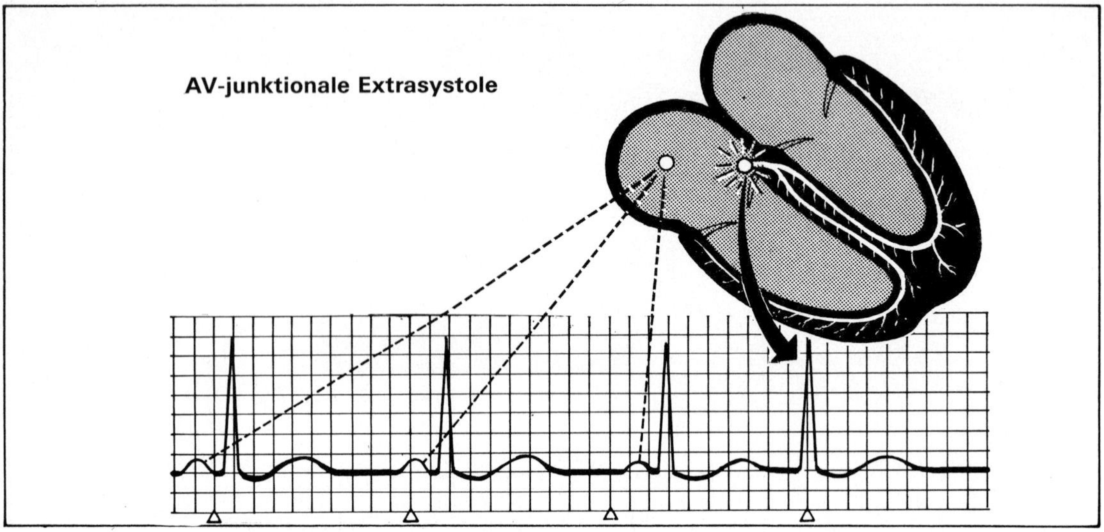

Die AV-junktionale Extrasystole ist das Zeichen einer ektopischen Entladung in den unteren Arealen des rechten Vorhofs (sogenannte distale AV-Verbindungszone), im AV-Knoten selbst (durch Extrasystolen über einen Reentry-Mechanismus, s. S. 136) oder im His-Bündel

Knotenextrasystolen entstehen in einem ektopischen Herd im AV-Knoten, der einen Reizimpuls abgibt, bevor der __________ einen normalen Zyklus auslöst. Sinusknoten

Gewöhnlich zeigt sich ein unveränderter ____-Komplex, der verfrüht auftritt und dem keine P-Welle vorausgeht. QRS

Bei einer AV-junktionalen Extrasystole werden die Vorhöfe *retrograd* erregt. Die Überleitung in die Kammern erfolgt ___________ . antegrad

Merke:
Bei dieser Rhythmusstörung kann die P-Welle fehlen oder unerkenntlich sein, weil sie durch den QRS-Komplex überlagert wird. Früher sprach man je nach Position der P-Welle von einem oberen, mittleren oder unteren Knotenrhythmus; die P-Welle lag dabei unmittelbar vor, unsichtbar im oder direkt hinter dem Kammerkomplex.

Merke:
AV-junktionale Extrasystolen treten unter der Behandlung mit Digitalis oder bei Überlastung des linken Vorhofs auf.

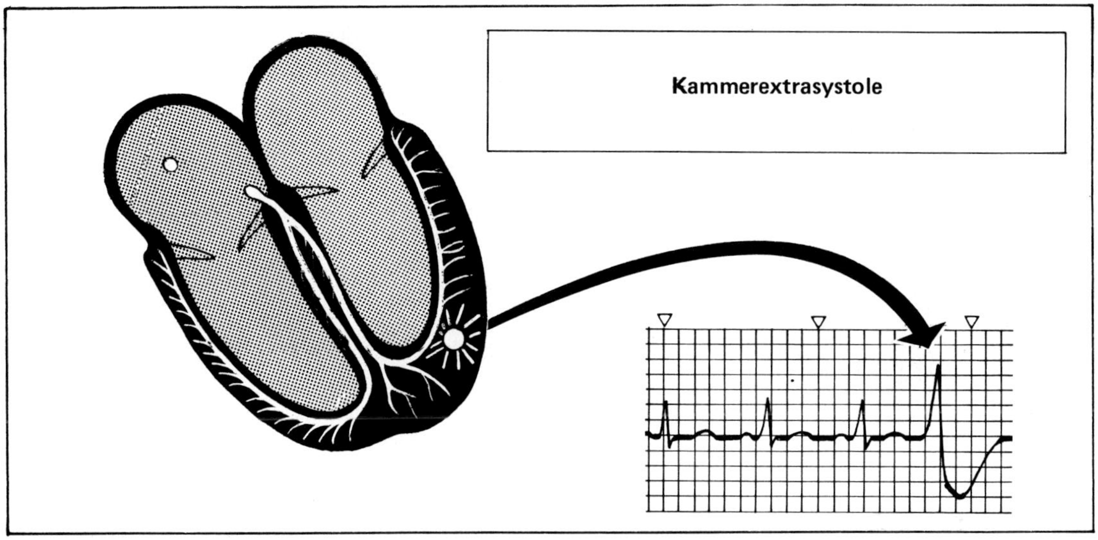

Kammerextrasystolen werden durch einen ektopischen Herd in einem Ventrikel ausgelöst (ventrikuläre Extrasystole)

Überall in einem der beiden _______ kann es durch einen ektopischen Herd zur Entstehung von Reizimpulsen kommen. — Ventrikel

Wie alle Extrasystolen erscheint auch die ventrikuläre Extrasystole verfrüht im EKG-Zyklus, noch ehe eine _-Welle zu erwarten ist. — P

Merke:
Das Problem der ventrikularen Extrasystolen ist ihr Aussehen. Sie können nämlich auch aus einem supraventrikulären Fokus stammen, wenn sie über eine abberrierende Bahn, die noch teilweise refraktär ist, in die Kammern geleitet werden (s. S. 102).

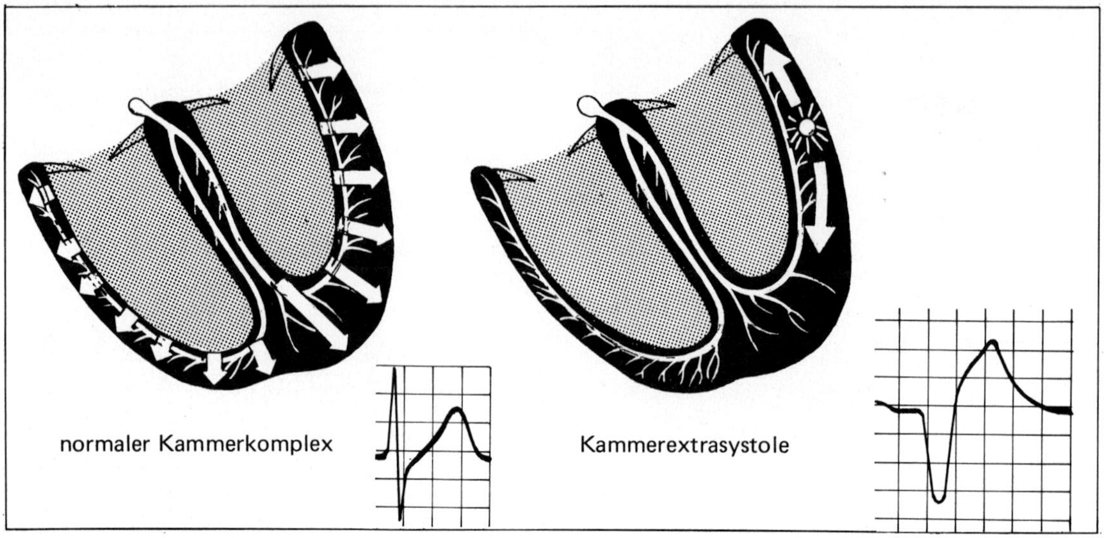

Die ventrikuläre Extrasystole wird nicht über das physiologische Leitungssystem geleitet; deshalb ist die Leitungsgeschwindigkeit gering. Der QRS-Komplex wird breiter

Das Leitungssystem des His-Bündels leitet den elektrischen Reizimpuls sehr schnell, so daß der __________ schmal ist. QRS-Komplex

Die Kammerextrasystole entsteht außerhalb des Erregungsleitungssystems im Myokard und wird über die Myokardzellen sehr ______ weitergeleitet. langsam

Merke:
Die Leitungsgeschwindigkeit des Erregungsleitungssystems beträgt etwa 2–4 m/s. Das normale Myokardgewebe leitet dagegen den Impuls mit nur 1 m/s. Die Leitungsgeschwindigkeit ist also gegenüber der des Myokards 2- bis 4mal so groß (s. S. 84).

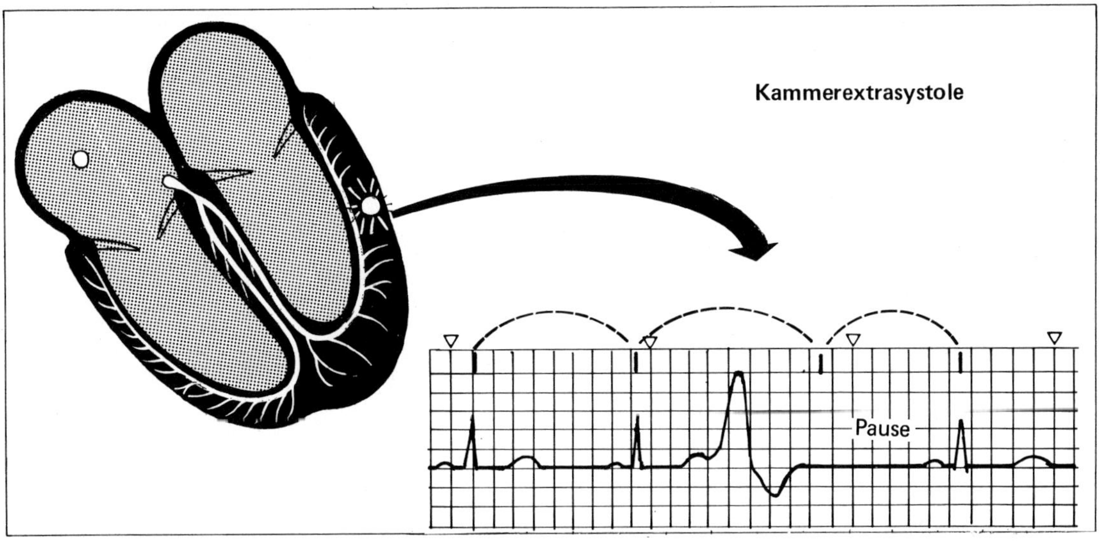

Nach einer ventrikulären Extrasystole folgt eine längere (kompensatorische) Pause

Während der kompensatorischen Pause nach einer _______________ ist keine elektrische Aktivität des Herzens meßbar.

Kammer-
extrasystole

Merke:
Bei normaler Erregungsleitung in den Ventrikeln werden der rechte und der linke Ventrikel fast gleichzeitig depolarisiert (physiologischerweise kontrahiert der linke vor dem rechten Ventrikel). Die Depolarisationsrichtung des rechten Ventrikels verläuft zu der des linken Ventrikels entgegengesetzt (die Herzvektoren der linken und der rechten Kammer heben sich auf). Daraus resultiert ein schmaler QRS-Komplex. Bei einer Kammerextrasystole, die in einem der beiden Ventrikel entsteht, wird eine Kammer nach der anderen depolarisiert; vektoriell gesehen sind diese Depolarisationen nicht gegenläufig. Die QRS-Komplexe sind bei ventrikulären Extrasystolen breiter und meist auch höher als normale Kammerkomplexe.

Merke:
Die ventrikulären Extrasystolen werden kurzgefaßt als VES bezeichnet.

Ventrikuläre Extrasystole?

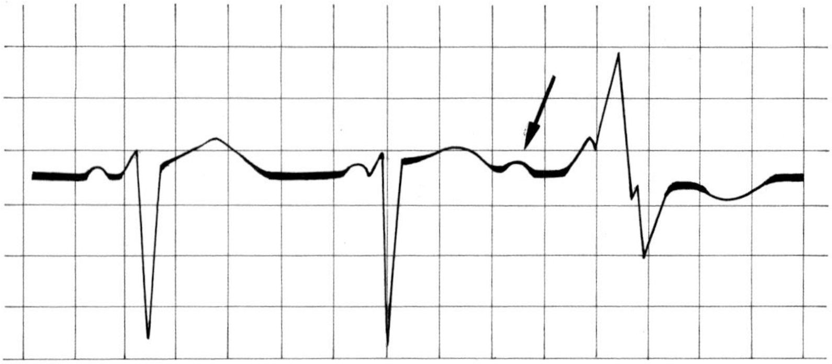

Auf den ersten Blick scheint es, daß hier vorzeitig eine ventrikuläre Extrasystole eingefallen ist. Die genaue Analyse der EKG-Kurve weist jedoch auf einen supraventrikulären Ursprung hin

Der Extrasystole mit breitem Kammerkomplex geht eine _-Welle (Pfeil) voraus. P

Merke:
Wäre die P-Welle von der vorausgehenden T-Welle überdeckt worden, hätte die Diagnose nicht eindeutig gestellt werden können. Diese Extrasystole aus einem supraventrikulären Herd wurde *abberrant* über die noch teilweise refraktäre ventrikuläre Leitungsbahn übergeleitet. Nach ventrikulären Extrasystolen ist häufig eine kompensatorische Pause zu registrieren.

Merke:
Besonders schwierig ist die Differentialdiagnose zwischen einer VES und einer supraventrikulären Extrasystole mit abberrierender Leitung bei Vorhofflimmern.

Ventrikuläre oder supraventrikuläre Extrasystole?

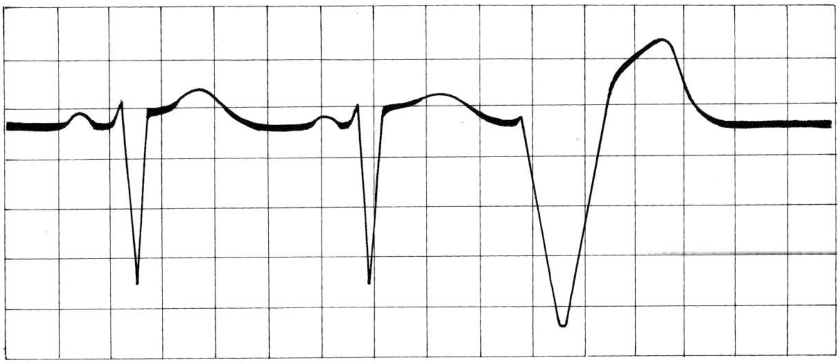

Hier handelt es sich sehr wahrscheinlich um eine ventrikuläre Extrasystole

Merke:
Um eine Extrasystole mit breitem QRS-Komplex aus einem supraventrikulären oder ventrikulären Fokus zu unterscheiden, sind folgende Fragen zu stellen:

1. Liegt eine P-Welle vor dem QRS-Komplex?
2. Fehlt die kompensatorische Pause?
3. Ist der QRS-Komplex schmaler als 0,14 s?
4. Wenn mehrere gleiche (monomorphe) Extrasystolen auftreten: Schwankt die Breite des QRS-Komplex?
5. Sieht der QRS-Komplex wie ein Rechtsschenkelblock aus?

Wenn eine oder mehrere dieser Fragen mit „Ja" beantwortet werden können, spricht dies für eine supraventrikuläre Extrasystole mit abberrierender Überleitung

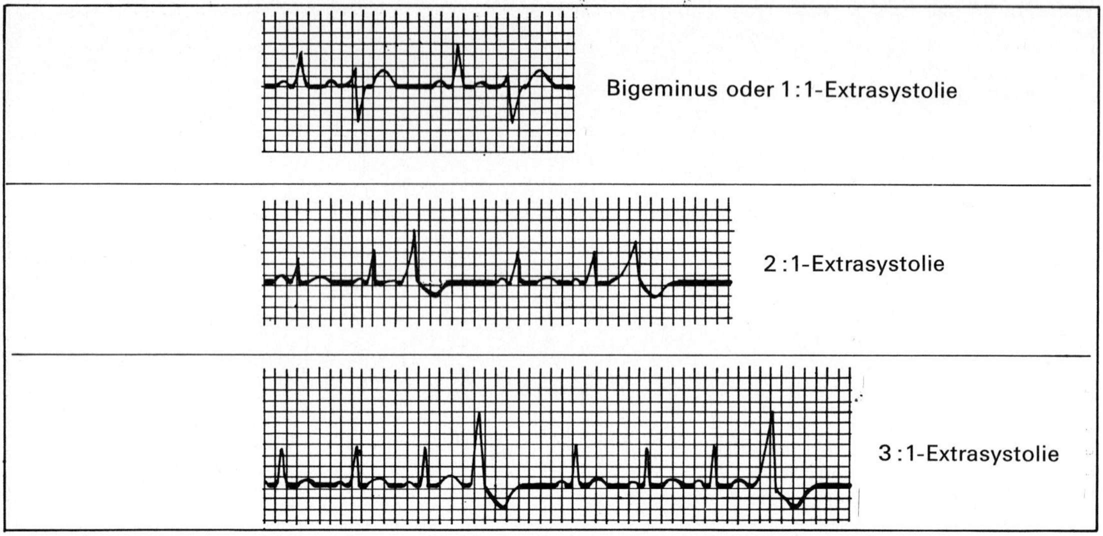

Kammerextrasystolen können fest mit 1, 2 oder mehreren Normalschlägen gekoppelt sein; man spricht dann von einer 1:1-, 2:1-, 3:1-Extrasystolie usw.

Kammerextrasystolen sind oft mit einem oder mit mehreren Normalschlägen ________; diese gekoppelten Extrasystolen treten in gleichmäßigen Abständen auf.

gekoppelt

Ist je eine Kammerextrasystole mit einem Normalschlag gekoppelt, spricht man von einem ________.

Bigeminus

Ist je eine Extrasystole mit 2 Normalschlägen gekoppelt, spricht man von einer ________.

2:1-Extrasystolie

Merke:
Viele deutsche Autoren sprechen bei einem Trigeminus oder Quadrigeminus auch von einer 2:1- oder 3:1-Extrasystolie; sie verstehen dann unter einem Trigeminus oder Quadrigeminus die Folge von 2 oder 3 Extrasystolen aufeinander. Dies kommt jedoch recht selten vor.

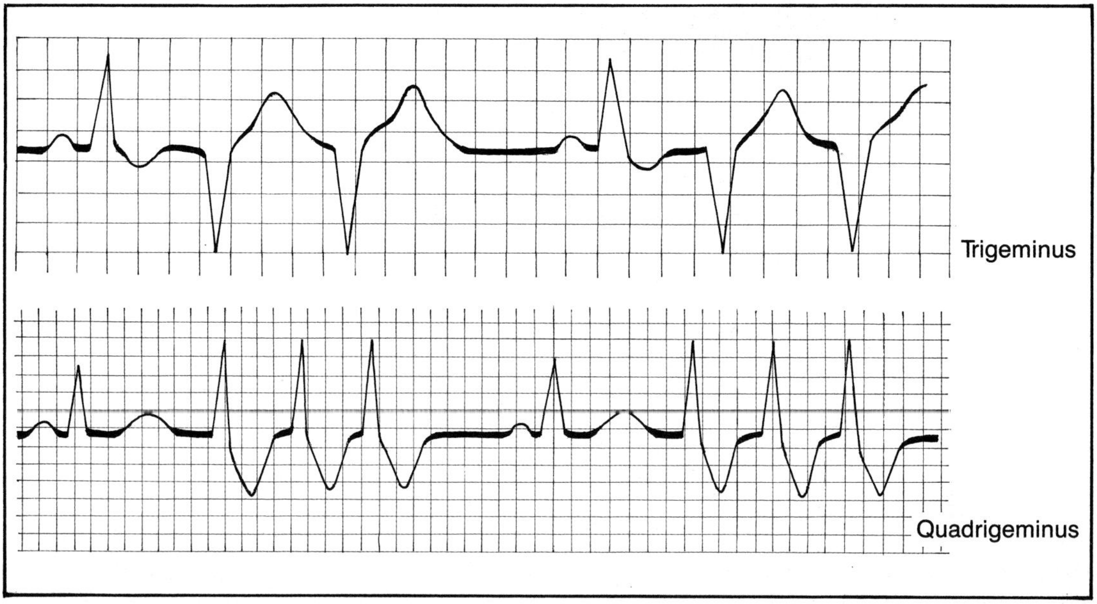

Wenn auf einen Normalschlag immer wieder 2 Extrasystolen folgen, spricht man von einem *Trigeminus*. Ein *Quadrigeminus* liegt vor, wenn nach einem Normalschlag periodisch 3 Extrasystolen folgen.

Merke:
3 aufeinanderfolgende ventrikuläre Extrasystolen sind der Beginn einer Salve. Aus diesen können sich anhaltende und bedrohliche Kammertachykardien bis zum Kammerflimmern entwickeln. Salven kommen viel häufiger ventrikulär als supraventrikulär vor.

Merke:
EKG-Bücher aus England oder den USA sprechen bei einem Quadrigeminus von einer 1:3-Extrasystolie und bei einem Trigeminus von einer 1:2-Extrasystolie.

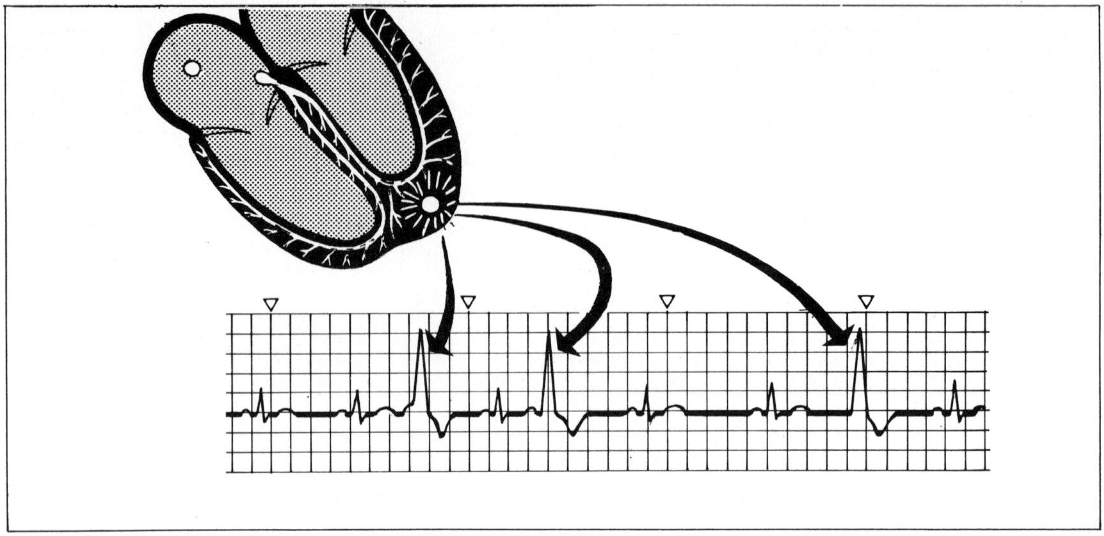

In einem einzelnen ektopischen Herd können hintereinander mehrere Kammerextrasystolen entstehen. Mehr als 6 Kammerextrasystolen in der Minute sind pathologisch

Sind in derselben Ableitung die einzelnen Kammerextrasystolen untereinander gleich, kann man annehmen, daß sie aus dem gleichen Herd ______. stammen

Tritt eine ventrikuläre Extrasystole auf, muß keine organische Herzerkrankung vorliegen. Häufig ist dies jedoch ein Zeichen, daß die koronare Blutversorgung eingeschränkt ist. Mehr als _ Kammerextrasystolen in der Minute sind pathologisch. 6

Merke:
Ein myokardialer Sauerstoffmangel kann bei normaler Durchblutung der Koronargefäße auch dadurch entstehen, daß das Blut unzureichend mit Sauerstoff gesättigt ist (z.B. bei pulmonalen Erkrankungen, Trachealobstruktion usw.) oder daß im Blut eine zu hohe Kohlendioxidspannung vorliegt. Auch in diesen Fällen kommt es zur häufigen Entladung ventrikulärer ektopischer Herde.

Merke:
Treten gehäufte ektope Störungen auf, muß deren Bedeutung durch ein Langzeit-EKG abgeklärt werden.

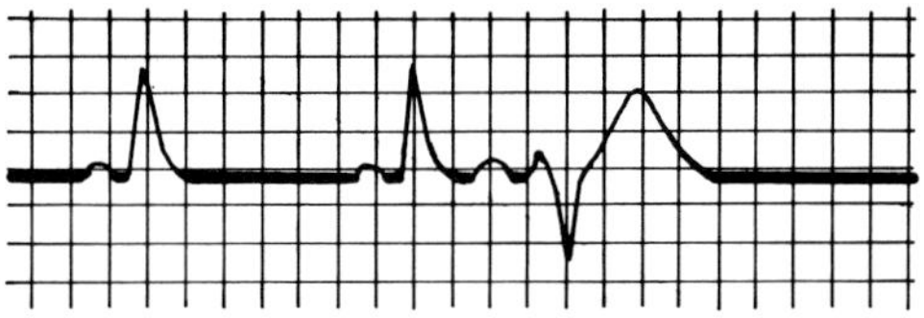

eine Kammerextrasystole

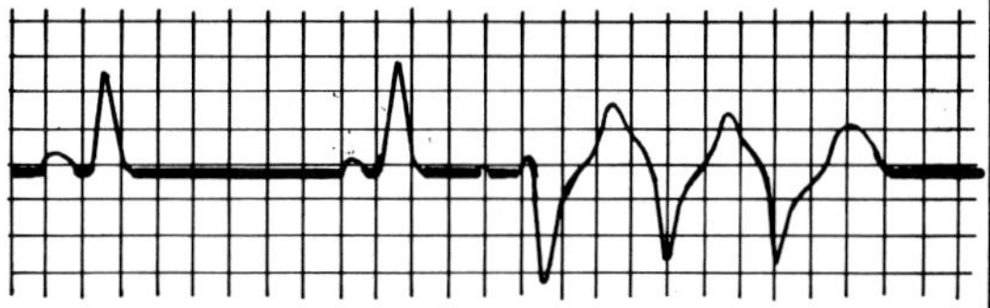

Serie von 3 Kammerextrasystolen (Triplet)

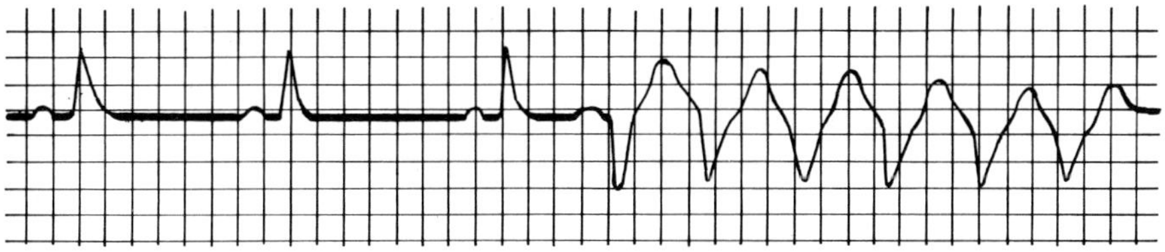

Serie von 6 Kammerextrasystolen

Von einem einzelnen ektopischen Kammerherd kann eine Extrasystole oder eine Serie von Extrasystolen ausgehen

Ein einzelner ektopischer Herd in einem der ________ kann zu einer Serie von schnell aufeinanderfolgenden Extrasystolen führen.

Ventrikel

Eine Serie von Extrasystolen aus einem einzelnen _____ gibt zu größerer Besorgnis Anlaß als eine einzelne Extrasystole.

Herd

Merke:
3 rasch aufeinanderfolgende Kammerextrasystolen werden als Triplet bezeichnet. Ab 4 VES (ventrikuläre Extrasystolen) spricht man von einer *Salve*. In der Klassifikation der VES wird eine Salve den bedrohlichen Arrhythmien zugeordnet. Doch hierüber später.

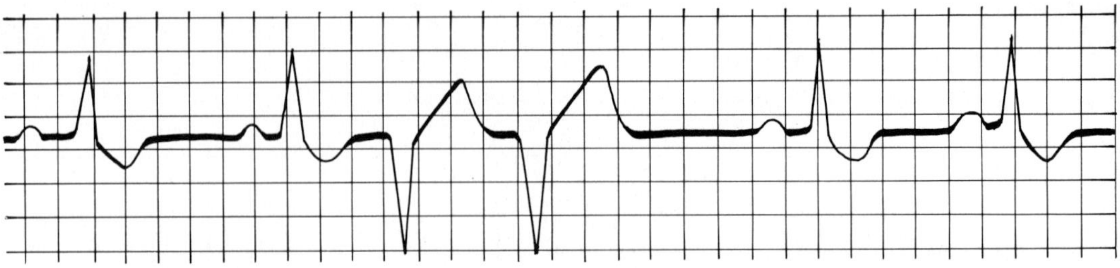

Folgen 2 ventrikuläre Extrasystolen aus dem gleichen Herd aufeinander, nennt man dies ein Couplet

2 aufeinanderfolgende ventrikuläre Extrasystolen nennt man _______. Couplet

Sie stammen aus demselben _____ im Myokard. Herd

Merke:
Beobachtet man im EKG das Auftreten eines Couplet, sollte man ein Langzeit-EKG über 24 h durchführen. Dies kann ein Hinweis auf eine organische (Herz)erkrankung sein, die sich als Rhythmusstörung manifestiert.

Merke:
Die ventrikulären Rhythmusstörungen sind auf den S. 119 und 120 zusammengestellt.

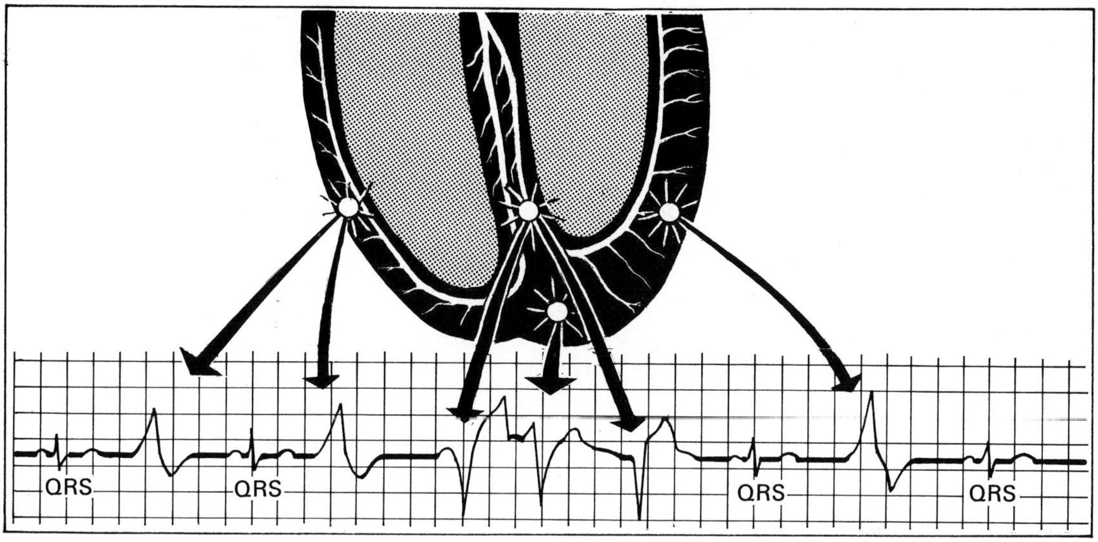

Multifokale Extrasystolen stammen aus verschiedenen Kammerherden her und sehen verschieden (polymorph) aus. Extrasystolen aus dem gleichen ventrikulären Fokus gleichen sich (monomorphe VES)

In einer Ableitung des EKG sehen Kammerextrasystolen aus demselben Herd _____ aus. gleich

Merke:
Führt schon ein einzelner ektopischer Herd in der Kammer durch eine Serie von Extrasystolen zu gefährlichen Arrhythmien wie z. B. ventrikulärer Tachykardie, so kann es durch zahlreiche, *multifokale* Kammerextrasystolen zu lebensgefährdenden, ja tödlichen Arrhythmien wie Kammerflimmern kommen.

Wenn eine Kammerextrasystole auf eine T-Welle fällt.....

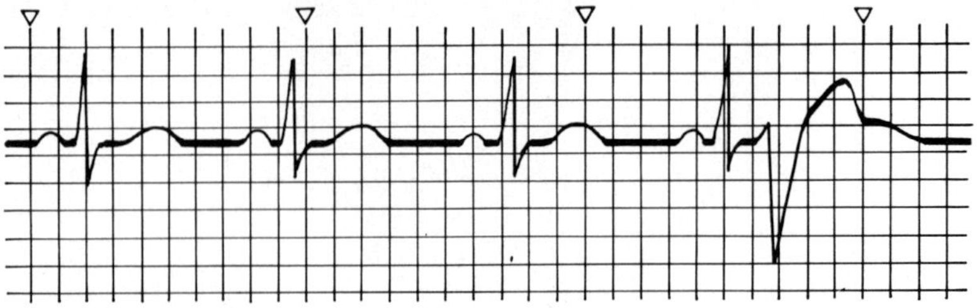

.... muß der Patient sorgfältig überwacht werden!

Fällt eine Kammerextrasystole mit einer vorausgehenden T-Welle zusammen, so kann es in dieser sog. *vulnerablen* (verletzlichen) Phase zu sehr bedrohlichen Rhythmusstörungen kommen (s. S. 26).

Meist treten Kammerextrasystolen erst nach der _-Welle des vorangehenden Zyklus auf. T

Fällt eine Kammerextrasystole mit der T-Welle eines normalen Zyklus zusammen, dann trifft sie das Herz in der __________ Phase. vulnerablen

Während der vulnerablen Phase ist das Myokard besonders leicht erregbar; deshalb kann eine Kammerextrasystole zum Zeitpunkt der T-Welle einen ektopischen __________ zu Serien von Extrasystolen veranlassen. Kammerherd

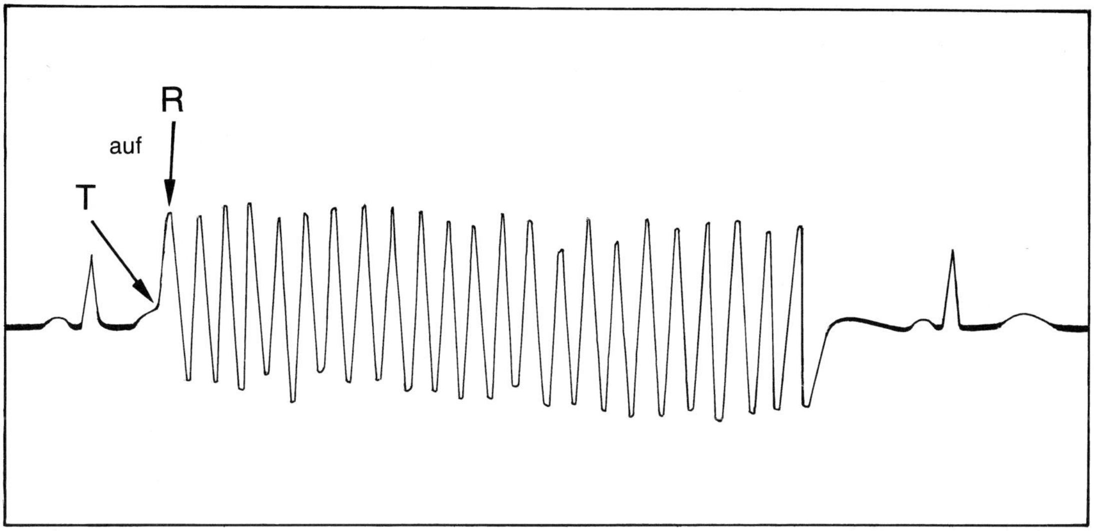

Eine R-Zacke, die in den aufsteigenden Ast der vorausgehenden T-Welle fiel, löste eine Notfallsituation aus

Merke:
Dieser Kurvenverlauf ist chaotisch. Durch die Übererregbarkeit des Ventrikels in der vulnerablen Phase ist es zur spontanen Kammerdepolarisation mit Kurzschlüssen in der Erregungsleitung innerhalb des Kammermyokards (Reentry-Mechanismus, s. S. 136) gekommen. Die Herzfrequenz beträgt bei diesem Kammerflattern (s. S. 146) über 250/min. Glücklicherweise ging die Arrhythmie nicht in ein Kammerflimmern über, sondern endete spontan.

Parasystolie

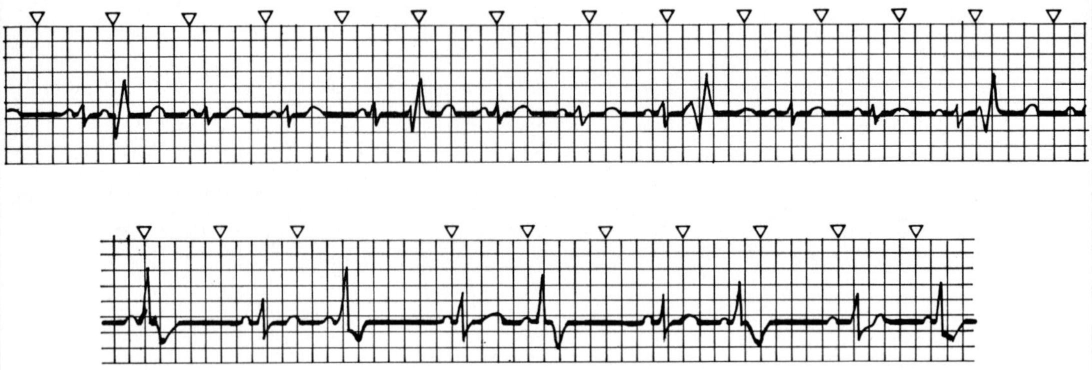

Bei einer *Parasystolie* wirken 2 Schrittmacher nebeneinander her, wobei der eine seinen Ursprung fast immer im Kammermyokard hat. Eine Rhythmusverknüpfung findet nicht statt

Ein (ektopischer) Kammerrhythmus mit QRS-Komplexen, die Kammerextrasystolen gleichen, ist fast immer bradykard; wenn er mit einem anderen (supraventrikulären) Rhythmus verknüpft ist, aber keine Überleitung stattfindet, nennt man ihn __________. Parasystolie

Merke:
Die ektopischen Kammersystolen weisen bei der Parasystolie einen regelmäßigen Rhythmus auf. Im Gegensatz zu einem Extrasystoliezentrum ist das Parasystoliezentrum vor supraventrikulären Einflüssen durch einen „Schutzblock" gesichert. Seine Schläge fallen nur selten aus.

Finden sich monofokale __________________ die über ein wechselndes Kopplungsintervall mit den Normalschlägen in Verbindung stehen, besteht Verdacht auf Parasystolie. Kammerextrasystolen

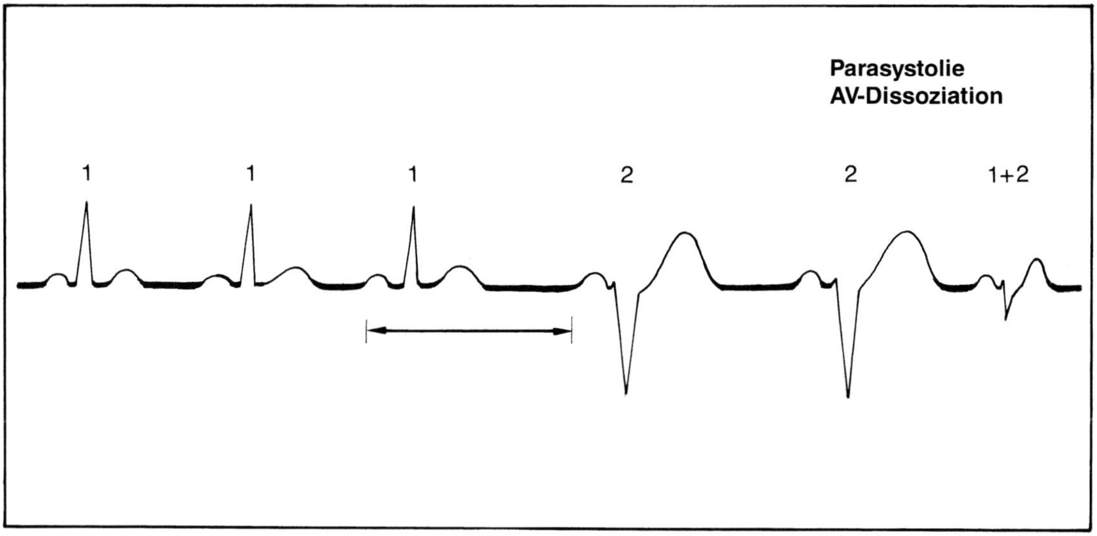

Bei einer Parasystolie liegen 2 Schrittmacher im Wettstreit miteinander

Merke:
Im hier skizzierten Beispiel stammen die ersten 3 Schrittmacherimpulse aus dem Sinusknoten (1), die beiden folgenden aus einem Herd, der im Kammermyokard liegt (2). Der letzte QRS-Komplex zeigt eine Erregung, die über beide Schrittmacher vermittelt wird (1+2). Hierbei handelt es sich um eine *Kombinationssystole*. Der Vorhof- und Kammerschrittmacher geben unabhängig voneinander Impulse ab; es handelt sich um eine *AV-Dissoziation*.

Merke:
Auffallend ist, daß alle P-Wellen gleich sind. Der Impuls aus dem ventrikulären Schrittmacher wurde nicht retrograd auf die Vorhöfe übergeleitet.

Merke:
Um die Diagnose einer Parasystolie bei AV-Dissoziation zu stellen, muß natürlich eine längere Registrierung betrachtet und ausgemessen werden. Hier zeigte es sich, daß der Kammerschrittmacher immer dann in Erscheinung trat, wenn die Intervalle zwischen den Vorhoferregungen eine bestimmte Dauer überschritten. Die Parasystolie ist a) durch konstante Intervalle oder deren Vielfaches zwischen ähnlichen Kammerkomplexen, b) durch eine sehr wechselhafte Koppelung zwischen Normschlag und Kammerextrasystole und c) durch Kombinationssystolen zu erkennen.

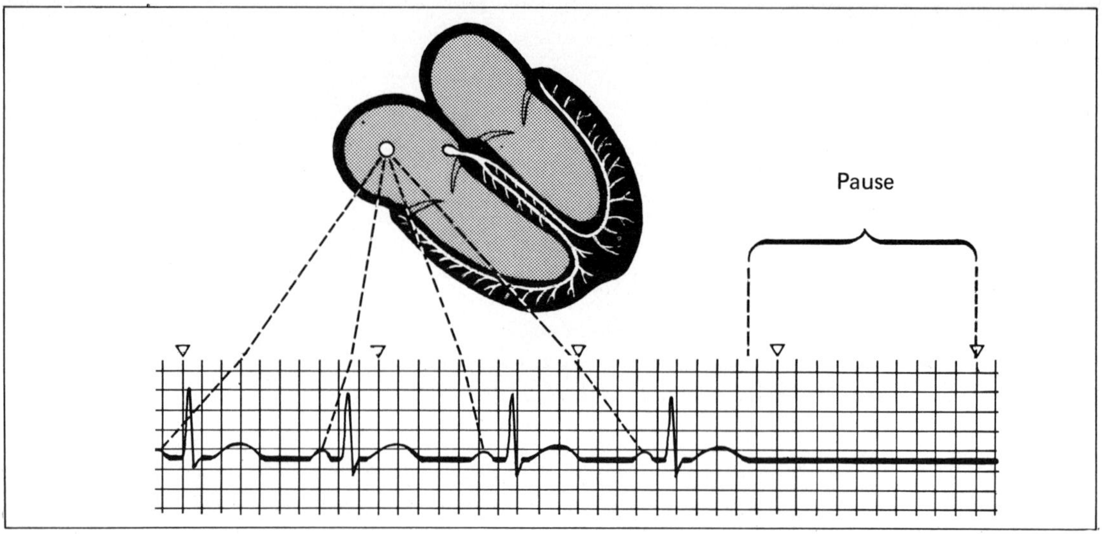

Ersatzextrasystolen aus einem ektopischen Herd treten auf, wenn der physiologische Schrittmacher während eines oder mehrerer Herzzyklen ausfällt

Fällt der normale __________ (Sinusknoten) aus, wird das Myokard vorübergehend nicht erregt. Schrittmacher

Im EKG zeigt sich der Schrittmacherausfall als flache, isoelektrische Linie (Nullinie) ohne ______. Zacken

Merke:
Ausfälle des Schrittmachers sind nicht immer deutlich zu erkennen. Ersichtlich werden sie stets dann, wenn in der EKG-Ableitung die Kontinuität des normalen Rhythmus unterbrochen ist.

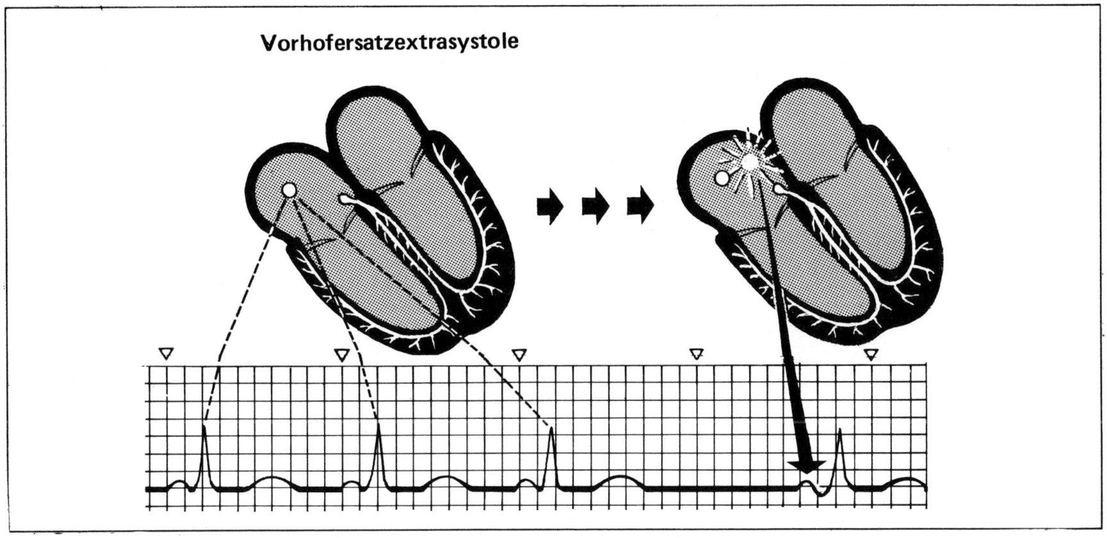

Nach einer Erregungspause können die Vorhöfe über einen ektopischen Herd in den Vorhöfen erregt werden. Die Erregung wird dann auf normalem Weg über den AV-Knoten weitergeleitet

Wird das Myokardgewebe nicht regelmäßig _____, so tritt eine Erregungspause ein, die auf ektopische Herde anregend wirken kann. — erregt

Beim elektrisch ruhenden Herzen wird als „Ersatz" ein Reizimpuls durch einen ektopischen _____ ausgelöst. — Herd

Ersetzt ein ektopischer Herd im Vorhof den ausgefallenen Schrittmacher, so spricht man von einer Vorhof _______________. Da diese P-Welle ektopischen Ursprungs ist, unterscheidet sie sich von den normalen P-Wellen. — ersatzextrasystole

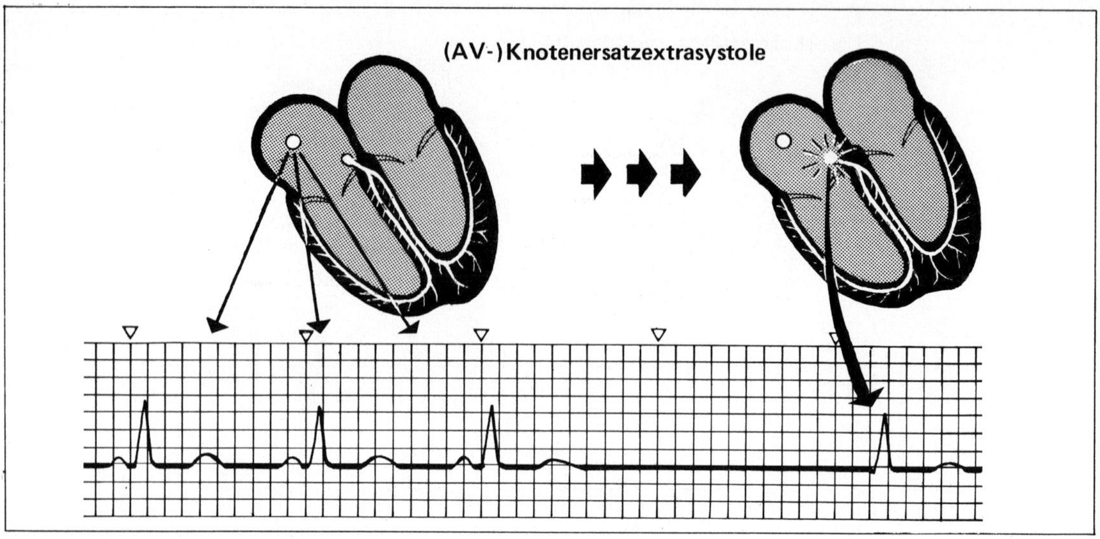

Knotenersatzextrasystolen haben ihren Ursprung im AV-Knoten und erregen die Ventrikel über das normale Erregungsleitungssystem; nach der Pause tritt ein normaler QRS-Komplex auf

Knotenersatzextrasystolen treten auf, wenn der Sinusknoten für mindestens einen Zyklus als Schrittmacher ausfällt, und das Herz nicht _____ ist. erregt

Knotenersatzextrasystolen entstehen im AV-Knoten; ihre Reizimpulse werden normal über das Erregungsleitungssystem im linken und rechten Schenkel des _________ weitergeleitet. His-Bündel

Der nachfolgende QRS-________ ist unverändert, denn die Ventrikel werden so depolarisiert, als wäre der AV-Knoten über eine Vorhofdepolarisation erregt worden. Komplex

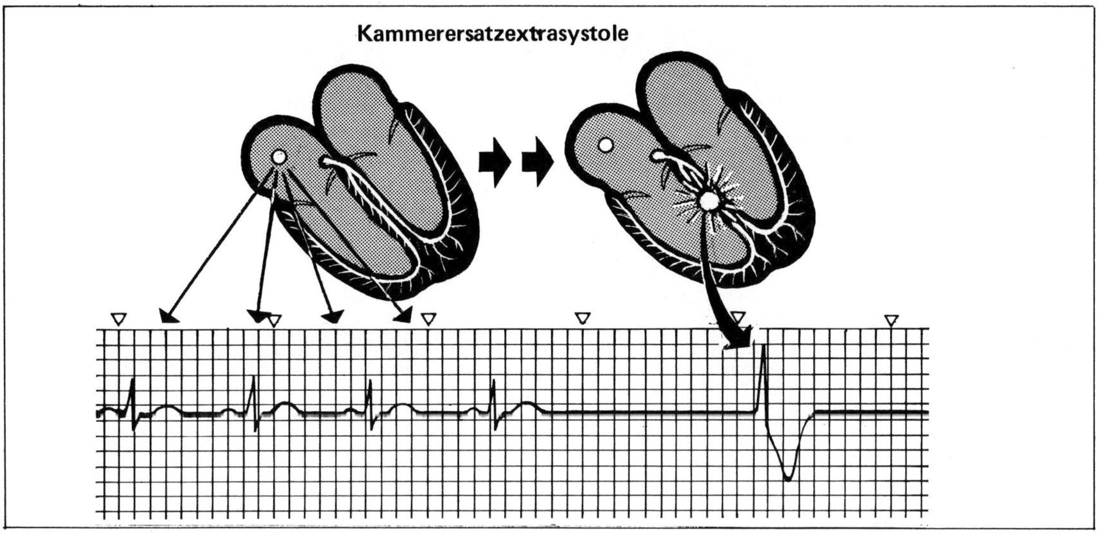

Kammerersatzextrasystolen entstammen einem ektopischen Kammerherd. Das EKG entspricht dem Bild einer ventrikulären Extrasystole nach einer Erregungspause

Kammerersatzextrasystolen entstammen einem ________ Kammerherd, in dem ein Reizimpuls entsteht, weil von übergeordneten Schrittmacherzentren keine elektrische Aktivität abgegeben wird. — ektopischen

Da die Kammerersatzextrasystole aus einem ektopischen Herd in einem Ventrikel herstammt, bietet der QRS-Komplex nach der Pause das gleiche Bild wie bei der ________ ________. — ventrikulären Extrasystole

Merke:
Jeder Reizimpuls aus einem ektopischen Kammerherd führt durch die ungleiche Depolarisation der Ventrikel im EKG zum Bild einer ventrikulären Extrasystole.

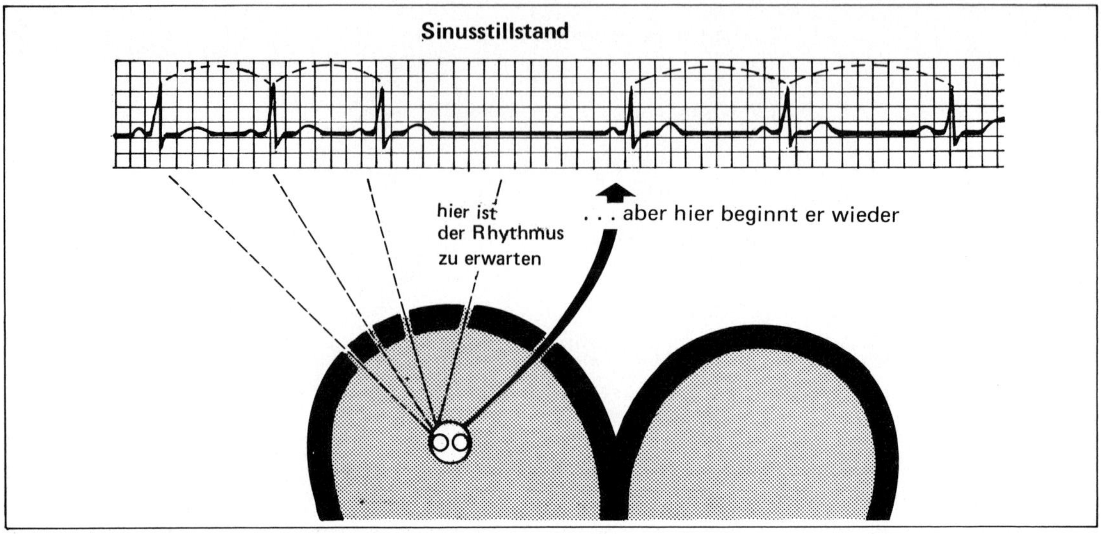

Beim *Sinusstillstand* werden im Schrittmacherzentrum des Sinusknotens keine Reizimpulse ausgelöst. Nach der Erregungspause während des Sinusstillstands übernimmt ein *neues* Schrittmacherzentrum den Herzrhythmus, der jetzt aber eine andere Frequenz hat, als zuvor

Beim Sinusstillstand hört die Schrittmacheraktivität des ___________ auf, und es entsteht eine Erregungspause. — Sinusknotens

Die Schrittmacheraktivität zur Aufrechterhaltung eines regelmäßigen _________ wird entweder von einem anderen Teil des Sinusknotens oder einem nahegelegenen ektopischen Vorhofherd übernommen. — Rhythmus

Merke:
Die Schlagfrequenz des neuen Schrittmachers stimmt meistens nicht mit der des ausgefallenen Schrittmachers überein.

Merke:
Man spricht auch vom SA-Block III. Grades (s. S. 163).

Herzrhythmusstörungen

werden nach der

Lown-Klassifikation

eingeteilt.

Seit 1971 gibt es eine Klassifikation für *ventrikuläre* Extrasystolen nach qualitativen Kriterien, die von Lown und Wolff erarbeitet worden ist

Die Klassen der Lown-Klassifikation lauten:

0: keine ventrikulären Extrasystolen,
I: weniger als 30 ventrikuläre Extrasystolen in der Stunde,
II: mehr als 30 ventrikuläre Extrasystolen in der Stunde,
III a: multiforme (polyfokale) ventrikuläre Extrasystolen (s. S. 109),
III b: Bigeminus (s. S. 104),
IV a: Couplet (s. S. 108),
IV b: Salven (s. S. 107),
V: R-auf-T-Phänomen (s. S. 110).

Merke:
Je kleiner die Klasse nach der Lown-Klassifikation ist, desto häufiger kann diese auch bei Patienten beobachtet werden, die keine nachweisbare Herzkrankheit haben. Dies kann aber nicht nach zufälliger Beobachtung im EKG, sondern nur nach der tatsächlichen Häufigkeit im Langzeit-EKG und der Belastungsabhängigkeit beurteilt werden.
Besonders bei Patienten mit koronarer Herzkrankheit und v.a. bei Zustand nach Herzinfarkt ist die Rhythmusstörung in Abhängigkeit von der Funktion des linken Ventrikels bedeutsam.

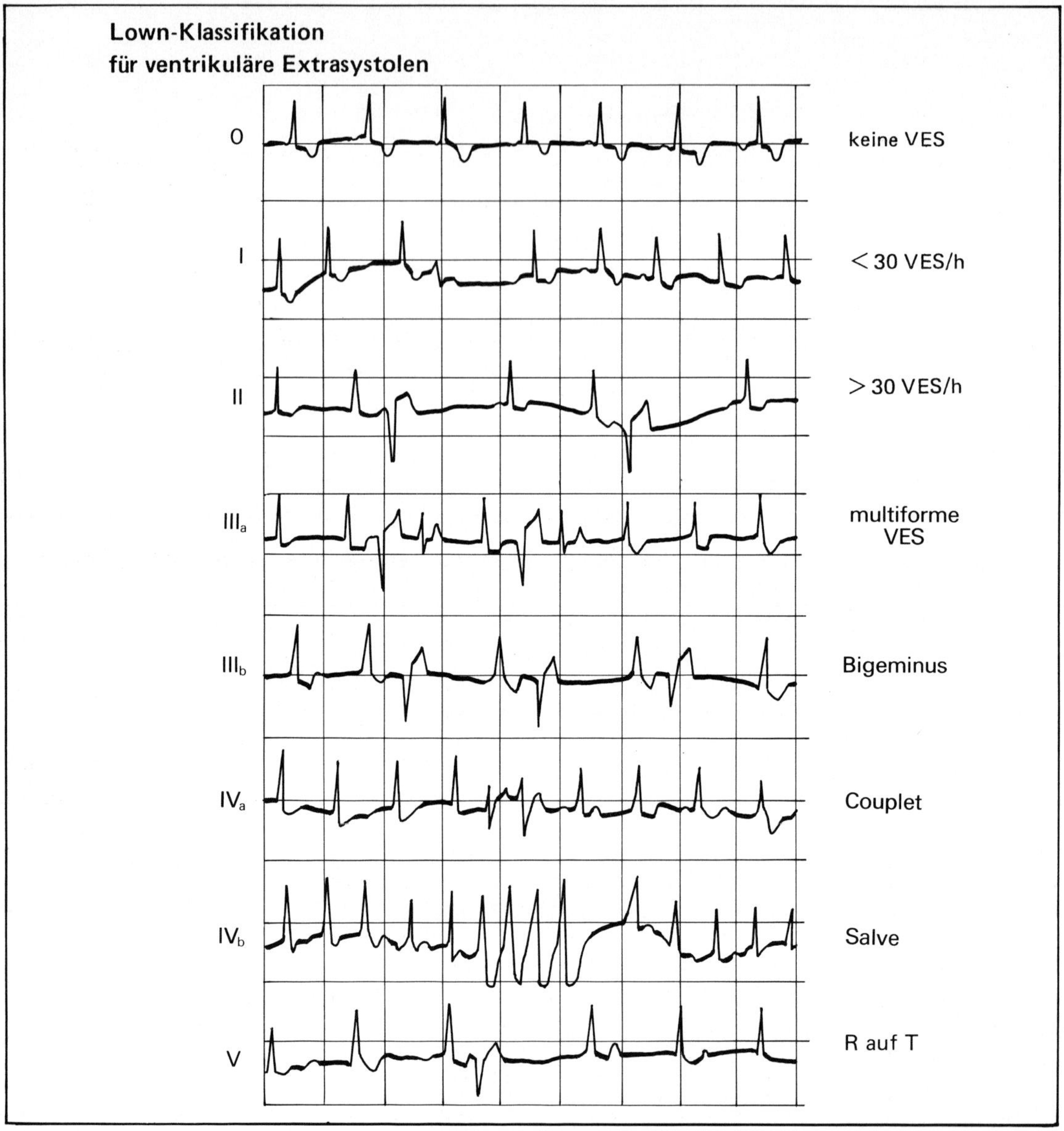

Um Herzrhythmusstörungen zu beurteilen, muß ein Langzeit-EKG über mindestens 24 h durchgeführt werden

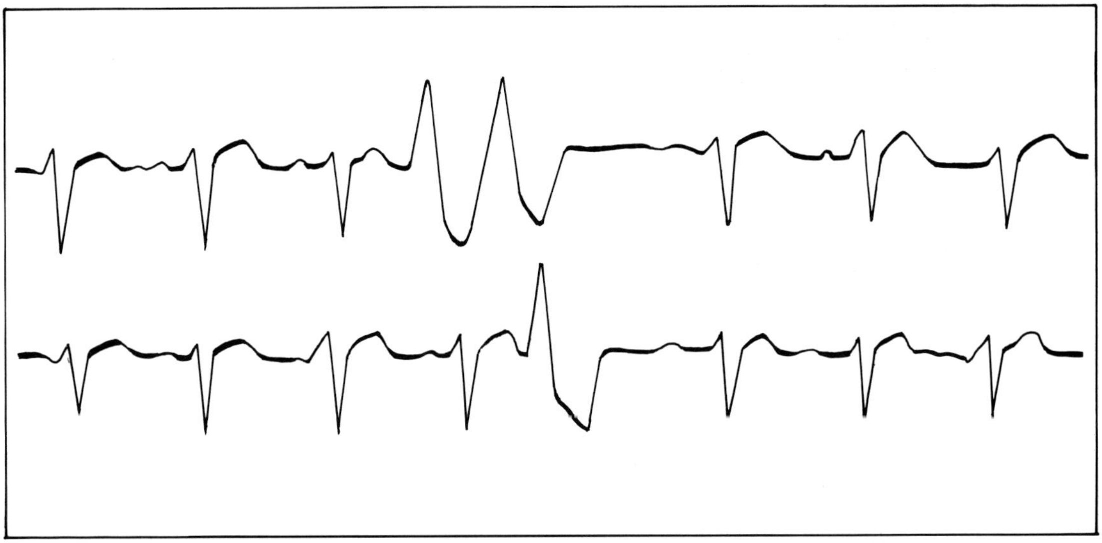

Dieser Befund stammt von einer 25jährigen Frau und wurde im Langzeit-EKG erhoben

Es handelt sich um __________ Extrasystolen. Dabei tritt ein _______ auf.

ventrikuläre
Couplet

Merke:
Ein EKG läßt sich nur im klinischen Zusammenhang würdigen. Obwohl formal die Klasse IVa nach der Lown-Einteilung vorliegt, besteht kein erhöhtes Risiko für bedrohliche Kammerarrhythmien. Bei unserer Patientin liegt ein Mitralklappenprolaps vor, der echokardiographisch nachgewiesen wurde. Dieses Syndrom ist mit 5–15% in der Bevölkerung sehr hoch. Die Rhythmusstörungen werden vermutlich durch mechanische Dehnung der prolabierenden Mitralsegel an den Papillarmuskeln verursacht. Die Patientin erhielt einen β-Rezeptorenblokker.

Sinusaustrittsblock

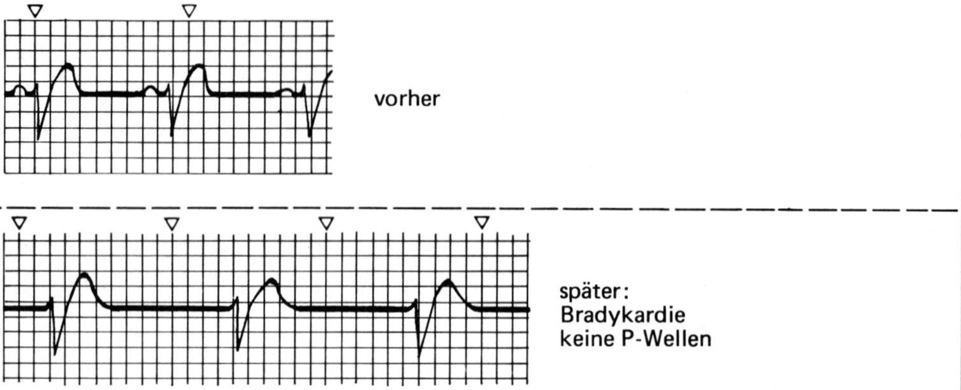

Gelegentlich findet man im EKG, daß nach einer Blockade (bzw. dem Ausbleiben) des Sinusknotens die Vorhoferregung fehlt. Der Impuls wird nicht fortgeleitet oder kann nicht aus dem Erregungszentrum austreten

Fehlen in allen Ableitungen die P-Wellen bei gleichzeitiger Bradykardie, sollte an einen ____________ gedacht werden.

Sinusaustrittsblock

Merke:
Sinusstillstand und Sinusaustrittsblock sind im wesentlichen nicht zu unterscheiden. In beiden Fällen wird der Rhythmus durch einen potentiellen, untergeordneten Schrittmacher übernommen werden: Vorhöfe, Knotenregion oder Kammern.

Merke:
Der Sinusaustrittsblock kann dem sinuatrialen Block III. Grades entsprechen (s. S. 163). Er ist eine Indikation zur Schrittmacherimplantation.

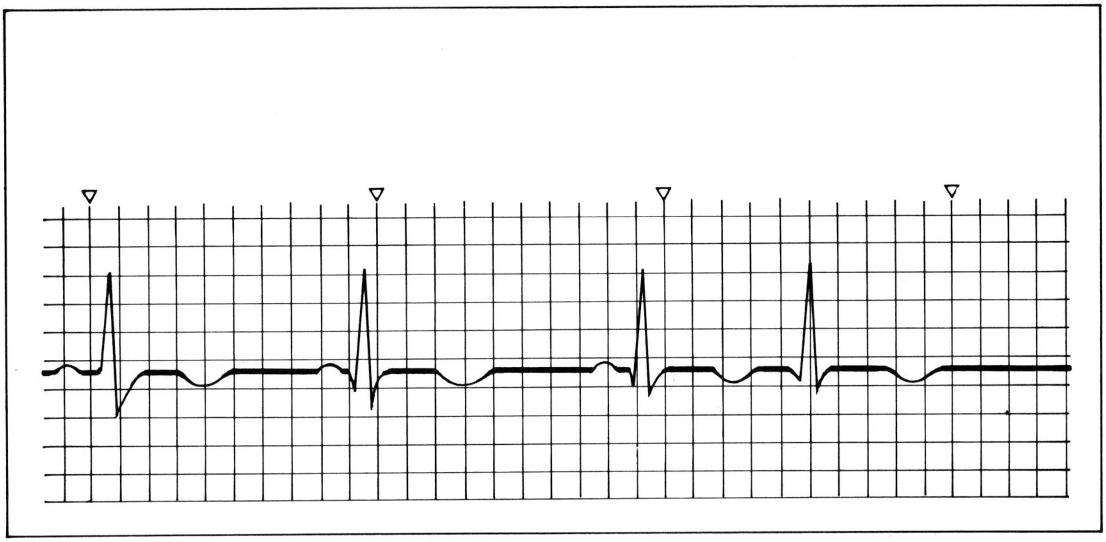

Auf der Intensivstation beobachtete eine Krankenschwester im Monitor, daß im EKG ein vorzeitiger Kammerkomplex auftrat

Im vorliegenden EKG geht dem letzten QRS-Komplex keine _-Welle voraus. P

Der letzte QRS-Komplex unterscheidet sich nicht von den übrigen. Also wurde auch er über das __________ geleitet. His-Bündel

Der Ursprung der letzten Kammerdepolarisation lag also wahrscheinlich im __________, und es handelt sich um eine Knotenextrasystole. AV-Knoten

Tachykardien

paroxysmale Tachykardie

Vorhofflattern

Kammerflattern

Vorhofflimmern

Kammerflimmern

Tachykardien sind schnelle Herzrhythmen, die regelmäßig oder unregelmäßig sein können

Merke:
Es ist nicht schwer, eine Tachykardie zu diagnostizieren; wesentlich ist jedoch die Unterscheidung einzelner Tachykardien nach Ursprung und Art und Weise ihrer Aufrechterhaltung. Die Grundlage hierfür ist das Verständnis der normalen Erregungsleitung und die Kenntnis potentieller, ektopischer Schrittmacher.

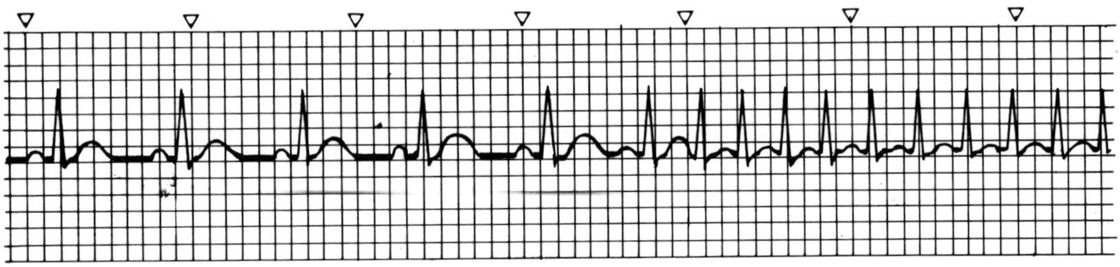

Unter einer *paroxysmalen Tachykardie* versteht man die plötzliche Steigerung der Herzfrequenz. Die Ursache ist meist ein ektopischer Schrittmacher

Unter einer __________ versteht man eine hohe Herzfrequenz. Tachykardie

Der Begriff „paroxysmal" bedeutet ein __________ Auftreten. plötzliches

Paroxysmale Tachykardien werden meist spontan durch einen ektopischen Herd ausgelöst, der Reizimpulse in ______ Folge abgibt. rascher

Merke:
Auch der normale Schrittmacher, der Sinusknoten, kann einen Anstieg der Herzfrequenz bewirken. Dann spricht man von einer „Sinustachykardie", deren Ursachen häufig psychische und körperliche Anstrengung, stimulierende Medikamente, Schock usw. sind. In diesem Beispiel wird die Tachykardie von der AV-Knotenregion abgelöst.

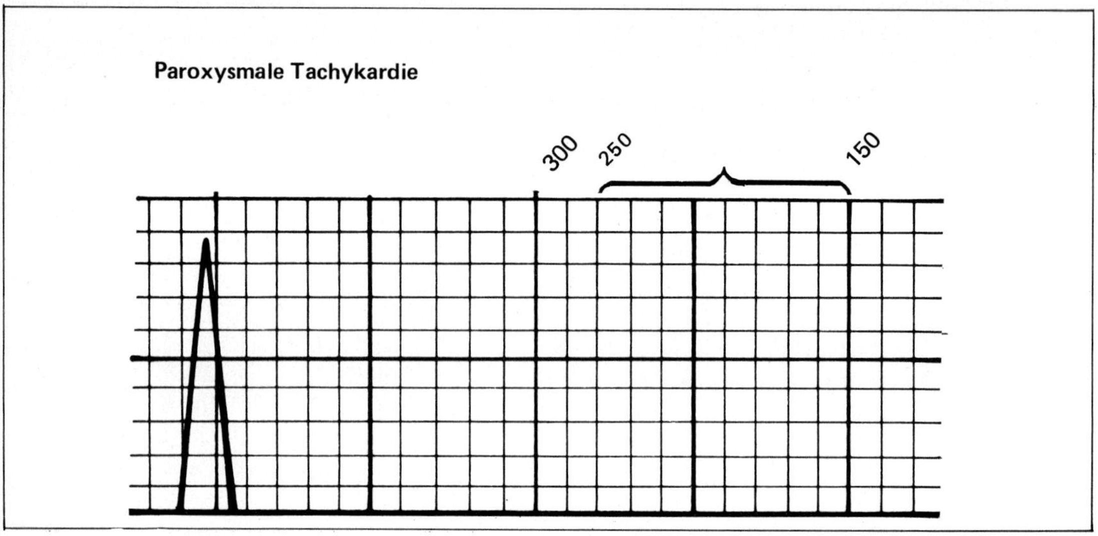

Bei paroxysmalen Tachykardien beträgt die Herzfrequenz 150–250 Schläge/min

Merke:
Eine rasche Berechnung der Herzfrequenz ermöglicht die Markierung durch Frequenzzahlen (vgl. S. 68). Die Markierungszahlen haben jeweils einen Abstand von 0,2 s (normalerweise 10 mm), und die erste Markierung beginnt nach 2 dick umrahmten Kästchen im Anschluß an die gewählte R-Zacke. Nach 0,04 s (2 mm) setzt man nun eine neue Frequenzmarke, nämlich „250". Sollte man bei langen Registrierungen zur Papierersparnis mit der Geschwindigkeit von 25 mm/s schreiben, dann liegt die „300"-Frequenzmarke 5 mm nach der R-Zacke und die „250"-Frequenzmarke 6 mm danach.

Bei einer Papiergeschwindigkeit von 25 mm/s entspricht 1 mm die Zeit von ____ s. 0,04

Bei einer Papiergeschwindigkeit von 50 mm/s entspricht 1 mm die Zeit von ____ s. 0,02

Die Herzfrequenz bei der paroxysmalen Tachykardie liegt bei ________ Schlägen/min. 150–250

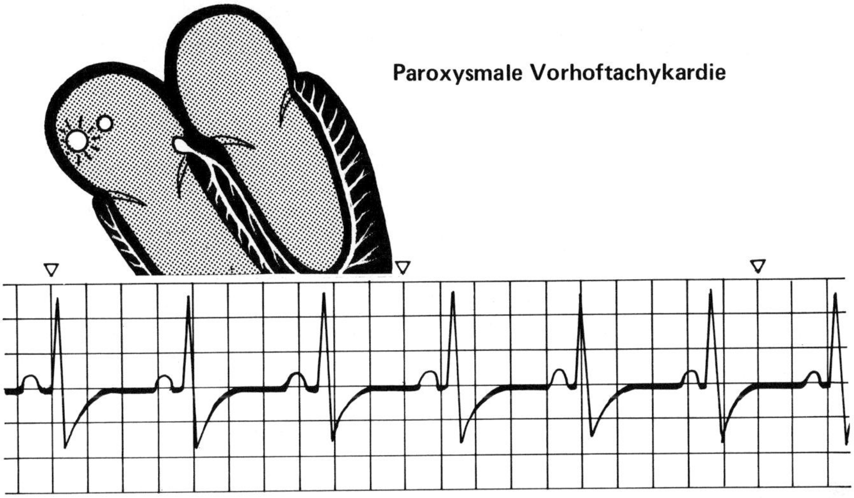

Die *paroxysmale Vorhoftachykardie* wird durch einen ektopischen Schrittmacher im Vorhof oder über Reentry Mechanismen verursacht

Unter einer paroxysmalen Vorhoftachykardie versteht man den ________ Anstieg der Herzfrequenz durch einen ektopischen Herd oder einen Reentry-Mechanismus in einem der beiden Vorhöfe. Die Herzfrequenz liegt meist zwischen 150 und 250 Schlägen/min. — plötzlichen

Da der Schrittmacherherd eine ektopische Lage aufweist, unterscheiden sich die P-Wellen bei der paroxysmalen Vorhoftachykardie von denen, die in derselben ________ bei normalem Rhythmus zu sehen waren. — Ableitung

Durch jeden ektopischen Impuls werden die ______ erregt; die Erregung wird auf normalem Weg über den AV-Knoten und das His-Bündel zu den Kammern geleitet, so daß normale P-QRS-T-Zyklen entstehen. — Vorhöfe

Paroxysmale Vorhoftachykardie

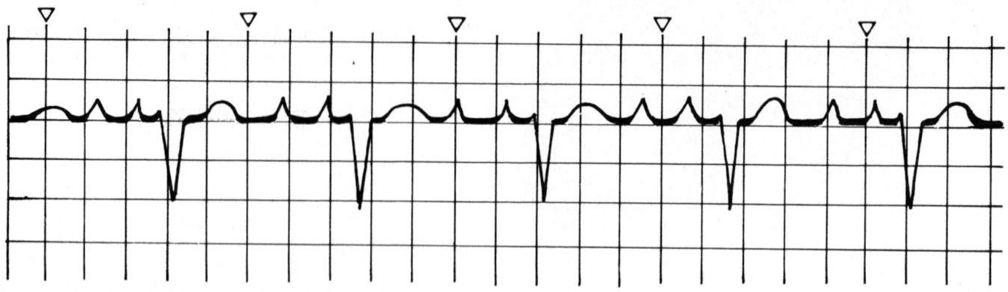

P-Zacken schmal, spitz und aufrecht in Ableitung II und III

ST-Strecken isoelektrisch

Bei der *paroxysmalen Vorhoftachykardie mit Überleitungsblock* liegen vor jedem QRS-Komplex mehr als eine P-Welle. Hierbei kann auch eine Digitalisintoxikation vorliegen

Bei der paroxysmalen Vorhoftachykardie mit Überleitungsblock folgt nicht auf jede P-Welle ein QRS-Komplex. Durch eine Blockierung werden ein oder mehrere Vorhofimpulse nicht über den __________ weitergeleitet. AV-Knoten

Bei der paroxysmalen Vorhoftachykardie mit Überleitungsblock finden sich vor jedem ______________ mehr als eine P-Welle. QRS-Komplex

Die paroxysmale Vorhoftachykardie mit Überleitungsblock ist oft ein Hinweis auf eine Digitalis___________. intoxikation

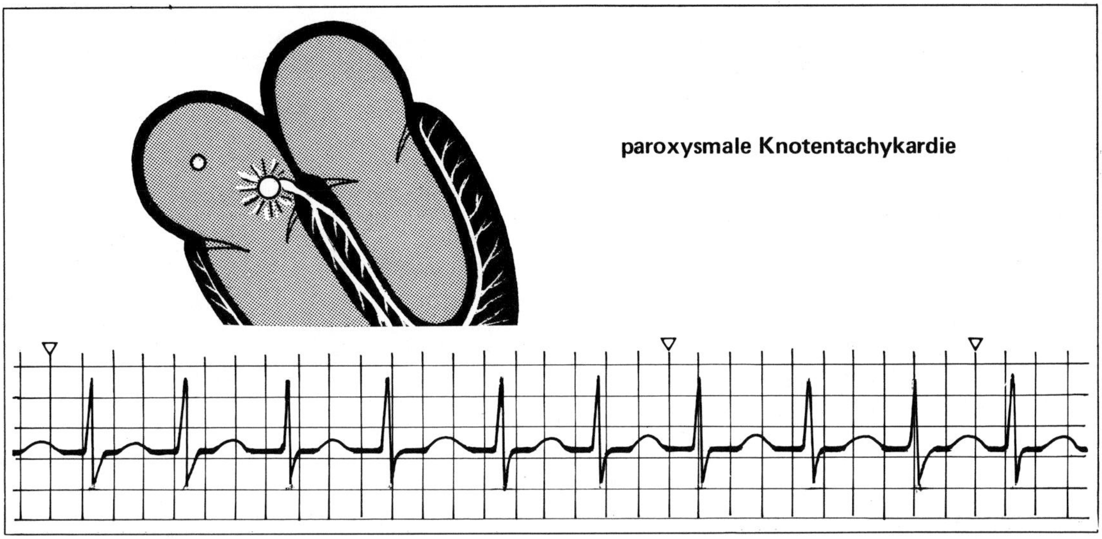

Die *paroxysmale Knotentachykardie* wird durch einen ektopischen Schrittmacher im AV-Knoten verursacht

Die Ursache der paroxysmalen Knotentachykardie ist ein ektopischer Herd im ________, der sehr rasch Reizimpulse aussendet (150–250/min).

AV-Knoten

Merke:
Ektopische Herde im AV-Knoten können die Vorhöfe von unten her durch retrograde Erregungsleitung depolarisieren (vgl. S. 98). Dadurch kann es zu negativen (nach unten gerichteten) P-Wellen kommen, die bei der Tachykardie unmittelbar vor oder nach dem QRS-Komplex liegen. Im Beispiel der Abbildung handelt es sich um einen mittleren Knotenrhythmus mit 150 Schlägen/min.

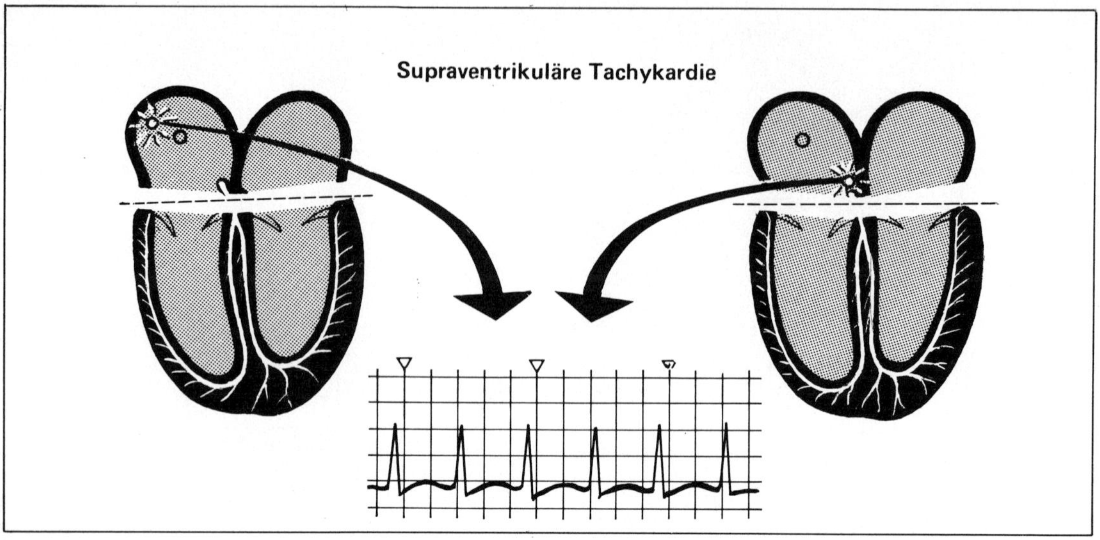

Die paroxysmale Vorhoftachykardie und die paroxysmale Knotentachykardie haben ihren Ursprung in ektopischen Herden oder einer kreisenden Erregung (s. S. 136) oberhalb der Kammern; man nennt sie deshalb auch „supraventrikuläre Tachykardien"

Die paroxysmale Vorhoftachykardie und die paroxysmale Knotentachykardie werden auch als ______________ Tachykardien bezeichnet.

supraventrikuläre

Merke:
Die paroxysmale Vorhoftachykardie kann mit einer so hohen Frequenz auftreten, daß die P-Wellen mit den vorangehenden T-Wellen verschmelzen. Dadurch ist es sehr schwierig, die beiden supraventrikulären Tachykardien auseinanderzuhalten.

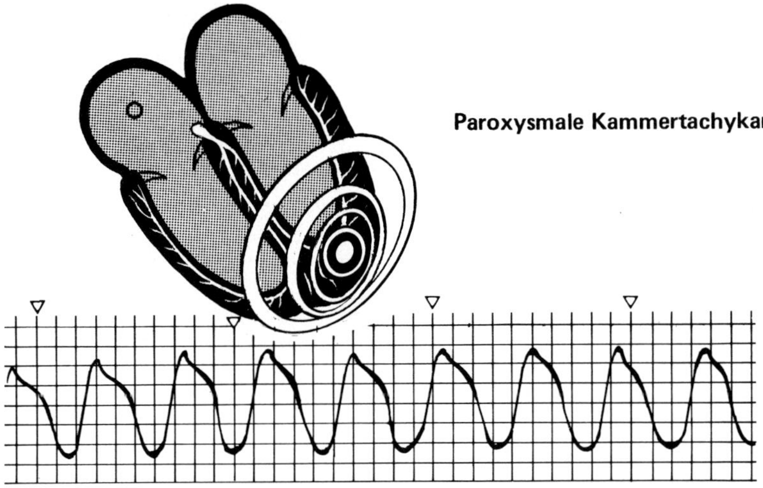

Die *paroxysmale Kammertachykardie* wird durch einen ektopischen Schrittmacher oder einen Reentry-Mechanismus in einem der Ventrikel verursacht. Sie weist ein charakteristisches Bild im EKG auf

Die paroxysmale ventrikuläre Tachykardie wird plötzlich durch einen ektopischen Herd oder einen Reentry Mechanismus in einem der ______ ausgelöst, wobei die Herzfrequenz 150–250 Schläge/min erreicht. — Ventrikel

Eine plötzlich auftretende ventrikuläre Tachykardie erinnert an eine ______ von ventrikulären Extrasystolen (die es in Wirklichkeit auch ist). — Serie

Merke:
Obwohl die Vorhöfe weiterhin in ihrem eigenen Rhythmus depolarisiert werden, sind gewöhnlich keine P-Wellen zu unterscheiden.

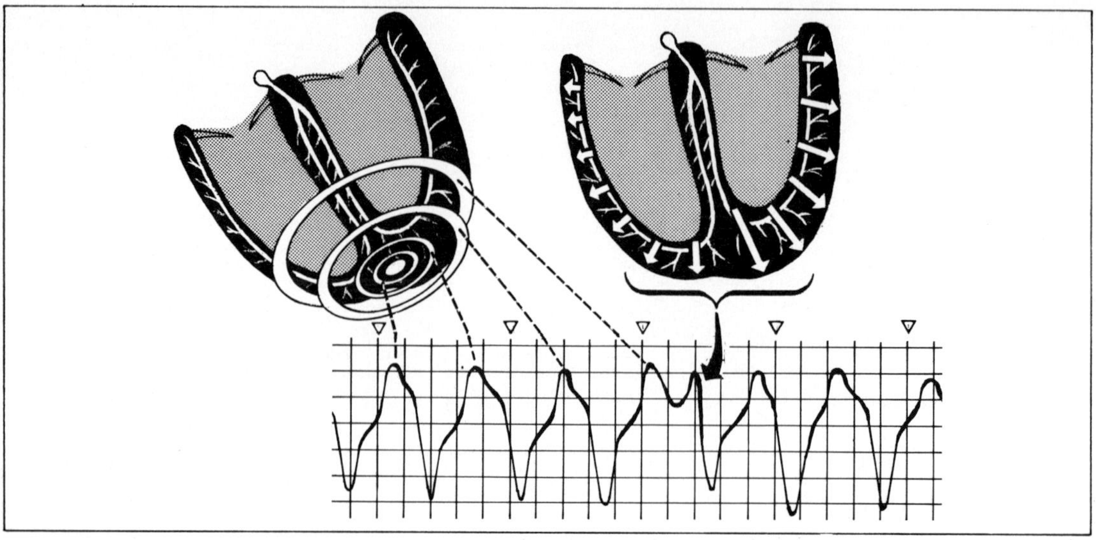

Manchmal wird ein Vorhofimpuls während einer ventrikulären Tachykardie übergeleitet und führt zu einem andersartigen, relativ normal aussehenden QRS-Komplex (Pfeil)

Manchmal kommt es durch einen Reizimpuls der in normalem Rhythmus schlagenden Vorhöfe zur ______ des AV-Knotens. Erregung

Während einer ventrikulären ________ ist der AV-Knoten für Reizimpulse aus dem Vorhof erregbar. Nur selten wird er vom Vorhof aus erregt. Tachykardie

Merke:
Wird während einer ventrikulären Tachykardie der AV-Knoten durch eine Vorhofdepolarisation erregt, so folgt die Erregung dem Leitungsweg des His-Bündels und bewirkt im EKG einen relativ normalen QRS-Komplex; meist ist jedoch nur ein Teil des QRS-Komplexes erkennbar. Dieser normal aussehende Teil des Kammerkomplexes fällt mit dem Kammerkomplex einer ventrikulären Extrasystole in einem sog. *„Kombinationsschlag"* zusammen. Manchmal kann die Erregung über den physiologischen Schrittmacher auch zur vollständigen Depolarisation der Kammern und damit zu einem ganzen, normalen QRS-Komplex führen. Man nennt einen normalen QRS-Komplex inmitten ektopischer Kammerkomplexe auch *„ventricular capture"*. (Das heißt: ein normaler Schrittmacherimpuls „fängt einen ektopischen Schrittmacherimpuls der Kammer ein".) Die Diagnose einer ventrikulären Tachykardie wird durch Kombinationsschläge und „ventricular captures" unterstützt.

„Capture Beats"

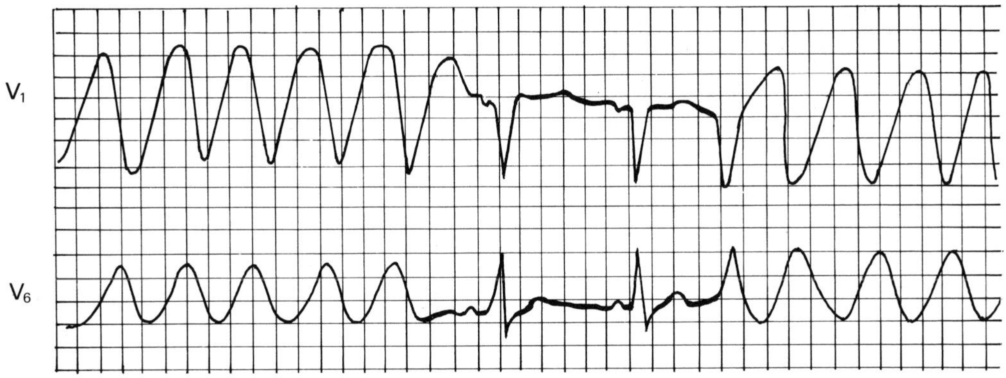

Der Nachweis von *„capture beats"* beweist den Ursprung der Tachykardie mit breitem QRS-Komplex aus dem ventrikulären Myokard

Merke:
Während der Tachykardie kann ein supraventrikulärer Erregungsimpuls, der durch den AV-Knoten geleitet ist, die Kammern unter bestimmten zeitlichen Bedingungen (relative Refraktärzeit) erregbar vorfinden. Dieser von den Kammern „eingefangene" Schlag zeigt dann neben einer P-Welle den typischen schmalen QRS-Komplex.

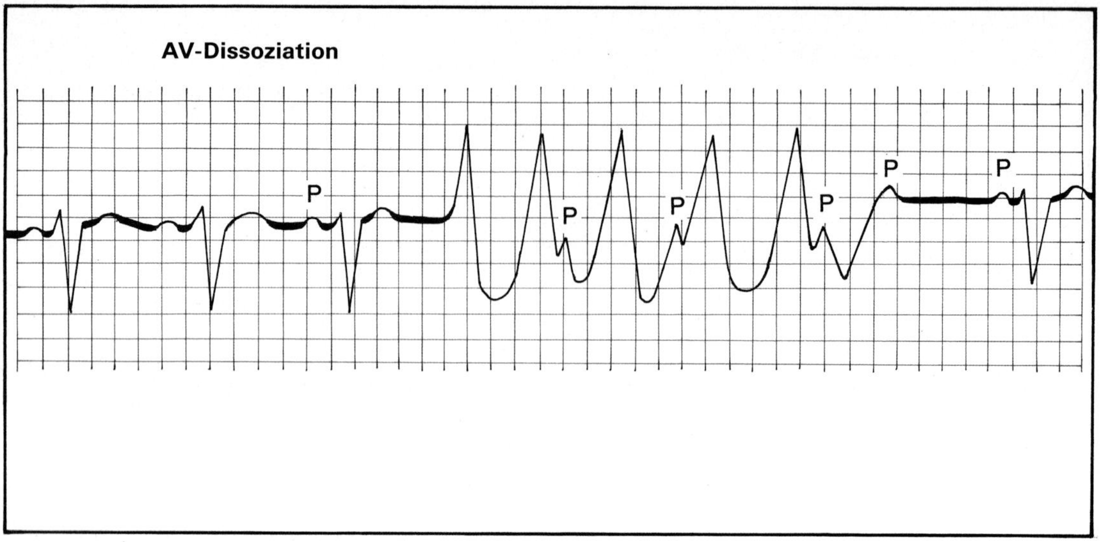

Bei dieser paroxysmal auftretenden Kammertachykardie sind P-Wellen in den ektopischen QRS-Komplexen zu erkennen

Merke:
Wenn P-Wellen unabhängig von den Kammerkomplexen auftreten, spricht man von einer *AV-Dissoziation.* Auf die P-Welle nach der ventrikulären Tachykardie folgt noch keine Depolarisation der Ventrikel. Der tachykarde Sinusrhythmus setzt erst später wieder ein.

Salvenextrasystolie

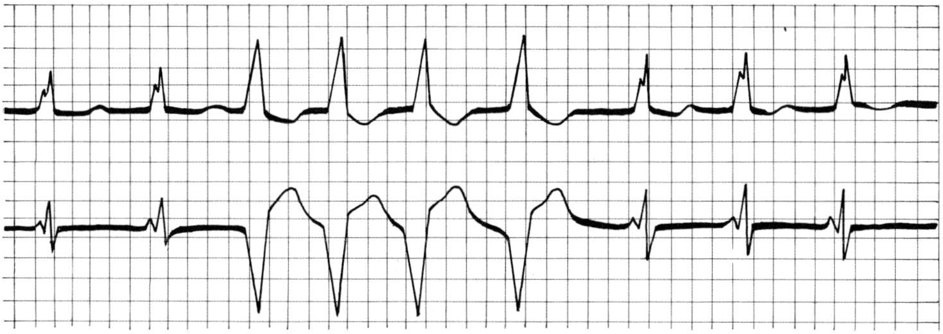

Das Auftreten monomorpher ventrikulärer Extrasystolen in einer Salve weist auf eine organische Herzerkrankung, meist auf eine koronare Herzkrankheit, hin

Die paroxysmale ventrikuläre Tachykardie erinnert an eine Serie einzelner ________________ .

ventrikulärer Extrasystolen

Diese Erscheinung ist pathologisch. Sie weist auf eine organische ____________ hin.

Herzerkrankung

Merke:
Die ektopische Depolarisation der Ventrikel kann zu einer hohen Herzfrequenz führen. Die Ursache dieser Herzrhythmusstörung ist in jedem Fall behandlungsbedürftig.

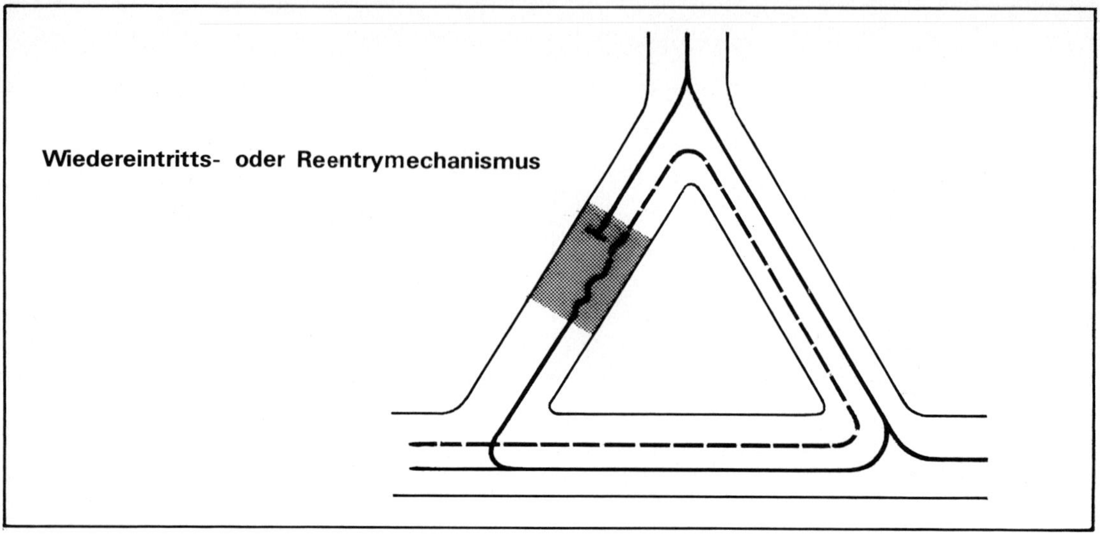

Tachykarde Herzrhythmusstörungen werden entweder durch fokale Automatieherde oder *kreisende* Erregungen verursacht. Dies bezeichnet man als *Reentry-Mechanismus*

Bei der paroxysmalen supraventrikulären Tachykardie kann der AV-Knoten im ______-Kreislauf liegen. Reentry

Bei ventrikulären __________ findet sich eine Schädigung im Netzwerk des Purkinje-Fasersystems. Tachykardien

Merke:
Die Abbildung zeigt eine kreisende Bewegung im geschädigten (z.B. ischämischen) ventrikulären Erregungsleitungssystem. Hier liegt ein Block in der absteigenden Richtung vor, aber die Erregung tritt retrograd in das Purkinje-System ein und wird über das nicht mehr voll refraktäre Fasersystem der ursprünglichen Erregung *kreisend* weitergeleitet.

Merke:
Charakteristisch für die kreisende Erregung ist ihr plötzlicher Beginn und ihr plötzliches Ende.

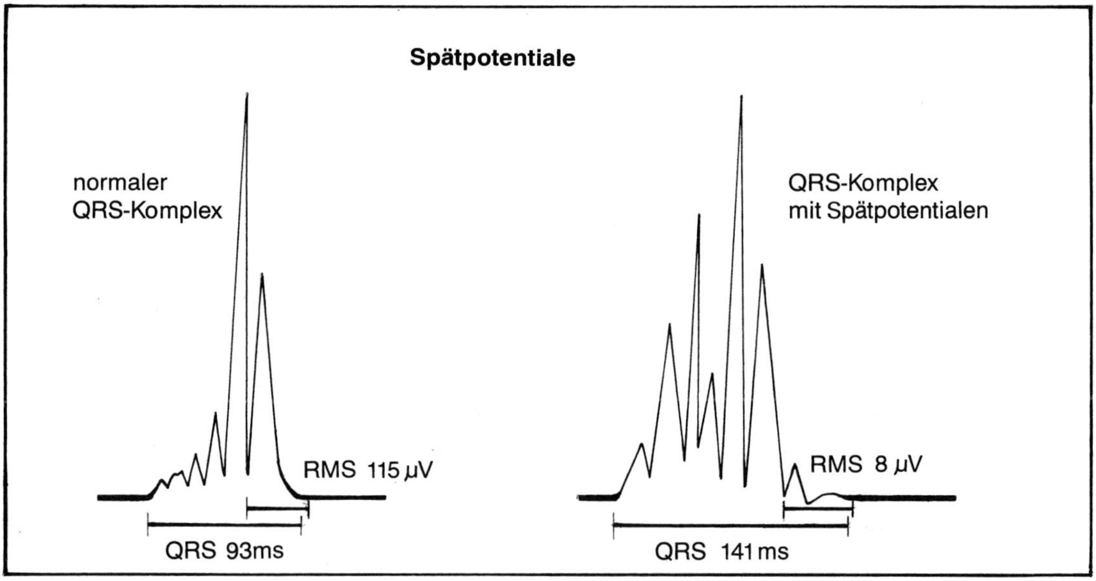

Spätpotentiale entstehen durch verzögerte langsame Leitung im Randgebiet eines Herzinfarkts. Sie zeigen an, daß ein pathomorphologisches Substrat mit arrhythmogenen Eigenschaften vorhanden ist

Merke:
Spätpotentiale treten mit einer Amplitude von nur einigen millionstel Volt (0,5-10 µV) am Ende des Kammerkomplexes auf. Der RMS-Wert (root mean square) beschreibt die mittlere Vektoramplitude in den letzten 40 ms des QRS-Komplexes. Spätpotentiale sind durch die programmierte Ventrikelstimulation oder als hochverstärktes Oberflächen-EKG mit speziellen, rechnergestützten Geräten nachweisbar.

Merke:
Die Leitungsverzögerung ist eine der Voraussetzungen (antomisches Substrat) für die Entstehung kreisender Erregungen. Deshalb wird an dieser Stelle hierüber berichtet. Die Auslösung von Arrhythmien (Triggerung) kann durch akute Ischämie, Elektrolytstörungen, autonome Einflüsse und v.a. durch frühzeitig einfallende ventrikuläre Extrasystolen erfolgen.

Merke:
Über die Bewertung nachgewiesener Spätpotentiale für die Prognose eines Patienten diskutieren die Kardiologen kontrovers; sie sind sich aber einhellig der Meinung, daß das Fehlen von Spätpotentialen in jedem Fall günstig ist.

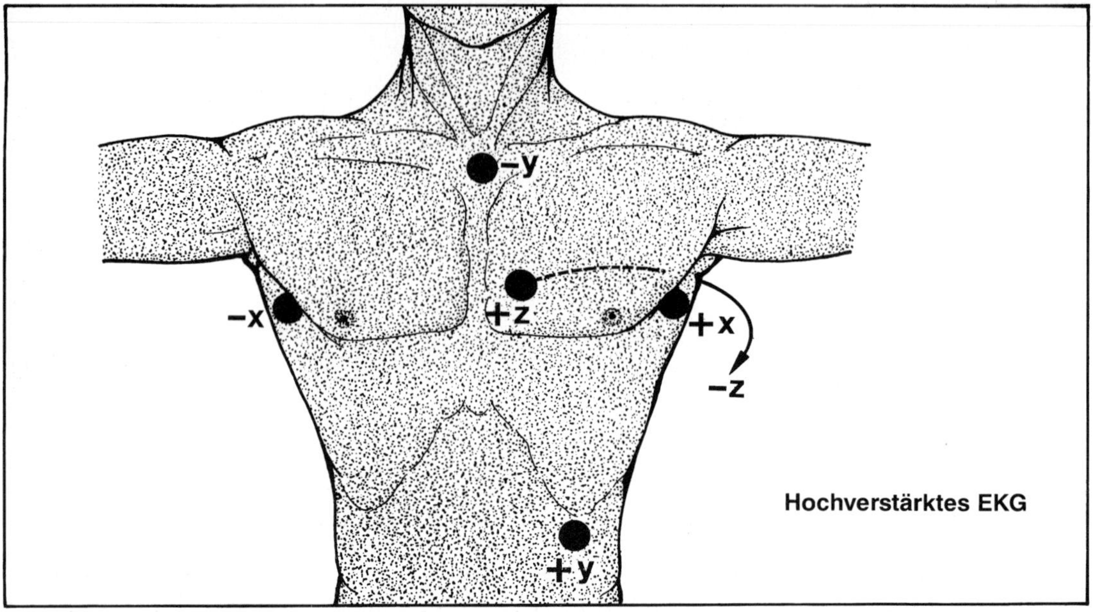

Das hochverstärkte EKG zur Ermittlung von pathologischen Spätpotentialen wird über drei bipolare Elektrodenpaare abgeleitet

Merke:
Die positiven Elektroden x, y und z liegen links, unten und anterior.
x – 4.ICR links und rechts der mittleren Axillarlinie
y – am Manubrium sterni oben und links der Medioklavikularlinie auf der Bauchdecke oberhalb der Spina iliaca superior anterior
z – auf der Höhe von V_2 und links paravertebral am Rücken
Die Ergebnisse des hochverstärkten EKG sind von der präzisen Lage der Elektroden abhängig.

Merke:
Patienten mit nachgewiesenen Spätpotentialen weisen ein um das 5-20fache erhöhte Risiko für Kammertachykardien (-flattern/-flimmern) und für den plötzlichen Herztod auf. Bei rund 25% aller Patienten mit Zustand nach akutem Herzinfarkt können am Ende der 2. Woche Spätpotentiale nachgewiesen werden. Zur Abschätzung des individuellen Risikos wird diese Untersuchung durch das Langzeit-EKG und die Beurteilung der Funktion des linken Ventrikels im Echokardiogramm ergänzt.

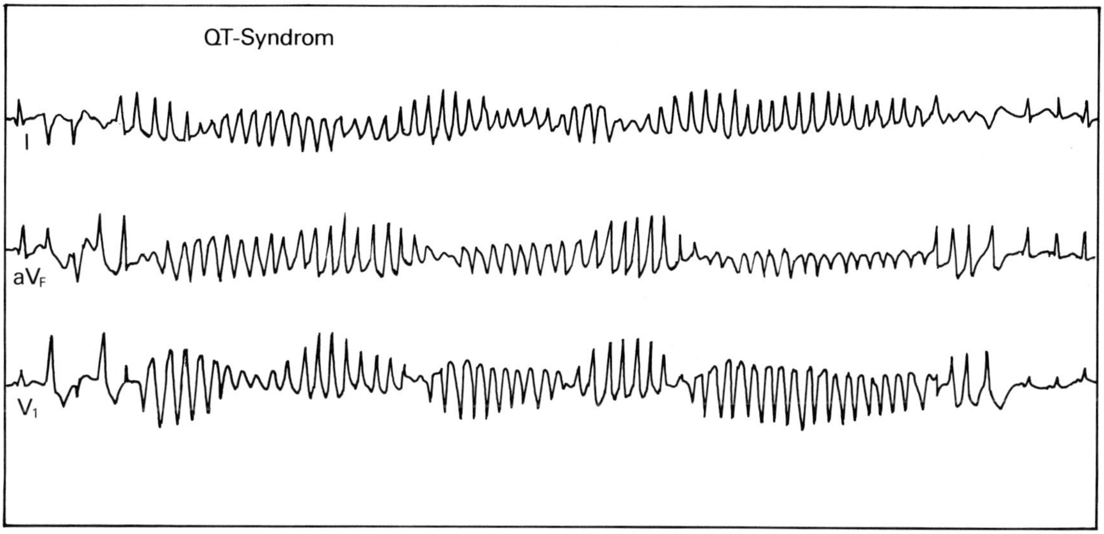

Hierbei handelt es sich um eine hochfrequente Kammertachykardie, die spontan zu einem Sinusrhythmus zurückkehrt. Es fällt auf, daß bei den Normalschlägen die QT-Zeit verlängert ist

Gefährliche Rhythmusstörungen können durch eine angeborene Verlängerung des ___-Intervalls ausgelöst werden. QT

Merke:
Bei dieser konnatalen Anomalie kommt es familiär gehäuft zu Synkopen und plötzlichen Todesfällen. Es wurde von Jervell-Lange-Nielsen (zusammen mit Innenohrschwerhörigkeit) und Romano-Ward als Syndrom beschrieben. Die Rhythmusanomalien werden durch körperliche oder seelische Belastung ausgelöst.

Merke:
Die Rotation der QRS-Amplituden um ihre Achse, wie oben abgebildet, wird als „Spitzenumkehr" oder „torsade de pointes" bezeichnet. Auf die Kammertachykardie kann Kammerflimmern folgen. Neben dem QT-Syndrom sind Elektrolytstörungen (z.B. Hypokaliämie) und Myokarditis als Ursache anzusehen.

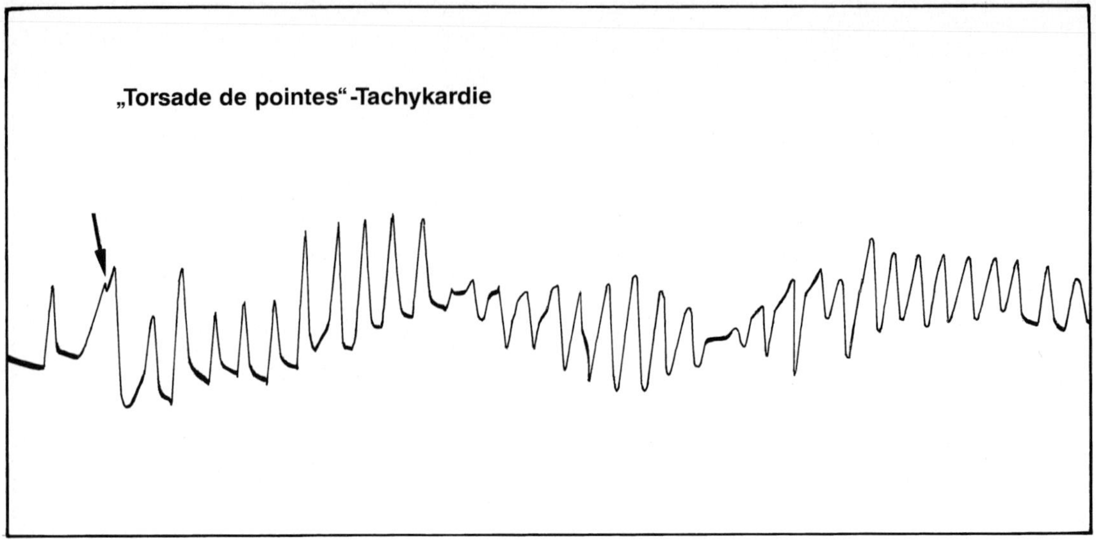

Bei der Tachykardie mit Spitzenumkehr (*torsade de pointes*) schrauben sich die QRS-Komplexe periodisch um die Nullinie herum

Merke:
Im Beispiel dieses Patienten, der einen akuten Herzinfarkt der Hinterwand erlitten hatte, wurde die Tachykardie durch eine Erregung ausgelöst, die in die vorausgehende T-Welle fiel (Pfeil).

Merke:
Der Mechanismus dieser Art von Tachykardie ist nicht geklärt. Einerseits werden zwei verschiedene ektopische Herde in den Ventrikeln als Ursache diskutiert, andererseits kann eine kreisende Erregung bei verlängerter Repolarisation möglich sein.

Bidirektionale Tachykardie

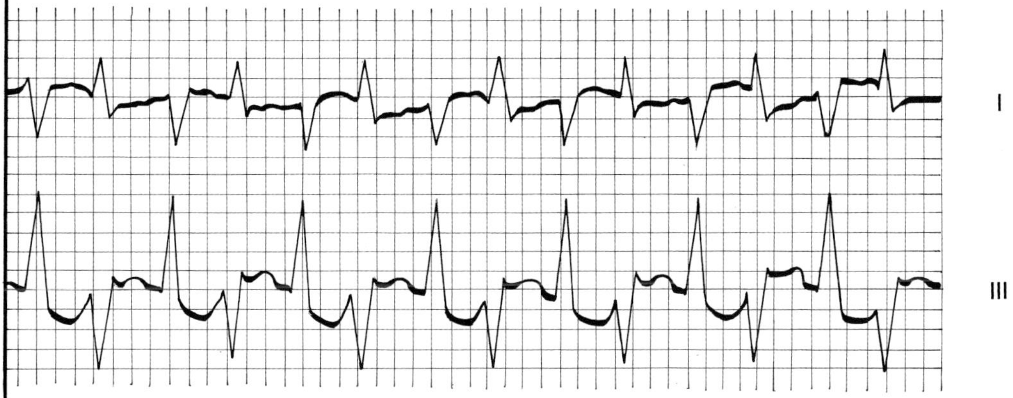

Bei der bidirektionalen Tachykardie treten QRS-Kammerkomplexe auf, die gegensinnig, also abwechselnd positiv und negativ, auf die Elektrode gerichtet sind

Merke:
Die Herzfrequenz liegt bei der bidirektionalen Tachykardie meist zwischen 140-200/min. Als Ursache kommt fast immer eine Digitalisüberdosierung infrage.

Merke:
Dieses EKG-Bild weist auf eine schwere Schädigung des Kammermyokards hin. Die Prognose ist ernst.

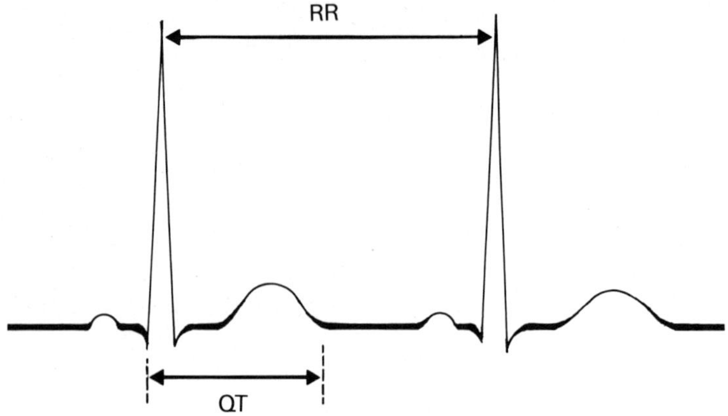

Das QT-Intervall stellt im Oberflächen-EKG die Erregungsdauer der gesamten Kammersystole dar

Die QT-Zeit oder das QT-______ ist abhängig von der Herzfrequenz bzw. dem Abstand der _-Zacken. Intervall R

Merke:
Wir sprechen an dieser Stelle über die QT-Dauer, weil deren Bestimmung mit der Frage, ob z.B. eine Verlängerung vorliegt, von Bedeutung für die Prognose ist, ob Rhythmusstörungen auftreten können.

Merke:
Die QT-Dauer wird vom Alter und Geschlecht beeinflußt. Für Herzfrequenzen von 60–100 Schlägen/min gilt für Männer ein QT-Intervall von 0,39–0,30 s, für Frauen von 0,44–0,30 s (s. Tab. S. 434–435). Häufig wird die „frequenzkorrigierte" QT-Zeit benutzt, die sich nach der Formel von Bazett errechnet:

$$QT_c = \frac{QT}{\sqrt{RR}}$$

QT_c beträgt normalerweise etwa 0,40 s.

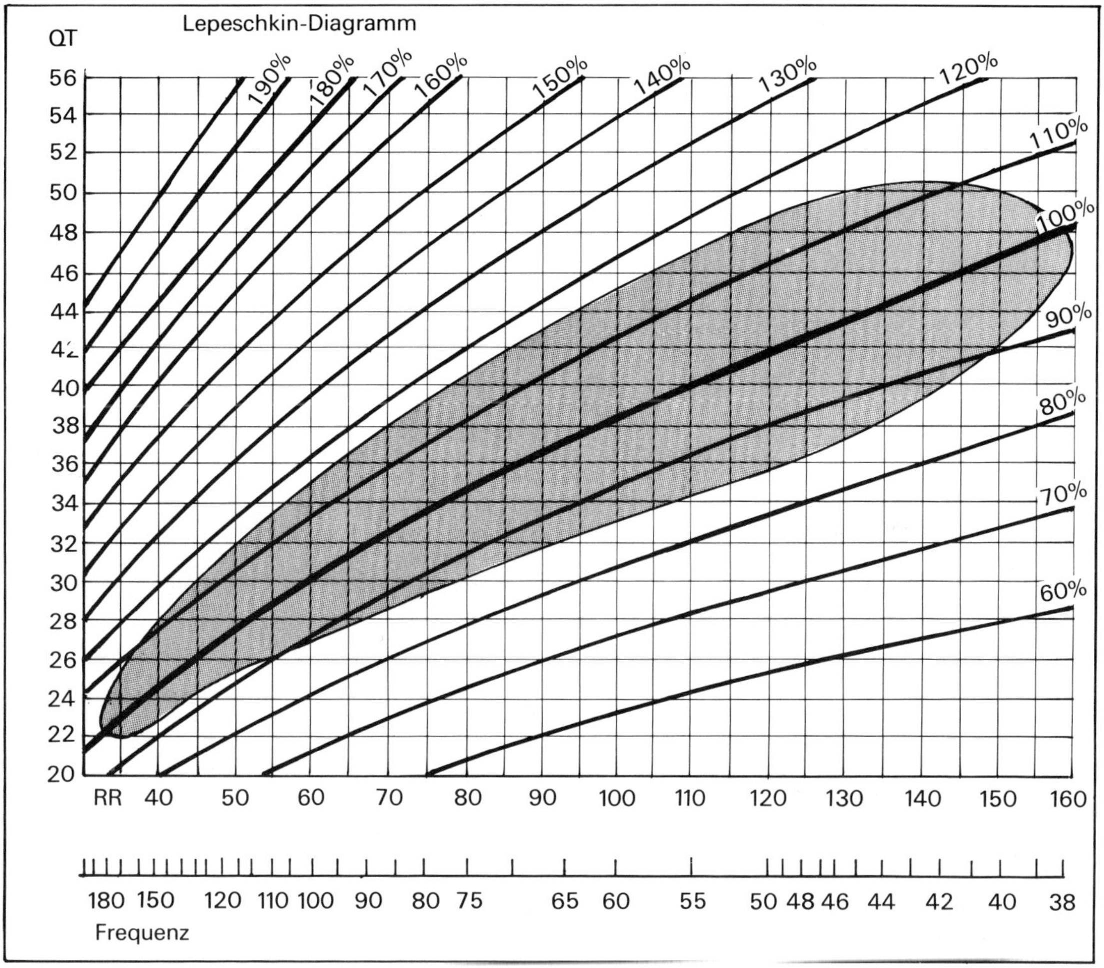

Im EKG-Alltag ist das Diagramm von Lepeschkin, das er 1957 beschrieben hatte, zur Bestimmung der normalen QT-Zeit nützlich

Merke:
Es gehört zur Routine der EKG-Analyse, die Herzfrequenz und die QT-Dauer zu bestimmen. Beide müssen übereinstimmen.

Für die schnelle Interpretation des EKG finden Sie das Diagramm und Tabellen zur Berechnung der frequenzkorrigierten QT-Dauer in den Notizbuchseiten (S. 433 f.) am Ende des Buches.

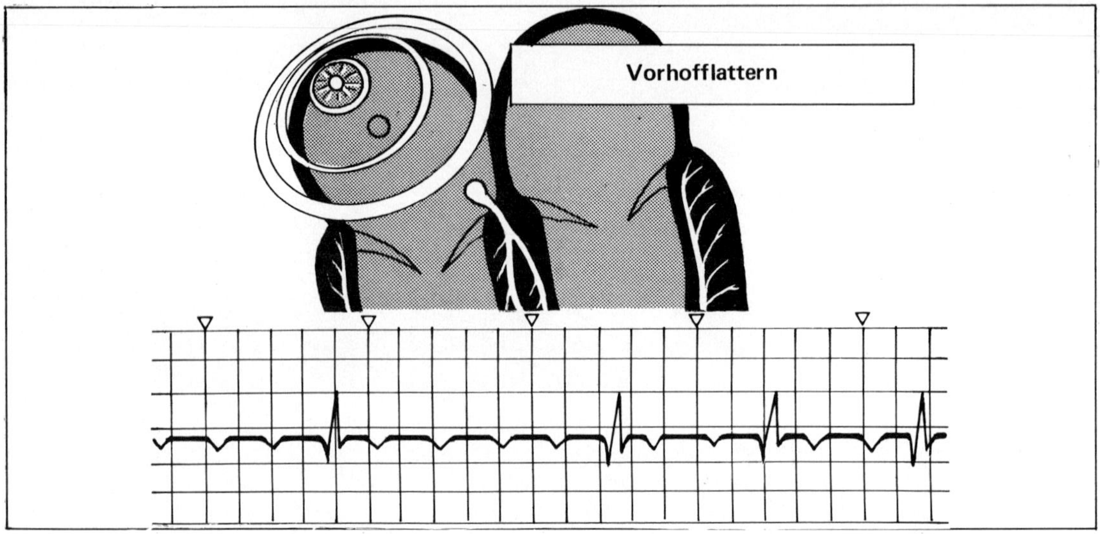

Vorhofflattern wird durch einen ektopischen Herd in den Vorhöfen verursacht. Die P-Wellen treten rasch hintereinander auf und gleichen sich

Beim Vorhofflattern kommt es durch einen ektopischen Herd in den Vorhöfen mit einer Bildung von 250–350 Impulsen/min zu einer schnellen Folge von ______depolarisationen. Vorhof

Da nur ein einziger ektopischer _____ aktiv ist, gleichen sich alle P-Wellen. Die ektopische Vorhofdepolarisation bewirkt in diesem Fall aber keine echten P-Wellen, sondern nur sog. „Flatterwellen". Herd

Jedem ____________geht eine Serie von Flatterwellen voraus, da die Überleitung der Vorhofimpulse auf den AV-Knoten unregelmäßig erfolgt. QRS-Komplex

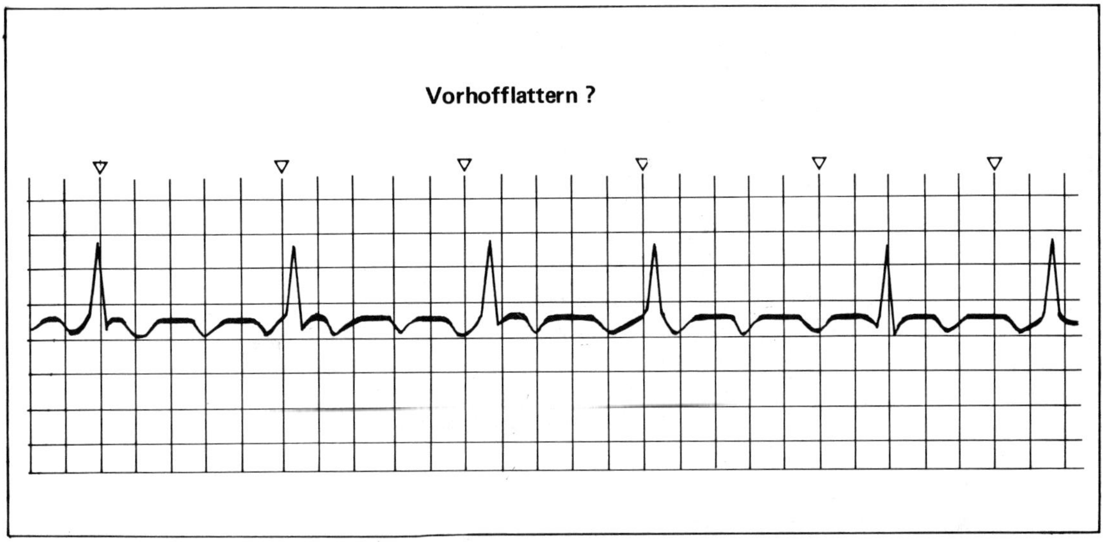

Dieses EKG sieht wie Vorhofflattern aus; das klassische Bild erhält man, wenn man das Bild umdreht

Ist man sich in der Diagnose Vorhofflattern nicht ganz sicher, sollte man das ____ auf den Kopf drehen. EKG

Merke:
Charakteristisch am Vorhofflattern ist die Reihe rasch aufeinanderfolgender P-Wellen oder besser: Flatterwellen. Da sie alle gleich aussehen, ergeben sie ein „sägezahnartiges" Bild. Zwischen den einzelnen Zacken erscheint keine Nullinie. Der Unterschied zur paroxysmalen Vorhoftachykardie mit Überleitungsblock (vgl. S. 128) ist deutlich zu sehen.

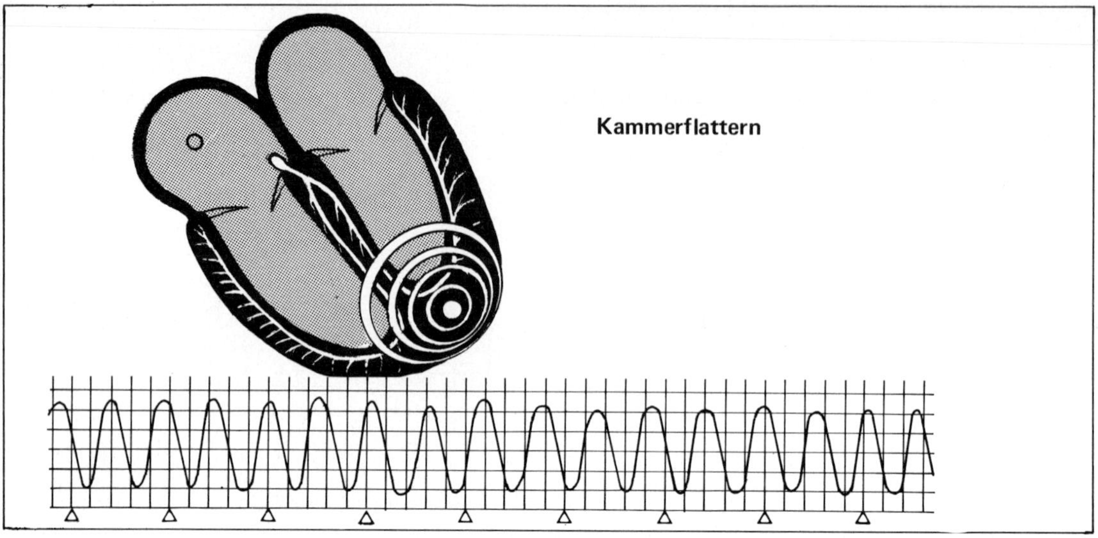

Kammerflattern entsteht meist aus einer Kammertachykardie oder aus vorhergehenden ventrikulären Extrasystolen heraus (s. S. 109). Die Schlagfrequenz beträgt 250–350/min. Als Ursachen werden ventrikuläre Reentry-Mechanismen oder ein schneller ektopischer Fokus im Kammermyokard angenommen

Kammerflattern wird durch einen einzelnen, schnellen ektopischen Kammerherd oder über ventrikuläre Reentry-Mechanismen verursacht; die Frequenz beträgt ______ Impulse/min. — 250–350

Diese hohe Reizfrequenz ist lebensbedrohend. Charakteristisch für das Kammerflattern ist die ________ Schwingung der EKG-Linie. — sinusförmige

Merke:
Kammerflattern ist lebensbedrohend!

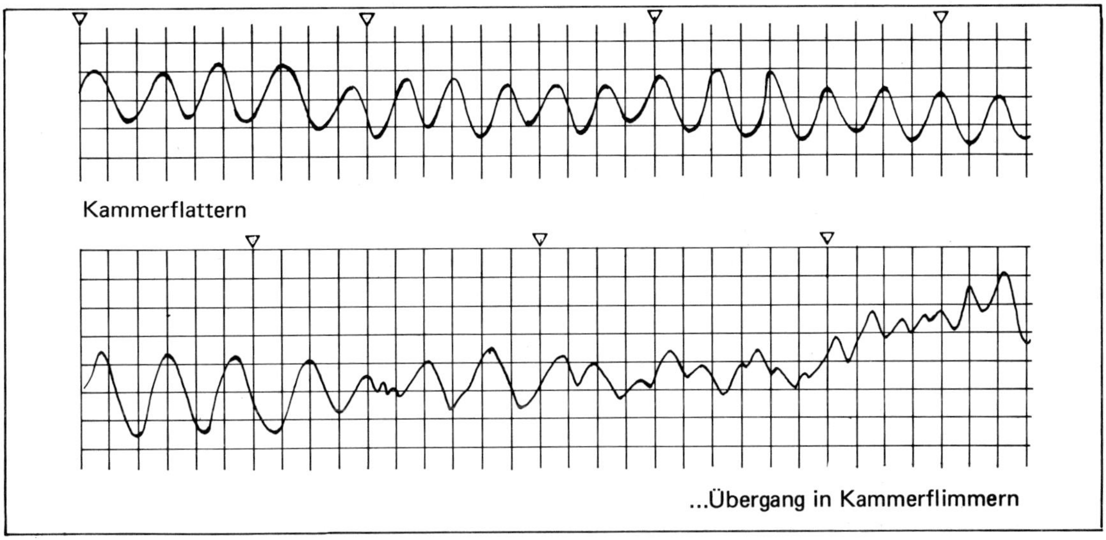

Kammerflattern geht oft in Kammerflimmern über; diese bedrohliche Situation erfordert umgehende Reanimation und Defibrillation

Merke:
Beim Kammerflattern kontrahieren sich die Herzkammern außergewöhnlich schnell. Das Kammerflattern im obigen EKG entspricht einer Herzfrequenz von etwa 300 Schlägen/min, also 5 Kontraktionen in der Sekunde! Begrenzt durch seine Viskosität kann das Blut nicht rasch genug nachströmen, so daß keine vollständige Kammerfüllung zustande kommt. Die Durchblutung der Koronarien nimmt daraufhin ab, und die Ernährung des Herzmuskels verschlechtert sich. Diesen Zustand versuchen nun mehrere ektopische Herde in den Kammern zu kompensieren; es kommt zum Kammerflimmern.

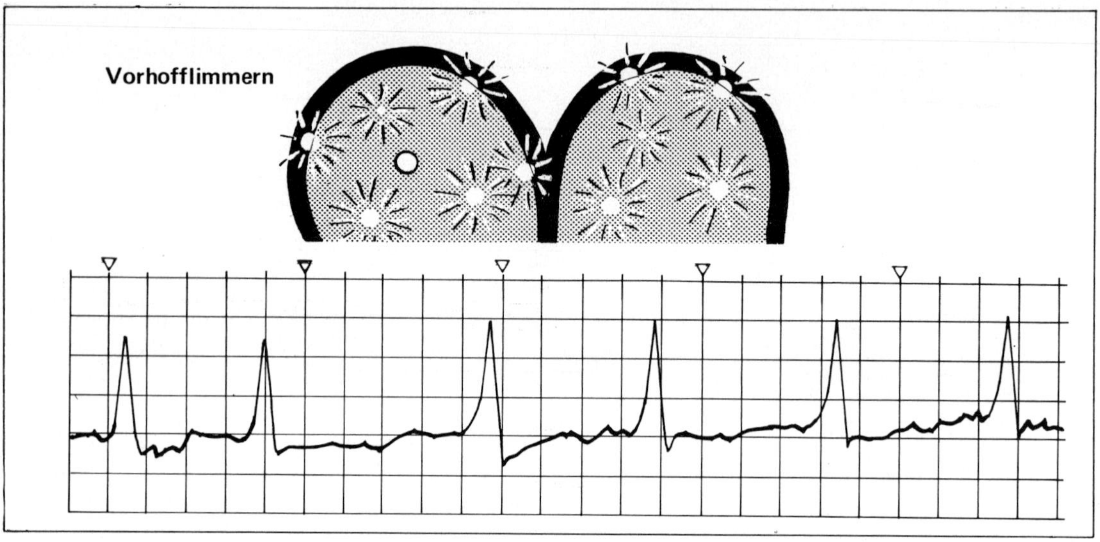

Vorhofflimmern wird durch *viele* ektopische Herde in den Vorhöfen oder intraatriale kreisende Erregungen verursacht (s. S. 93). Diese Herde geben Reizimpulse mit verschiedenen Frequenzen ab und erzeugen dadurch einen chaotischen, völlig unregelmäßigen Vorhofrhythmus

Vorhof_______ wird durch die Bildung von Reizimpulsen in mehreren ektopischen Herden im Vorhof verursacht. flimmern

Merke:
Durch einen einzelnen ektopischen Impuls wird nur ein kleiner Teil der Vorhöfe depolarisiert. Von allen Reizimpulsen wird kein einziger weitergeleitet.

Merke:
Die Ausbreitung der Impulse über die Vorhöfe beim normalen Sinusrhythmus läßt sich mit den Wellen eines ins Wasser geworfenen Steines vergleichen. Die Wellenbildung der Erregungsausbreitung beim Vorhofflimmern entspricht vielen gleichzeitig ins Wasser geworfenen Steinen.

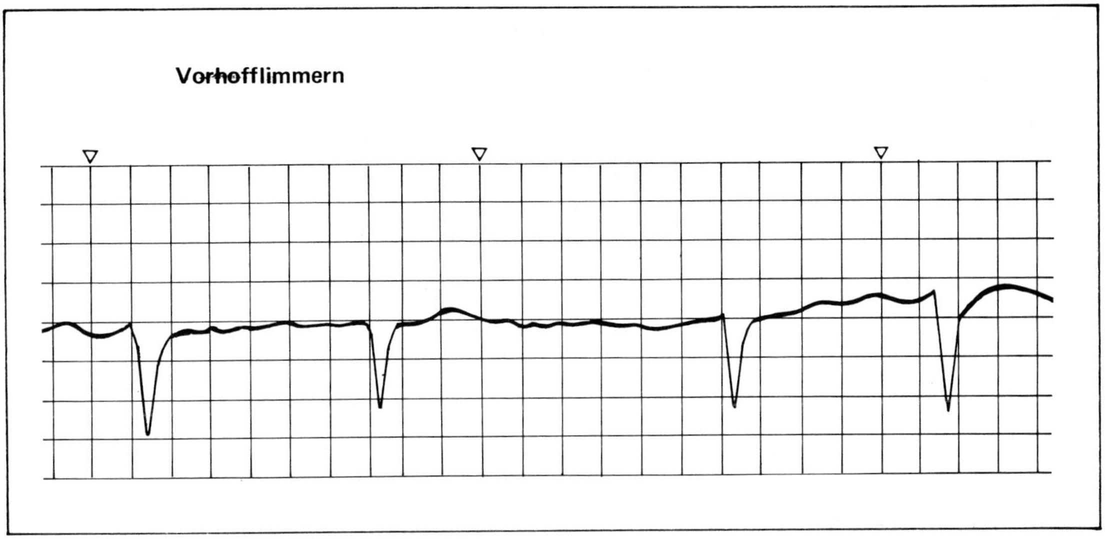

Im EKG erscheint ein Vorhofflimmern oft als eine unregelmäßige Nullinie ohne P-Wellen. Die QRS-Komplexe zeigen einen *unregelmäßigen* Rhythmus, der langsam oder schnell sein kann

Beim Vorhofflimmern ist die Nullinie völlig unregelmäßig; _-Wellen sind nicht zu unterscheiden. P

Da der AV-Knoten beim Vorhofflimmern nicht regelmäßig erregt wird, erfolgt auch die Erregung der ______ unregelmäßig. (Deshalb fühlt man einen unregelmäßigen Puls.) Ventrikel

Merke:
Die Frequenz der Herzkammern ist davon abhängig, wann es durch mehrere kleine Reizimpulse zur Depolarisation des AV-Knotens kommt. Die Kammerfrequenz kann hoch oder relativ normal sein.

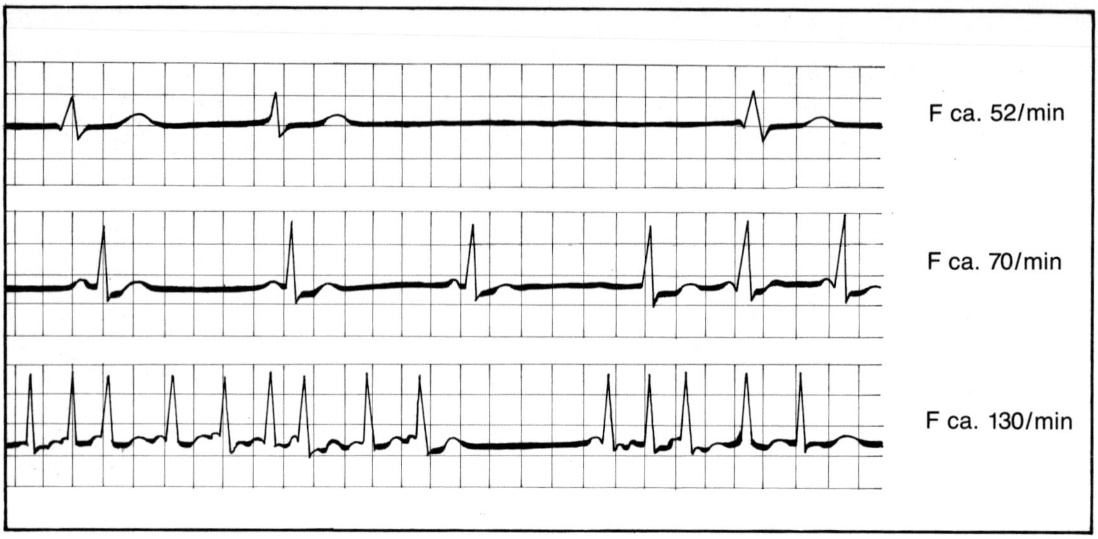

Die Herzfrequenz kann bei Vorhofflimmern völlig verschieden sein

Merke:
Bei einer bradykarden Kammerfrequenz spricht man von einer *Bradyarrhythmia absoluta,* bei einer Tachykardie von einer *Tachyarrhythmia absoluta.*

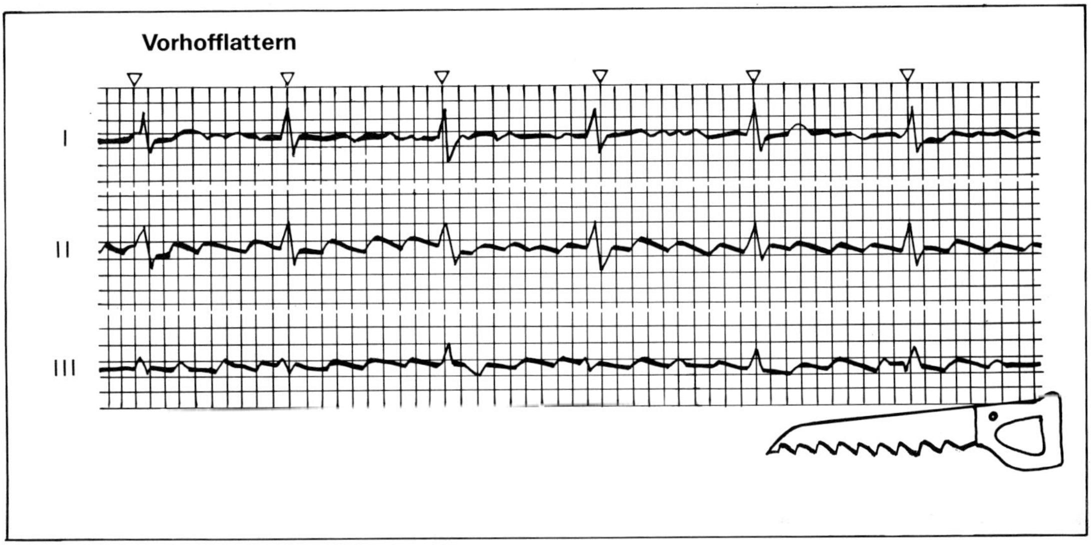

Die Nullinie beim *Vorhofflattern* ist sehr unruhig und erinnert an die Zähne einer Säge

Beim Vorhofflattern findet sich das typische ________ähnliche Bild der isoelektrischen Linie.

sägezahn

Merke:
Im oben gezeigten EKG folgt auf jede 4. Vorhoferregung eine Überleitung auf die Kammern; wir sprechen von einem 4:1-Überleitungsblock.

Die Frequenz der Vorhöfe beträgt etwa 300/min, die der Kammern etwa 75/min.

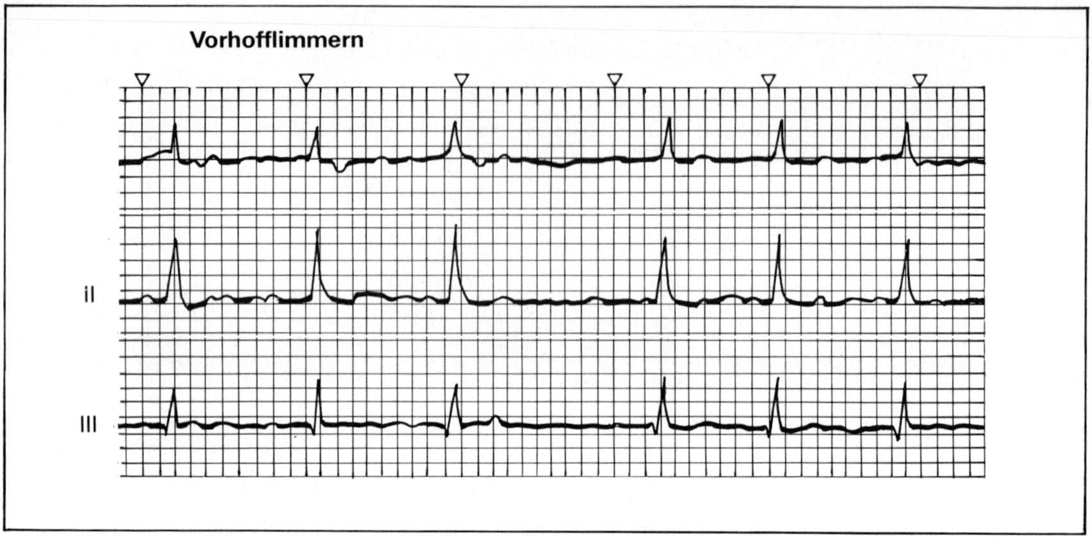

Gegenüber der identifizierbaren P-Welle beim Vorhofflattern ist hier nochmals das unruhige Bild beim *Vorhofflimmern* zu sehen

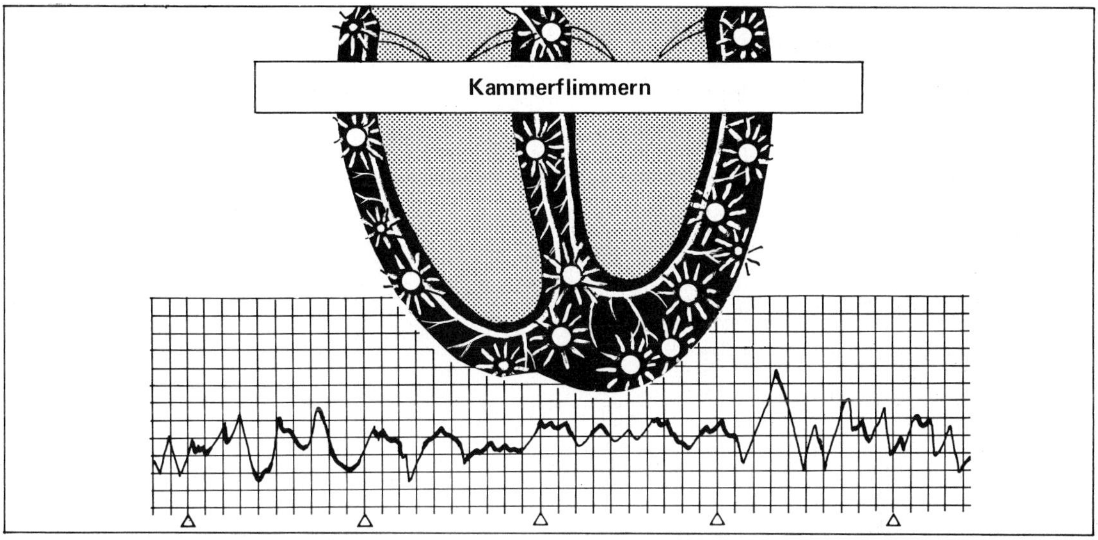

Beim *Kammerflimmern* sind keine geordneten rhythmischen Aktionen oder QRS-Komplexe zu erkennen. Die Herzkammern kontrahieren sich nicht mehr, sondern zucken nur noch chaotisch. Die Frequenz beträgt >400/min

______________ geht oft direkt aus Kammerflattern hervor, kann aber auch unmittelbar durch vorzeitig einfallende Erregungen (R- auf -T-Phänomen; s. S. 110) ausgelöst werden. — Kammerflimmern

Wenn in den Ventrikeln viele ektopische _____ gleichzeitig Reizimpulse abgeben und simultane Reentry-Mechanismen vorherrschen, wird durch jeden einzelnen Reizimpuls nur ein kleiner Teil des Myokards depolarisiert. Die Folge davon ist ein völlig unregelmäßiges Zucken der Herzkammern. — Herde

Beim Kammerflimmern leistet das Herz keine mechanische _________ mehr. Es steht funktionell still. — Herzarbeit

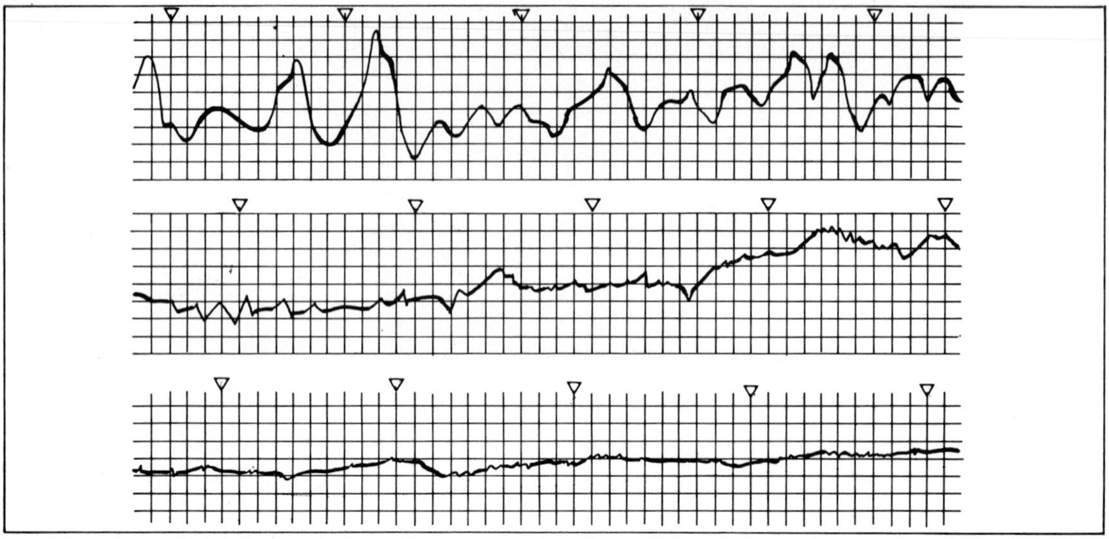

Die EKG-Kurve ist beim Kammerflimmern völlig unregelmäßig

Kammerflimmern ist im EKG durch eine völlig ____________ Kurve zu erkennen. — unregelmäßige

_______flimmern erscheint im EKG völlig atypisch. Das EKG verändert sich andauernd, aber eben dieser andauernde Wechsel ergibt die Diagnose. — Kammer

Glaubt man im EKG dennoch eine gewisse Regelmäßigkeit zu erkennen, so ist die Diagnose Kammer_______ zweifelhaft. — flimmern

Merke:
Das oben gezeigte EKG wurde hintereinander von einem Sterbenden abgeleitet. Die Höhe der einzelnen EKG-Ausschläge wird zunehmend kleiner.

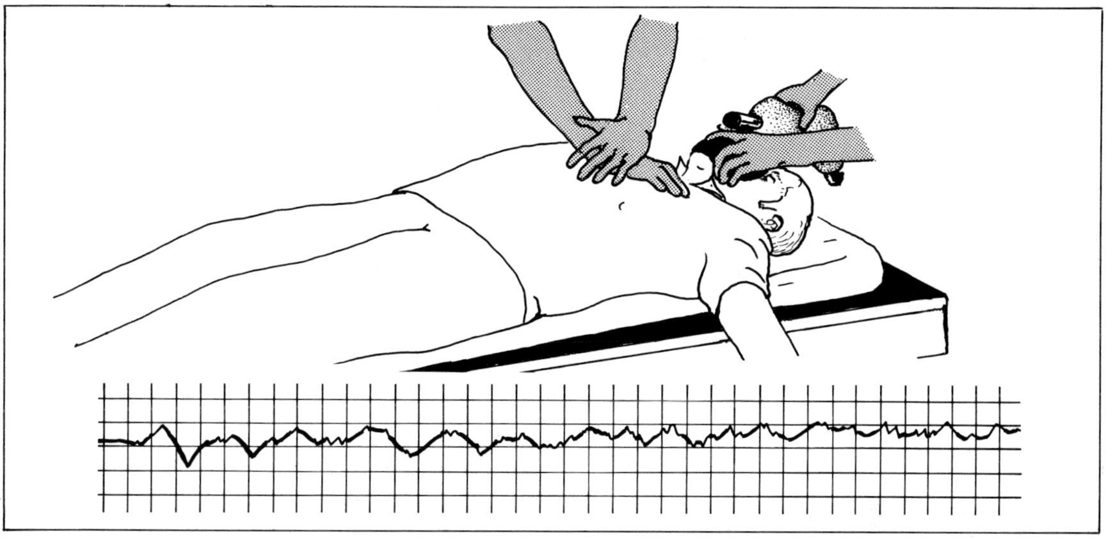

Beim Kammerflimmern pumpt das Herz kein Blut mehr (Herzstillstand); der Patient befindet sich in höchster Lebensgefahr

Kammerflimmern bedeutet einen Herzstillstand. Die ______________ ist ausgefallen. Kreislaufpumpe

Merke:
Eine andere Ursache des Herzstillstandes ist die „Asystolie", wobei überhaupt keine Herzaktivität mehr vorliegt. Im EKG erscheint eine flache Nullinie.

Da die ________ nur noch unregelmäßig zucken, erfüllt das Herz seine Aufgabe als Pumpe nicht mehr; es kommt zum Kreislaufstillstand. Ventrikel

Kammerflimmern ist eine ______situation, bei der umgehend reanimiert werden muß (externe Herzmassage, künstliche Beatmung usw.), sonst tritt der Tod des Patienten ein. Notfall

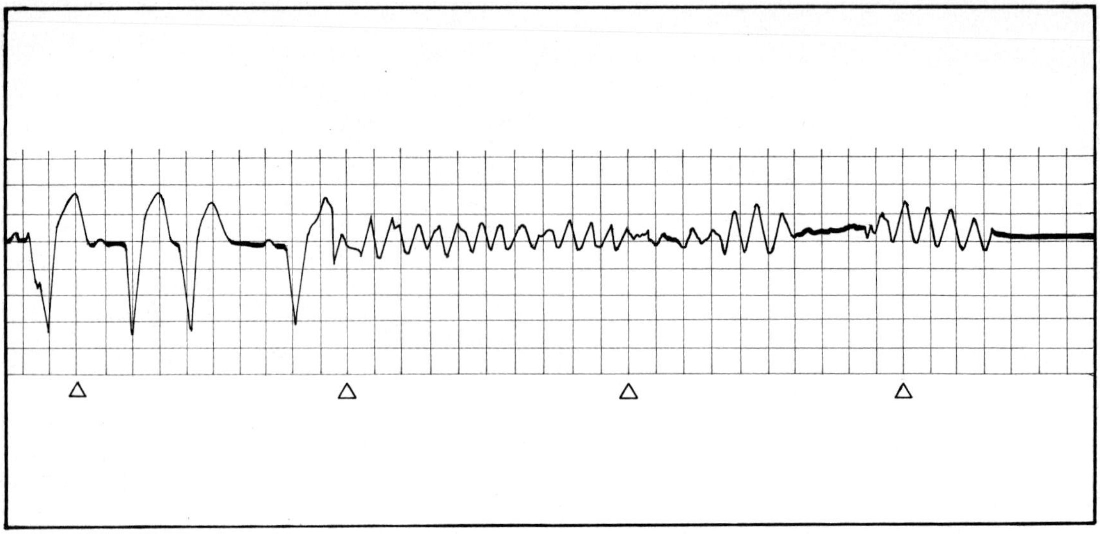

Dieses EKG stammt von einem Patienten, der an einem plötzlichen Herztod starb. Er befand sich auf einem Spaziergang und trug zum Zeitpunkt seines Todes einen Recorder, der das Langzeit-EKG aufzeichnete und die Todesursache dokumentierte: Kammerflimmern durch R-auf-T-Phänomen bei koronarer Herzkrankheit

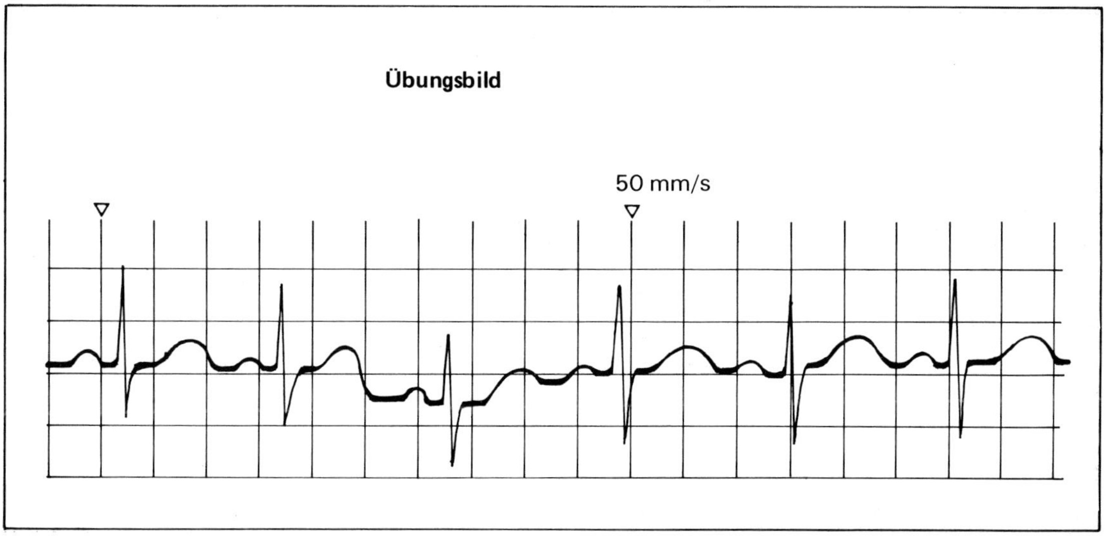

Ein Patient hatte plötzlich einen Stoß gegen die Brust erhalten

Es liegt eine Tachykardie vor, die eng zusammenliegende, normale QRS-Komplexe zeigt; eine ventrikuläre Tachykardie, Kammerflattern oder Kammer_______ können als Diagnose ausgeschlossen werden. — flimmern

Vor jedem QRS-Komplex sind P-Wellen zu unterscheiden, also kann es sich nicht um Vorhofflimmern oder um eine Knoten_________ handeln. — tachykardie

Jedem QRS-Komplex geht nur eine P-Welle voran; ein Vorhof______ kann ausgeschlossen werden. — flattern

Die Diagnose lautet *Vorhoftachykardie,* und wir wissen aus der Anamnese, daß sie *paroxysmaler* Natur ist.

Ist diese paroxysmale Vorhoftachykardie mit einem Überleitungsblock verknüpft? ____! — Nein

Differentialdiagnose:
ventrikuläre/supraventrikuläre
Tachykardie

bei QRS-Komplex breiter 0,11 s

Eine Tachykardie bei breitem QRS-Komplex kann ventrikulären Ursprungs sein, oder es handelt sich um eine supraventrikuläre Tachykardie mit „abberrierender" ventrikulärer Erregungsausbreitung wie Schenkelblock oder Präexzitation (s. S. 103 u. 211 f.).

Bei jugendlichen Patienten ohne kardiale Erkrankung und ohne Symptomatik handelt es sich sicher um eine ____________ Tachykardie. — supraventrikuläre

Ist der Patient älter als 40 Jahre oder besteht der Verdacht auf das Vorliegen einer koronaren Herzkrankheit, kann eine ventrikuläre ________ vorliegen. — Tachykardie

Merke:
Folgende Punkte weisen auf eine ventrikuläre Tachykardie hin:
1. „bizarrer" Lagetyp, wie er sonst bei keinem Block vorkommt.
2. „Kaninchenohrphänomen", wobei der QRS-Komplex aufgesplittert ist und in V_1 R' kleiner als R ist.
3. QRS-Konkordanz in V_1–V_6, d.h. daß alle Brustwandableitungen einen überwiegend positiven oder negativen Kammerkomplex zeigen.
4. QRS-Dauer größer als 0,14 s.

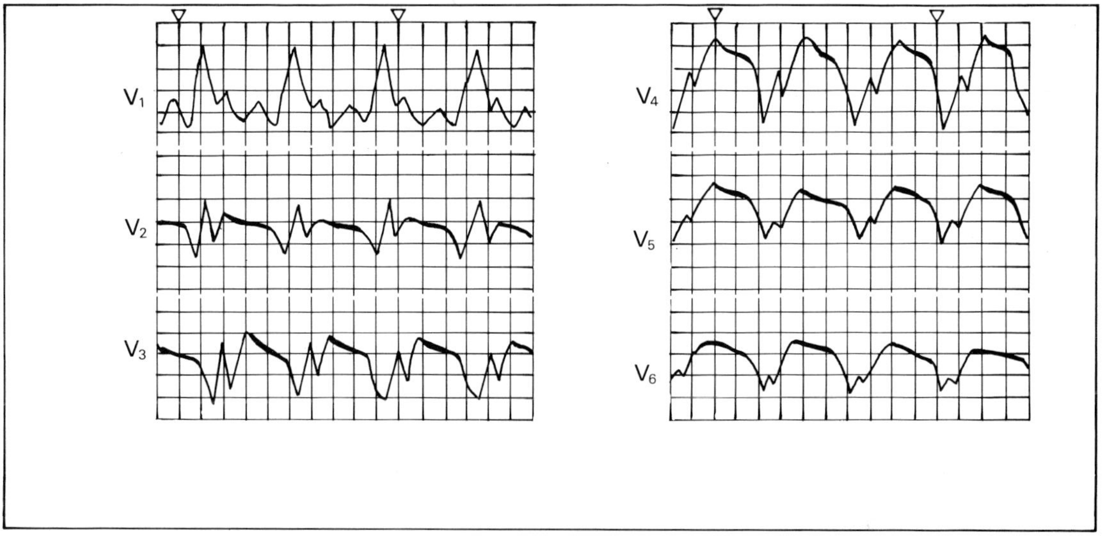

Das typische *„Kaninchenohrphänomen"* in Ableitung V_1 ist Hinweis auf die Tachykardie ventrikulären Ursprungs

Das EKG des oben angeführten Beispiels zeigt einen ____________block. — Rechtsschenkel

Das Kaninchenohrphänomen weist auf den __________ Ursprung der Tachykardie hin. — ventrikulären

Merke:
Der 67jährige Patient hatte einen akuten Vorderwandinfarkt erlitten.

Herzblöcke

- sinuatrialer Block
- AV-Block
- Schenkelblock
- Hemiblock

Ein Herzblock kann im Sinusknoten, im AV-Knoten und in den Schenkeln des His-Bündels auftreten

Ein Herzblock kann sich in einem der 3 folgenden Gebiete bilden: Im Sinusknoten, im AV-Knoten oder in den Schenkeln des ________.

His-Bündels

Bei einem ____block handelt es sich um einen ________ Block, der die Überleitung elektrischer Impulse verhindert.

Herz/elektrischen

Merke:
Bei der Beurteilung des Herzrhythmus im EKG sollte man *immer* nach möglichen Herzblöcken suchen.

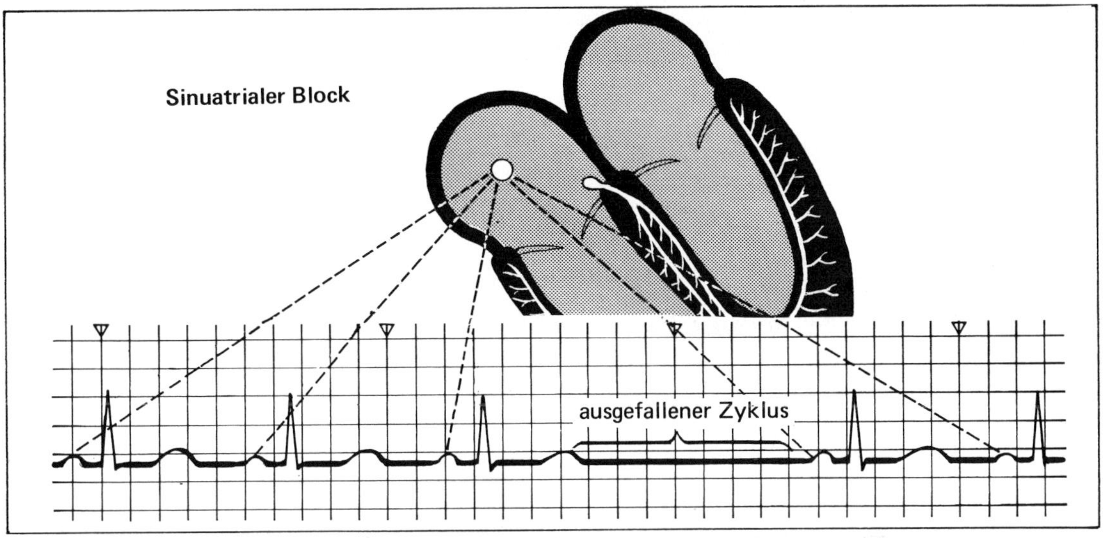

Beim *sinuatrialen Block* setzt der Schrittmacher (Sinusknoten) für mindestens einen EKG-Zyklus aus. Anschließend nimmt er seine normale Aktivität wieder auf

Merke:
Die sinuatrialen Blockierungen werden auch SA-Blocks genannt. Sie werden klinisch in 3 Grade unterteilt, I., II. und III. Grad. Der *SA-Block I. Grades* bedeutet eine verlängerte Überleitung vom Sinus- zum AV-Knoten und kann nur im *His-Bündel-EKG* festgestellt werden. – Beim Bild oben handelt es sich um einen SA-Block II. Grades, wobei plötzlich ein ganzer Zyklus ausfällt (Typ 2). Doch diese Unterscheidungen sind schon ziemlich speziell.

Beim SA-Block II. Grades gibt der Sinusknoten für mindestens einen __________ keinen Reizimpuls ab. — EKG-Zyklus

Nach der Pause von 2 normalen RR-Abständen nimmt der normale __________ seine Aktivität wie vor dem Block in gleichem Rhythmus wieder auf. — Schrittmacher

Merke:
Da die P-Wellen vor und nach dem SA-Block aus dem Sinusknoten stammen, gleichen sie sich vorher und hinterher.

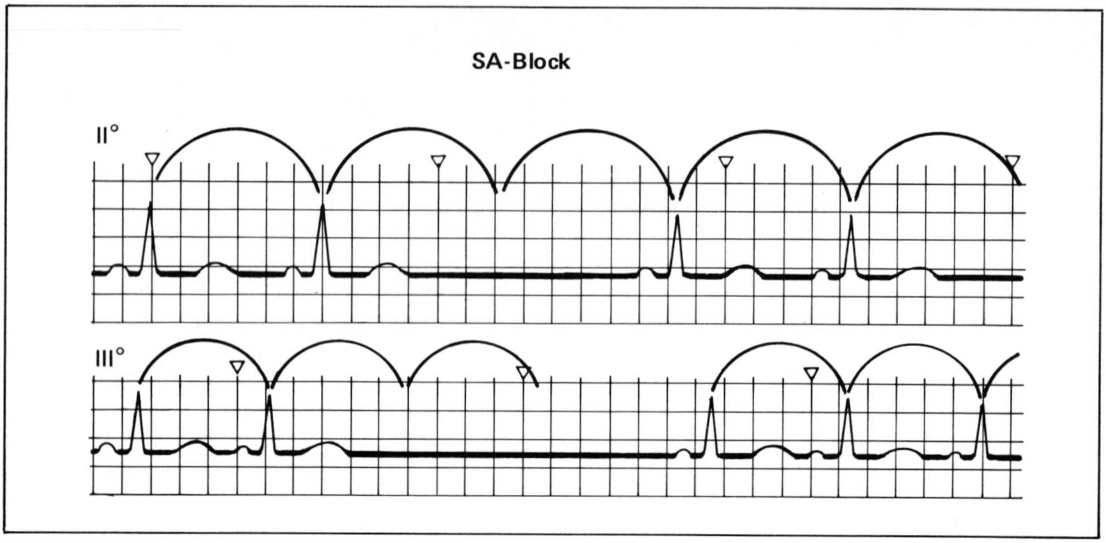

Beim *SA-Block II. Grades* fällt der Zyklus mindestens einmal ganz aus. Beim *SA-Block III. Grades* herrscht vorübergehend Herzstillstand (Asystolie), der länger als ein oder mehrere Herzzyklen ist

Der SA-Block III. Grades kann einem ___________ entsprechen. Gegenüber dem SA-Block II. Grades ist die asystolische Pause größer als·mehrere ganze _____.

Herzstillstand

Zyklen

Merke:
Differentialdiagnostisch kommt vom normalen EKG her sowohl ein Sinusstillstand als auch ein Sinusaustrittsblock infrage. Man muß versuchen, die Diagnose durch die programmierte Vorhofstimulation zu sichern. Dieser Patient wird einen Herzschrittmacher benötigen.

Merke:
SA-Block II^0 Typ I: Die sinuatriale Erregungsleitung nimmt immer mehr zu, bis ein Sinusschlag ganz ausfällt; die entstehende Pause ist kürzer als zwei PP-Intervalle (diese Wenckebach-Periodik der SA-Blockierung ist sehr selten).

SA-Blöcke

I°	die Erregungsleitung vom Sinusknoten zu den Vorhöfen ist verlängert (im EKG nicht erkennbar)
II° Typ 1	zunehmende Verzögerung der SA-Überleitung bis eine Herzaktion ganz ausfällt (Pause kürzer kürzer als 2 PP-Intervalle)
II° Typ 2	plötzlicher Ausfall von einem oder mehreren Herzaktionen Blockierung der SA-Überleitung (Pausen über ein oder mehrere PP-Intervalle)
III°	die sinuatriale Überleitung ist komplett unterbrochen, und es kommt zu einem Herzstillstand bis das nachgeordnete Schrittmacherzentrum die Erregungsbildung übernimmt (im EKG nicht von einem Sinusstillstand, s. S. 118, zu unterscheiden)

Posttachykarder Sinusstillstand

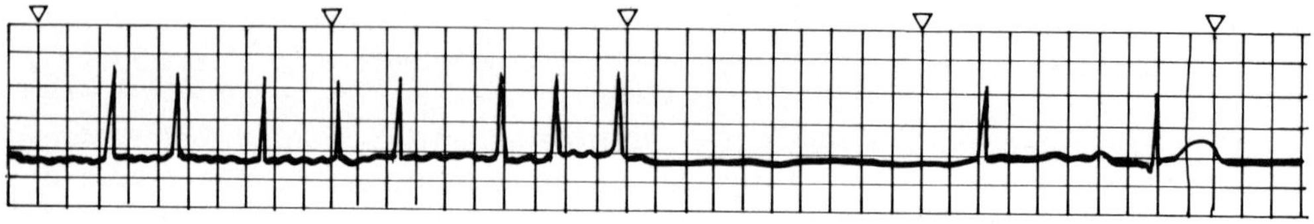

Im Anschluß an ein tachykardes Vorhofflimmern kann ein Herzstillstand unterschiedlicher Dauer wegen eines Sinusstillstands oder eines SA-Blocks auftreten. Die Herzaktion wird dann durch ein AV-Automatiezentrum oder durch den normalen Sinusrhythmus wieder aufgenommen

Merke:
Jede Vorhoftachykardie oder -tachyarrhythmie mit posttachykarden Pausen weist auf eine organische Erkrankung der Vorhöfe hin und muß kausal abgeklärt werden (vgl. Notizbuch, S. 424).

Sinusknotensyndrom
... erscheint im EKG als

- Sinusbradykardie
- sinuatrialer Block
- Sinusstillstand
- AV-Ersatzsystolen und -rhythmen
- paroxysmale supraventrikuläre Tachykardie
- paroxysmales Vorhofflimmern und -flattern
- Vorhofextrasystolen

Unter dem *Syndrom des „kranken Sinusknotens"* versteht man die fehlerhafte Bildung oder/und Fortleitung von Schrittmacherimpulsen aus dem Sinusknoten

Eine Sinusbradykardie ist häufig das erste Kennzeichen eines sich verstärkenden Sinusknoten________. syndroms

Merke:
Die Funktion des Sinusknotens kann durch entzündlich degenerative Veränderungen (wie z.B. diphtherische Myokarditis oder rheumatisches Fieber) oder durch Störung der Blutversorgung eingeschränkt sein. Die Folge davon sind die oben genannten Rhythmusstörungen, wobei die Sinusbradykardie als Leitsymptom anzusehen ist. Wenn sich mehrere der genannten Rhythmusstörungen im EKG zeigen, kann die schwierige Diagnose gestellt werden. Unter Umständen benötigt der Patient einen Herzschrittmacher.

Merke:
Dieses Syndrom wird an dieser Stelle genannt, weil gerade der sinuatriale Block Anlaß dazu geben sollte, frühere EKG auf andere Störungen zu untersuchen. Der Patient muß zu diesem Zeitpunkt noch nicht an der Erkrankung leiden.

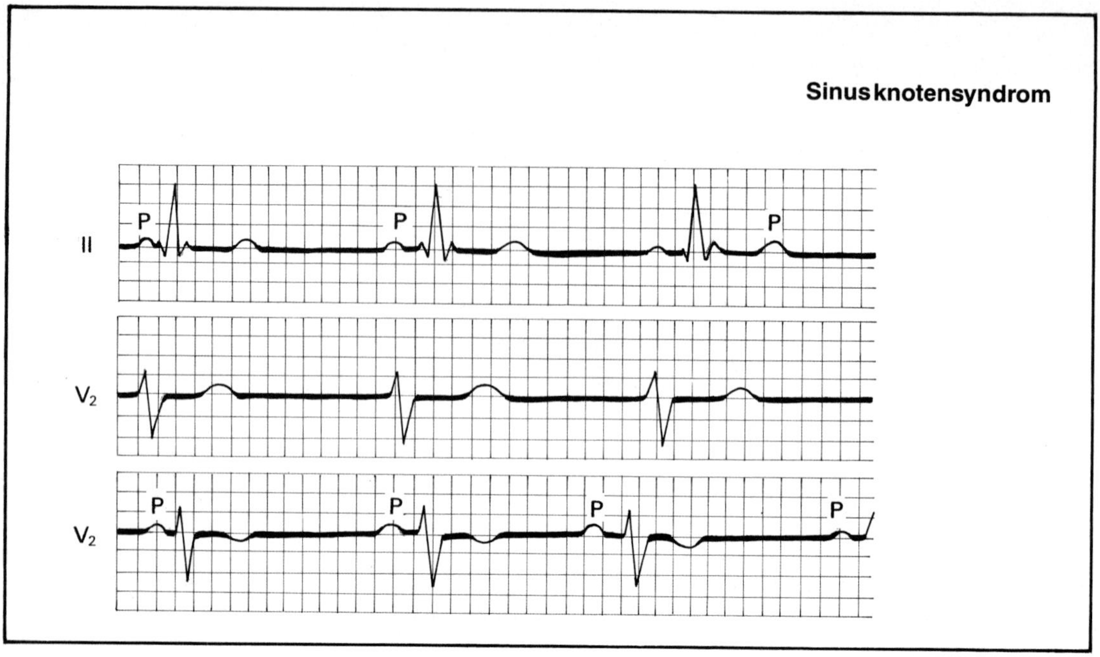

Beim gleichen Patienten zeigen sich beim Sinusknotensyndrom unterschiedliche Rhythmusstörungen.

Haben Sie die Rhythmusstörungen erkannt? Achten Sie auf die P-Wellen.

oben: Sinusbradykardie mit AV-Dissoziation; die Frequenz beträgt etwa 45/min

Mitte: AV-junktionaler Ersatzrhythmus mit der fast gleichen Frequenz wie oben (P-Wellen fehlen!)

unten: Sinusbradyarrhythmie mit einer Frequenz von etwa 55/min

Merke:
Bei jeder Sinusbradykardie muß an ein Sinusknotensyndrom gedacht werden. Bei der Belastungsuntersuchung, z. B. auf dem Fahrradergometer, findet man häufig einen inadäquaten Frequenzanstieg. Im Langzeit-EKG können während der Schlafphase teilweise extreme Sinusbradykardien (bis 25-35/min) nachgewiesen werden.

Bradykardie-Tachykardie-Syndrom

= Zeichen des kranken Sinusknotens
+
intermittierend auftretender
Tachyarrhythmie

Das Bradykardie-Tachykardie-Syndrom ist durch den abrupten Wechsel zwischen Sinusbradykardie und atrialer Tachyarrhythmie gekennzeichnet

Neben Erkrankungen des ____knotens liegen bei diesen Patienten auch Störungen anderer Teile des Erregungsleitungssystems vor. Dabei handelt es sich um atriale Leitungsstörungen, AV-Blockierungen und Schenkelblöcke. Sinus

Sind hierbei auch die sekundären (AV-junktionalen) und tertiären (ventrikuläre Purkinje-Zellen) Schrittmacherzentren gestört, tritt kein ____rhythmus auf. Es kommt zu Schwindelattacken und Synkopen. Ersatz

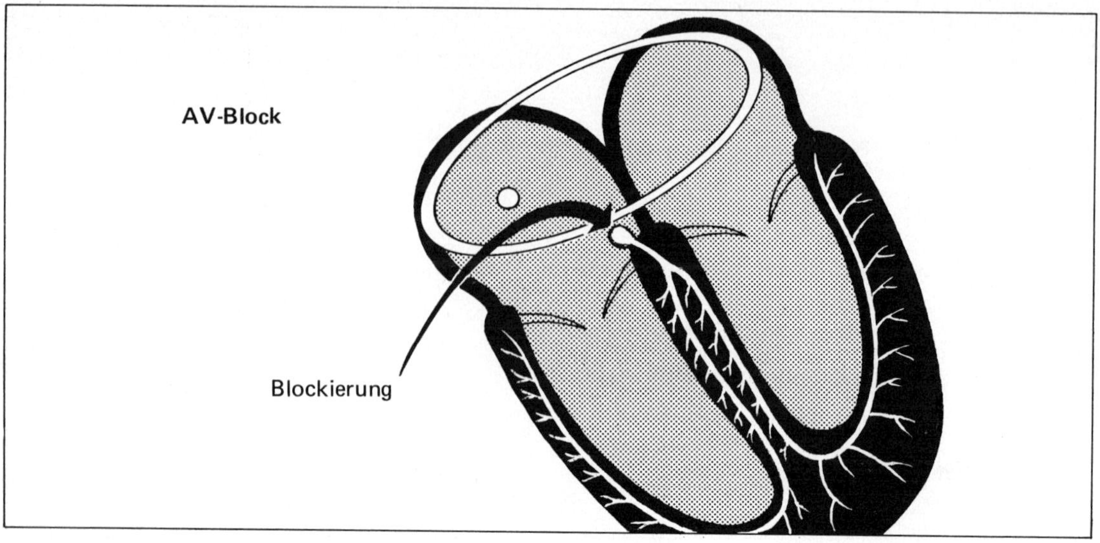

Beim *AV-Block* werden die (Vorhof)impulse am AV-Knoten verzögert auf die Ventrikel übergeleitet

Durch einen AV-Block wird die Depolarisierung des ________ durch die Vorhofimpulse verzögert. AV-Knotens

Merke:
Die Pause im EKG zwischen Vorhofdepolarisation und Erregung des AV-Knotens beträgt etwa 0,1 s. Beim AV-Block ist dieser Zeitraum im EKG zwischen P-Welle und QRS-Komplex vergrößert.

Die Erregungsleitung ist nur im Gebiet des AV-Knotens verzögert; ist der ________ erregt, breitet sich die Depolarisation auf normalem Weg weiter aus. AV-Knoten

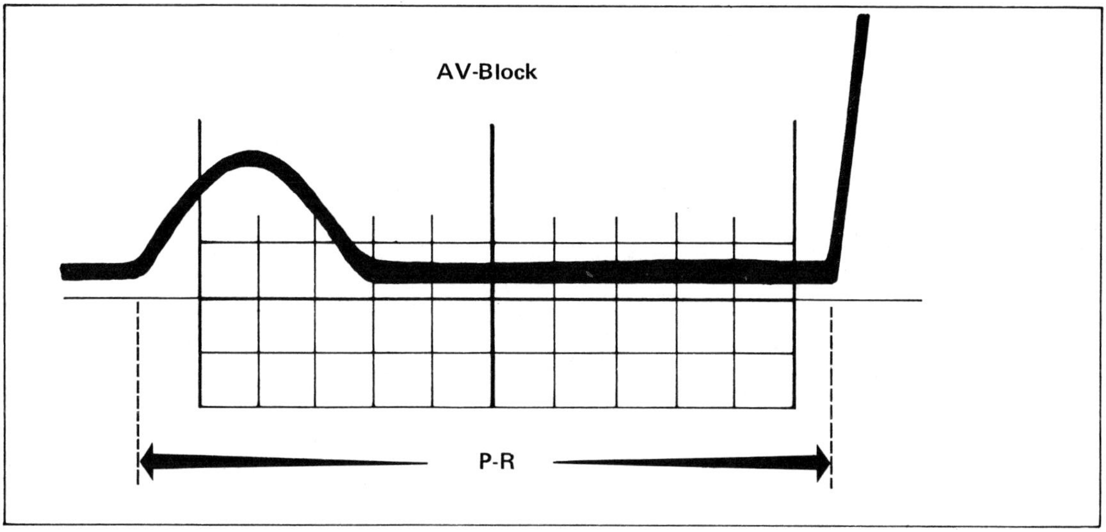

Beim AV-Block ist das PQ- bzw. PR-Intervall auf mehr als 0,2 s verlängert

Die Verzögerung der Erregungsleitung durch den AV-Block verlängert das PR-______. Intervall

Merke:
Im EKG versteht man unter einem „Segment" einen Teil der isoelektrischen Nullinie. Ein „Intervall" umschließt gewöhnlich eine Zacke oder eine Welle. Das PR-Intervall beginnt mit Anfang der P-Welle und geht bis zum Beginn des QRS-Komplexes. Liegt keine Q-Zacke vor, so nimmt man den Beginn der R-Zacke als Endpunkt des Intervalls.

Normalerweise dauert das PR-Intervall weniger als ___ s. 0,2

Merke:
Das PR-Intervall *muß* bei jeder EKG-Beurteilung gemessen werden, um einen AV-Block auszuschließen.

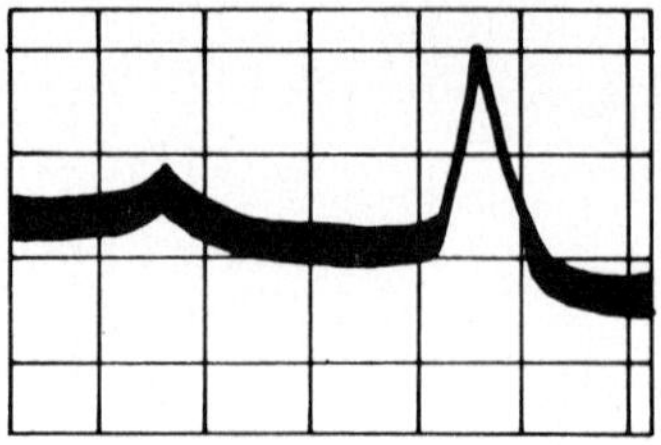

AV-Block I. Grades

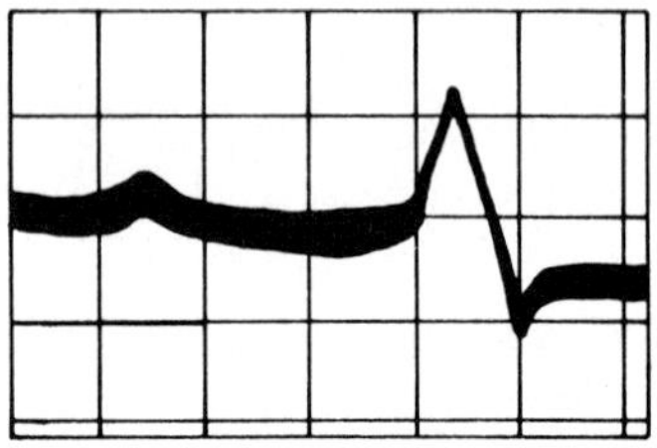

AV-Block I. Grades

Der *AV-Block I. Grades* ist durch ein PR-Intervall von mehr als 0,2 s Dauer definiert

Findet man im EKG ein verlängertes PR-_______, so muß der Typ (Grad) des vorliegenden AV-Blockes näher bestimmt werden. — Intervall

Ist das ___-Intervall größer als 0,2 s, liegt ein AV-Block vor. — PR

Bei einem AV-Block _ Grades ist die Folge der Zacken von P – QRS – T normal, aber das PR-Intervall ist verlängert. — I.

Merke:
RR- und PP-Abstände sind gleich. Sie sind nur dann unterschiedlich lang, wenn gleichzeitig eine Sinusarrhythmie besteht.

Merke:
Bei der Feststellung einer pathologischen Verlängerung des AV-Intervalls muß der Grundfrequenz (Bradykardie) und dem Alter des Patienten Rechnung getragen werden.

AV-Block II. Grades Typ II

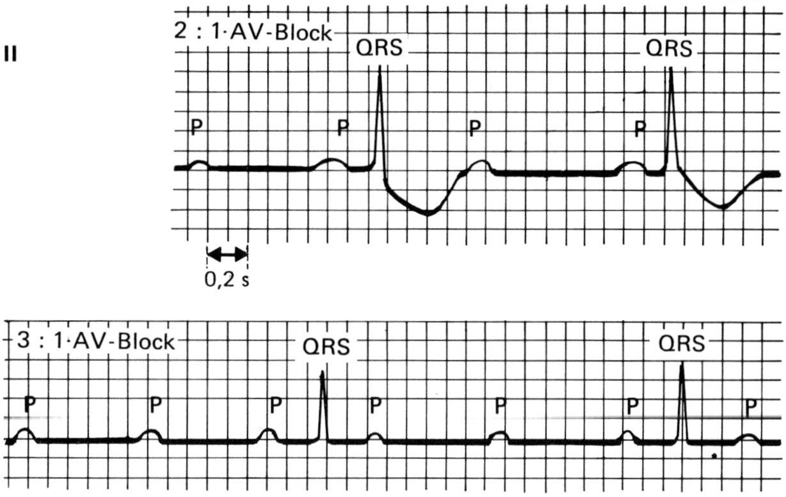

Bei einem *AV-Block II. Grades* sind 2 oder mehr Vorhofimpulse nötig, um eine ventrikuläre Antwort hervorzurufen (2:1- oder 3:1-Block)

Wenn der AV-Knoten durch 2 oder mehr Vorhofimpulse erregt werden muß, liegt ein AV-Block _ Grades vor. II.

Im EKG zeigen sich 2 oder mehr P-Zacken vor jedem ___-Komplex. QRS

Sind _ Vorhofdepolarisationen (P-Zacken) nötig, um den AV-Knoten zu erregen, so spricht man von einem 3:1-AV-Block. 3

Merke:
Den AV-Block II. Grades kann man in Typ I und Typ II aufteilen. Unter *Typ I des AV-Blocks II. Grades* versteht man die auf der übernächsten Seite behandelte „Wenckebach-Periodik"; unter *Typ II des AV-Blocks II. Grades* versteht man die genannten Überleitungsstörungen im Verhältnis 2:1, 3:1 usw.

Merke:
Das Blockierungsverhältnis errechnet sich aus der Beziehung der P-Frequenz zur R-Frequenz: Wenn auf 270 P-Wellen/min rund 90 R-Zacken kommen, besteht ein Blockierungsverhältnis von 3:1.

AV-Block II. Grades mit fixiertem Blockierungsverhältnis (2:1, 3:1 usw.) = Mobitz-II-Block

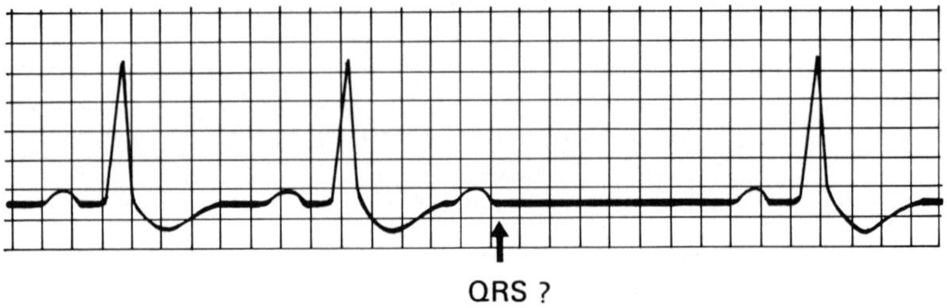

Werden eine oder mehrere Sinus-P-Wellen blockiert, fehlt der anschließende QRS-Komplex. Bei konstantem Blockierungsverhältnis spricht man von einem Mobitz-II-Block. Die PQ-Zeit kann unter 0,2 s liegen

Fällt plötzlich ein QRS-Komplex bei unauffälligen P-Wellen und PQ-Zeiten aus, obwohl eine ______ vorausgeht, dann spricht man von einem ______-Block.

P-Welle
Mobitz-II

Merke:
Eine Mobitz-II-Blockierung ist meist Ausdruck einer schweren Schädigung des AV-Knotengebietes, überwiegend auf dem Boden einer koronaren Herzkrankheit.

Merke:
Es ist üblich geworden, jeden Typ II des AV-Blockes II. Grades als Mobitz-Typ zu bezeichnen. Im Grunde erscheint das sehr verwirrend, aber im EKG-Alltag gewöhnt man sich schnell daran.

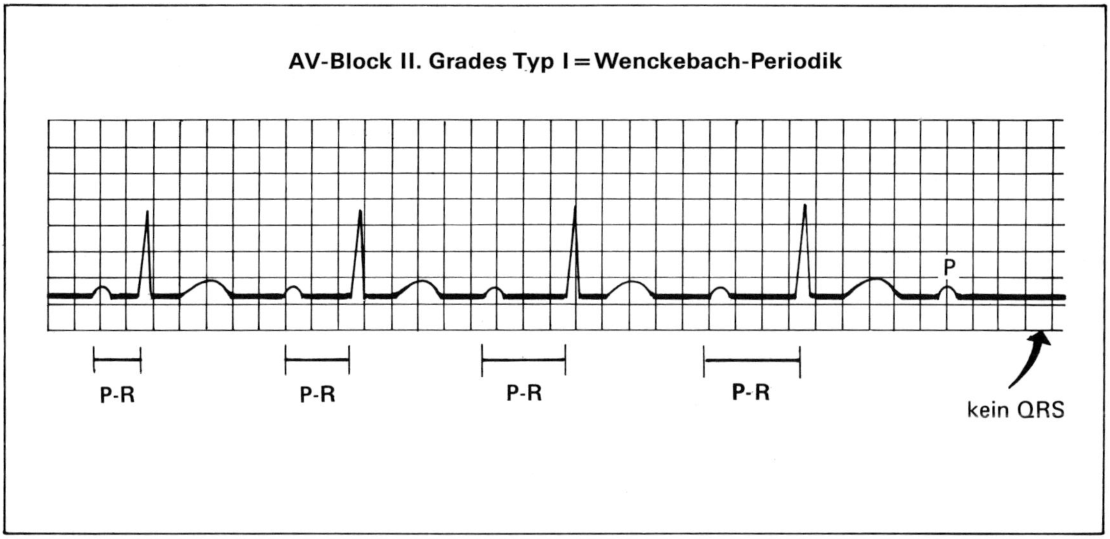

Bei der *Wenckebach-Periodik* verlängert sich das PR-Intervall durch einen AV-Block zunehmend so lang, bis kein QRS-Komplex mehr auslösbar ist

Man spricht von einer Wenckebach-Periodik, wenn sich infolge eines AV-Blocks das PR-______ mit jedem EKG-Zyklus verlängert.	Intervall
Das PR-Intervall wird von Zyklus zu Zyklus größer, bis es nach der letzten P-Welle nicht mehr zur Auslösung eines ____-Komplexes kommt.	QRS
In aufeinanderfolgenden Zyklen rücken P-Welle und QRS-Komplex immer mehr auseinander. Die letzte ______ steht allein.	P-Welle

Merke:
Die Wenckebach-Periodik (auch „Wenckebach-Phänomen") wird dem AV-Block II. Grades zugerechnet; man spricht vom Typ I des AV-Blockes II. Grades. Das letzte übergeleitete PR-Intervall kann bis zu 0,3 s, manchmal sogar länger dauern.

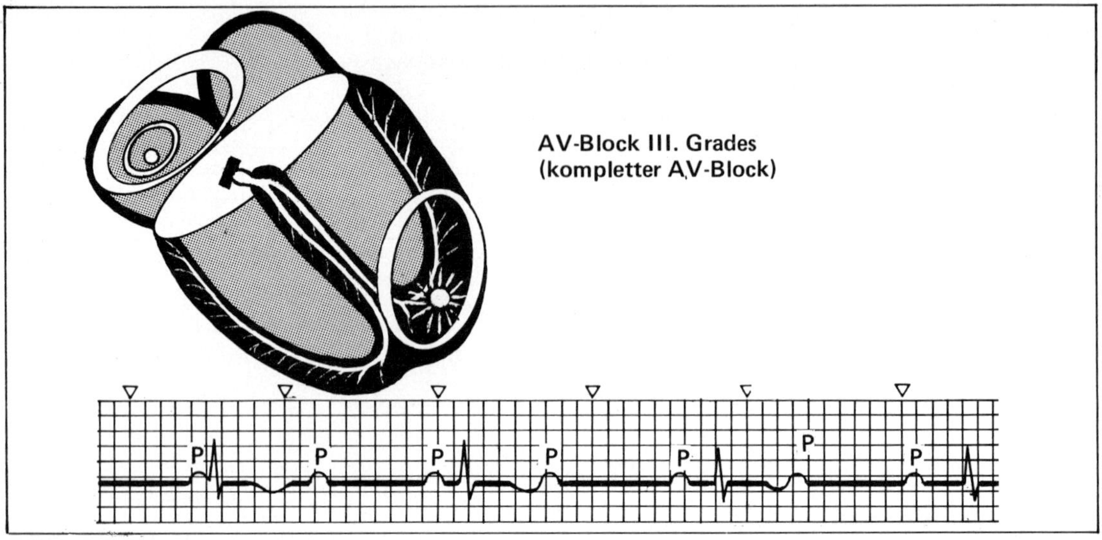

Beim *AV-Block III. Grades* (kompletter AV-Block) wird der AV-Knoten durch keinen Vorhofimpuls erregt und somit keine ventrikuläre Antwort hervorgerufen. Die Kammern depolarisieren sich unabhängig von den Vorhöfen

Beim AV-Block III. Grades wird der ________ nicht mehr durch Vorhofdepolarisationen erregt. AV-Knoten

Merke:
Der AV-Block III. Grades heißt auch „totaler" oder „kompletter" AV-Block, weil über den AV-Block keine Vorhofimpulse geleitet werden. Als Schrittmacherersatz springt ein ektopischer Herd im AV-Knoten oder in den Ventrikeln ein, d.h. es liegen unabhängig voneinander eine Vorhof- und eine Kammerfrequenz vor. Bei normal aussehenden QRS-Komplexen spricht man von einem *idionodalen* Rhythmus, da der Schrittmacher dann im AV-Knoten liegt. Sehen die Kammerkomplexe breit und bizarr verformt aus, nennt man den Rhythmus *idioventrikulär,* denn der Schrittmacher liegt in einer der Kammern (Kammereigenrhythmus). Auf die Lage des ektopischen Schrittmachers kann man durch die Schrittmacherfrequenz schließen, die beim Knotenrhythmus etwa 60 Schläge/min und beim Kammereigenrhythmus etwa 30–40 Schläge/min beträgt.

Beim AV-Block III. Grades liegen unabhängig voneinander eine Vorhoffrequenz (P-Wellen) und eine ____________frequenz (QRS-Komplexe) vor. Man spricht in diesem Fall von einer „AV-Dissoziation". Kammer(eigen)

AV-Block III. Grades

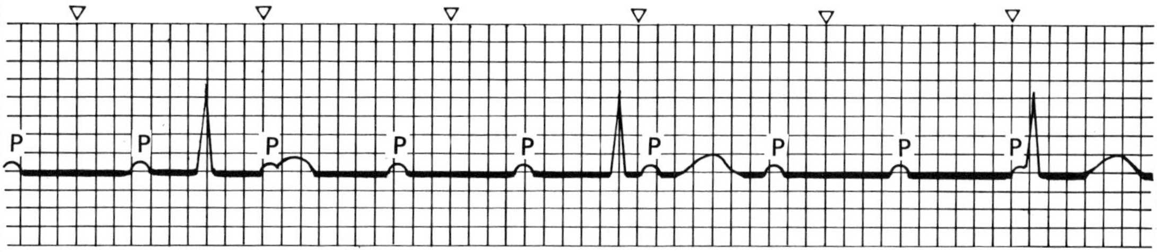

Vorhoffrequenz: 100

Kammerfrequenz: 30

Da beim AV-Block III. Grades die Ventrikel nicht durch die Vorhöfe erregt werden, müssen sie sich selbst stimulieren (30–40 Schläge/min) oder werden durch den AV-Knoten stimuliert

Im obigen EKG liegt der Schrittmacher vermutlich im __________, da die QRS-Komplexe normal aussehen. Vorhof- und Kammerfrequenz sind gut zu unterscheiden.

AV-Knoten

Merke:
Beim AV-Block III. Grades kann der Puls (Kammerfrequenz) so langsam werden, daß es zur Minderdurchblutung des Gehirns kommt. Als Folge tritt eine Bewußtlosigkeit ein. Diese Situation wird als „Adams-Stokes-Syndrom" („Adams-Stokes-Anfall") bezeichnet.

Merke:
Die Überleitungsblockierungen und das Ersatzzentrum lassen sich im Oberflächen-EKG nicht genau lokalisieren; hierzu ist die intrakardiale Ableitung eines His-Bündel-EKG notwendig. Bei schmalen QRS-Komplexen liegt meist ein Supra-His- oder ein Intra-His-Block des AV-Areals vor. Sind die QRS-Komplexe „breit" bzw. schenkelblockartig deformiert, besteht ein Intra-His-Block mit bilateraler Schenkelblockade.

Merke:
Die Leitungsgeschwindigkeiten der Myokardfasern und des spezialisierten Erregungsleitungsgewebes sind auf S. 84 zusammengestellt.

AV-Blöcke

I°	PQ-Intervall > 0,2 s
II° Typ I	Wenckebach-Periodik; zunehmende Ermüdung des AV-Erregungsleitungssystems mit steigender Verlängerung des PQ-Intervalls bis zum Ausfall einer Kammererregung
II° Typ II	Mobitz-II-Block; vereinzelt auftretender oder regelmäßiger AV-Block mit z.T. konstanter Blockierung bei der nur jeder 3. oder 4. Sinusimpuls übergeleitet wird
III°	totaler AV-Block mit vollständiger Unterbrechung der AV-Überleitung

Merke:
Eine Zusammenstellung der SA-Blöcke und der AV-Blöcke finden Sie auf den Notizbuchseiten (s. S. 423).

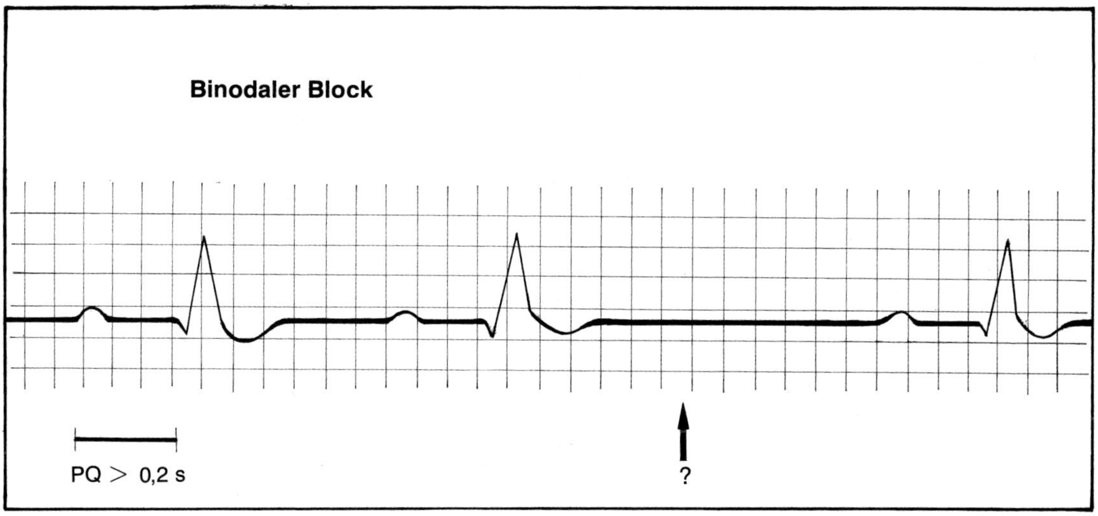

Diese Rhythmusstörung ist auf Blockierungen der SA- und der AV-Überleitung zurückzuführen

Merke:
Zwei Beobachtungen weisen auf die Diagnose eines *binodalen Blocks* hin:
1. Nach dem zweitem QRS-Komplex fehlt eine P-Welle und ein Kammerkomplex; der Ausfall einer Herzaktion mit Pause von rund einem PP-Intervall spricht für einen *SA-Block II⁰ Typ II;*
2. Die PQ-Zeit ist auf > 0,2 s verlängert; es liegt ein *AV-Block I⁰* vor

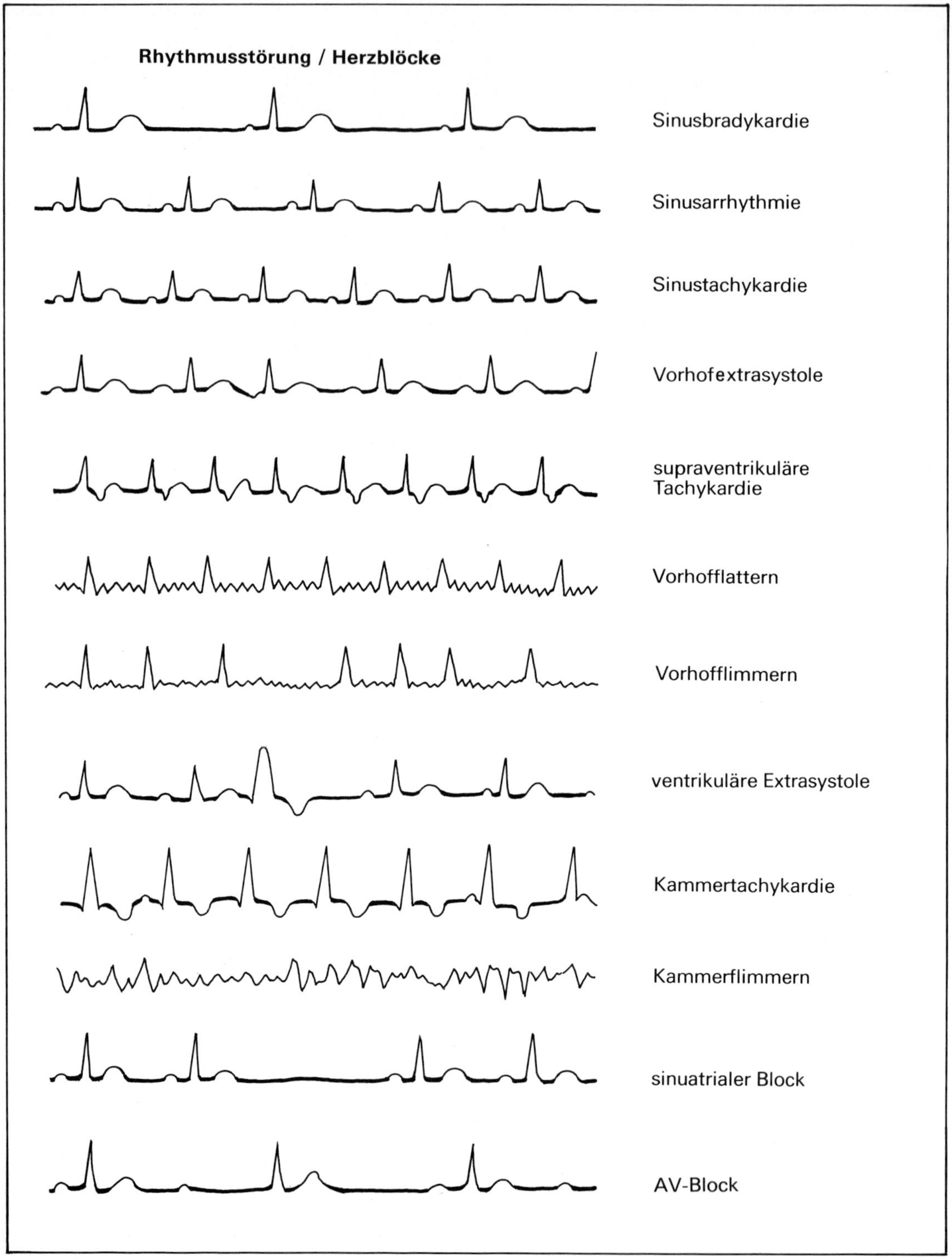

Hier sind die wichtigsten Störungen des Herzrhythmus zusammengestellt. Decken Sie die rechte Spalte ab und überprüfen Sie Ihr Wissen

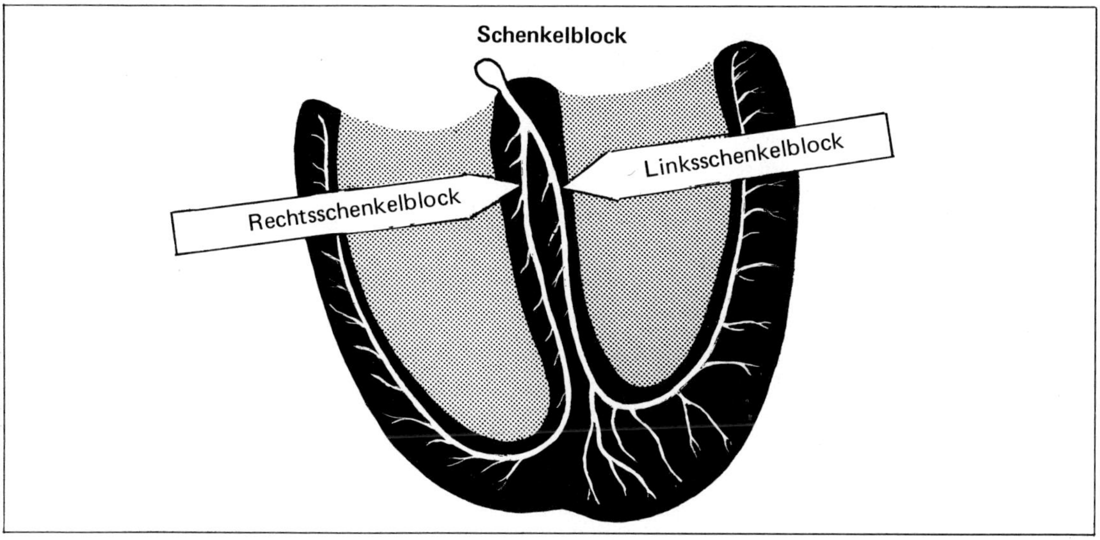

Bei einem *Schenkelblock* ist die Erregungsleitung im linken oder rechten Schenkel des His-Bündels blockiert

Über den rechten Schenkel wird die Erregung rasch zum _______ Ventrikel geleitet. Der linke Schenkel leitet die Erregung rasch zum linken Ventrikel. Die Erregung breitet sich fast gleichzeitig über beide Ventrikel aus. — rechten

Ist ein Schenkel des His-Bündels blockiert, dann werden die __________ Impulse verzögert auf die betreffende Seite übergeleitet. — elektrischen

Unter normalen Bedingungen werden beide Ventrikel gleichzeitig ____________________. — depolarisiert (bzw. erregt)

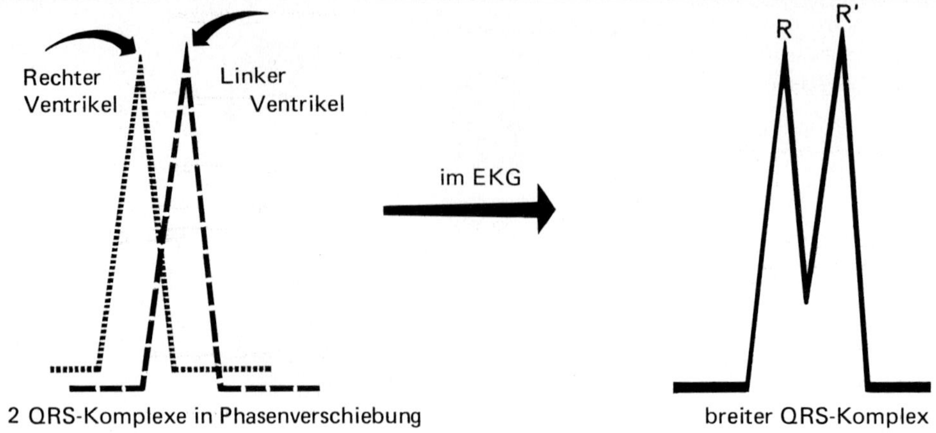

Schenkelblock

Beim Schenkelblock wird durch die einseitige Leitungsverzögerung ein Ventrikel nach dem anderen erregt. Im EKG bilden sich 2 „zusammenhängende" QRS-Komplexe ab

Beim Schenkelblock wird der rechte oder der linke ________ verzögert erregt, je nachdem, welcher Schenkel blockiert ist. — Ventrikel

Merke:
Die Depolarisationsdauer beider Ventrikel bleibt auch beim Schenkelblock unverändert. Der verbreiterte QRS-Komplex kommt durch die ungleichzeitige Depolarisation wegen der einseitigen Leitungsverzögerung zustande.

Da beim Schenkelblock beide Ventrikel nicht gleichzeitig depolarisiert werden, verbreitert sich der QRS-Komplex; im EKG treten 2 ________ auf, die mit R und R' bezeichnet werden. — R-Zacken

Merke:
Bei einer physiologischen, ungestörten Erregungsleitung bilden einige Milliarden einzelner Myokardfasern einzelne Vektoren, die sich gegenseitig neutralisieren, da sie einander entgegengesetzt gerichtet sind. Nur ca. 5% der Vektoren bilden den *Summationsvektor* des normalen, schlanken QRS-Komplex. Bei einem Schenkelblock bilden sich die Richtung und die Größe der Vektoren durch die zeitungleiche Erregung nacheinander verschoben ab.

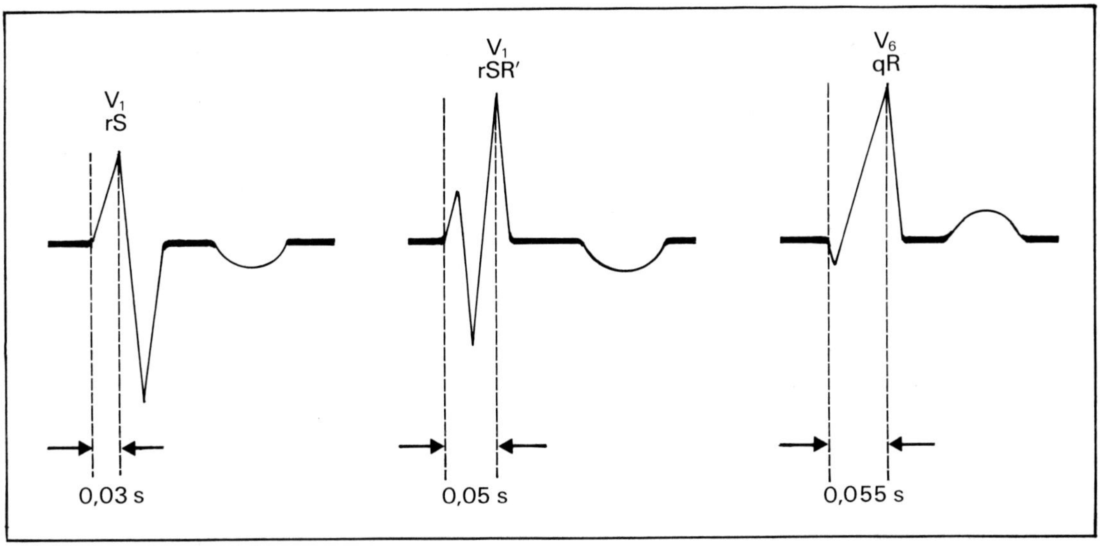

Die Leitungsverzögerung der Erregung beider Kammern zeigt sich in den Aufwärts- und Abwärtsbewegungen der EKG-Kurve: die *größte Negativitätsbewegung* (GNB) oder der *obere Umschlagpunkt* (OUP) geben ein Maß für Verzögerungen der Erregungsausbreitungen an

Merke:
Die Messung der oberen Umschlagpunkte gibt einen Hinweis auf verzögerte oder ungleichmäßige Erregung des rechten oder linken Ventrikels. Die normalen Zeiten für den rechten Ventrikel sind (in V_1): maximal 0,03 s, für den linken Ventrikel (in V_6) maximal 0,055 s.

Der mittlere Kammerkomplex in der Abbildung zeigt eine verzögerte Erregungsausbreitung und eine Konfiguration, die man mit „rSR′" beschreibt (vgl. S. 21). Es handelt sich um einen *inkompletten Rechtsschenkelblock,* der für sich noch keine krankhafte Aussage darstellt.

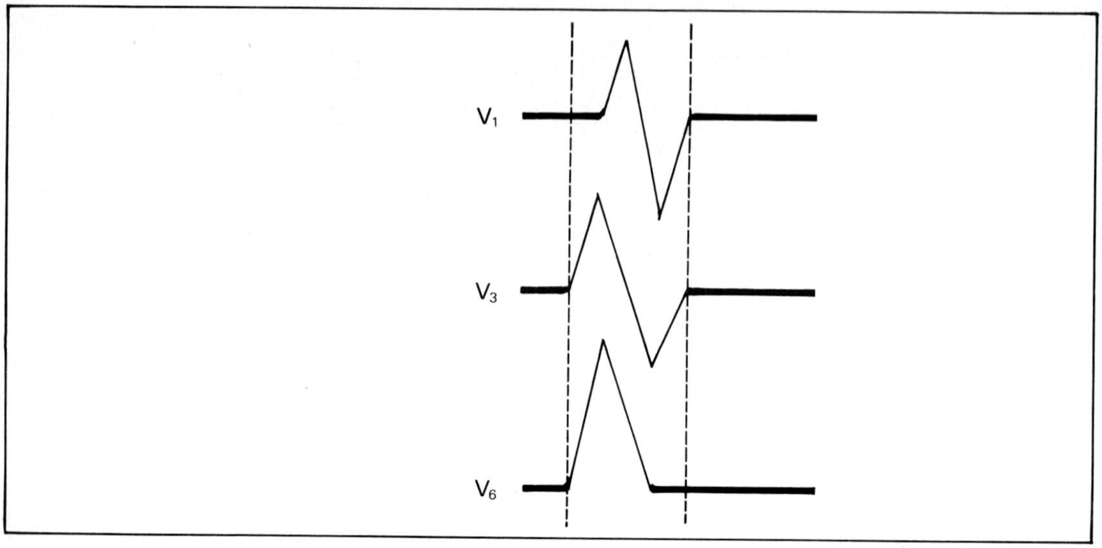

Verzögerungen der Erregungsausbreitung lassen sich sicher nur durch simultane Registrierung des EKG mit einem Mehrfachschreiber erfassen. So lassen sich isoelektrisch verlaufende Teile des Kammerkomplexes erkennen

Merke:
Die Dauer der vektoriellen Erregungsschleife für die rechte oder linke Kammer ist verschieden, da die Muskelmassen des erregbaren Myokards verschieden groß sind. Die Differenz des OUP in V_6 zum OUP in V_1 darf maximal 0,032 s betragen.

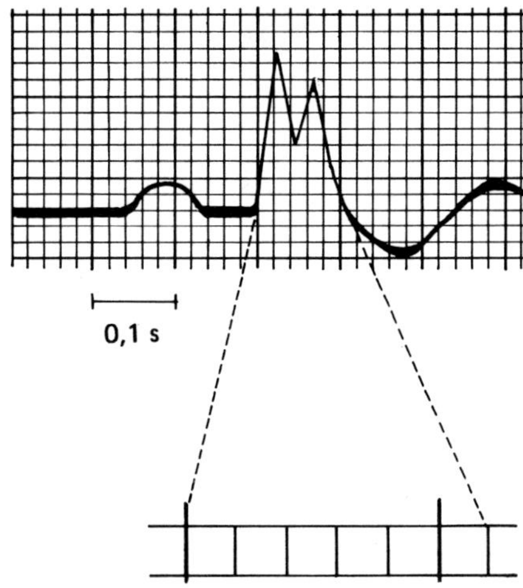

Beim Schenkelblock dauert der QRS-Komplex 0,12 s und mehr; im EKG können sich 2 R-Zacken (R und R′) zeigen

Die Diagnose eines Schenkelblocks stellt sich in erster Linie aus dem verbreiterten ___________.

QRS-Komplex

Die Diagnose Schenkelblock wird gestellt, wenn der QRS-Komplex mindestens ____ s dauert. Die Breite des QRS-Komplexes muß bei jeder EKG-Beurteilung routinemäßig untersucht werden.

0,12

Merke:
Die Registriergeräte des EKG zeichnen mit ausreichender Genauigkeit die elektrische Aktivität des Herzens auf. Bei sehr hohen Ausschlägen macht sich jedoch ihre mechanische Trägheit bemerkbar. Dabei kann es v.a. in den Brustwandableitungen zu breiteren QRS-Komplexen in der Registrierung kommen, als es der Wirklichkeit entspricht. Aus diesem Grunde mißt man die Breite der QRS-Komplexe immer in den Extremitätenableitungen.

Merke:
Entwickelt sich bei einem Patienten mit bestehendem Schenkelblock eine supraventrikuläre Tachykardie, dann kann die Folge rasch hintereinander auftretender QRS-Komplexe, die verbreitert sind, eine ventrikuläre Tachykardie vortäuschen. Vorsicht bei der Diagnose (vgl. S. 158)!

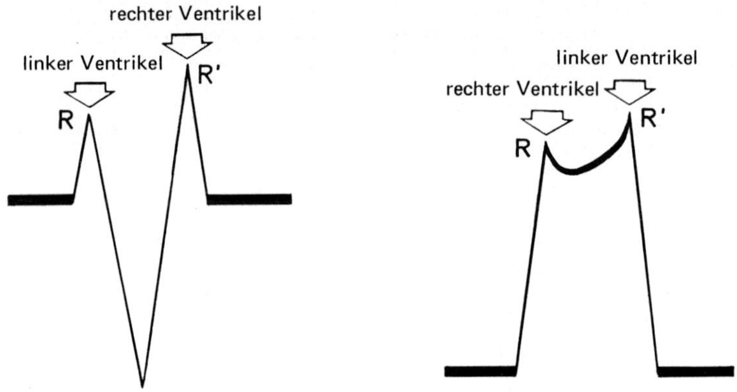

Beim Linksschenkelblock wird der linke Ventrikel nach dem rechten erregt. Beim Rechtsschenkelblock wird der rechte Ventrikel nach dem linken erregt

Die Diagnose eines Schenkelblocks stellt sich aus dem verbreiterten ___________. Die Diagnose wird gesichert, wenn in einigen Ableitungen R-R′-Konfigurationen auftreten. QRS-Komplex

Beim Rechtsschenkelblock wird der ____ Ventrikel zuerst erregt; also ist die R′-Zacke ein Zeichen der verzögerten Aktivität des rechten Ventrikels. linke

Beim Linksschenkelblock ist die Erregung des linken Ventrikels verzögert, so daß zuerst der rechte und dann erst der linke _______ depolarisiert wird. Ventrikel

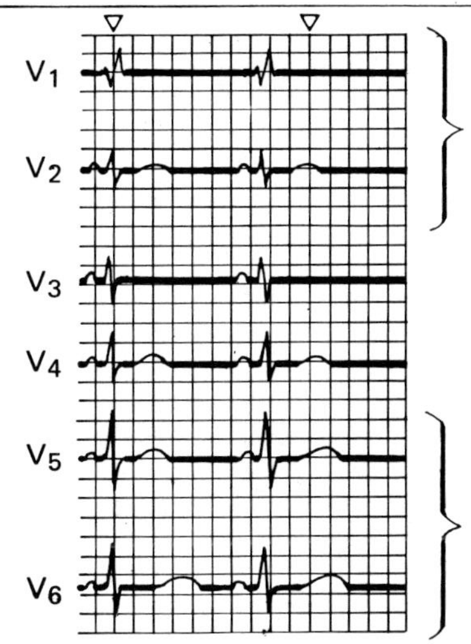

Hat man einen Schenkelblock diagnostiziert, untersucht man die Ableitungen V_1 und V_2 (rechtspräkordial) sowie V_5 und V_6 (linkspräkordial) nach R-R'-Konfigurationen

Wenn durch breite QRS-Komplexe die Diagnose Schenkelblock gestellt wurde, untersucht man die rechts- und linkspräkordialen __________ auf R-R'-Bildungen.

Ableitungen

Merke:
Nach jeder Kammerdepolarisation sind die Ventrikel kurzzeitig refraktär, d.h. in dieser Zeit können sie durch einen neuen Reizimpuls nicht mehr depolarisiert werden. Diese Refraktärperiode kann zwischen beiden Kammern unterschiedlich lang sein, so daß bei einer hohen Sinusfrequenz oder nach einer frühen Vorhofextrasystole die Erregung über den AV-Knoten auf nur eine Kammer übergeleitet wird, während die andere Kammer verzögert nachfolgt (denn sie befindet sich noch in der Refraktärperiode). Man spricht in diesem Fall von einer „aberrierenden Überleitung", die ein schenkelblockähnliches Bild hervorrufen kann.

Die Brustwandableitungen V_1 und V_2 nennt man __________.

rechtspräkordial

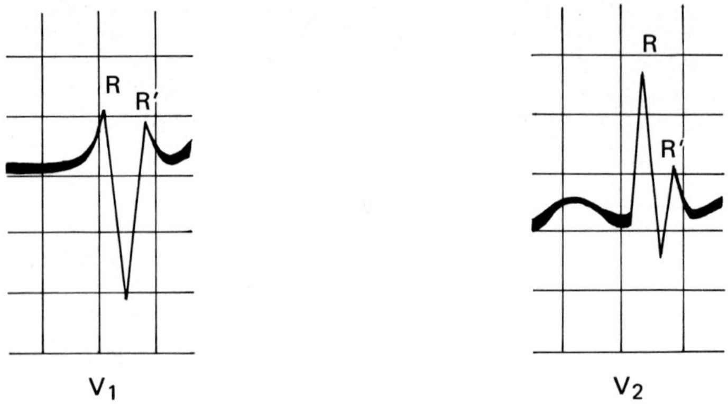

Rechtsschenkelblock

Findet man in den Ableitungen V_1 oder V_2 R-R'-Zacken, so liegt ein Rechtsschenkelblock vor

Ist der ____________ verbreitert, untersucht man die links- und rechtspräkordialen Ableitungen auf R-R'-Zacken. — QRS-Komplex

Wenn in V_1 oder V_2 R-R'-Zacken zu sehen sind, besteht ein ______schenkelblock. — Rechts

Beim Rechtsschenkelblock wird der _____ Ventrikel nach dem linken depolarisiert. — rechte

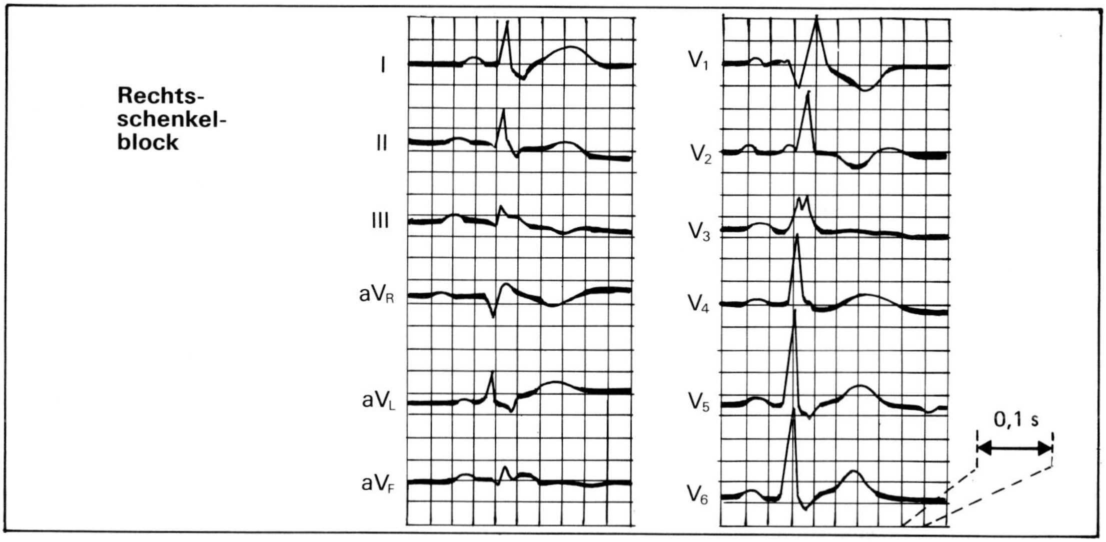

Beim *kompletten* Rechtsschenkelblock findet sich eine Verspätung des oberen Umschlagpunktes, und der Kammerkomplex ist auf mehr als 0,1 s verbreitert

Als Ausdruck der verzögerten Erregungsausbreitung ist der QRS-Komplex in V_1 und V_2 auf mehr als ___ s verbreitert (OUP in der Abb. 0,1 s und QRS-Dauer 0,15 s; in den Ableitungen $V_{5/6}$ zeigen sich plumpe _-Zacken.

0,1

S

Merke:
Der komplette Rechtsschenkelblock (RSB) wurde früher als *Wilson-Block* bezeichnet. Unter dem *klassischen* RSB versteht man einen RSB, der mit einem Rechtstyp oder überdrehten Rechtstyp verknüpft ist. Im EKG zeigt sich das „Spiegelbild" des Linksschenkelblocks.

Merke:
Die Abbildung zeigt einen sog. *Wilson-Block,* wie der Rechtsschenkelblock normalerweise vorkommt. Es gibt selten noch den klassischen Rechtsschenkelblock, wobei die Kammerkomplexe in V_1 einem Linksschenkelblock in V_6 gleicht.

Während der Wilson-Block ohne sonstige Zeichen einer kardialen Erkrankung prognostisch sehr gut ist, weist der klassische Rechtsschenkelblock auf eine ausgedehnte Schädigung des Myokards hin. Er ist eigentlich ein bifaszikulärer Block (S. 205).

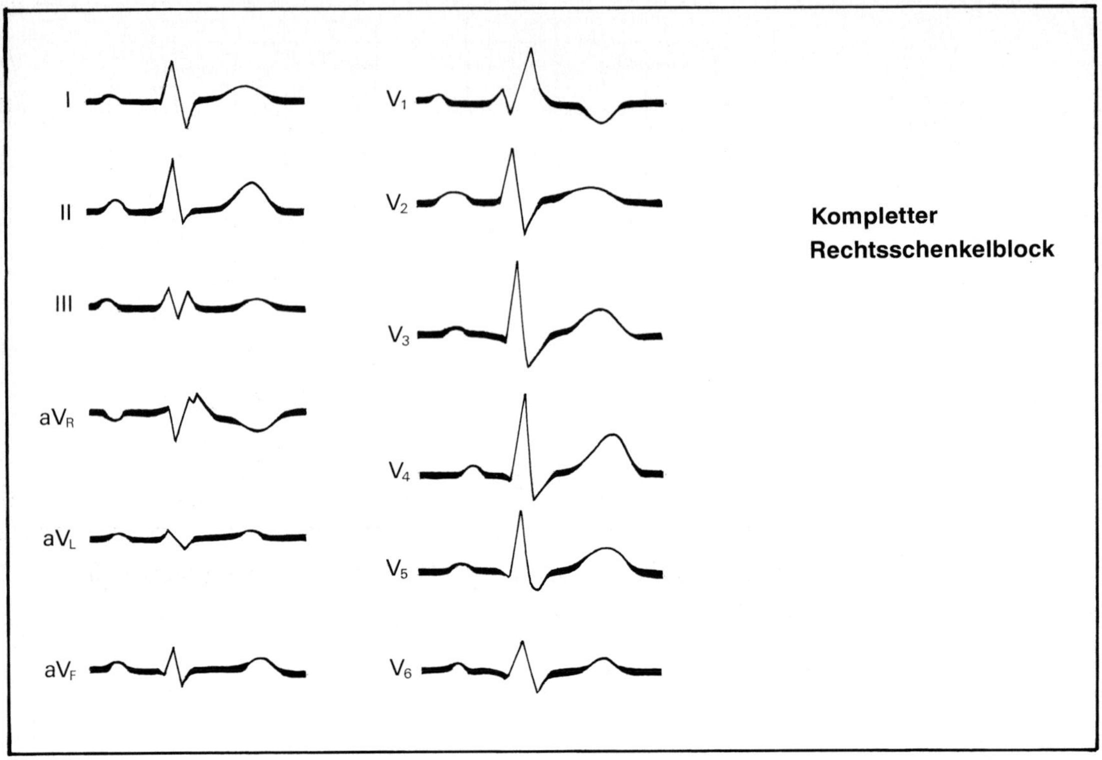

Der komplette Rechtsschenkelblock weist in V 1 eine typische M-Form auf.

Merke:
Merkmale des kompletten Rechtsschenkelblocks linksventrikulär:

in I, aVL, V_5 und V_6 schlankes R mit plumpem, tiefem S
QRS > 0,12 s
ST häufig angehoben
T positiv

rechtsventrikulär:

GNB > 0,03 s
QR > 0,08 s
QRS M-förmig (rsR', RsR' oder rR')
ST negativ

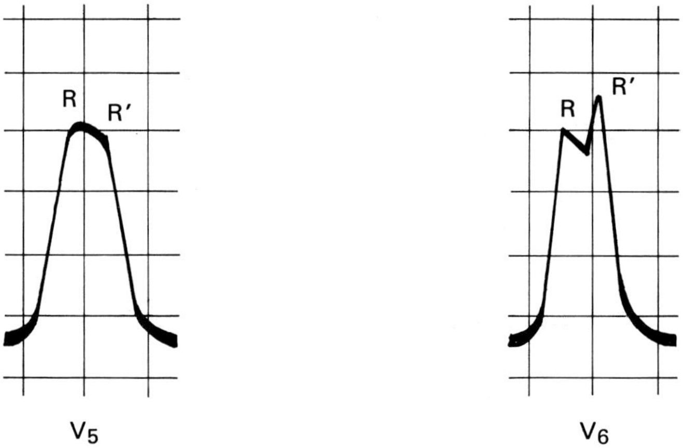

Linksschenkelblock

Bei R-R'-Zacken in den linkspräkordialen Ableitungen besteht ein Linksschenkelblock

Die Brustwandableitungen V_5 und V_6 heißen linkspräkordiale Ableitungen; die Hautelektroden liegen bei ihnen über dem linken _______. — Ventrikel

Wie im obigen EKG ist der R-R'-Komplex manchmal nur als „Verknotung" der R-Zacke in einem verbreiterten ___________ zu sehen. — QRS-Komplex

Da beim Linksschenkelblock der rechte Ventrikel vor dem _____ erregt wird, muß man den ersten Teil des breiten QRS-Komplexes der Depolarisation der ______ Kammer zuordnen. — linken, rechten

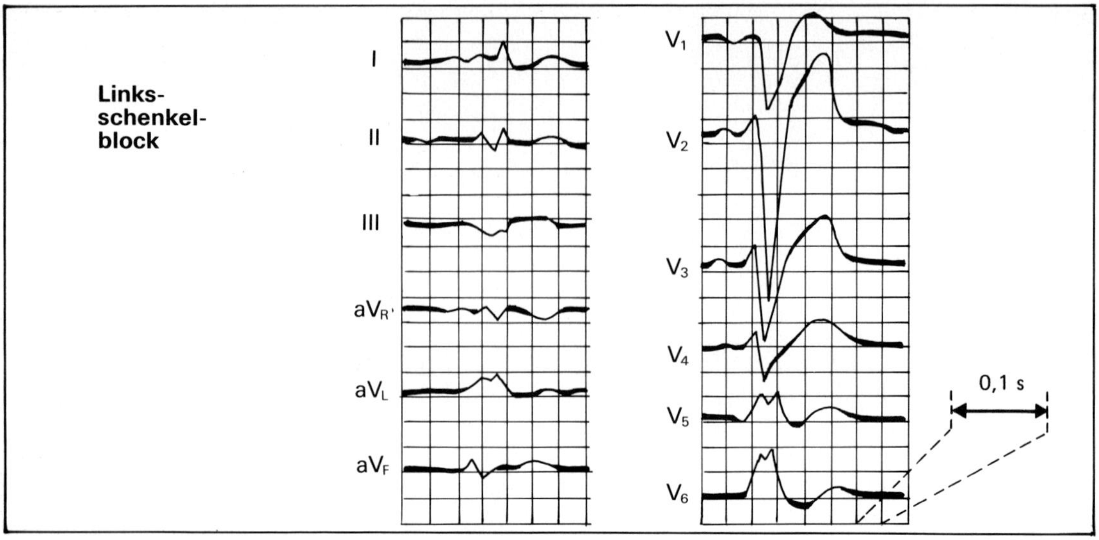

Beim kompletten Linksschenkelblock ist der Kammerkomplex auf mehr als 0,12 s verbreitert

Der Beginn der größten Negativitätsbewegung beträgt beim kompletten Linksschenkelblock mehr als _____ s. 0,055

Ist der obere Umschlagpunkt verzögert, der QRS-Komplex aber weniger als 0,12 s lang, dann spricht man vom __________ Linksschenkelblock. inkompletten

Merke:
Besteht beim Linksschenkelblock ein überdrehter Linkslagetyp (s. S. 266, 267), so weist dies vermutlich auf eine zusätzliche Leitungsstörung des rechten Schenkels hin und verschlechtert die Prognose.

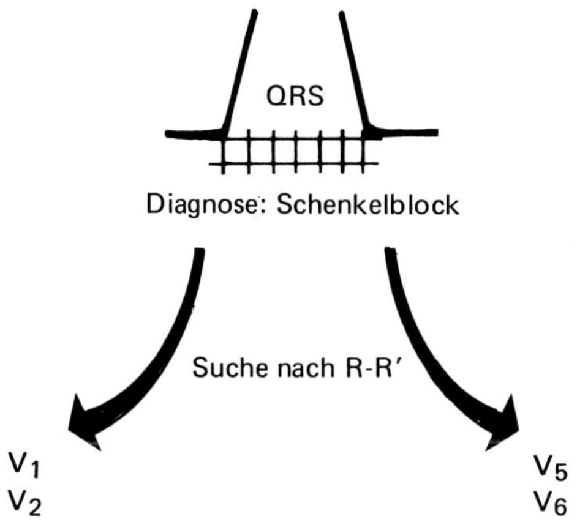

Bei einem verbreiterten QRS-Komplex im EKG (0,12 s oder mehr) besteht Verdacht auf einen Schenkelblock, der durch Untersuchung der links- und rechtspräkordialen Ableitungen differenziert werden muß

Ein Schenkelblock liegt vor, wenn der QRS-Komplex mindestens ____ s dauert. 0,12

Merke:
Bei manchen Menschen kommt es nur oberhalb einer bestimmten Herzfrequenz zur Schenkelblockierung. Man spricht dann von einer „kritischen Frequenz".

Die R-R'-Zacken finden sich manchmal in nur einer ________________, und die R'-Zacke ist nicht immer erkennbar. Aber meistens treten R-R'-Zacken in V_1, V_2, V_5 oder V_6 auf. Brustwandableitung

Merke:
Gelgentlich sind R-R'-Zacken auch in einem QRS-Komplex normaler Dauer zu sehen. Man spricht dann von einem „inkompletten Schenkelblock".

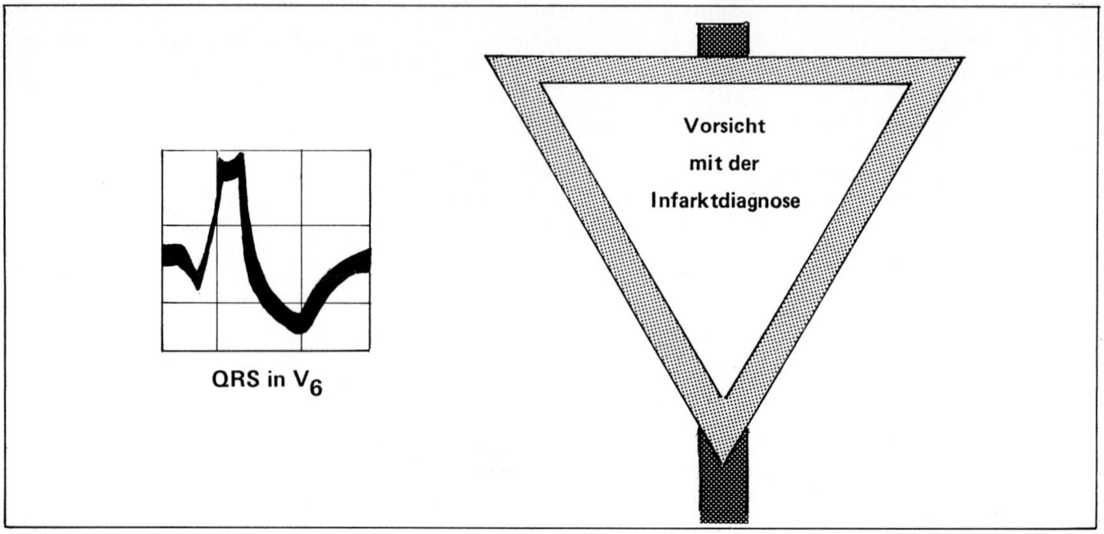

Wichtig: Bei einem bestehenden *Linksschenkelblock* ist der Herzinfarkt sehr schwer im EKG zu erkennen

Merke:
Beim Linksschenkelblock wird der linke Ventrikel erst nach dem rechten Ventrikel erregt, dem der erste Teil des Kammerkomplexes zuzuordnen ist. Die charakteristischen Q-Zacken des Herzinfarktes, der den linken Ventrikel befällt, sind dann nicht mehr zu erkennen.

Bei einem ______schenkelblock sollte man im EKG wie üblich nach Infarktzeichen suchen. Rechts

Merke:
Bei einem Linksschenkelblock im EKG sind zur Diagnose eines akuten Herzinfarktes weitere Untersuchungen nötig.

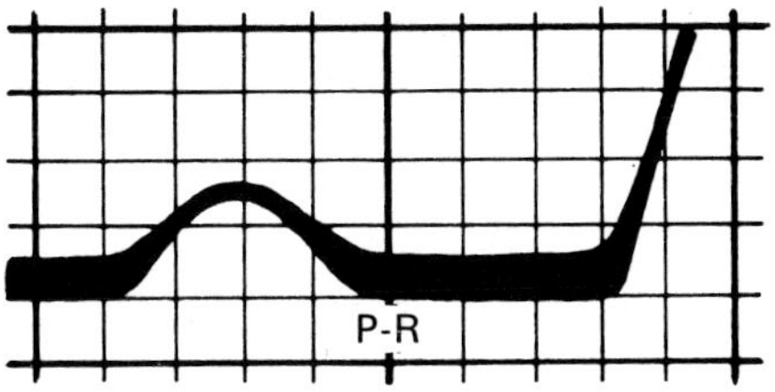

Rhythmusanalyse

... auf AV-Block

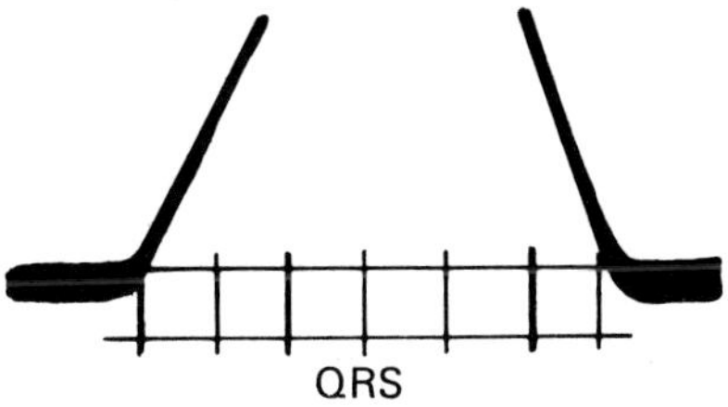

... auf Schenkelblock

Zur Beurteilung des Herzrhythmus muß man immer die Größe des PR-Intervalls und die Dauer des QRS-Komplexes bestimmen

Bei jedem EKG muß das PR-Intervall ausgemessen werden; ein verlängertes PR-Intervall weist auf einen ___-Block hin. AV

Ebenso muß jedesmal der QRS-Komplex ausgemessen werden; bei einem verbreiterten QRS-Komplex besteht der Verdacht auf einen ________block. Schenkel

Merke:
Bei der EKG-Beurteilung werden PR-Intervall und QRS-Komplex routinemäßig ausgemessen. Ein plötzlich auftretender AV-Block oder ein Schenkelblock können auf einen drohenden Herzinfarkt hinweisen.

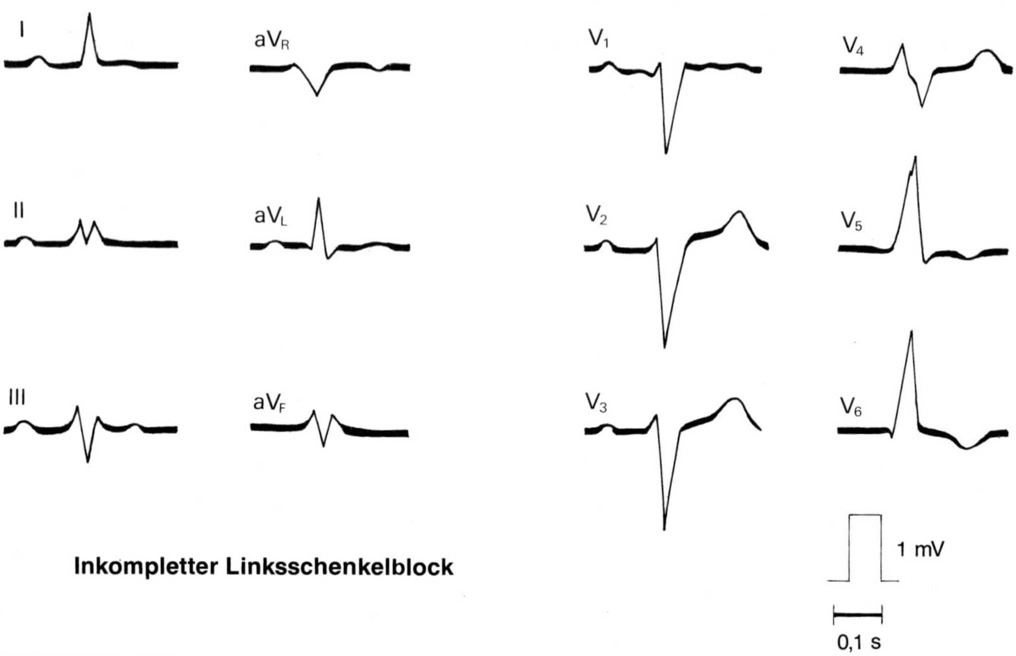

Inkompletter Linksschenkelblock

Beim *inkompletten Linksschenkelblock* beträgt die QRS-Dauer weniger als 0,12 s

Ein Schenkelblock kann komplett oder ________ vorliegen. — inkomplett

Die Diagnose eines Schenkelblocks stellt sich, wenn der ____-Komplex verbreitert ist. — QRS

Bei einem inkompletten Linksschenkelblock beträgt die QRS-Dauer weniger als ____. — 0,12 s

Merke:
Die Ursachen eines inkompletten Linksschenkelblocks sind geringe Störungen der Erregungsüberleitung in beiden Faszikeln des linken His-Bündels. Klinisch müssen nach Hypertrophie (Druck- und Volumenbelastungen durch Hypertonie oder Vitien), Ischämie oder Myokarditis gefahndet werden.

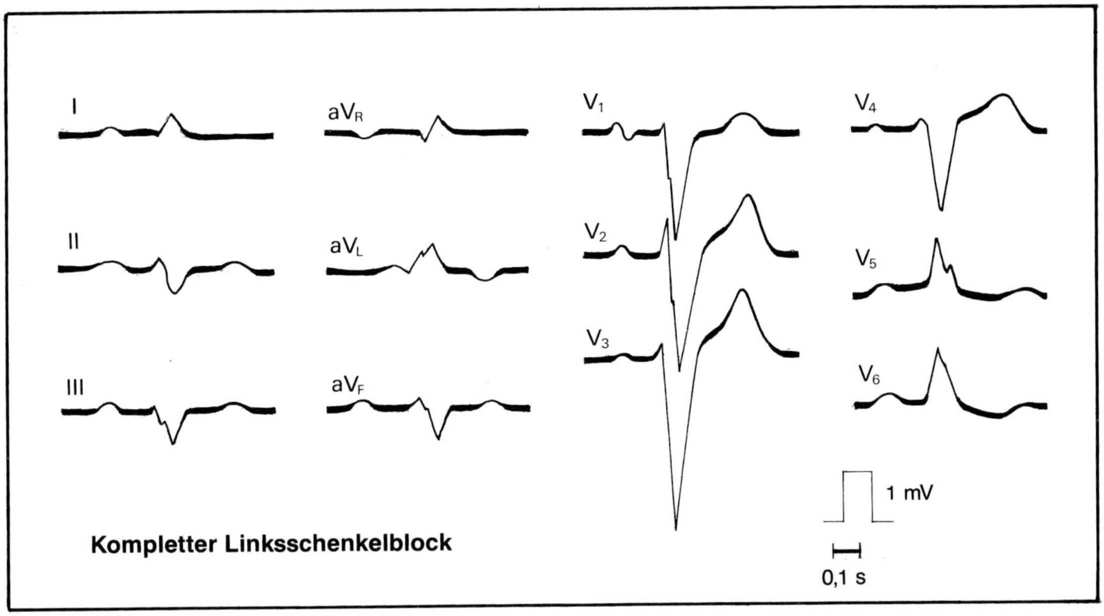

Kompletter Linksschenkelblock

Beim kompletten Linksschenkelbock besteht eine Verlängerung der QRS-Dauer auf mehr als 0,12 s und meist ein überdrehter Linkstyp

Merke:
Merkmale des kompletten Linksschenkelblocks
Extremitätenableitungen:
- Linkslagetyp, meist überdrehter Linkstyp
- in I keine S-Zacke und meist keine R-Zacke in III
- QRS > 0,12 s und M-förmig in I und aVL

Brustwandableitungen
- in V5/6 GNB > 0,055 s
- kleines R und tiefes S in $V_{1/2}$
- keine Q-Zacke in $V_{1/2}$ (Cave: Infarkt)
- in $V_{5/6}$ M-förmig

Schenkelblock

Vektor = ?

ventrikuläre Hypertrophie

Der Herzvektor (mittlerer QRS-Vektor) und eine ventrikuläre Hypertrophie können bei einem Schenkelblock nicht mehr genau bestimmt werden

Merke:
Durch die gleichzeitige Depolarisation beider Ventrikel entsteht die Richtung des mittleren QRS-Vektors. Besteht ein Schenkelblock, ist dieser Vektor nicht mehr nachweisbar, denn die Ventrikel werden ungleichzeitig in Phasenverschiebung erregt, und es liegen tatsächlich 2, ein rechter und ein linker Kammervektor, vor.

Wenn man eine *Kammerhypertrophie* sicher beurteilen will, muß ein normaler QRS-Komplex im EKG zu sehen sein. Bei einem Schenkelblock wird der Kammerkomplex deformiert, da sich die Einzelvektoren durch die ungleichmäßige Depolarisation der Kammern nicht aufheben. Zur Diagnose einer ________ Hypertrophie im EKG muß ein Schenkelblock deshalb ausgeschlossen werden. ventrikulären

Merke:
Eine *Vorhofhypertrophie* kann trotz eines bestehenden Schenkelblocks diagnostiziert werden.

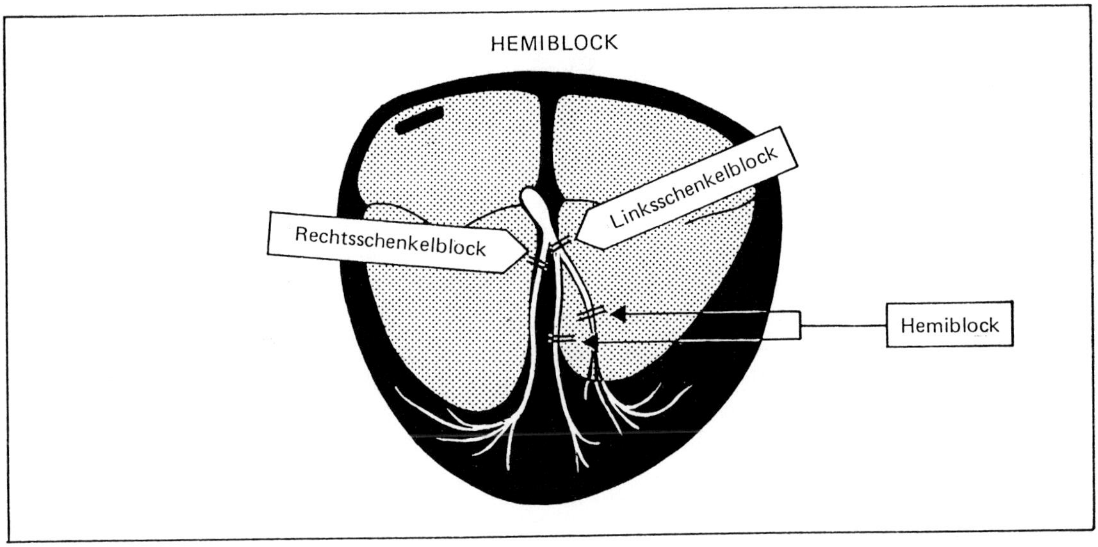

Der linke Schenkel des His-Bündels unterteilt sich in 2 klinisch wichtige Bündel, von denen das eine links vorn (links anterior), das andere links hinten (links posterior) im Kammerseptum läuft

Merke:
Man spricht vom linksanterioren und vom linksposterioren Faszikel. Die isolierte Blockierung der Impulsleitung in einem dieser Faszikel nennt man einen Hemiblock.

Merke:
Bei einem Linksschenkelblock ist der gesamte linke Schenkel des His-Bündels blockiert.

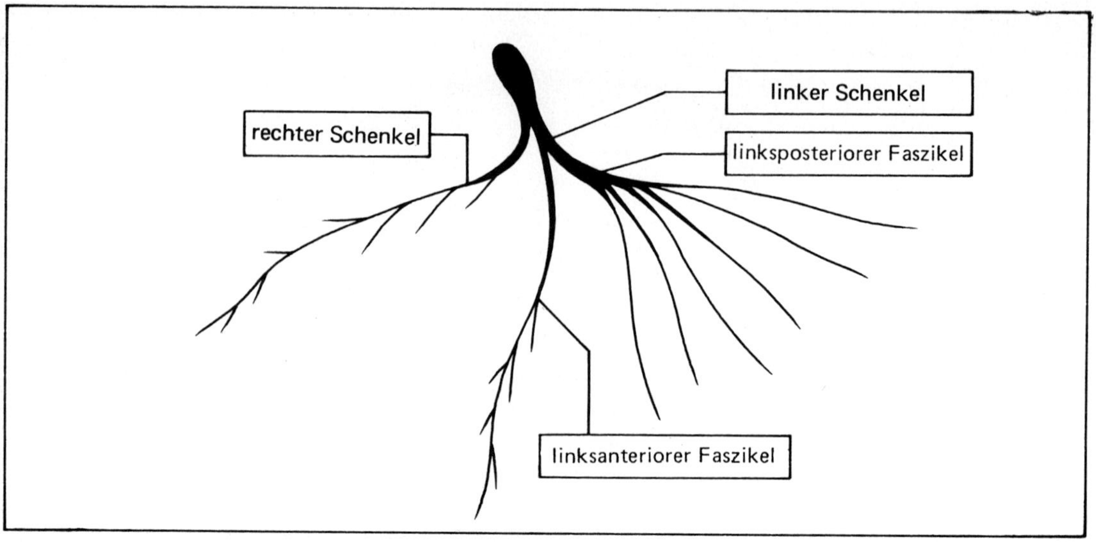

Der linksposteriore *Faszikel* ist kräftiger als der linksanteriore Faszikel des linken Schenkels

Der linke Schenkel des His-Bündels unterteilt sich in einen linksanterioren und einen links________ Faszikel. posterioren

Der linksposteriore ______ ist kräftiger als der linksanteriore. Faszikel

Merke:
Eine weitere Unterteilung des rechten Schenkels des His-Bündels hat keine klinische oder elektrokardiographische Bedeutung.

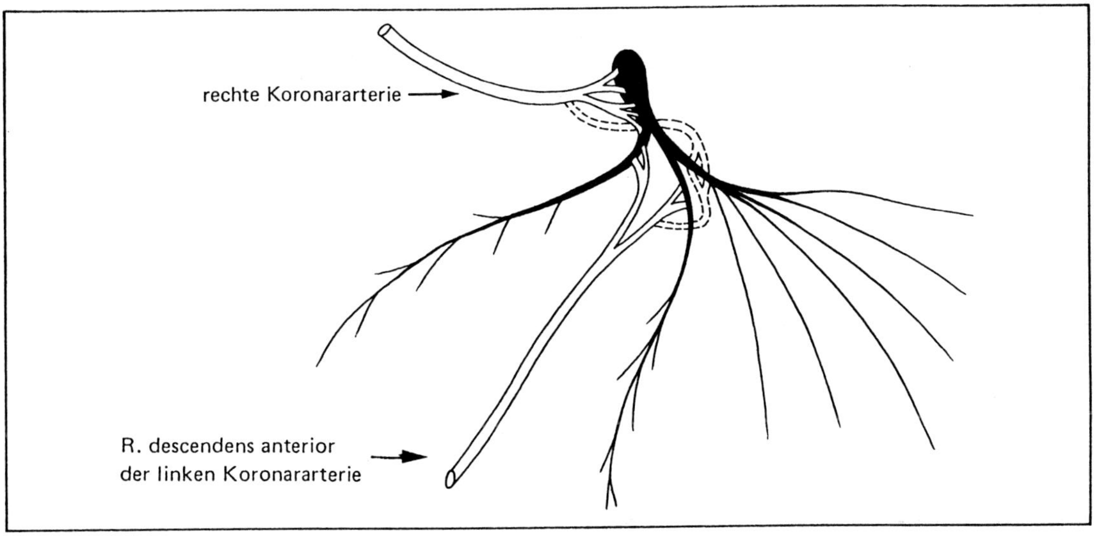

Hemiblockbildungen sind fast immer auf unzureichende Blutversorgung zurückzuführen. Die Koronararterien und ihre Äste versorgen bestimmte Teile des Erregungsleitungssystems

Die rechte Koronararterie versorgt gewöhnlich den AV-Knoten, das His-Bündel und gibt einen variabel angelegten kleinen Ast zum ______________ des linken Schenkels. — posterioren Faszikel

Über ihren Ramus descendens anterior versorgt die linke Koronararterie ebenfalls den linksposterioren Faszikel mit einem kleinen Gefäßast mit ___. — Blut

Ein vollständiger Verschluß des Ramus descendens anterior der linken Koronararterie wird einen kompletten Rechtsschenkel-____ und gleichzeitig einen linksanterioren Hemiblock zur Folge haben. — block

Merke:
Über die Blutversorgung des Herzens wird bei dem Kapitel über Herzinfarkte näher eingegangen (S. 293 f.). Häufig treten Hemiblockierungen mit Infarkten zusammen auf.

Linksanteriorer Hemiblock (LAH)

- überdrehter Linkstyp
- Q_I - S_{III} - Typ
- geringe QRS-Verbreiterung auf 0,1 - 0,12 s (nicht obligat)
- manchmal "Q" in V_1 - V_3

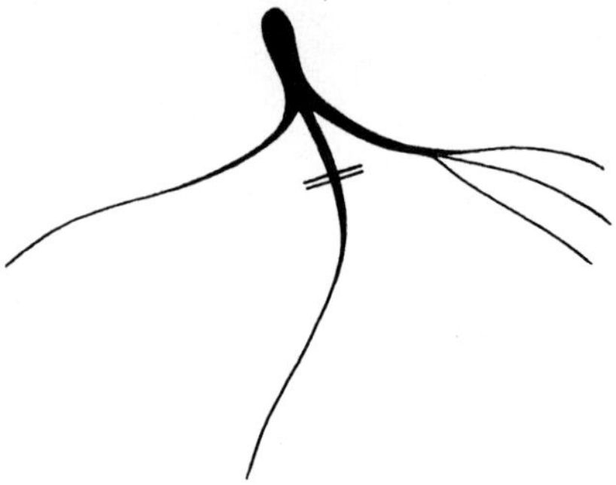

Wenn die oben genannten Kriterien im EKG vorliegen, kann die Diagnose eines *linksanterioren Hemiblocks* gestellt werden

Bei einem isolierten Hemiblock des linken Faszikels kann der ____-Komplex noch normal breit sein, aber bei zusätzlichen Blockierungen ist er pathologisch (mehr als 0,12 s) verbreitert. QRS

In der Ableitung I findet sich beim LAH eine Q-Zacke und in Ableitung III eine breite und/oder tiefe _-Zacke. Dies nennt man einen Q_I-S_{III}-Typ (vgl. S. 264). S

Merke:
Auf den „überdrehten Linkstyp" wird im nächsten Kapitel, S. 247, eingegangen. Bevor man die Diagnose eines LAH stellt, müssen andere Ursachen einer Achsenlinksabweichung wie Linkshypertrophie, inferiorer Infarkt oder Querlage des Herzens ausgeschlossen werden.

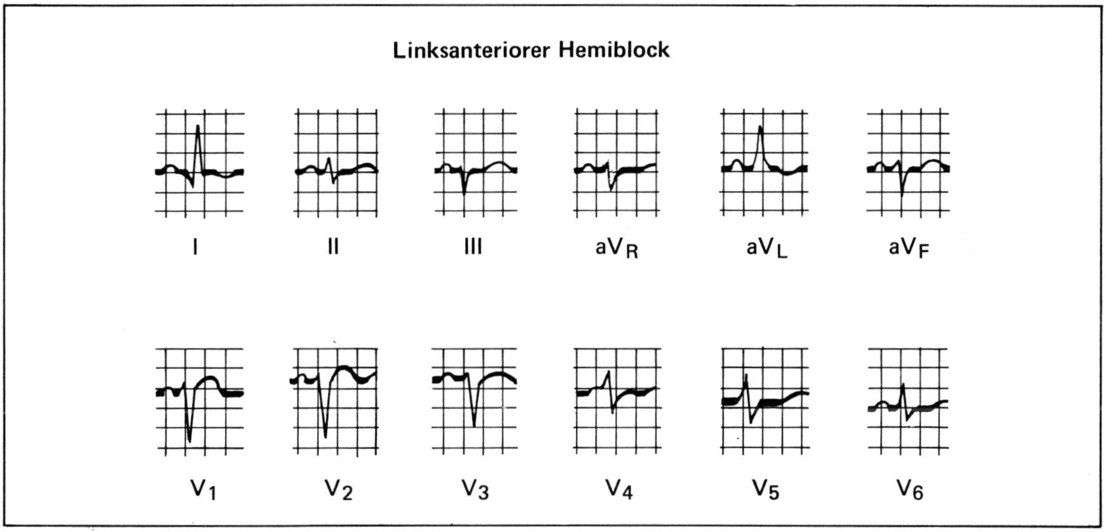

Dieses EKG ist verdächtig auf eine isolierte Blockierung des *linksanterioren* Faszikels

Der LAH stellt eine Leitungsverzögerung des Schrittmacherimpulses im _______ Faszikel des linken Schenkels dar. vorderen

Merke:
Häufig wird der linksanteriore Hemiblock durch einen Vorderwandinfarkt ausgelöst (anteriorer Hemiblock – anteriorer Infarkt!).

Linksanteriorer Hemiblock + Rechtsschenkelblock

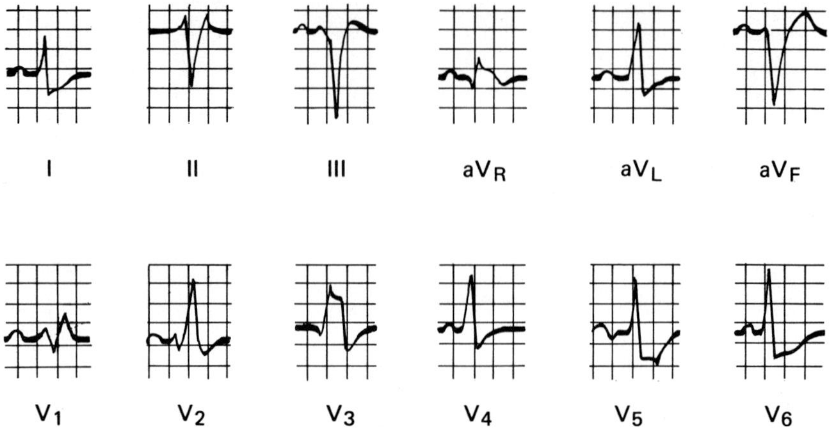

Bei einem Totalverschluß des Ramus descendens anterior der linken Koronararterie kommt es zu einem linksanterioren Hemiblock und einem Rechtsschenkelblock gleichzeitig

Merke:
Die linke Koronararterie versorgt mit dem Ramus descendens anterior den rechten Schenkel des His-Bündels und den vorderen Faszikel des linken Schenkels. Ob bei einem anterioren Infarkt beide Leitungsbahnen blockiert sind, hängt vom Ausmaß der Verschlüsse der kleineren Gefäßäste bzw. von der Höhe des Verschlusses ab.

Ein überdrehter Linkstyp und die RR'-Konfiguration in den _____präkordialen Brustwandableitungen sprechen für das gemeinsame Vorliegen eines Rechtsschenkelblocks mit einem linksanterioren _________.

rechts

Hemiblock

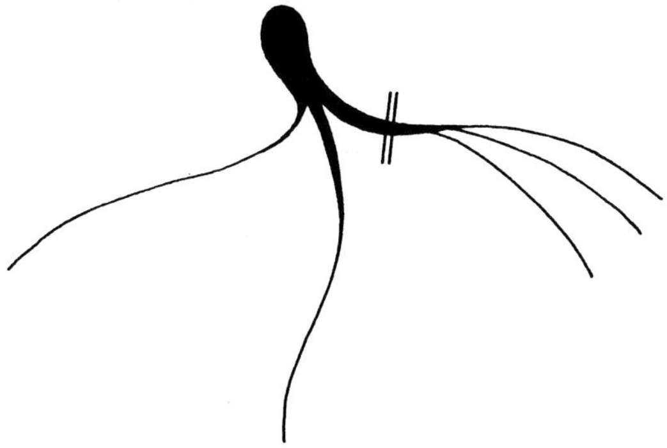

Linksposteriorer Hemiblock (LPH)
- überdrehter Rechtstyp
- S_I - Q_{III} - Typ
- QRS normal weit oder gering verbreitert

Ein reiner *linksposteriorer Hemiblock* kommt selten vor, weil das linke hintere Faszikel kurz und kräftig ist und normalerweise von 2 Gefäßästen mit Blut versorgt wird

Bei bestimmten (umschriebenen) Herzinfarkten kann es zur mangelnden Blutversorgung des linken ________ Faszikels kommen. posterioren

Beim LPH findet sich in der Ableitung I eine große oder ungewöhnlich breite _-Zacke zusammen mit einer Q-Zacke in Ableitung III. S

Durch die gestörte Erregungsausbreitung wird die elektrische Herzachse nach _____ abgedreht. rechts

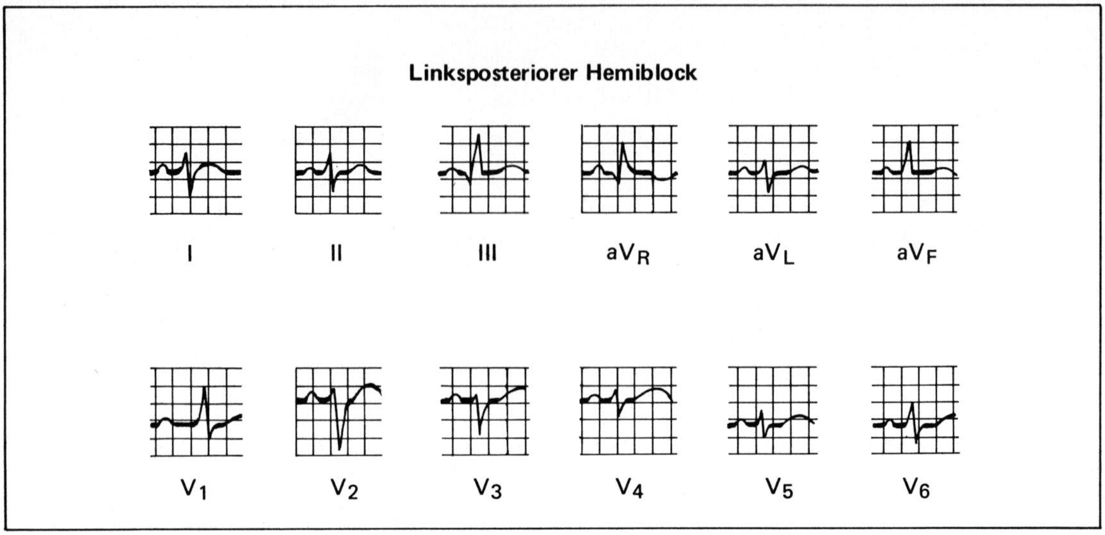

Das EKG dieses Patienten war früher unauffällig; es besteht der Verdacht, daß er jetzt einen linksposterioren Hemiblock erlitten hat. Der pathologische Lagetyp zeigt sich neben dem S-I-Q-III-Bild durch den überwiegend positiven Kammerkomplex in aV_R

Merke:
Wenn die Diagnose eines Seitenwandinfarkts gestellt ist, darf ein LPH nicht mehr diagnostiziert werden, da auch durch ihn die Herzachse nach rechts gedreht werden kann.

Wenn bei den EKG-Ableitungen im Bild oben durch die klinische Untersuchung Abnormitäten des Körperbaus (z. B. schwere Kyphoskoliose), Rechtsherzhypertrophie, Lungenerkrankungen etc. ausgeschlossen worden sind, muß der Verdacht auf einen linksposterioren _________ geäußert werden. Hemiblock

Merke:
Der LPH stellt eine schwerwiegende Diagnose dar. Er kann mit einem Rechtsschenkelblock zusammen auftreten. Dieses Bild ist gefährlich, da häufig ein totaler AV-Block droht. Als Ursache ist entweder ein ausgedehnter Herzinfarkt (lateral oder diaphragmal) anzusehen oder eine klinisch noch stumm verlaufende schwere koronare Herzkrankheit.

Bifaszikuläre Blöcke

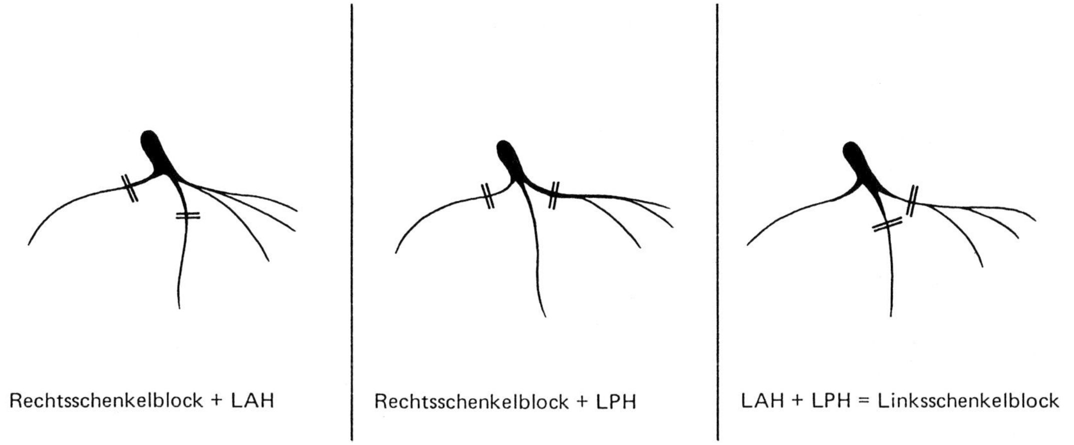

Im klinischen EKG-Gebrauch wird der Begriff „Leitungsschenkel" oft mit „Faszikel" gleichgesetzt

Merke:
Früher verstand man unter Schenkel die Aufteilung des His-Bündels in die Leitungsbahnen für den linken und den rechten Ventrikel. Bei Kombinationen eines Blocks im Bereich des Schenkels einerseits und eines Faszikels andererseits bezeichnet man auch den Schenkel als Faszikel.

Merke:
Bei einem bifaszikulären Block werden von den 3 ventrikulären Leitungssystemen rechter Schenkel, linksanteriorer und linksposteriorer Faszikel 2 blockiert. Prinzipiell ist der Linksschenkelblock als bifaszikulärer Block aufzufassen, da man nicht unterscheiden kann, ob er auf eine Blockierung noch im gemeinsamen Stamm oder auf Höhe der getrennten Faszikel zurückzuführen ist.

Bilateraler Block

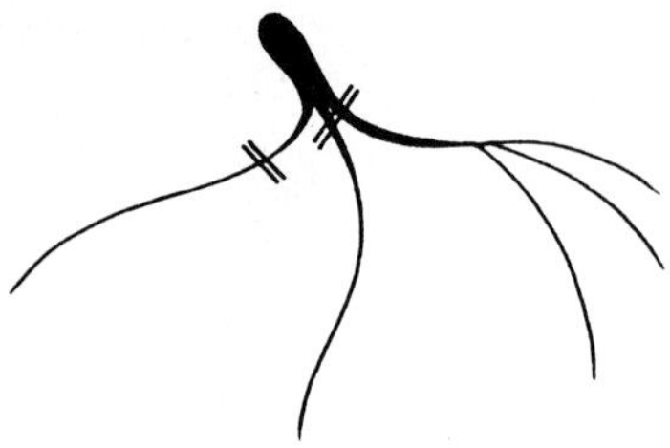

- QRS mindestens 0,12 s
- Rechtsschenkelblock in V_1 - V_6
- manchmal Linksschenkelblock in Extremitätenabl.

Arborisationsblock

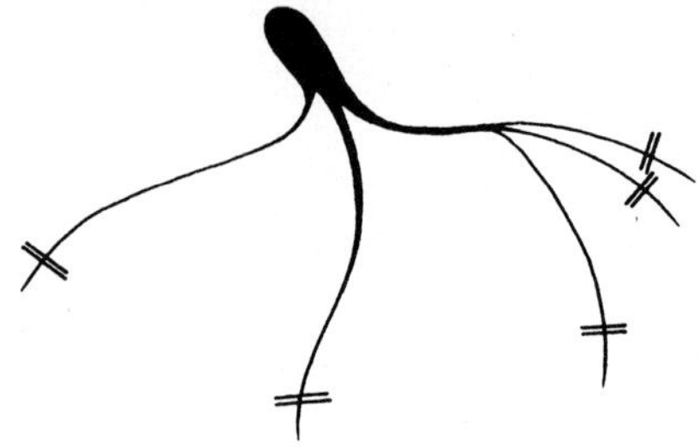

- QRS stark gesplittert und breiter als 0,12 s
- Niedervoltage (unter 0,5 mV) in Extremitätenabl.
- Rechts- oder Linksschenkelblock in Brustwandabl.

Diese Leitungsblockierungen sind lebensbedrohend

Merke:
Der *bilaterale Block* kann komplett oder inkomplett sein. Er entspricht einem totalen AV-Block, der plötzliche Asystolie (Herzstillstand) zur Folge haben kann, oder das Herz schlägt im Kammerersatzrhythmus.

Merke:
Der *Arborisationsblock* wird auch Verzweigungsblock genannt. Seine Prognose ist sehr ernst. Er ist auf eine diffuse, schwere Myokardschädigung zurückzuführen, wobei die Purkinje-Fasern zugrundegehen.

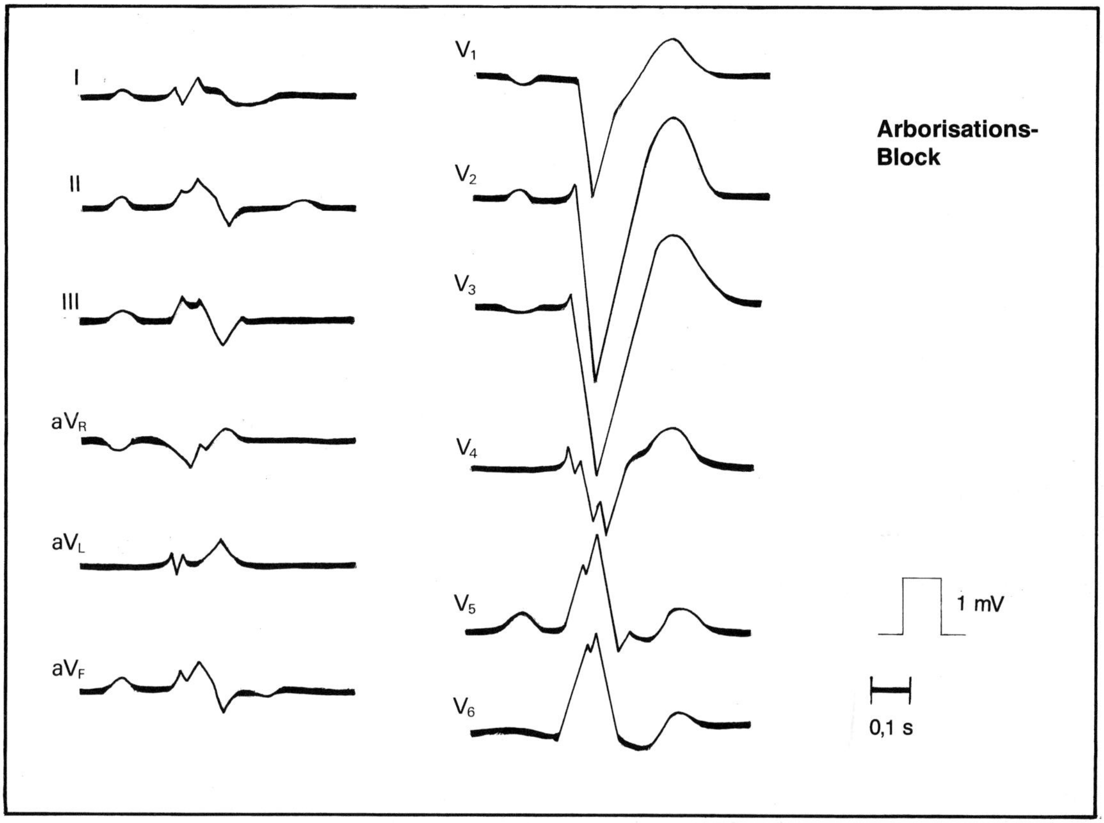

Der *Arborisationsblock* weist auf schwere und bedrohliche Störungen der Erregungsüberleitung hin. Die Kammerkomplexe dieser Ableitungen dauern länger als 0,2 s! In den Extremitätenableitungen erkennt man eine Niederspannung; in den Brustwandableitungen manifestiert sich das Bild eines kompletten Linksschenkelblocks

Intermittierende Blöcke
... wobei mindestens ein Faszikel normal leitet.

- Ein Faszikel ist intermittierend blockiert:
  In das fortlaufende normale EKG ist das Bild eines Blockes eingestreut.

- Zwei Faszikel sind intermittierend blockiert:
  Das EKG zeigt gelegentlich 2 Leitungsblöcke.

- Ein Faszikel ist intermittierend, ein anderes dauernd blockiert:
  Das EKG zeigt fortlaufend den einen Block und gelegentlich das Bild des anderen.

Glücklicherweise treten bifaszikuläre Blockierungen oft *intermittierend* auf. Wenn das EKG-Bild schon einen Block zeigt, denkt man bei Änderungen des Kurvenverlaufs auch an andere Blockierungen

Treten bei einem Patienten im EKG Leitungsblöcke eines oder mehrerer ______ auf, dann können das oder die anderen Faszikel ebenfalls gelegentlich blockiert sein. — Faszikel

Ein ______________ Block kann gleichzeitig in mehreren Faszikeln auftreten. Im EKG finden sich dann typische Achsenabweichungen. — intermittierender

Merke:
Wie eine Lampe mit einem Wackelkontakt manchmal (intermittierend) nicht brennt, kann ein Faszikel manchmal blockiert sein. Und so wie ein Wackelkontakt darauf hinweist, daß die Lampe bald ganz kaputt sein kann, ist ein intermittierender Block Vorzeichen für einen dauernden Leitungsblock. Wenn schon ein Faszikel blockiert ist, wird durch einen zusätzlichen intermittierenden Block die Warnung ausgesprochen, rechtzeitig an einen Herzschrittmacher zu denken. Deshalb beginnt die Bildunterschrift mit dem Wort „glücklicherweise".

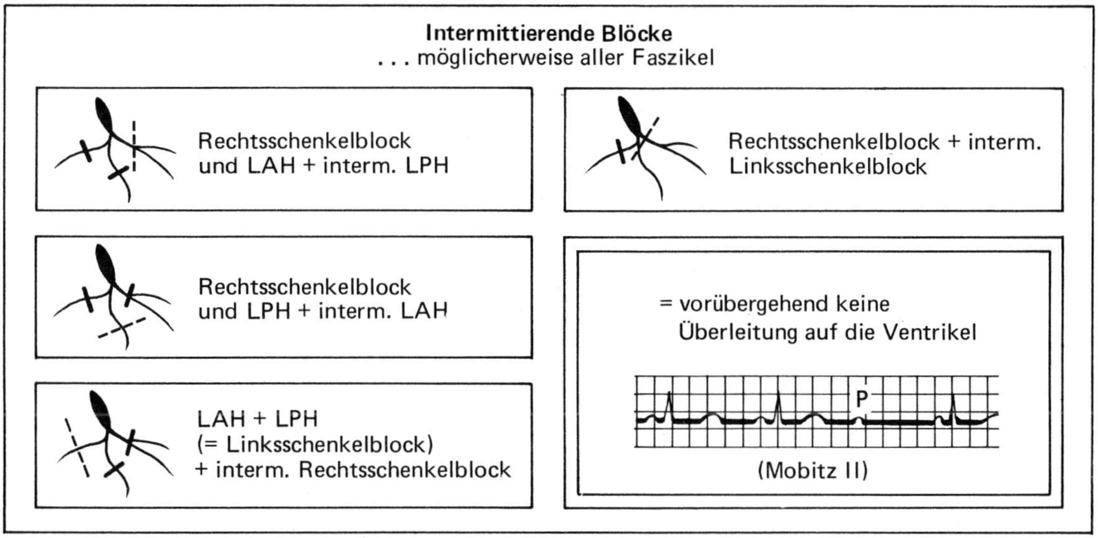

Wenn man die Physiologie der Erregungsausbreitung kennt, weiß man, daß mindestens ein Faszikel den Impuls auf die Ventrikel überleiten muß

Ein trifaszikulärer Block kann nur dann diagnostiziert werden, wenn ein oder mehrere Faszikel ______________ blockiert sind. — intermittierend

Bei einem bilateralen Block (s. S. 206) ist entweder der rechte oder linke ________ intermittierend blockiert. — Schenkel

Ein vollständiger trifaszikulärer Block kann nicht von einem AV-Block __ Grades unterschieden werden. — III.

Merke:
Sind 2 Faszikel dauernd und eines intermittierend blockiert, findet sich häufig ein Mobitz-II-Typ im EKG als Ausdruck der fehlenden Überleitung auf die Ventrikel. Dadurch kann das Bild eines Mobitz-II-Typs zum Entschluß, einen Schrittmacher zu implantieren, beitragen.

Merke:
Eine sehr ernste Form des intermittierenden trifaszikulären Blocks ist der Arborisationsblock, bei dem eine diffuse Schädigung der Purkinje-Fasern im parietalen Myokard die Ursache ist.

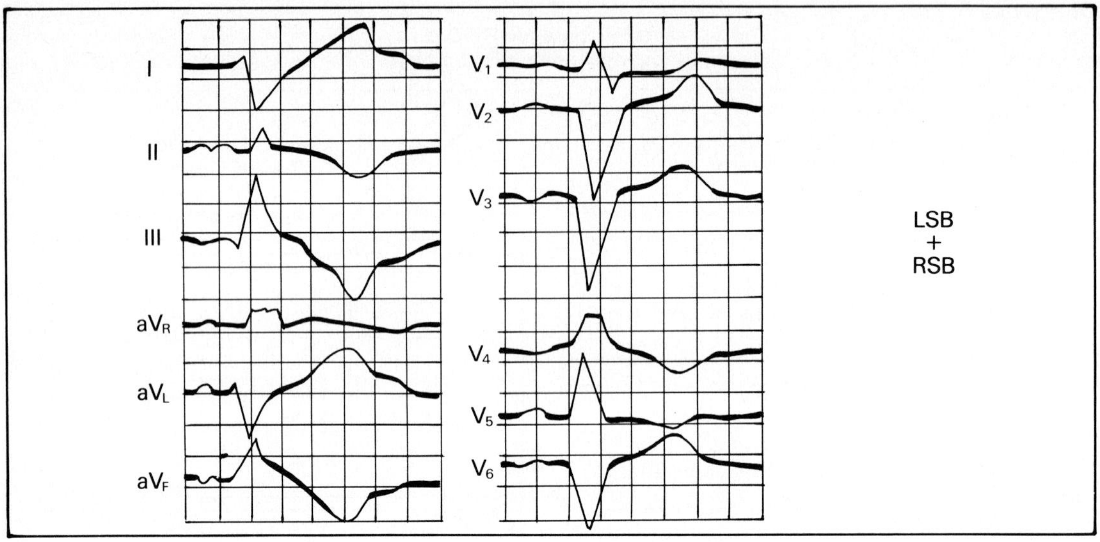

Es liegt ein trifaszikulärer Block mit Blockade des rechten und linken Faszikels vor (LAH + LPH + RSB)

Merke:
Hier ist der Ausschnitt eines EKG von einem 75jährigen Mann gezeigt, dem anschließend ein Schrittmacher bei Diagnose eines AV-Blocks III. Grades implantiert wurde. Es besteht ein abnormer Rechtslagetyp, und die Kammerkomplexe sind alle pathologisch erweitert.

Präexzitation
durch akzessorische Leitungsbündel

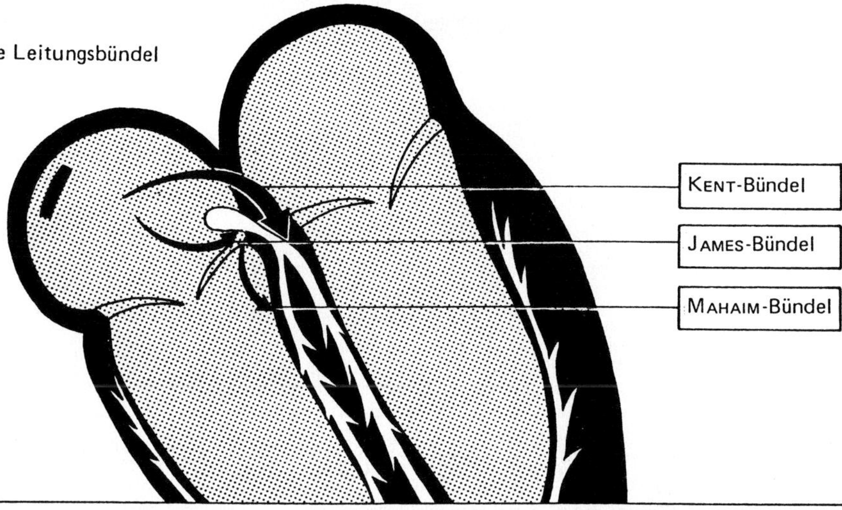

Bei manchen Patienten wird der Leitungsimpuls „umgeleitet". Die Erregungsverzögerung im AV-Knoten ist hierbei durch *akzessorische Bahnen* (Bündel) kurzgeschlossen

Unter Präexzitation versteht man eine schnellere Depolarisation der Ventrikel durch ____________ Bündel, die den AV-Knoten umgehen.

akzessorische

Das Kent-______ leitet den Impuls direkt in das interventrikuläre Septum weiter.

Bündel

Die ____________ über das James-Bündel führt zu einer unmittelbaren Depolarisation des His-Bündels von den Vorhöfen aus.

Präexzitation

Merke:
Diese vorzeitige Erregung (Präexzitation) der Ventrikel erscheint im EKG als Verkürzung der PQ-Überleitungszeit, die kleiner als 0,12 s ist. Wird der Impuls über das Kent-Bündel auf das Myokard des Kammerseptums übergeleitet (von dem aus dann das Leitungssystem depolarisiert wird), erscheint eine Delta-Welle.

Merke:
Die Erregung über das Mahaim-Bündel ist eigentlich keine Präexzitation; aber weil hier eine Delta-Welle erscheint, wird es unter diesem Kapitel erwähnt. Die PQ-Zeit ist natürlich dabei normal.

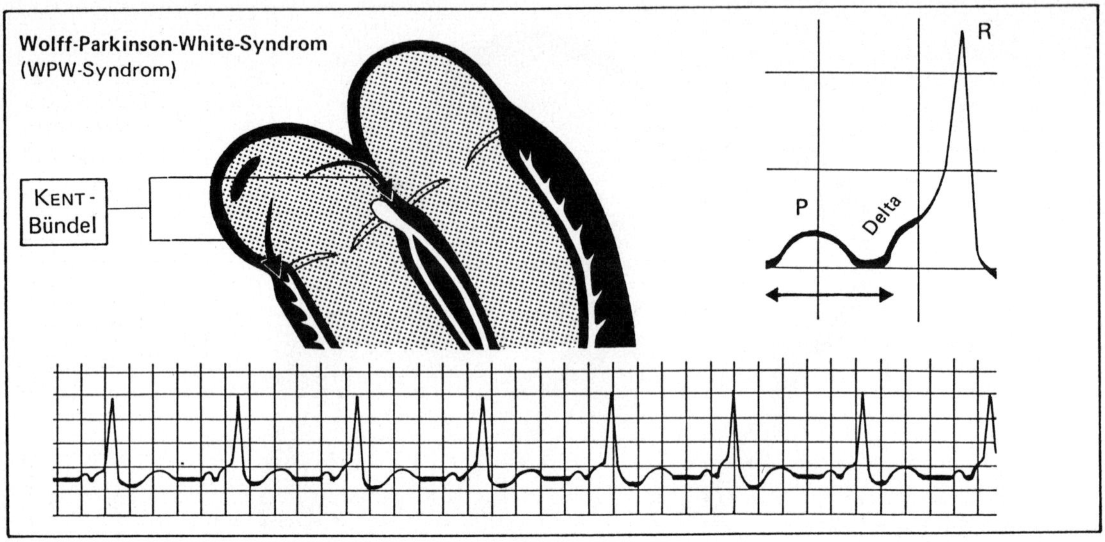

Die Ventrikel (bzw. das interventrikuläre Septum) werden über das *Kent-Bündel* vorzeitig depolarisiert

Die Präexzitation beim Wolff-Parkinson-White-Syndrom (WPW-Syndrom) erfolgt über das ____-Bündel. — Kent

Da die Depolarisation nicht durch den AV-Knoten verzögert wird, ist die PQ-Zeit ______. — verkürzt

Merke:
Das Kent-Bündel muß nicht in das interventrikuläre Septum einmünden, sondern kann auch das Myokard des linken oder rechten Ventrikels vorzeitig erregen. Dann sind die QRS-Komplexe schenkelblockförmig breit deformiert, die PQ-Zeit ist jedoch auch hier verkürzt.

Merke:
Erfolgt beim WPW-Syndrom die Präexzitation über ein linksseitig gelegenes Kent-Bündel, dann ist die Delta-Welle in V_1 positiv und man spricht vom Typ A des WPW-Syndroms. Eine negative Delta-Welle in V_1 kommt durch ein rechtes Kent-Bündel zustande und wird als Typ B bezeichnet. Die Kammerkomplexe sind beim Typ B in V_1 überwiegend negativ und erinnern an den Linksschenkelblock.

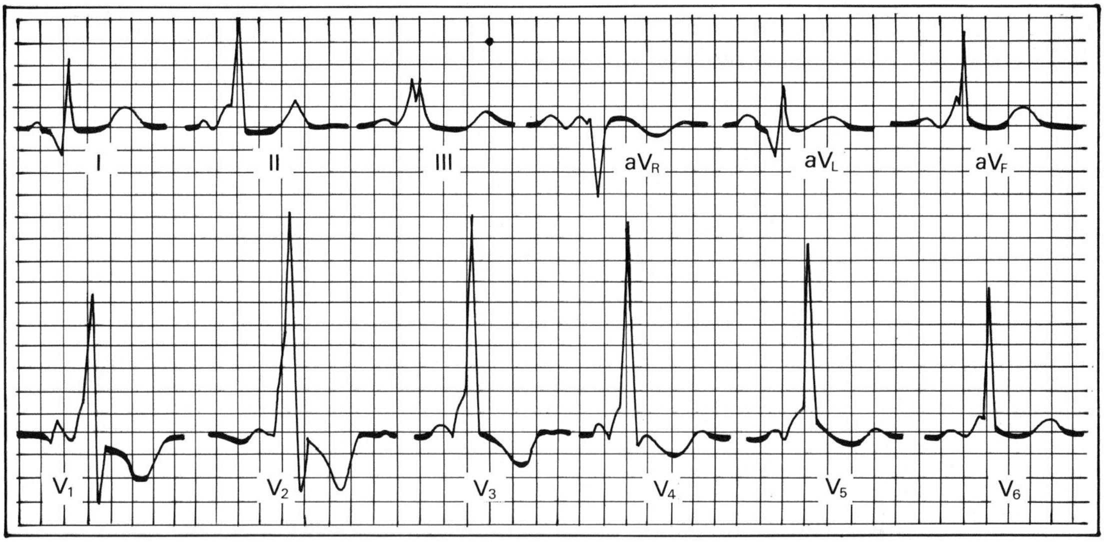

Bei rechtspräkordial positiven Kammerkomplexen des WPW-Syndroms spricht man vom Typ A (sternalpositiver Typ) des WPW-Syndroms

Beim Typ A des WPW-Syndroms sind die Kammerkomplexe in den _____präkordialen Ableitungen positiv. rechts

Merke:
Das Q in den Ableitungen I und AV_L täuscht einen Herzinfarkt vor. Wenn man die verkürzte PQ-Zeit nicht bemerkt, könnte man eine Rechtsherzhypertrophie vermuten. Auch die Veränderungen der ST-Strecke und der T-Welle in II, III, aV_F und in V_1–V_4 sind durch die akzessorische Überleitung verursacht.

Merke:
Der Kammerkomplex in V_1 sieht einem Rechtsschenkelblock ähnlich

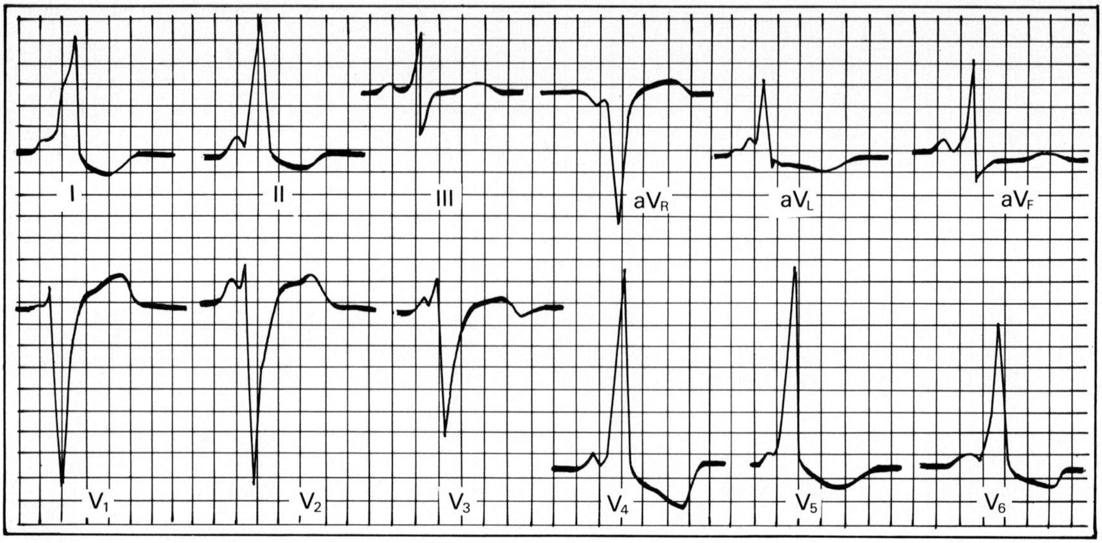

Beim Typ B (sternalnegativer Typ) des WPW-Syndroms sind die Kammerkomplexe in den rechtspräkordialen Brustwandableitungen negativ

Die _____-Welle ist deutlich zu sehen in den Ableitungen, die sich auf die linke Herzkammer projizieren, nämlich I, aV$_L$ und V$_4$–V$_6$.

Delta

Merke:
Beim sternalnegativen Typ des WPW-Syndroms erinnert der Kammerkomplex in V$_1$ an die Konfiguration eines Linksschenkelblocks.

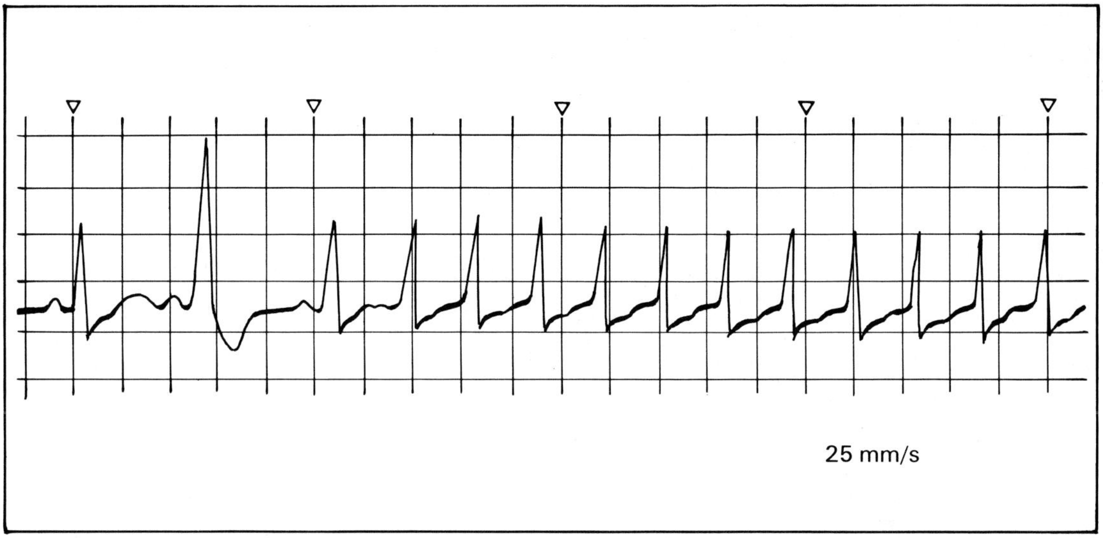

Eine typische Komplikation des WPW-Syndroms ist die kreisende Erregung zwischen Vorhöfen und Kammern mit dem Bild einer supraventrikulären Tachykardie

Merke:
Das EKG in der Abbildung beginnt (in Ableitung I) mit einem normalen Kammerkomplex, dem ein typischer WPW-Fusionskomplex folgt; danach resultiert eine Tachykardie. Folgender Mechanismus muß vorgestellt werden: Der Sinusimpuls wird normal mit einer PQ-Zeit von 0,14 s zu den Kammern geleitet und kehrt über das Kent-Bündel retrograd zum Vorhof zurück, aktiviert diesen wieder und erregt nun über den AV-Knoten die Kammern, wodurch zusätzlich ein Kammerkomplex ausgelöst wird. Durch antegrade Erregung und retrograden Wiedereintrittsmechanismus („re-entry") entsteht eine Tachykardie. Klar?

Merke:
Bei dieser Reentry-Tachykardie können die QRS-Komplexe normal konfiguriert oder durch die abberierende Leitung schenkelblockartig deformiert sein. Diese Fälle erschweren die Differentialdiagnose zur ventrikulären Tachykardie (s. S. 158).

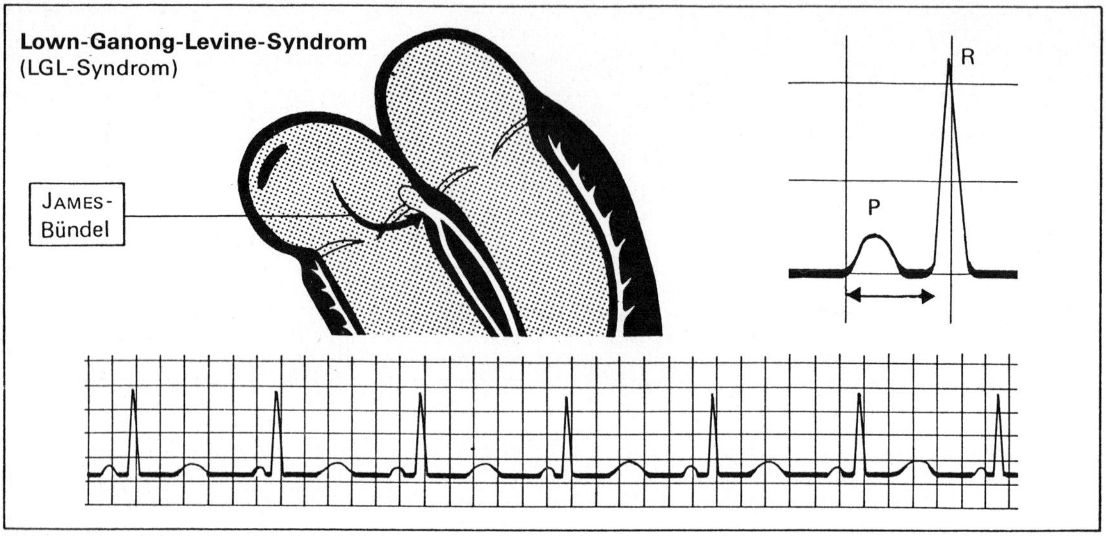

Durch die Präexzitation über das *James-Bündel* wird die PQ-Zeit verkürzt

Der Schrittmacherimpuls wird beim Lown-Ganong-Levine-Syndrom (LGL-Syndrom) durch das ___________ James-Bündel auf das His-Bündel übertragen. akzessorische

Da keine Verzögerung durch den AV-Knoten besteht, ist die ___-Zeit verkürzt. PQ

Der Erregungsimpuls folgt dem physiologischen Leitungssystem; die ____-Komplexe sind normal breit. QRS

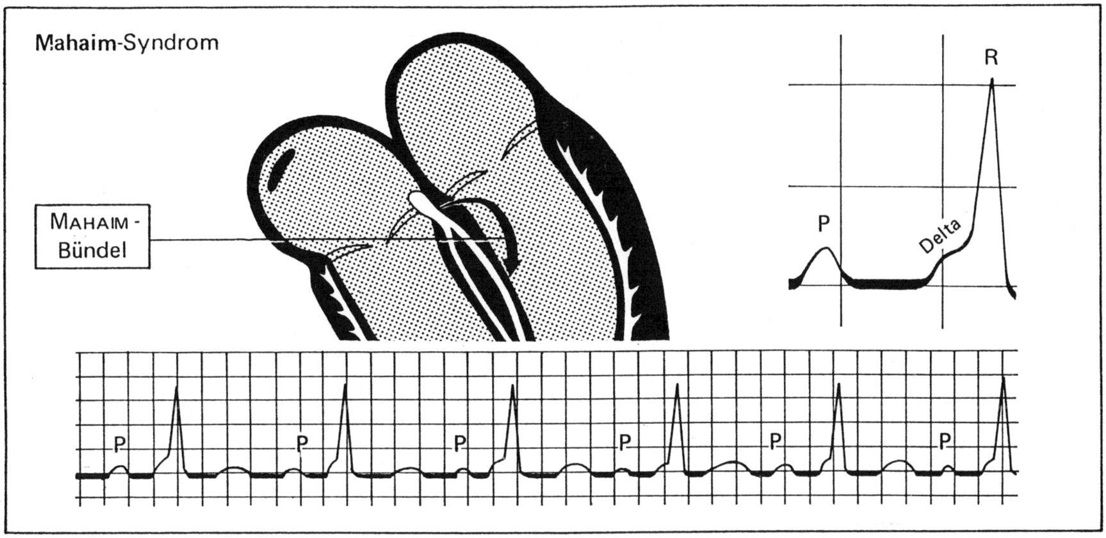

Die Fasern des *Mahaim-Bündels* stellen eine zusätzliche Leitungsbahn zwischen dem AV-Knoten und dem Kammermyokard dar

Beim Mahaim-Syndrom erfolgt die Erregungsausbreitung über den AV-Knoten; deshalb ist die PQ-___ normal. Zeit

Die _____-Welle ist Ausdruck der akzessorischen Impulsüberleitung in das ventrikuläre Myokard. Delta

Merke:
Meistens wird der Impuls neben der akzessorischen Leitung auch über die physiologische Leitung ausgebreitet; weil die Kontraktion über mehrere Wege ausgelöst wird, spricht man auch von einer Kombinationssystole.

Merke:
Diese akzessorischen Bündel können intermittierend zur Impulsleitung beitragen. Im normalen EKG müssen sie nicht immer erkennbar sein. Wenn ein Präexzitationssyndrom diagnostiziert worden ist, müssen mehrere EKG-Streifen auf die Häufigkeit und die Art der akzessorischen Überleitung untersucht werden. In bestimmten Fällen wird man ein His-Bündelelektrokardiogramm durchführen

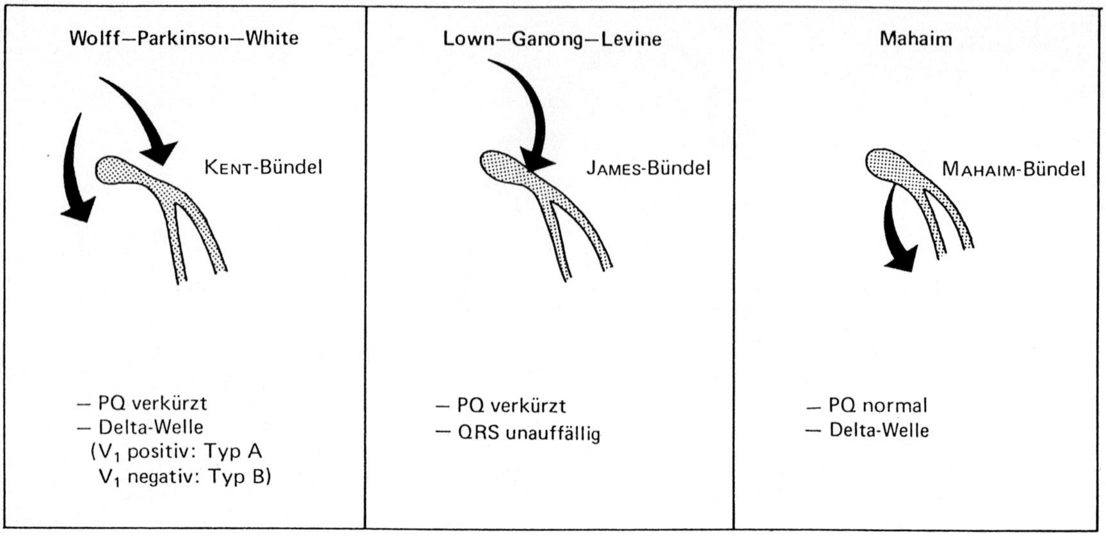

Präexzitationssyndrome zeigen sich im EKG als beschleunigte atrioventrikuläre Überleitungszeit und/oder einer Delta-Welle als Ausdruck der vorzeitigen Kammerdepolarisation (Antesystolie)

Merke:
Ein im EKG zufällig entdecktes Präexzitationssyndrom hat an sich noch keinen Krankheitswert. Häufig leiden diese Patienten jedoch unter paroxysmalen Tachykardien, die sogar die tachysystolische Form des Adams-Stokes-Anfalls erreichen können.

Die Ursachen hierfür sind:

1. „Re-entry-Leitungen", was etwa „Wiedereintritt" bedeutet: Über die akzessorische Leitung werden die Vorhöfe von den Kammern aus retrograd erregt, und dieser Impuls kehrt im Kreislauf durch die physiologische Leitungsbahn zu den Ventrikeln zurück.
2. Beschleunigte Überleitung der supraventrikulären Impulse über die akzessorischen Bündel, z.B. bei einer Sinustachykardie (durch die Refraktärperiode des physiologischen Systems wird nur ein bestimmter Teil der Impulse übergeleitet, aber die akzessorische Bahn kann im Verhältnis 1:1 überleiten!).

Merke:
Die PQ-Überleitungszeit kann manchmal auch ohne das Vorliegen eines akzessorischen Bündels verkürzt sein, so z.B. bei sympathikotonem Frequenzanstieg oder bei Hyperthyreose.

Übungsbild

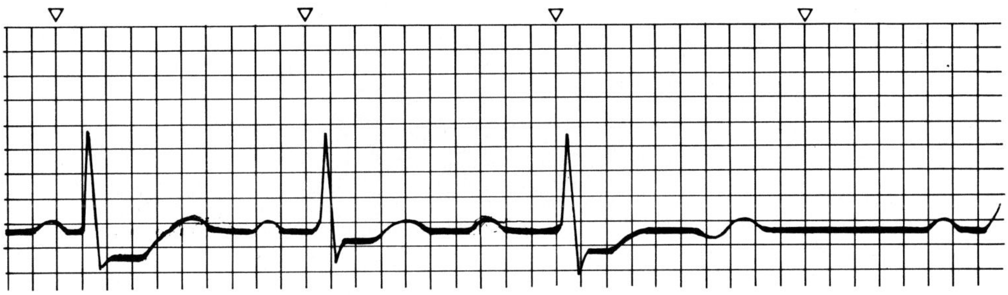

Der Arzt stellte bei diesem Patienten einen unregelmäßigen Puls fest. Nach jeweils 3 Pulsschlägen trat überraschenderweise eine Pause ein. Dieses Phänomen wiederholte sich immer wieder

Das PR-Intervall im letzten Zyklus des obigen EKG ist länger als 0,2 s; vermutlich liegt ein ___-Block vor. — AV

Das zu Beginn normale PQ-Intervall verlängert sich mit jedem Zyklus. Dieses Phänomen bezeichnet man als ______________. — Wenckebach-Periodik

Auf die _-Welle nach dem letzten Zyklus folgt kein QRS-Komplex. — P

Merke:
Einen Überblick über die Rhythmusstörungen findet man auf den Notizbuchseiten am Ende des Buches (S. 421–425).

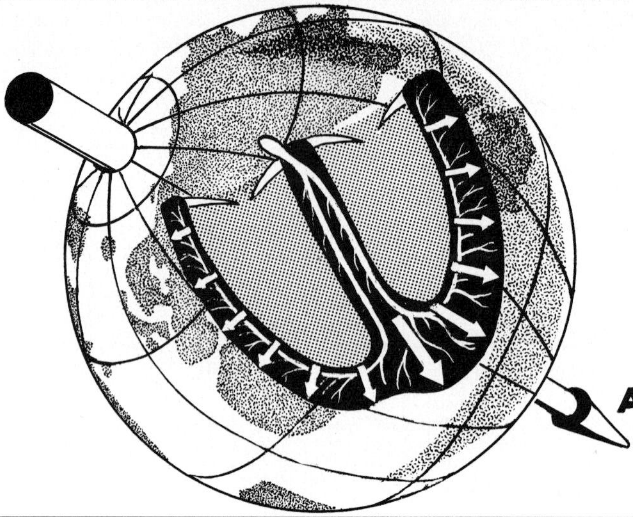

Die (elektrische) Herzachse gibt die Richtung an, in die sich die Depolarisation über das Herz ausbreitet, um die Muskelfasern zur Kontraktion anzuregen

Die elektrische ________________ der Herzmuskelfasern verläuft in einer bestimmten Richtung. Erregung (Depolarisation)

Die ________ gibt die Richtung an, in die die Erregung sich ausbreitet. Herzachse

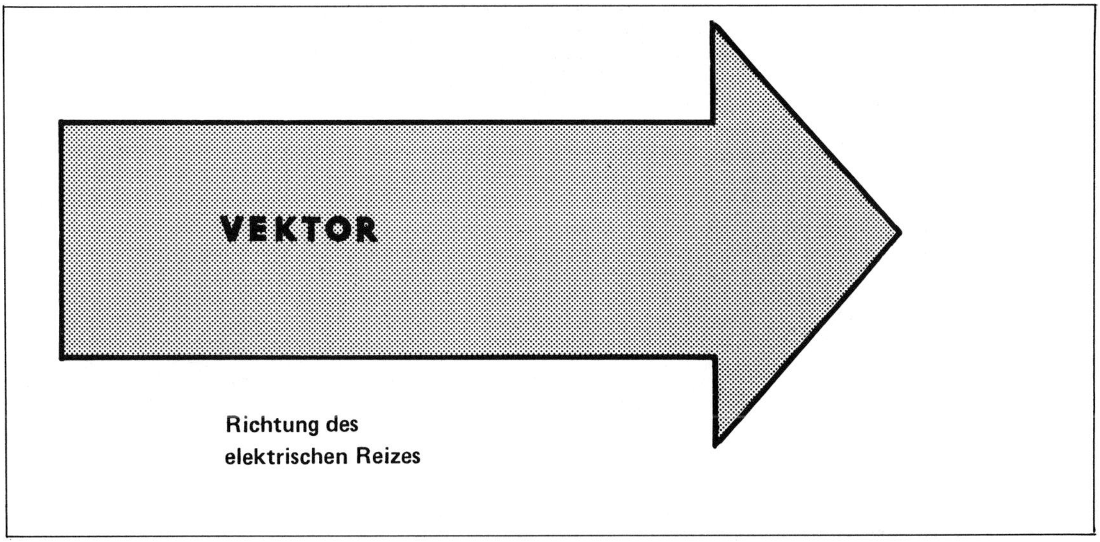

Die Richtung der elektrischen Erregung wird durch einen „Vektor" dargestellt

Durch einen ______ kann man die Hauptrichtung der elektrischen Erregungsleitung darstellen. — Vektor

Der Vektor weist in die ________, in die die meisten Reizimpulse geleitet werden. — Richtung

Bei der Beurteilung des EKG ergibt sich aus dem Vektor die Verlaufsrichtung der elektrischen ______________________________. — Erregung (bzw. Depolarisation)

Merke:
Im Vektor stellen sich alle elektrischen Einflüsse als Summe dar; je nach Lage der Elektrode projizieren sich die gegebenen elektrischen Aktivitäten verstärkt oder abgeschwächt.

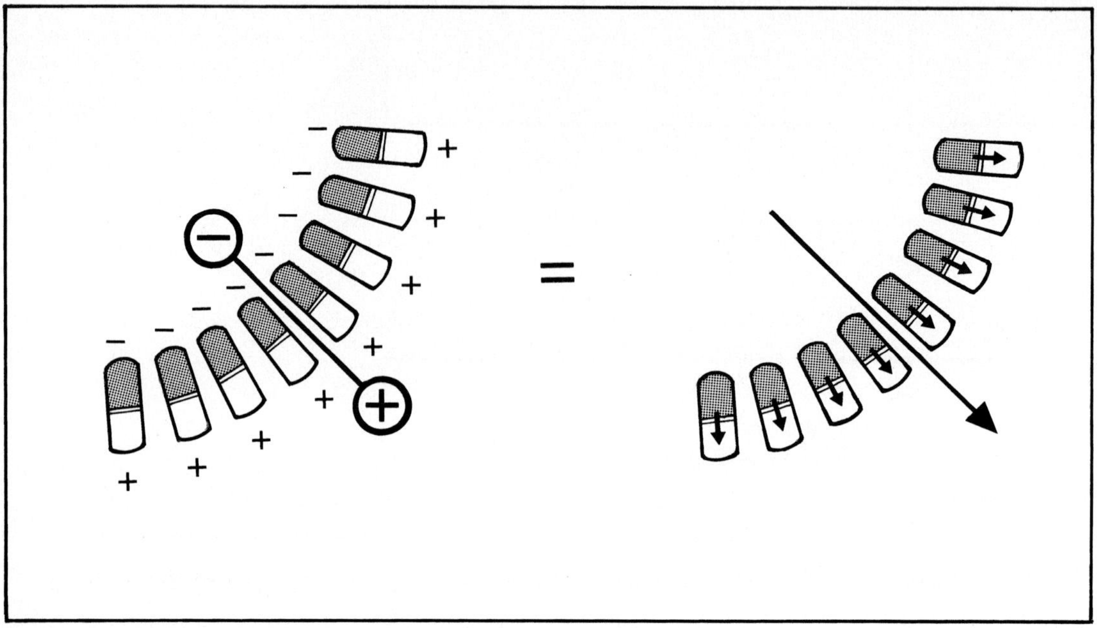

Die Front der elektrischen Erregung der Myokardzellen läßt sich als elektrische Dipole (links) und als Vektor (rechts) darstellen

Merke:
Um den Begriff des Vektors richtig zu verstehen, muß man sich die elektrophysiologischen Grundlagen in Erinnerung rufen: In Ruhe ist die Zelloberfläche gegenüber dem Zellinneren gleichmäßig positiv polarisiert und erscheint als elektrisch neutral. Die Erregung, die sich über den Faserverband ausbreitet, bedeutet eine Umpolarisierung der Membran-„Fronten".

Die Dipole der Einzelzellen stellen einen einzigen, großen Dipol dar, dessen Eigenschaften als Vektor beschrieben wird. Ein Vektor wird durch seinen zeitlichen Ablauf, seine Größe und seine Richtung definiert.

Mit der Bezeichnung des Herzvektors beschreibt man die Situation des größten Vektors, der sich aus der Summe aller Einzelvektoren bildet, während des Herzzyklus. Er charakterisiert die von innen nach außen laufende Erregung durch die Wand des Kammermyokards.

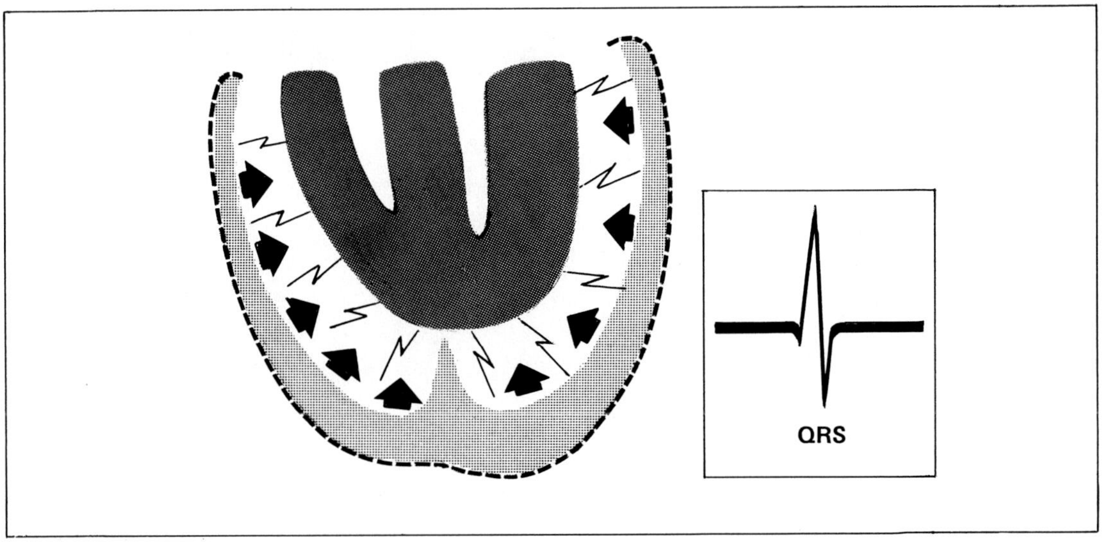

Der QRS-Komplex im EKG ist ein Zeichen der elektrischen Erregung (und der Kontraktion) der Ventrikel

Der ____-Komplex stellt annähernd die gleichzeitige Erregung beider Ventrikel dar. QRS

Die Erregung der Ventrikel und die ________ fallen zeitlich nahezu zusammen (obwohl die Kontraktion viel länger dauert). Kontraktion

Der QRS-Komplex repräsentiert im EKG die ________ Erregung der Ventrikel und deren nachfolgende Kontraktion. elektrische

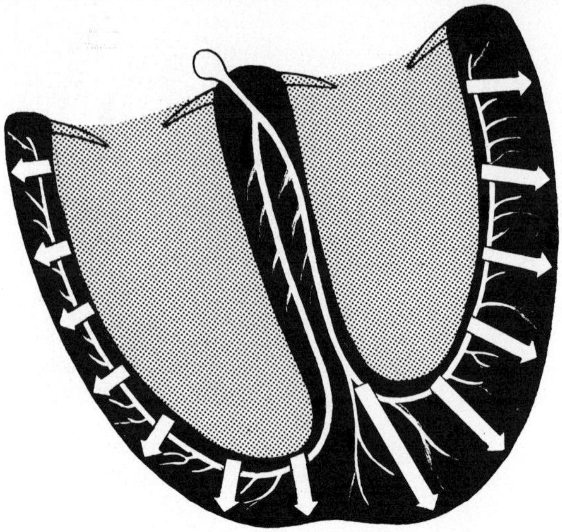

Mit kleinen Vektoren kann man die Kammerdepolarisation darstellen, die im Endokard (an der inneren Linie) beginnt und durch das Myokard auf das Epikard zuschreitet

Merke:
Das Erregungsleitungssystem der Ventrikel (His-Bündel) leitet die Reizimpulse vom AV-Knoten her sehr schnell. Die Erregung der Ventrikel beginnt im Endokard und wird gleichzeitig durch alle Fasern des Myokards geleitet (beachten Sie die verschiedenen Vektorgrößen je nach Dicke des Myokards).

Da die Depolarisation durch das Erregungsleitungssystem sehr schnell auf das ganze Endokard übertragen wird, beginnt die Depolarisation der ________ ab hier fast gleichzeitig. Ventrikel

Die Depolarisation der Ventrikel beginnt im wesentlichen vom ________ aus und verläuft durch die ganze Dicke des Myokards auf das Epikard zu. Endokard

Merke:
Die Einzelvektoren der linken Kammer sind zusammen größer als die der rechten. Das interventrikuläre Septum wird also von links nach rechts depolarisiert.

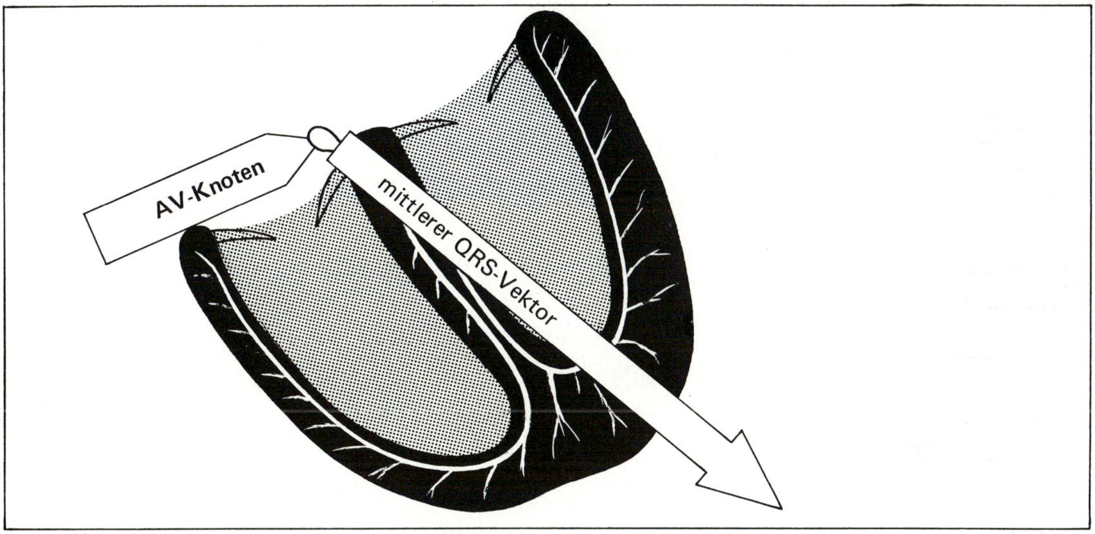

Addiert man alle kleinen Depolarisationsvektoren (unter Berücksichtigung von Richtung und Größe), dann erhält man einen großen „mittleren QRS-Vektor", der die Hauptrichtung der Depolarisation der Ventrikel anzeigt

Der Ursprung des mittleren QRS-Vektors liegt immer im ________. AV-Knoten

Merke:
Das Herz liegt im Mittelpunkt des Menschen und der AV-Knoten im Mittelpunkt des Herzens. Folglich ist der AV-Knoten der Mittelpunkt des Universums „Mensch".

Die Depolarisationsvektoren des linken Ventrikels sind zusammen größer als die des rechten Ventrikels; der mittlere QRS-Vektor weicht deshalb geringfügig zum linken ________ hin ab. (s. S. 180). Ventrikel

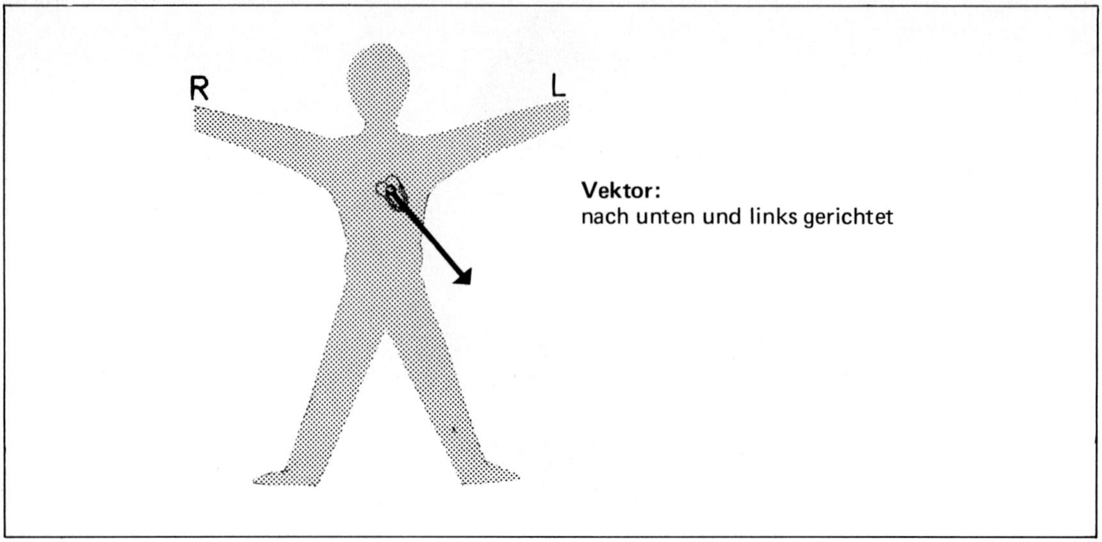

Der mittlere QRS-Vektor ist normalerweise nach unten und auf die linke Seite des Patienten gerichtet

Die Herzkammern liegen links im Brustkorb und weisen nach ____ und nach unten. — links

Der __________Vektor zeigt nach unten und auf die linke Seite des Patienten. — mittlere QRS-

Merke:
Von jetzt an wird der mittlere QRS-Vektor nur noch mit „Vektor“ oder „Herzvektor“ bezeichnet. Den Herzvektor muß man sich über der Brust des Patienten vorstellen. Er entspringt immer im AV-Knoten.

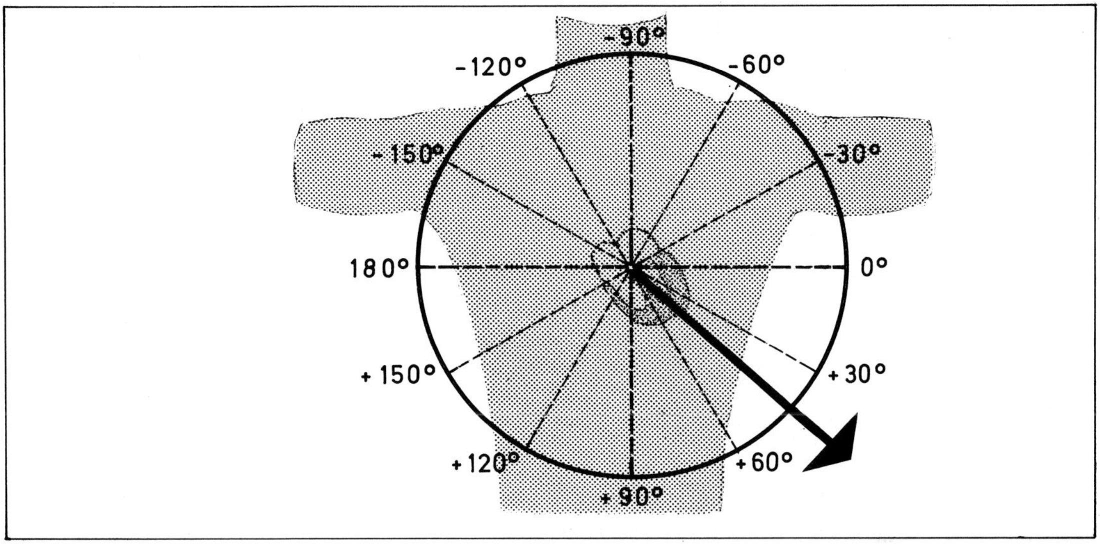

Wenn man über der Brust des Patienten einen Kreis mit dem Mittelpunkt im AV-Knoten zieht, kann man durch die Gradeinteilung des Kreises die genaue Lage des Herzvektors bestimmen

Der Herzvektor liegt in einem ____, der um das Herz herum gezogen ist. — Kreis

Der Mittelpunkt des Kreises ist der ________. — AV-Knoten

Der Herzvektor zeigt normalerweise nach links unten zwischen 0 und ________________ Grad. — +90 (das „+" nicht vergessen!)

Merke:
Die Herzachse und der Herzvektor entsprechen sich auf die Frontalebene bezogen. In der Abbildung oben liegt die Herzachse bei etwa +40°.

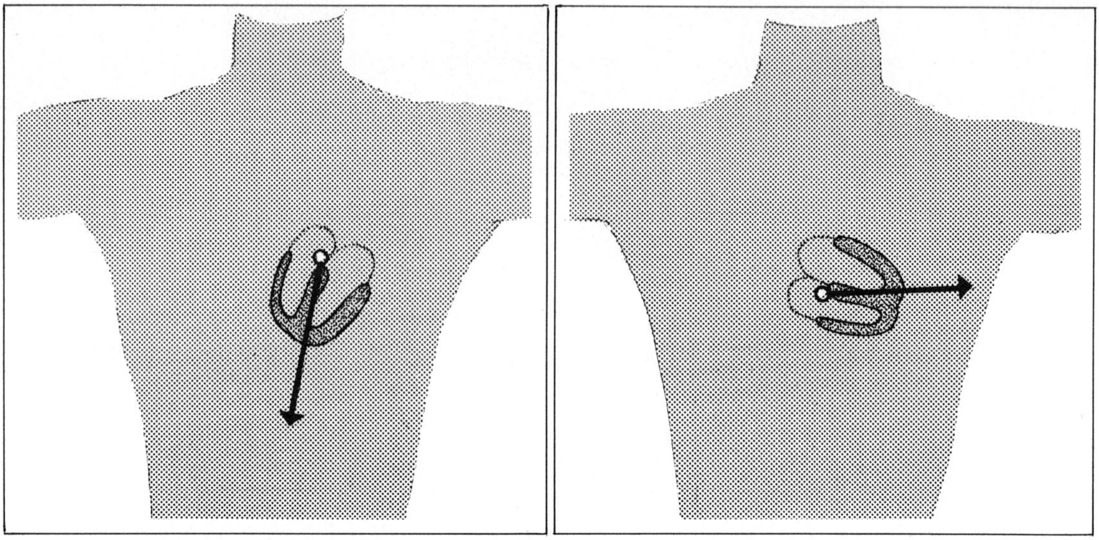

Bei einer Verlagerung des Herzens im Thorax ändert der Herzvektor seine Richtung. Sein Ursprung liegt immer im AV-Knoten

Wird das Herz nach _____ verlagert, zeigt auch der Herzvektor nach rechts. rechts

Bei sehr adipösen Patienten wird das Herz durch Zwerchfellhochstand nach oben geschoben; der Herzvektor zeigt dabei genau nach ____ (in die Horizontale). links

Der Herzvektor entspringt immer im ________. AV-Knoten

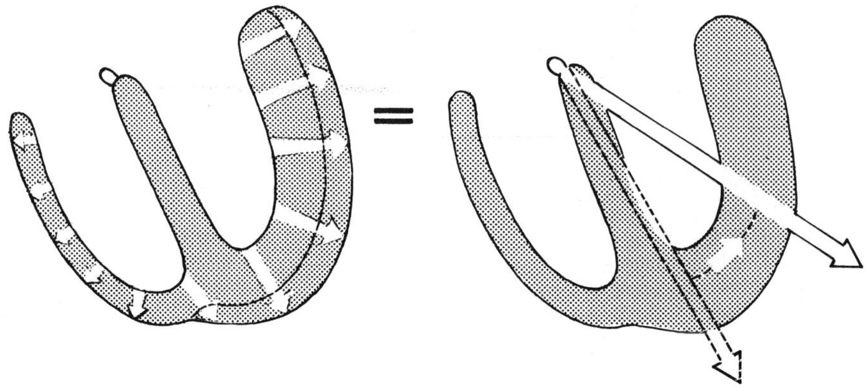

Bei Hypertrophie (Vergrößerung) eines Ventrikels nimmt dessen elektrische Aktivität zu, und der Vektor wird auf diese Seite verlagert

Bei Hypertrophie eines Ventrikels wird dessen ________ Aktivität größer; — elektrische

... deshalb weist der Herzvektor immer auf die ____________ Seite. — hypertrophierte

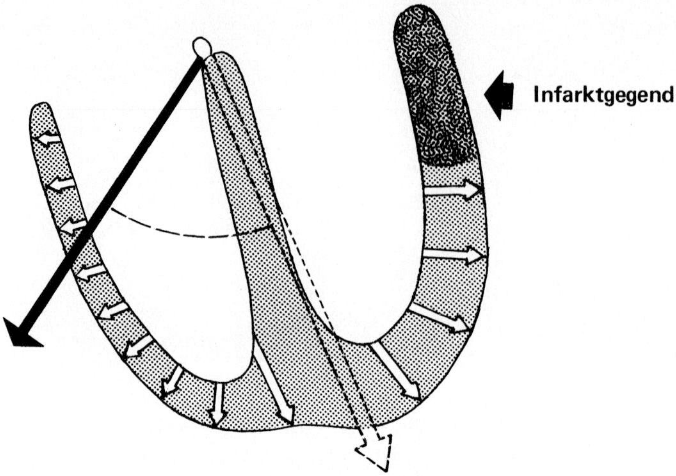

Beim Herzinfarkt wird ein bestimmtes Gebiet des Herzens nicht mehr mit Blut versorgt, so daß es abstirbt und daher keine elektrische Erregung mehr weiterleitet

Merke:
Beim Herzinfarkt kommt es zum Verschluß eines Astes der Koronararterien (der einzigen Möglichkeit, das Herz mit Blut zu versorgen). Das von der Blutversorgung abgeschnittene Myokardgewebe wird elektrisch inaktiv.

Beim Herzinfarkt (z.B. durch Koronararterienverschluß) wird ein bestimmtes Gebiet von der ____________ abgeschnitten. Dieses Gebiet ist elektrisch inaktiv und wird daher nicht mehr von den Depolarisationsvektoren erfaßt. Blutversorgung

Da die Infarktgegend keine elektrische _______ aufweist, zeigt der Herzvektor davon weg. Die einzelnen Vektoren der anderen Seite bekommen summarisch gegenüber der vom Infarkt betroffenen Seite ein Übergewicht. Aktivität

Merke:
Durch die elektrische Aktivitätsänderung des Infarktgebiets findet sich in der dem Infarktgebiet naheliegenden Elektrode eine vorzeitige Darstellung des Septums. Dieses stellt sich vektoriell als *Q-Zacke* dar. Deshalb finden sich in den das Infarktareal topographisch beschreibenden Ableitungen *pathologische Q-Zacken*.

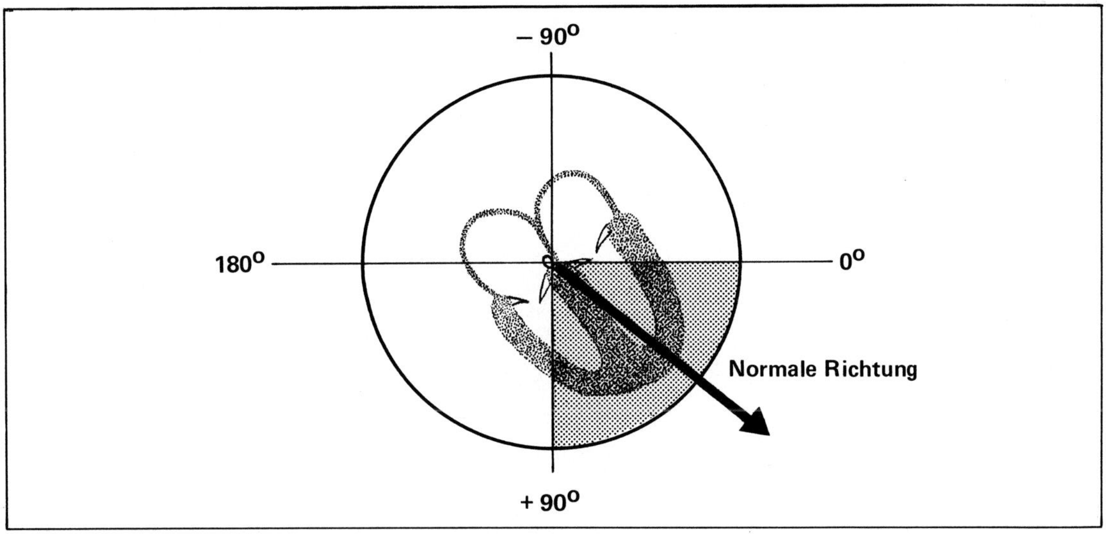

Die Bestimmung des Herzvektors vermittelt wertvolle Informationen über die Funktion des Herzens

Der Herzvektor sollte nach unten auf die linke Seite des ________ zeigen bzw. im Bereich zwischen 0 und +90 Grad liegen. — Patienten

Die Bestimmung des Herzvektors ermöglicht Aussagen über die ____ des Herzens im Körper ... — Lage

... und verschafft Informationen über eine etwa bestehende Kammer__________ oder einen Herz_____. — hypertrophie, infarkt

Merke:
Der Herzvektor weist in die Richtung einer hypertrophierten Herzkammer und weist von einer Infarktgegend weg.

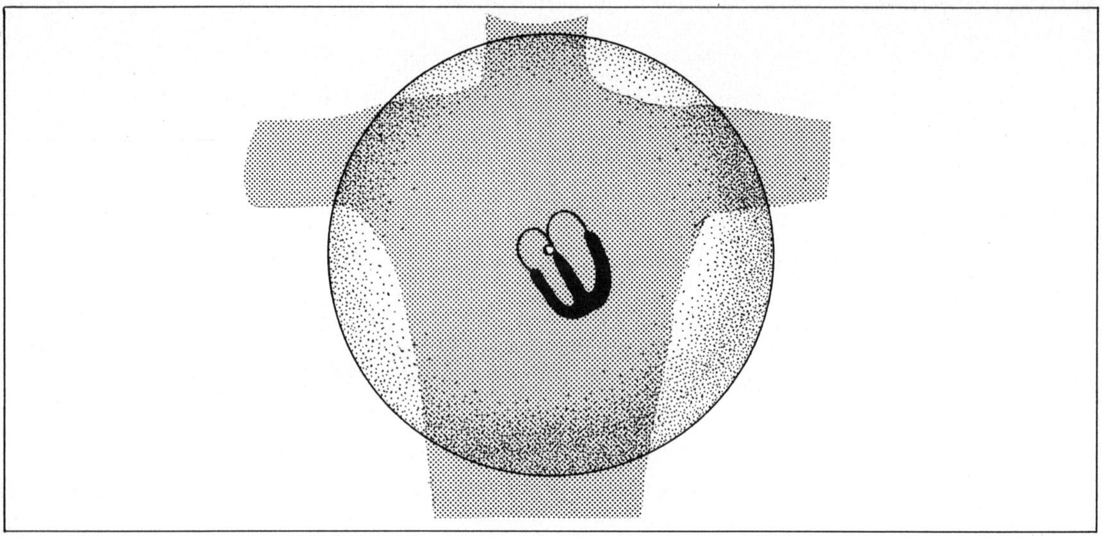

Um die Vektorrichtung auszurechnen, stellt man sich am besten eine Kugel um das Herz herum vor, deren Mittelpunkt im AV-Knoten liegt

Man stelle sich eine _____ um das Herz herum vor. Kugel

Der Mittelpunkt der Kugel liegt im ________. AV-Knoten

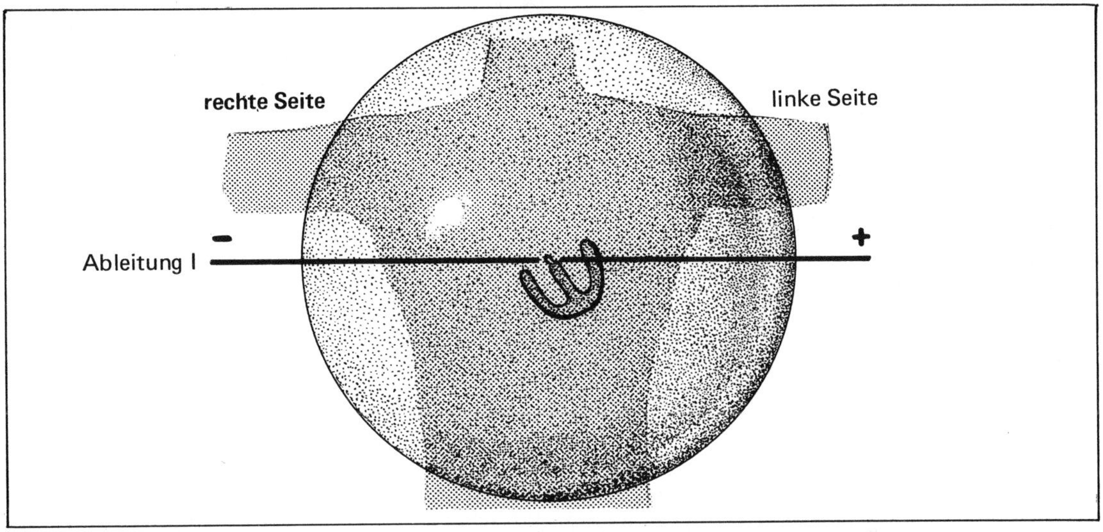

Mit der Vorstellung dieser Kugel untersucht man die Ableitung I (die positive Elektrode liegt am linken Arm, die negative Elektrode am rechten)

Bei der Ableitung I werden die Elektroden am linken und am rechten ____ angelegt. — Arm

Wird die Ableitung I in die Kugel miteinbezogen, so wird ihre linke Seite (linker Arm) ______. — positiv

Der rechte Arm ist in der Ableitung I ______. — negativ

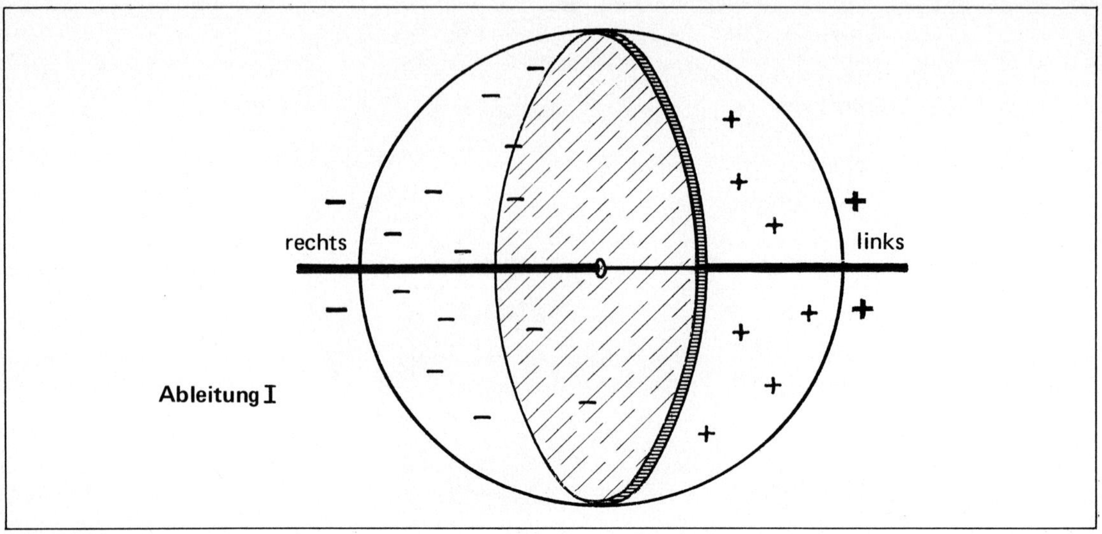

In der Ableitung I ist die linke Hälfte der Kugel positiv, die rechte negativ

Die gedachte Kugel wird in 2 _____ geteilt.	Hälften
Die rechte Halbkugel ist _____.	negativ
Vorläufig untersuchen wir nur die Ableitung _.	I

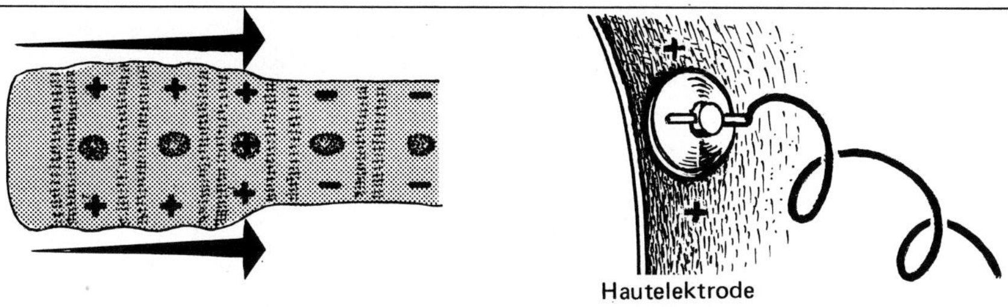

im EKG

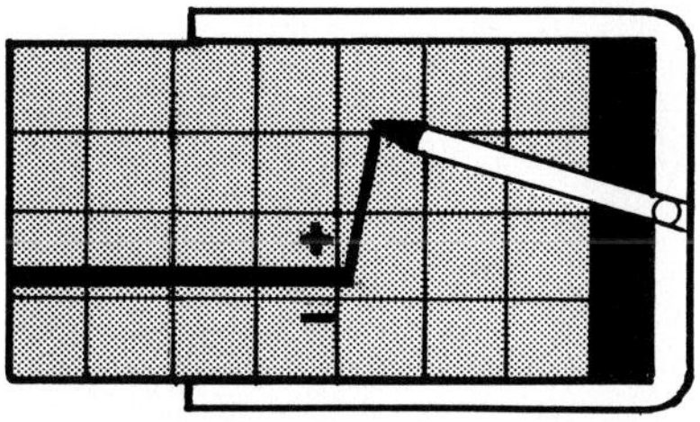

Bewegt sich die positive Depolarisationswelle in den Herzmuskelzellen auf eine positive Hautelektrode zu, dann kommt es im EKG zu einem positiven (nach oben gerichteten) Ausschlag

Wir verstehen unter einer Depolarisationswelle eine Wellenbewegung ______ Ladungen. — positiver

Wenn sich eine Welle positiver Ladungen auf eine positive ____elektrode zubewegt, erscheint im EKG eine Aufwärtsbewegung. — Haut

Kommt es im EKG zu einer Aufwärtsbewegung, so bewegt sich in diesem Moment ein Depolarisationsreiz der positiven Hautelektrode ______. — entgegen

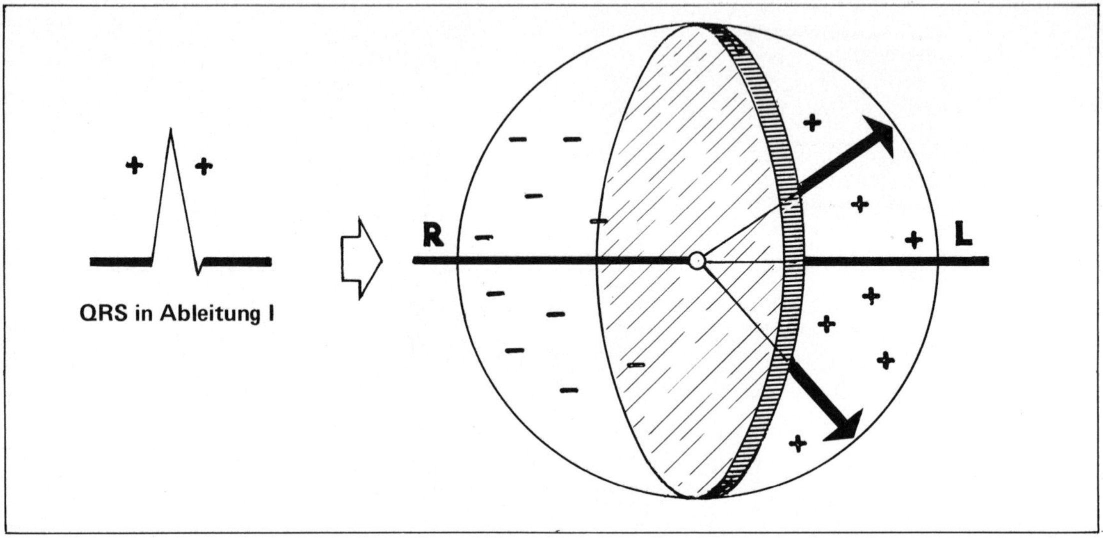

Bei einem überwiegend *positiven* (aufrechten) QRS-Komplex in Ableitung I weist der Herzvektor in die linke Hälfte der Kugel

Untersuchen Sie in einem EKG-Streifen den __________ in Ableitung I. QRS-Komplex

Merke:
Wir kümmern uns vorwiegend um den QRS-Komplex, weil er die Erregung der Ventrikel im EKG darstellt.

Ein aufrechter QRS-Komplex in Ableitung I weist auf eine ________ hin ... Positivität

... und ein positiver QRS-Komplex in Ableitung I bedeutet, daß der Herzvektor positiv ist, d.h. auf die ____ Halbkugel hinweist. linke

Merke:
Sollte der letzte Punkt unklar sein, dann wiederholen Sie doch einfach die letzten paar Seiten (Repetitio est mater studiorum!).

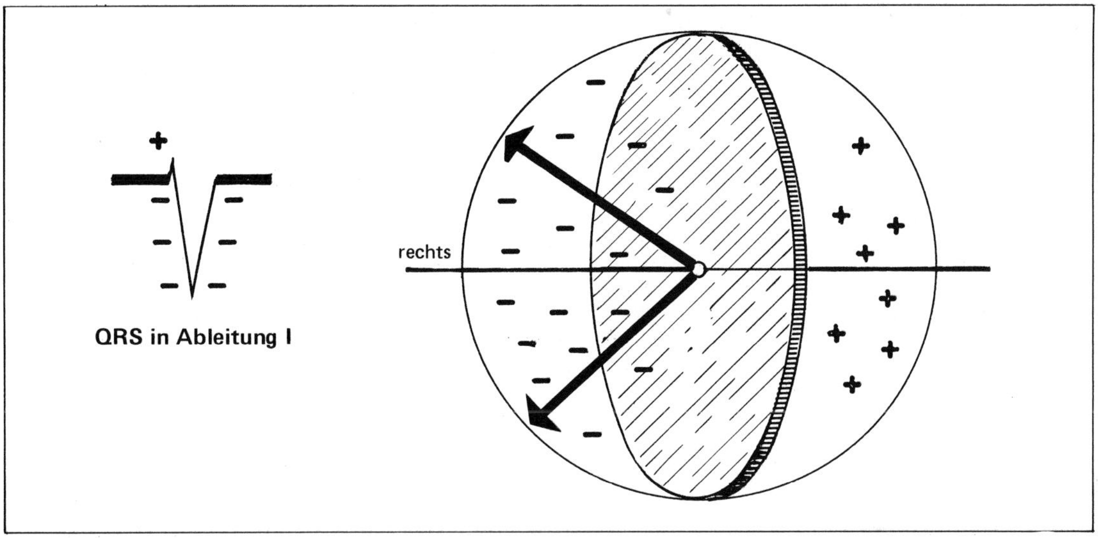

Bei einem überwiegend *negativen* QRS-Komplex in Ableitung I (nach unten gerichtet) weist der Herzvektor auf die rechte Seite des Patienten

Liegt in Ableitung I der QRS-Komplex überwiegend unter der Nullinie, dann ist er ______. — negativ

Ein Herzvektor, der in Ableitung I auf die negative Seite der Kugel gerichtet ist, weist auf die ______ Seite des Patienten. — rechte

Bei einem überwiegend negativen QRS-Komplex in Ableitung I zeigt der __________ nach rechts. — Herzvektor

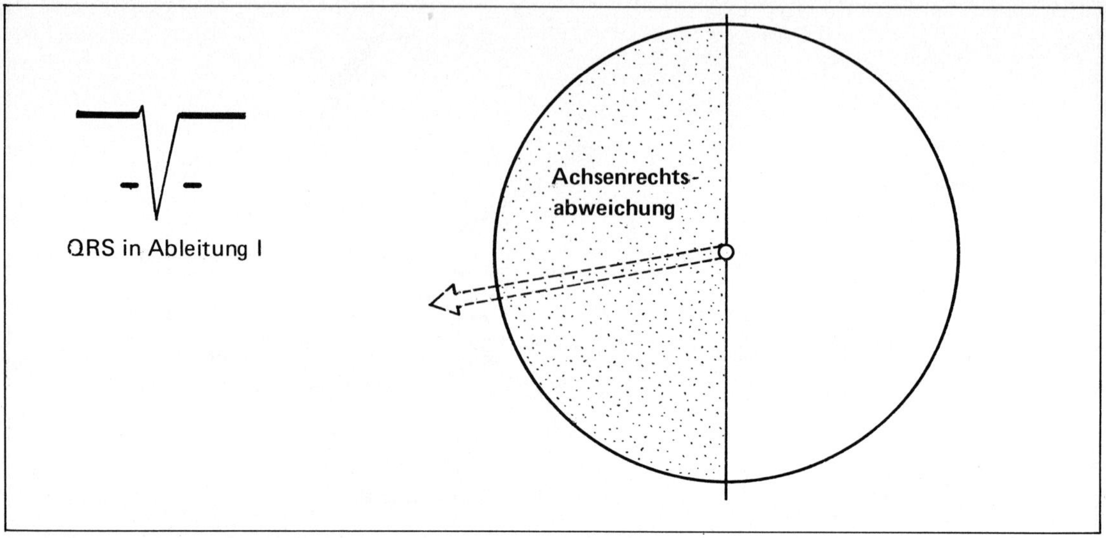

Bei einem negativen QRS-Komplex in Ableitung I (nach rechts weisender Vektor) spricht man von einer Achsenrechtsabweichung

Ist der Herzvektor nach rechts gerichtet, dann erscheint in der Ableitung I ein ______ QRS-Komplex. — negativer

Zeigt der Herzvektor auf die rechte Seite des Patienten (d.h. liegt er rechts von einer senkrechten Linie durch den AV-Knoten), so spricht man von einer Rechtsabweichung der ______. — Herzachse

Ein negativer QRS-Komplex in Ableitung _ weist auf eine Rechtsabweichung der Herzachse hin. — I

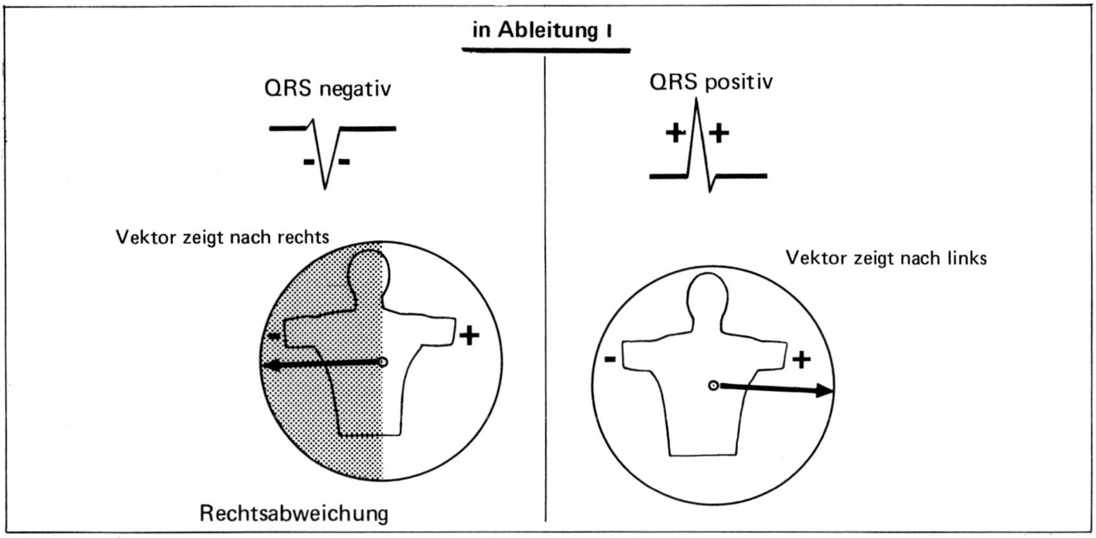

Durch das EKG kann man ganz einfach die Richtung des Herzvektors nach rechts oder nach links feststellen

Eine Rechtsabweichung der Herzachse läßt sich am besten durch die Ableitung _ feststellen. I

Normalerweise liegt in der Ableitung I ein positiver QRS-Komplex vor, der eine Achsenrechtsabweichung ausschließt; normalerweise zeigt der Herzvektor nach ____. links

Bei der Ableitung I liegt am linken Arm des Patienten die ______ Elektrode. positive

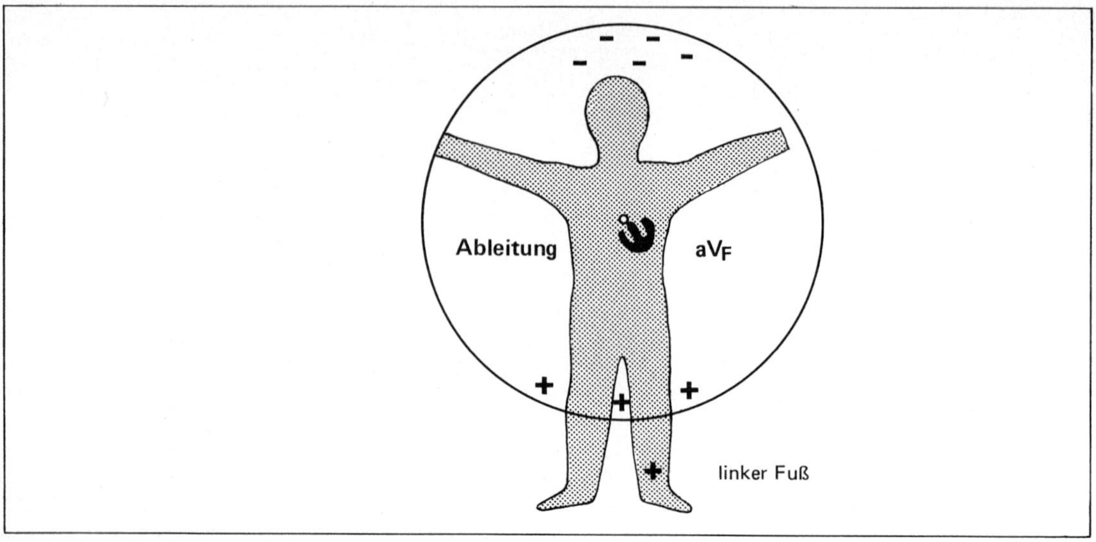

Bei der Ableitung aV_F liegt die positive Elektrode am linken Fuß. Für die Ableitung aV_F stellt man sich wieder eine Kugel um den Patienten herum vor

Wir wollen jetzt kurz die vorige Ableitung vergessen und wenden uns nur der Ableitung ___ zu. aV_F

Merke:
Die Kugel, die wir uns jetzt vorstellen, ist eine andere als die bisherige; sie umschließt den ganzen Körper des Patienten. Bei der Ableitung aV_F liegt die positive Halbkugel unten, die negative Halbkugel oben.

Bei der Ableitung aV_F liegt die positive Elektrode am _____ Fuß. linken

Jetzt ist die untere Halbkugel _____. positiv

Auch der Mittelpunkt dieser Kugel ist der ________. AV-Knoten

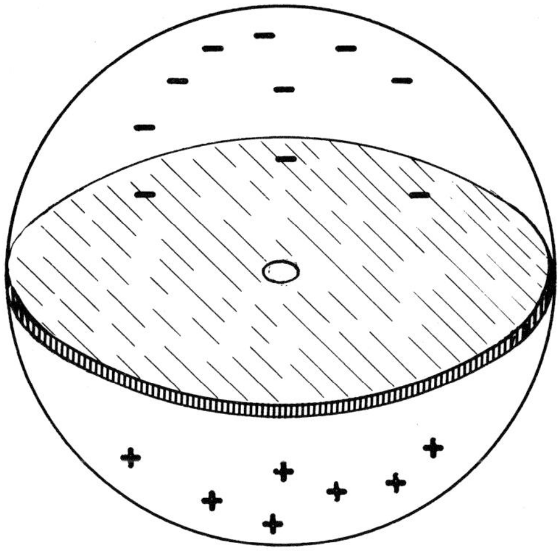

Ableitung aV_F

Bei der Ableitung aV_F ist die obere Hälfte der Kugel negativ, die untere Hälfte ist positiv

Die obere Halbkugel (über dem AV-Knoten gelegen) ist bei aV_F ______. — negativ

Bei der Ableitung aV_F wird die Kugel horizontal in 2 Halbkugeln geteilt, wobei die obere ______ und die untere ______ ist. — negativ/positiv

Unterhalb des AV-Knotens (nur bei aV_F) ist die Kugel ______. Ist alles klar? — positiv

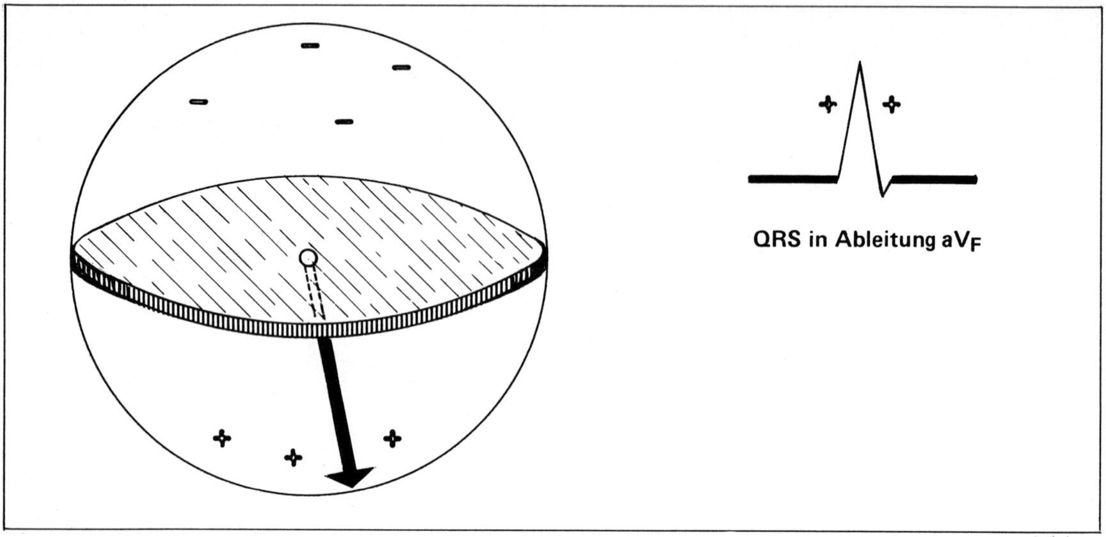

Bei überwiegend positivem QRS-Komplex in Ableitung aV_F zeigt der Herzvektor nach unten

Wenn der Herzvektor nach unten gerichtet ist, ist der QRS-Komplex in der Ableitung aV_F ________________.

positiv (aufrecht)

Merke:
Die Tatsache, daß bei einem positiven (aufrechten) QRS-Komplex der Herzvektor nach unten zeigt, ist vielleicht verwirrend. Aber vergessen Sie nicht, daß bei einem positiven Kammerkomplex der Herzvektor auf die positive Hälfte unserer Kugel zeigt, und diese liegt in der Ableitung aV_F unten.

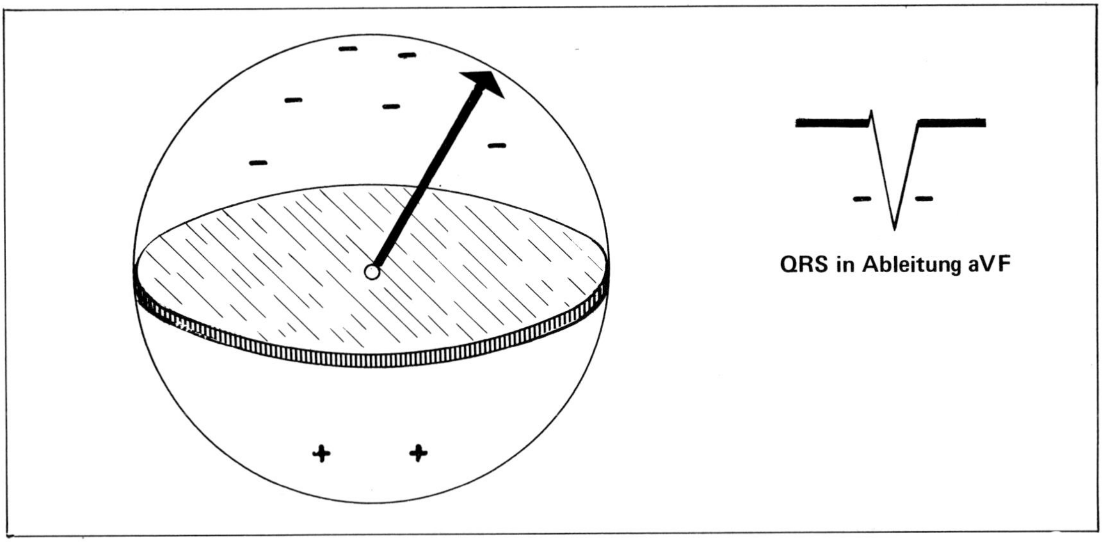

Bei überwiegend negativem QRS-Komplex in der Ableitung aV_F zeigt der Herzvektor nach oben

Der ________ der Kugel liegt im AV-Knoten. Mittelpunkt

Die obere Halbkugel (bei der Ableitung aV_F) ist ______. negativ

Bei einem überwiegend negativen QRS-Komplex in aV_F ist der Herzvektor nach ____ auf die negative Halbkugel gerichtet. oben

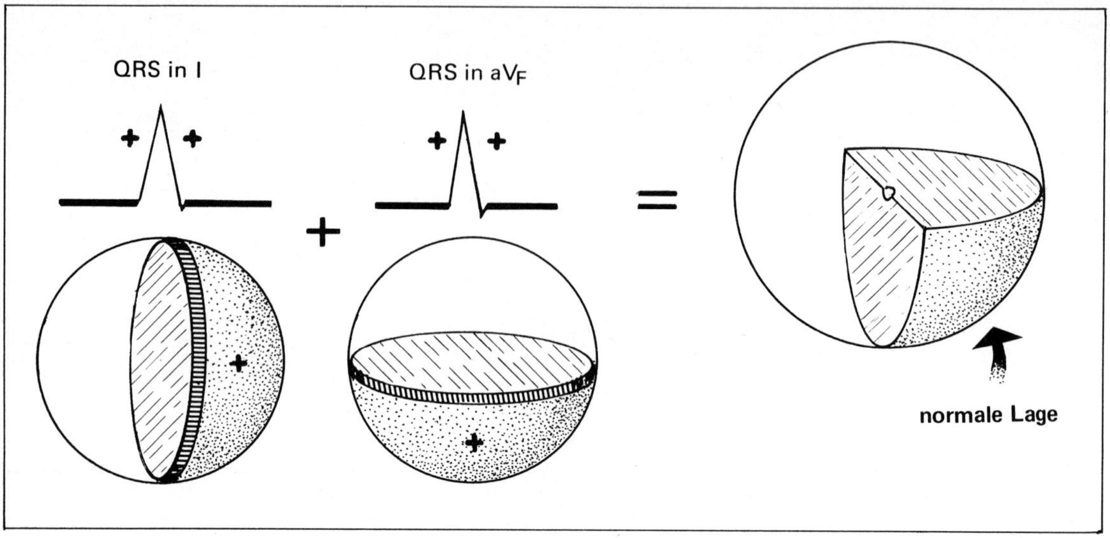

Bei einem positiven QRS-Komplex in den Ableitungen I und aV_F zeigt der Herzvektor des Patienten nach unten und nach links (normale Lage)

Bei einem überwiegend positiven QRS-Komplex in Ableitung I zeigt der Herzvektor nach ____. links.

Bei einem überwiegend positiven QRS-Komplex in Ableitung aV_F zeigt der Herzvektor nach ____. unten

Ist der QRS-Komplex in den Ableitungen I und aV_F positiv, dann zeigt der ________ des Patienten nach links unten. Herzvektor

Merke:
Die Richtung des Herzvektors ist normal, wenn er nach links unten zeigt, da die Ventrikel in dieser Richtung im Körper liegen. Die Lagebezeichnungen beziehen sich immer auf die vom Patienten aus gesehenen Seiten.

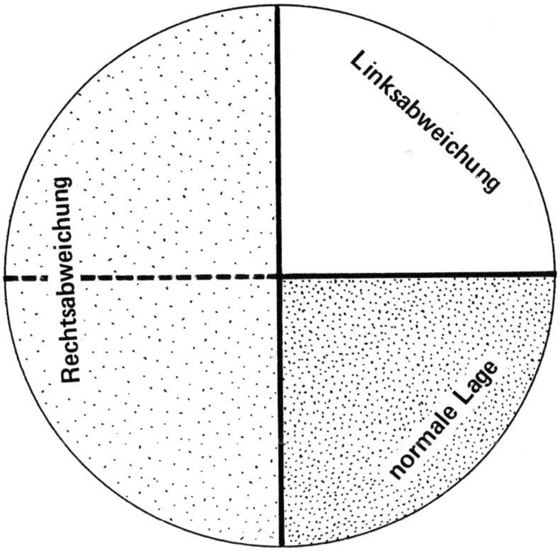

Der Herzvektor kann in 4 Richtungen weisen. Der Kreis in der Abbildung oben liegt über der Brust des Patienten

Wenn der Herzvektor vom AV-Knoten ausgehend nach oben auf die linke Seite des Patienten weist, dann liegt eine Linksabweichung der ________ vor. Herzachse

Merke:
Bei einer Linksabweichung der elektrischen Herzachse spricht man von einem „überdrehten Linkstyp".

Zeigt der Herzvektor auf die rechte Seite des Patienten, dann liegt eine ______abweichung der Herzachse vor. Rechts

Bei ________ Lage weist der Herzvektor nach links unten. normaler

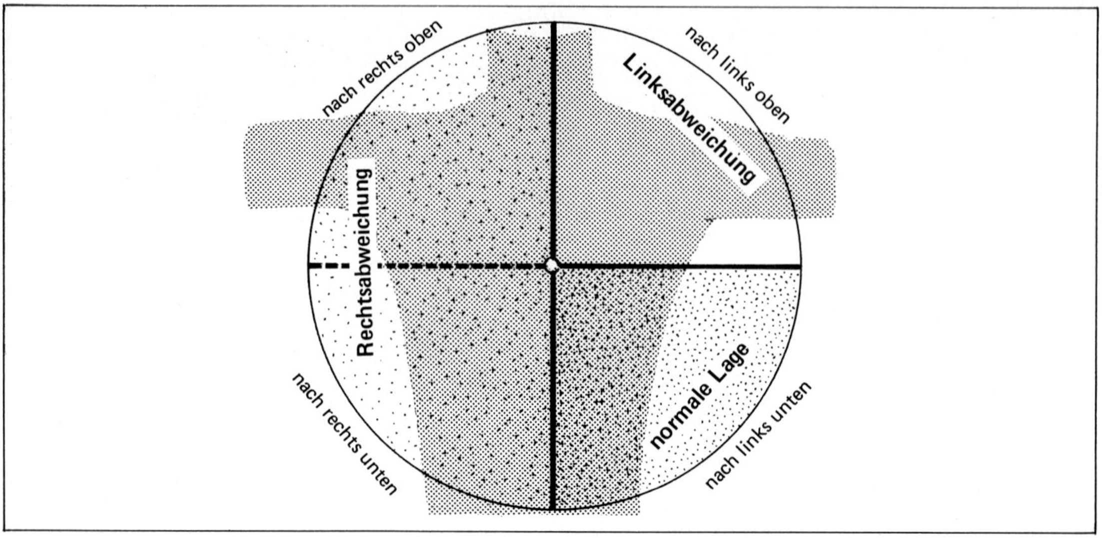

Wenn man den Quadranten kennt, in dem der Herzvektor liegt, so weiß man, in welche Richtung die ventrikuläre Depolarisation verläuft

Merke:
Der Kreis über der Brust des Patienten ist in 4 Quadranten eingeteilt; sein Mittelpunkt liegt im AV-Knoten.

Wenn der Herzvektor im linken oberen Quadranten liegt, besteht eine ____abweichung der Herzachse. Links

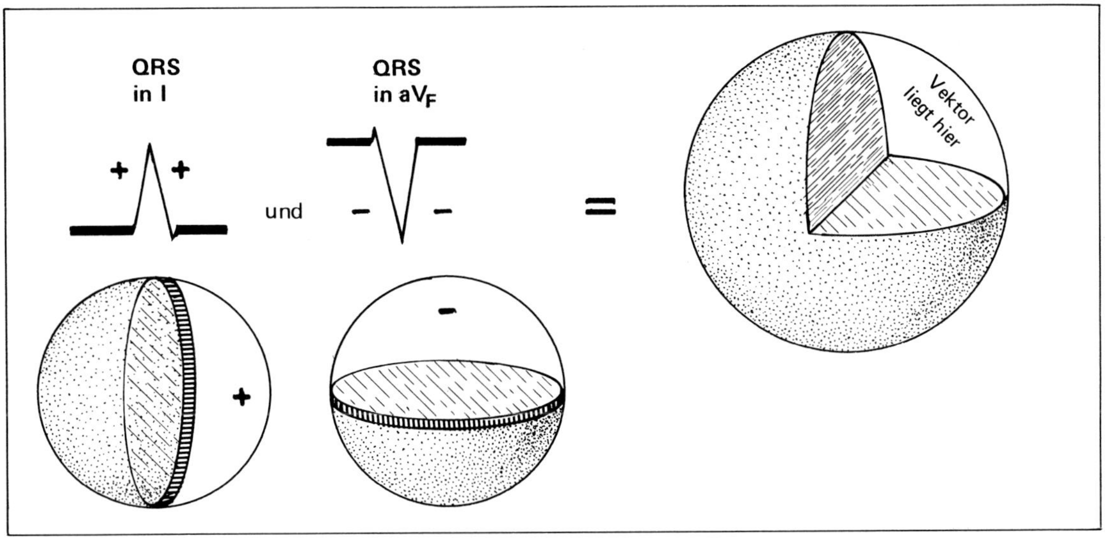

Wenn der QRS-Komplex in Ableitung I *positiv* und in Ableitung aV_F *negativ* ist, dann liegt der Herzvektor im linken oberen Quadranten

Bei einem positiven QRS-Komplex in Ableitung I zeigt der Herzvektor nach ____. links

Wenn der Herzvektor nach oben zeigt, dann liegt der QRS-Komplex in der Ableitung aV_F überwiegend ____ der Nullinie. unter

Ist der Herzvektor nach links oben gerichtet, spricht man von einer Linksabweichung der ________ (bzw. von einem überdrehten Linkstyp). Herzachse

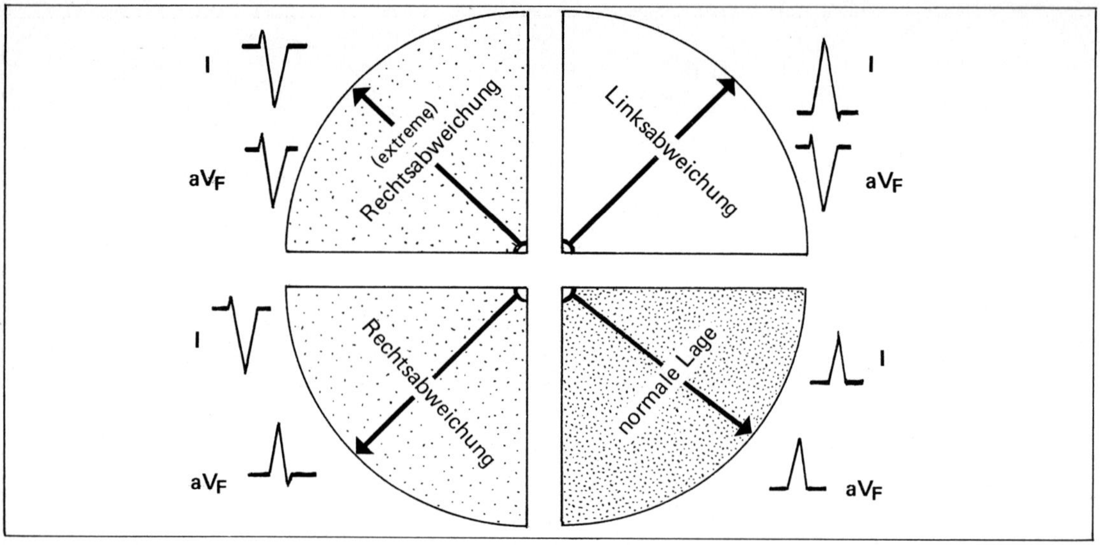

Durch den QRS-Komplex in den Ableitungen I und aV_F kann man den Herzvektor bestimmen

Ein negativer QRS-Komplex in der Ableitung I weist auf eine ______abweichung der Herzachse hin. — Rechts

Ist der QRS-Komplex in Ableitung I positiv und in Ableitung aV_F negativ, dann liegt eine Links__________ der Herzachse vor. — abweichung

Wenn der Herzvektor nach links unten gerichtet ist, findet sich in den Ableitungen I und aV_F ein überwiegend _______ QRS-Komplex. — positiver

Merke:
Wenn der Herzvektor nach oben auf die rechte Seite des Patienten weist, d.h. eine extreme Rechtsabweichung besteht, spricht man auch von einem „überdrehten Rechtstyp".

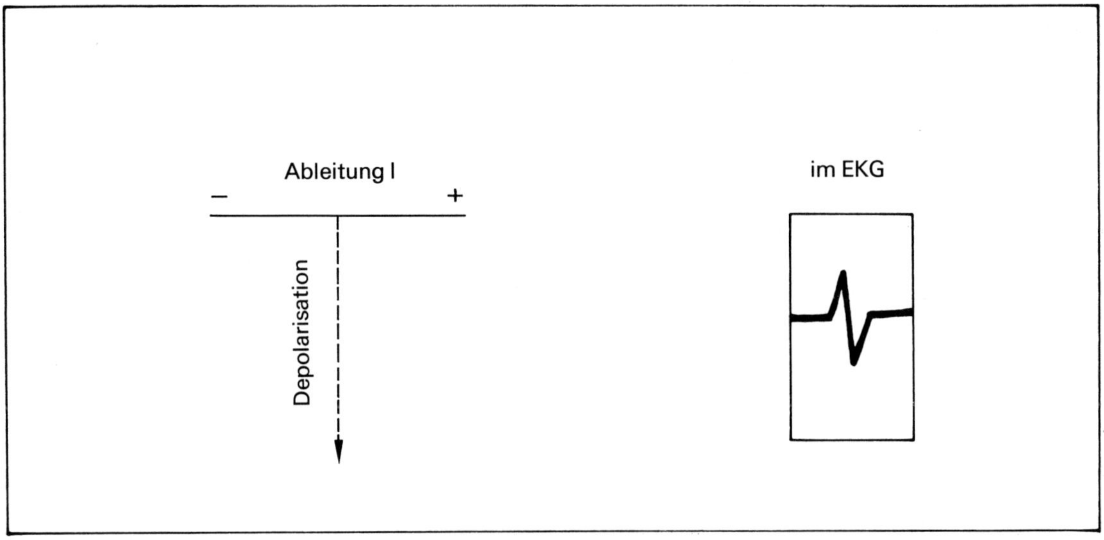

Wenn die Richtung der Depolarisation senkrecht auf der Ableitung steht, finden sich nur minimale und/oder „isoelektrische" Ausschläge im EKG

Ein zur Ableitungsrichtung senkrecht stehender Depolarisationsvektor ergibt im EKG gleich große positive und negative Ausschläge; dieses Kurvenbild wird als ________ bezeichnet. — isoelektrisch

Obwohl die Amplitude des positiven und negativen Ausschlages gleich groß ist, ist die Gesamtgröße des QRS-Komplexes meist ____. — klein

Merke:
Nach Bestimmung der Ableitung mit dem größten QRS-Vektor sucht man die Ableitung mit dem isoelektrischen QRS-Komplex. Auf dieser steht der mittlere QRS-Vektor senkrecht. Der QRS-Komplex kann auch so klein sein, daß das EKG dieser Ableitung wie eine isoelektrische Nullinie aussieht.

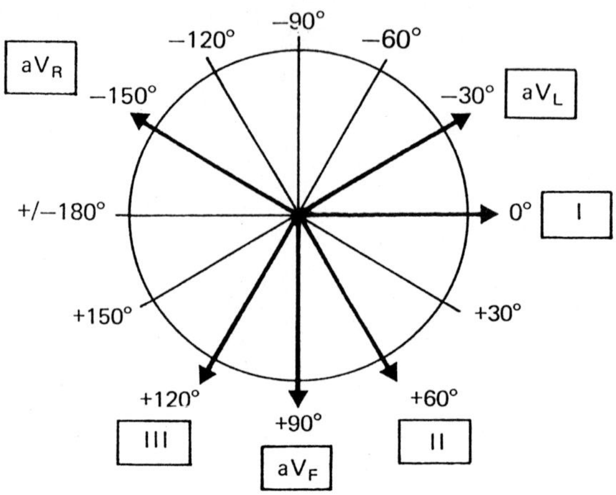

In einem auf die Frontalebene des Patienten projizierten Kreis zeigen die Extremitätenableitungen auf bestimmte Winkel (vgl. S. 39). Diesen Kreis nennt man den *Cabrera-Kreis*

Wenn der Depolarisationsvektor auf die Elektrode einer bestimmten Ableitung zugerichtet ist, finden sich im EKG dieser Ableitung überwiegend ______ Ausschläge. — positive

Liegt der mittlere QRS-Vektor bei −30°, dann besteht der größte positive Ausschlag in der Ableitung ___. In II besteht in diesem Fall ein kleiner, isoelektrischer Kammerkomplex. — aV_L

Der Winkel +30° liegt dem Winkel −150° genau gegenüber. In diesen Winkel projiziert sich die Ableitung ___ negativ. — aV_R

Merke:
In manchen EKG-Geräten wird die Ableitung, die sich auf +30° projiziert als $-aV_R$ bezeichnet. Diese Geräte zeichnen auf dem Papier die Ableitungen von −30° bis +120°, also von aV_L bis III, nacheinander auf, so daß die Vektoränderung in Frontalebene in 30°-Schritten beurteilt werden kann.

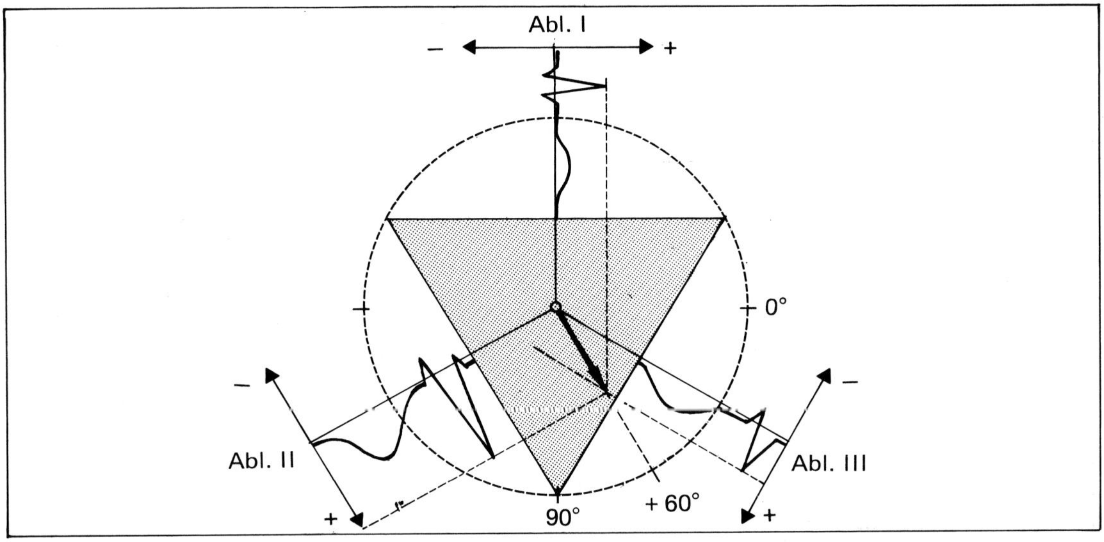

Alles klar?

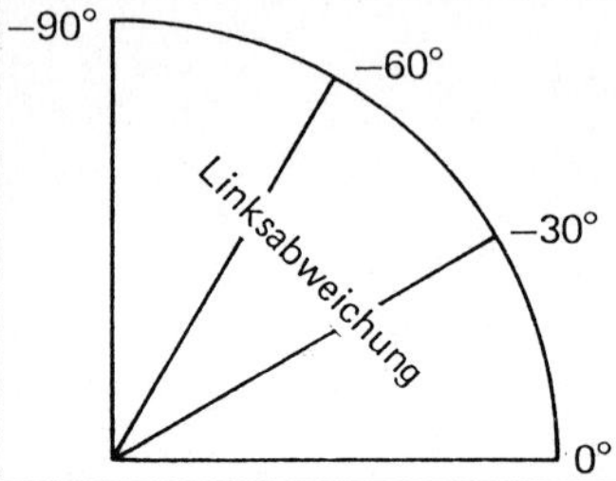

Überdrehter Linkstyp

wenn aV_F isoelektrisch, Vektor 0°
wenn II isoelektrisch, Vektor –30°
wenn aV_R isoelektrisch, Vektor –60°
wenn I isoelektrisch, Vektor –90°

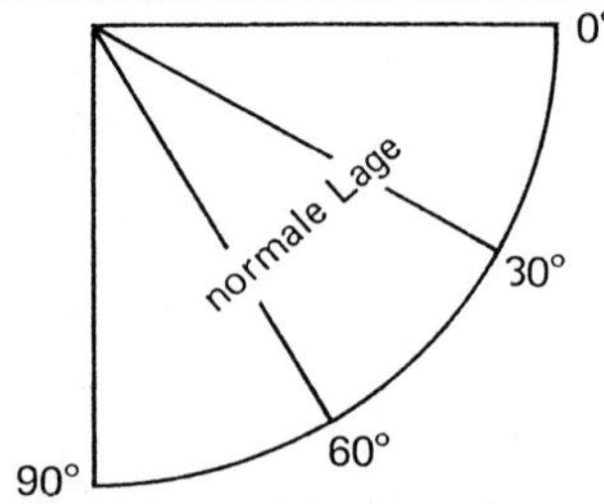

Normalbereich

wenn aV_F isoelektrisch, Vektor 0°
wenn III isoelektrisch, Vektor 30°
wenn aV_L isoelektrisch, Vektor 60°
wenn I isoelektrisch, Vektor 90°

Um den mittleren QRS-Vektor genau in Winkelgraden anzugeben (z. B. im Cabrera-Kreis, der oben zur Hälfte gezeichnet ist), sucht man zuerst den zutreffenden Quadranten und dann die Ableitung, auf der der Haupt-QRS-Vektor senkrecht steht

Beim überdrehten Linkstyp liegt der mittlere QRS-Vektor zwischen 0° und ____.

–90° (das Negativzeichen nicht vergessen)

Ein QRS-______ von +60° liegt im Normbereich.

Vektor

Wenn der mittlere QRS-Vektor eines Patienten bei +30° liegt, findet sich in Ableitung __ ein isoelektrischer Kammerkomplex.

III

Merke:
Den vektoriellen Bereich um +30° bezeichnet man auch als semihorizontalen Linkstyp. Liegt der QRS-Vektor bei 0°, dann spricht man von einem horizontalen Linkstyp.

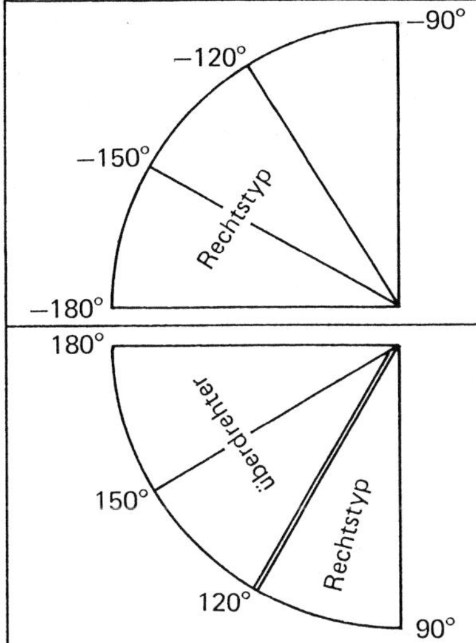

Stark überdrehter Rechtstyp

wenn I isoelektrisch, Vektor −90°
wenn aV_L isoelektrisch, Vektor −120°
wenn III isoelektrisch, Vektor −150°
wenn aV_F isoelektrisch, Vektor −180°

Überdrehter Rechtstyp

wenn I isoelektrisch, Vektor 90°
wenn aV_R isoelektrisch, Vektor 120°
wenn II isoelektrisch, Vektor 150°
wenn aV_F isoelektrisch, Vektor 180°

Ebenso läßt sich der Winkel für den *überdrehten Rechtstyp* bestimmen

Bei einem überdrehten Rechtstyp im EKG mit einem QRS-Vektor von +150° steht die Depolarisationsrichtung auf der Ableitung _ senkrecht. II

Liegt der mittlere QRS-Vektor jenseits von +120°, dann spricht man von einem __________ Rechtstyp. überdrehten

Merke:
Unter dem *Rechtstyp* versteht man den Vektorbereich von +90° bis +120°. Den Bereich von + 60° bis + 90° nennt man einen *Steiltyp.* Diese Bereiche sind im Neugeborenen- und Kindesalter noch physiologisch.

Normaler Lagetyp

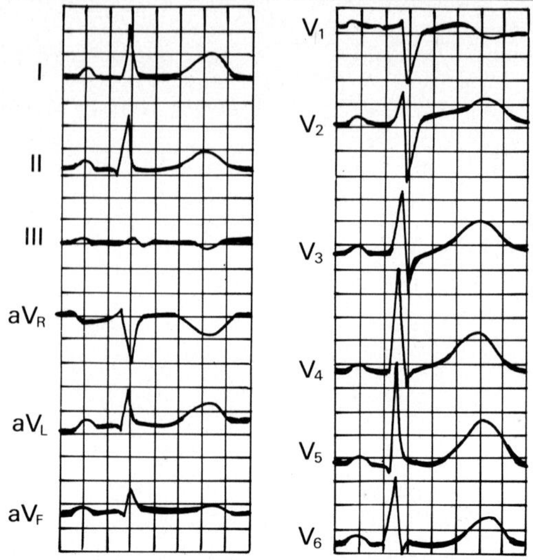

Dieses EKG stammt von mir selbst und zeigt einen normalen Lagetyp. Weil der Patient etwas adipös ist, ist der mittlere QRS-Vektor nach links abgedreht und weist nach +30°

Beim semihorizontalen Linkstyp findet sich in Ableitung __ ein isoelektrischer QRS-Komplex. III

Die Ableitung ___ ist überwiegend positiv. aV_F

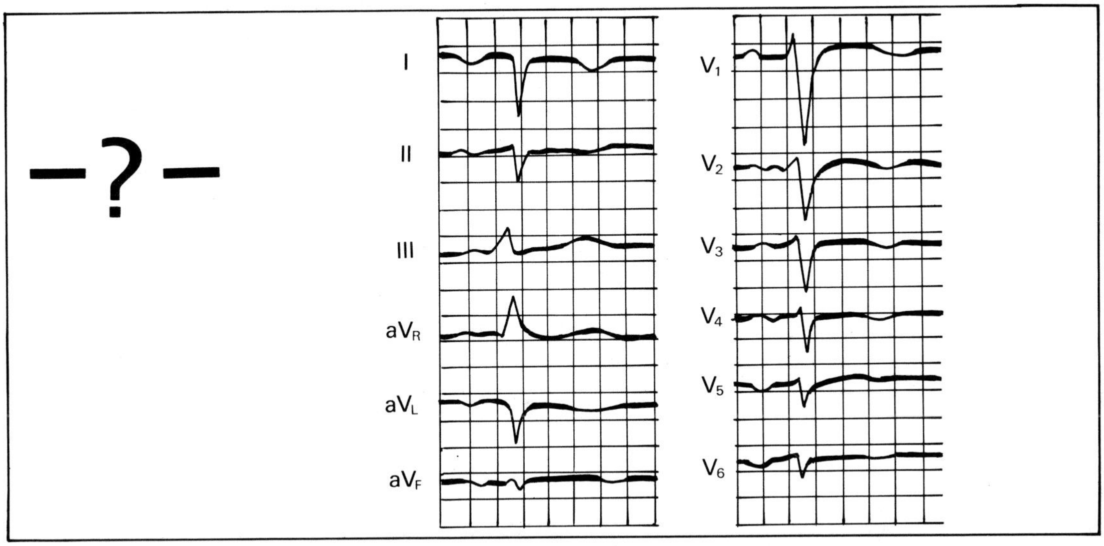

Als der Arzt dieses EKG befundete, war er zuerst sehr verdutzt

Merke:
Es handelt sich um das EKG eines Patienten mit totalem Situs inversus (Dextrokardie).

Merke:
Bevor man die Diagnose eines Situs inversus totalis stellt, sollte man sich erst vergewissern, ob man nicht versehentlich die Extremitäten- und Brustwandableitungen vertauscht hat! – Durch Austausch der Elektroden von einer Körperseite zur anderen und von rechts- und linkspräkordial erhält man ein normales EKG.

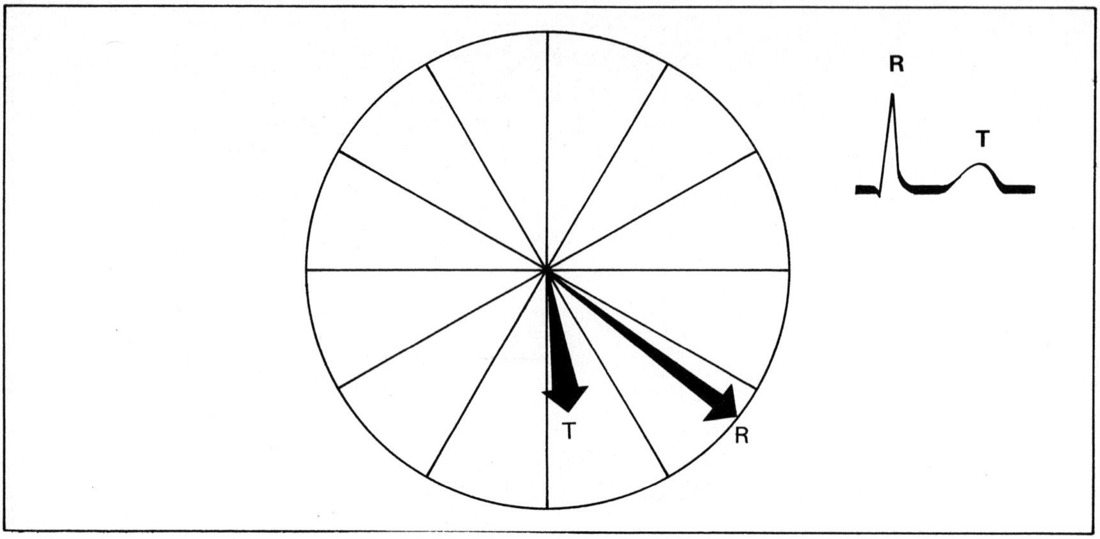

Die gleichen Betrachtungen wie für den QRS-Komplex gelten auch für die T-Welle

Durch Bestimmung der Ableitung mit der größten T-Welle läßt sich auch die Richtung des T-______ ermitteln.

Vektors

Merke:
Bis in das jugendliche Alter hinein kann der Winkel zwischen R-Vektor (QRS) und T-Vektor noch 100° betragen; beim Erwachsenen darf er aber 60° nicht übersteigen. Liegen QRS- und T-Vektor innerhalb eines 60°-Bereichs, spricht man von Konkordanz von R- und T-Vektor. Diese Messungen beziehen sich sowohl auf die Horizontal- als auch auf die Frontalebene.

Merke:
Der elektrophysiologische Prozeß, der auf S. 222 beschrieben wurde, spielt sich in umgekehrter Richtung bei der Erregungsrückbildung ab. Die Vektoren sind hierbei kleiner und ändern ihre Richtung langsamer. Deshalb ist die T-Welle breiter und niedriger als die R-Zacke.

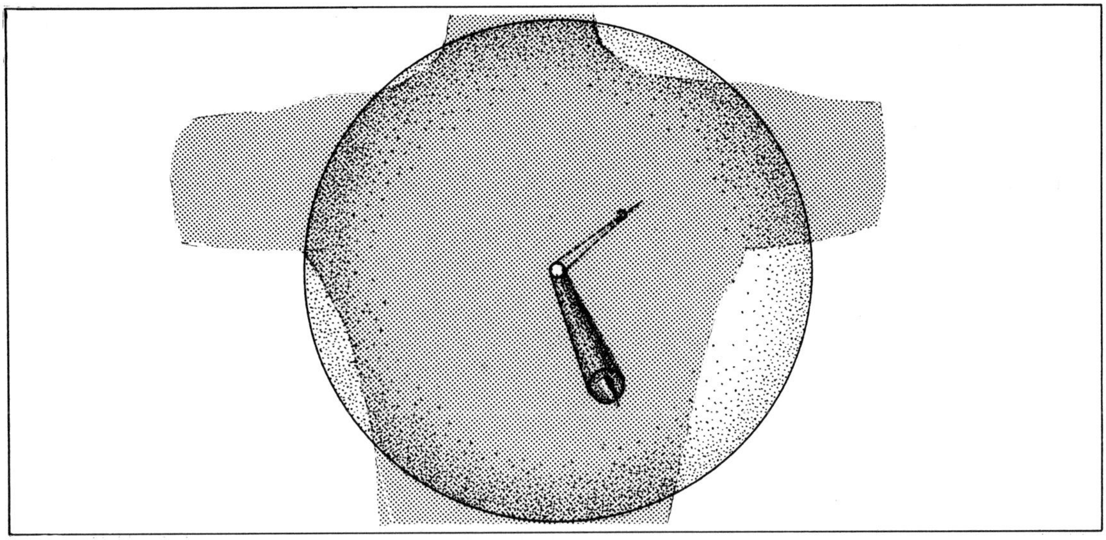

Unsere gedachte Kugel hat 3 Dimensionen. Wir können auch die Richtung des Herzvektors nach vorn oder nach hinten beurteilen

Der Herzvektor kann zur Brust oder zum ______ des Patienten weisen. — Rücken

Das bedeutet, daß die ventrikuläre Depolarisation vom ________ ausgehend nach vorn oder nach hinten verläuft. — AV-Knoten

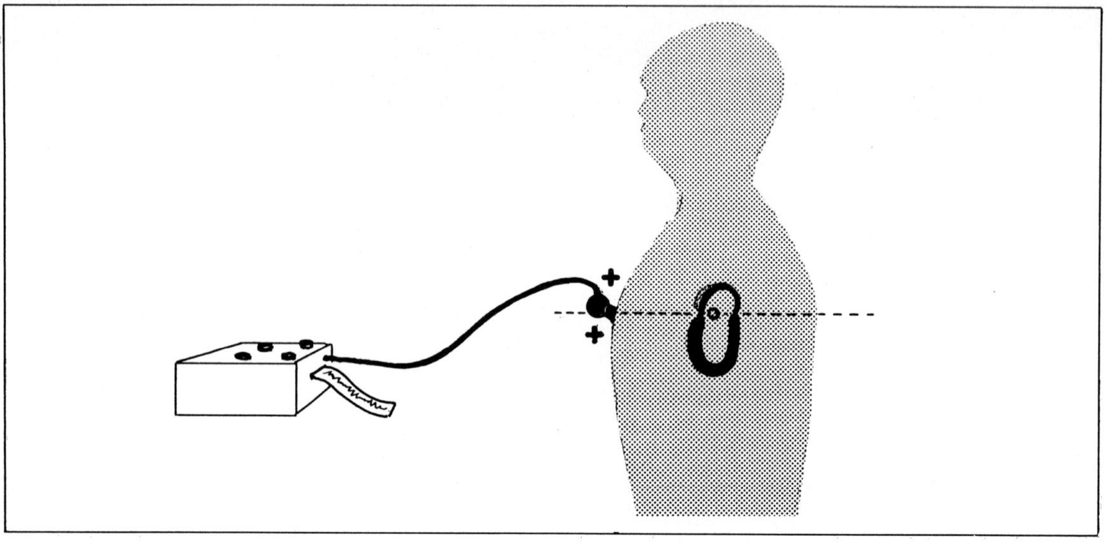

Bei der Ableitung V_2 wird die Hautelektrode genau horizontal über dem AV-Knoten auf der Brustwand aufgesetzt

Die Elektrode für die Ableitung V_2 ist ______. positiv

Merke:
Die Brustwandelektroden werden mit Saugkappen auf die Haut aufgesetzt oder aufgeklebt. In allen 6 Brustwandableitungen sind die Elektroden positiv.

Bei der Ableitung V_2 liegt die Elektrode genau gegenüber dem ________. AV-Knoten

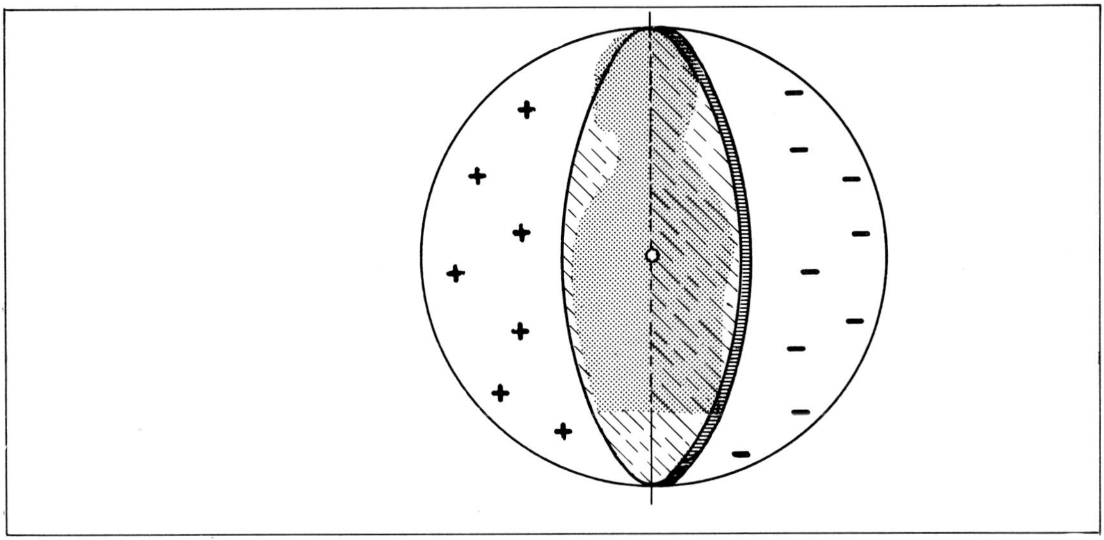

Wenn wir uns eine neue Kugel um den AV-Knoten herum für die Ableitung V_2 vorstellen, ist deren vordere Hälfte positiv und deren hintere Hälfte negativ

Bei einer gedachten Kugel für die Ableitung V_2 sehen wir den Patienten von der Seite, aber der ________ der Kugel liegt wiederum im AV-Knoten. Mittelpunkt

Für die Ableitung V_2 ist der Rücken des Patienten als ______ anzusehen. negativ

Vor dem AV-Knoten liegt die ______ Hälfte der Kugel. positive

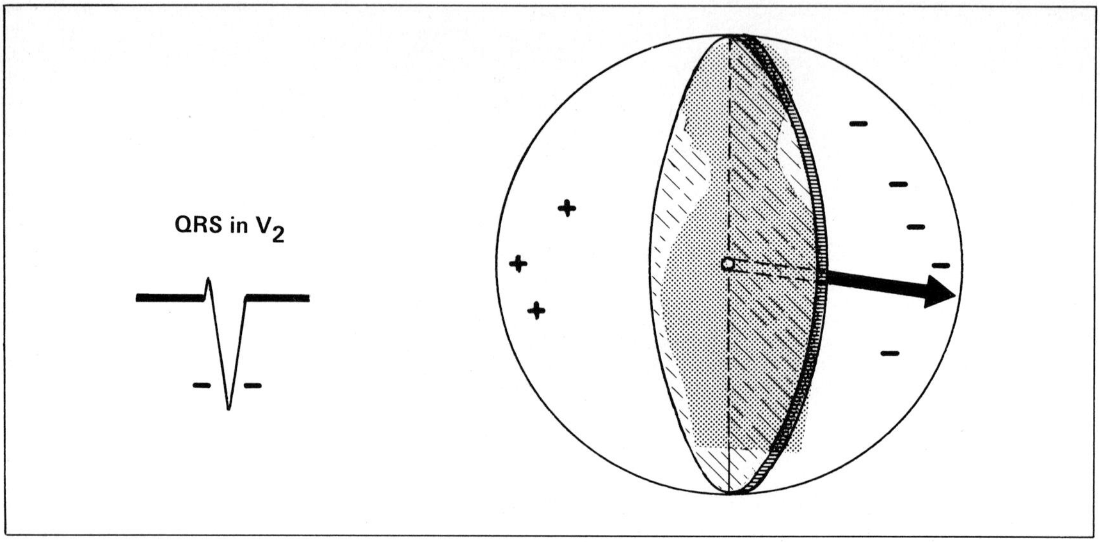

Wenn der QRS-Komplex in Ableitung V_2 negativ ist, weist der Herzvektor nach hinten

Der QRS-Komplex ist in der Ableitung V_2 gewöhnlich ______, d.h. er liegt überwiegend unter der Nullinie. — negativ

Deshalb ist der Herzvektor meist nach ______ in die negative Halbkugel gerichtet. — hinten

Ist der QRS-Komplex in der Ableitung V_2 positiv, dann weist der Herzvektor nach ____ (und das ist *nicht* normal). — vorn

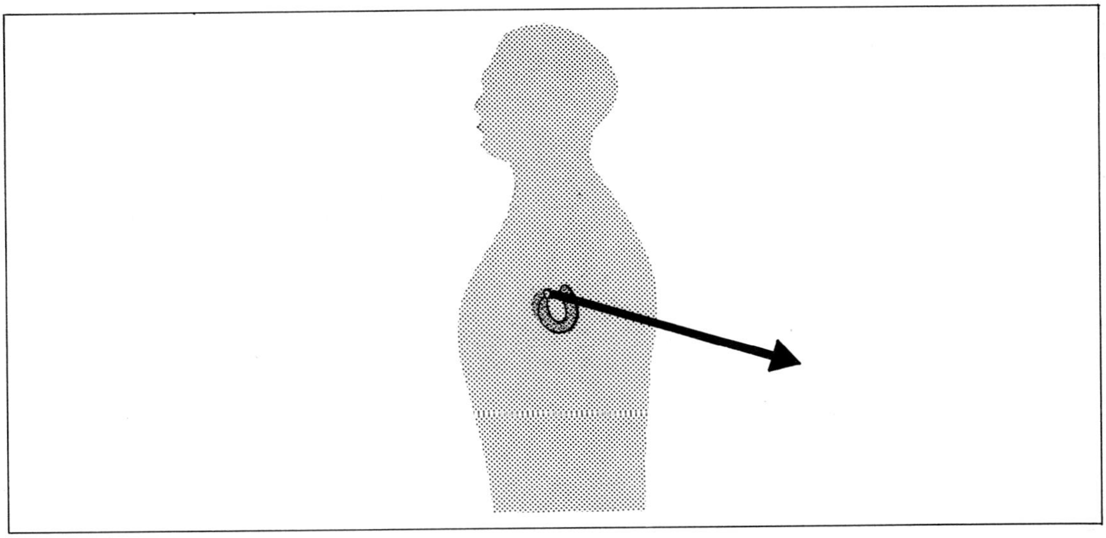

Da der kräftige linke Ventrikel im Thorax hinten liegt, weist auch der Herzvektor nach hinten

Die Wand des _____ Ventrikels ist dicker als die des rechten. linken

Der linke Ventrikel liegt im Thorax weiter _____ als der rechte. hinten

Durch den dickeren linken Ventrikel wird der _________ nach hinten gerichtet. Herzvektor

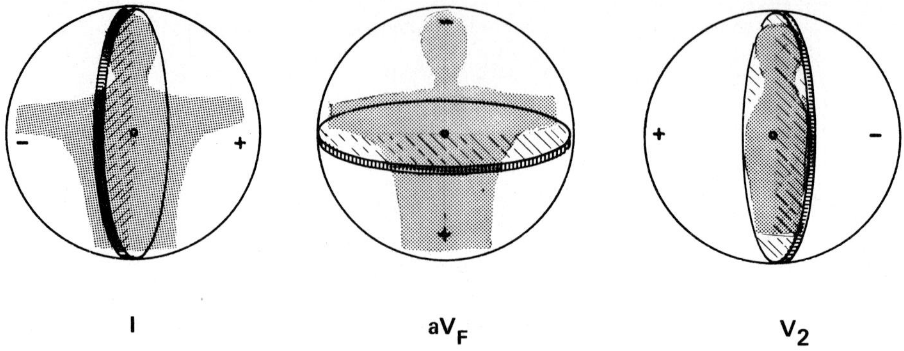

Durch die Betrachtung der Ableitungen I, aV_F und V_2 läßt sich der Herzvektor in 3 Dimensionen lokalisieren

Der Herzvektor kann über der Brust des Patienten in der Frontalebene durch die Ableitungen _ und ___ lokalisiert werden. I / aV_F

Ein _______ QRS-Komplex in diesen beiden Ableitungen weist darauf hin, daß der Herzvektor normal gerichtet ist. positiver

Der Herzvektor weist nach vorn, wenn der QRS-Komplex in der Ableitung __ positiv ist. V_2

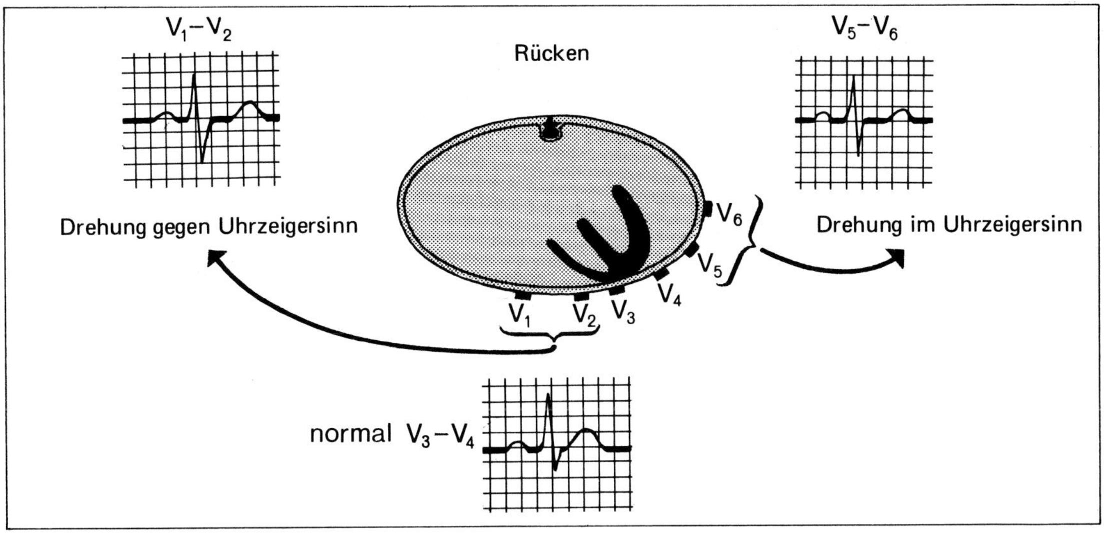

Die Drehung des Herzvektors um eine zentrale Achse wird im allgemeinen als Drehung im Uhrzeigersinn (nach hinten) oder gegen den Uhrzeigersinn (nach vorn) beschrieben

Merke:
Stellt man sich einen geraden Stab durch die V. cava superior und die V. cava inferior vor, dann könnte sich das Herz etwas um diesen Stab drehen. Diese Drehung kann im EKG bestimmt werden. Auch der Herzvektor dreht sich (rotiert) um diese Zentralachse. Bei den in Septumnähe gelegenen Ableitungen V_3 oder V_4 ist der QRS-Komplex gleichermaßen positiv wie negativ. Man spricht von einer „Übergangszone". Wenn die „Übergangszone" des QRS-Komplex bei den Ableitungen V_5 oder V_6 liegt, spricht man von einer Drehung *im* Uhrzeigersinn. Bei einem „Übergangs-QRS" (auch „isoelektrischer QRS-Komplex" genannt) in den Ableitungen V_1 oder V_2 spricht man von einer Drehung *gegen* den Uhrzeigersinn.

Merke:
Die Drehung im oder gegen den Uhrzeigersinn spielt sich in der Horizontalebene ab (vgl. S. 45). Wenn man von einer *Herzachsenabweichung* spricht, bezieht man sich auf die Frontalebene, während sich eine *Herzdrehung* in der Horizontalebene abspielt. Die Achsenbewegungen sind auf den Notizbuchseiten auf S. 426–428 am Ende des Buches zusammengefaßt.

S_I–Q_{III}–Typ
(McGinn-White-Typ)
= Achsendrehung im Uhrzeigersinn

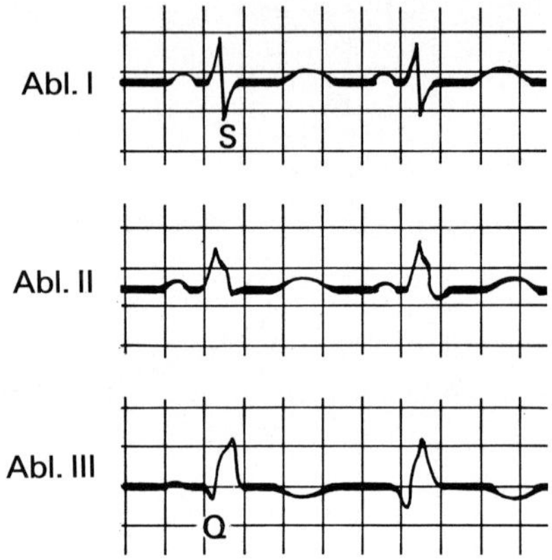

Die Drehung der Herzachse im Uhrzeigersinn führt in den Extremitätenableitungen zum S_I-Q_{III}-Typ, der auch als *McGinn-White-Typ* bekannt ist

Merke:
Wenn dieser McGinn-White-Typ flüchtig auftritt, ist er meistens pathologisch und auf eine akute oder chronische Drucksteigerung im kleinen Kreislauf zurückzuführen, wie z. B. beim akuten oder chronischen Cor pulmonale (siehe dazu S. 369). Der Patient, von dem das EKG oben stammt, hatte eine lang andauernde Hypertonie im kleinen Kreislauf mit einem Druck in der A. pulmonalis von mehr als 40 mmHg.

Eine Drehung der Herzachse im Uhrzeigersinn führt in den Extremitätenableitungen zu einer S-Zacke in I und einer __-Zacke in III. Q

Ein plötzlich auftretender McGinn-White-Typ ist verdächtig auf eine plötzliche Drucksteigerung im ______ Kreislauf. kleinen

Merke:
Ist die Herzachse in Gegenuhrzeigersinn gedreht, liegt in den Extremitätenableitungen ein Q_I-S_{III}-Typ vor, also gerade umgekehrte Veränderungen wie beim McGinn-White-Typ.

Sagittaltyp

S in Abl. I
S in Abl. II
S in Abl. III
= S_I-S_{II}-S_{III}-Typ

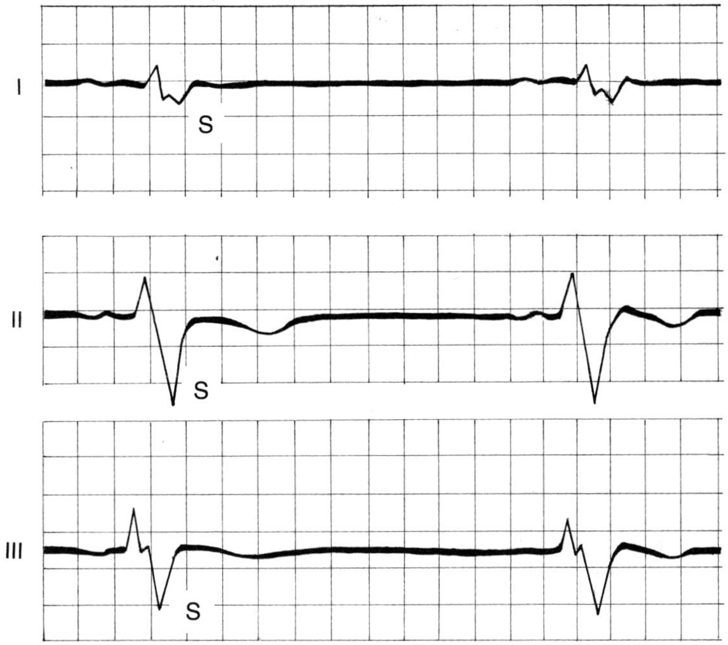

Ist die elektrische Herzachse in die *Sagittalebene* gedreht, steht sie auf der Frontalebene etwa senkrecht

Bei der sagittalen Vektorprojektion auf die Frontalebene findet man in allen Einthoven-Ableitungen eine ______. S-Zacke

Die elektrische Herzachse zeigt nicht nur nach links oder rechts, sondern weist auch in ______ Richtung. sagittaler

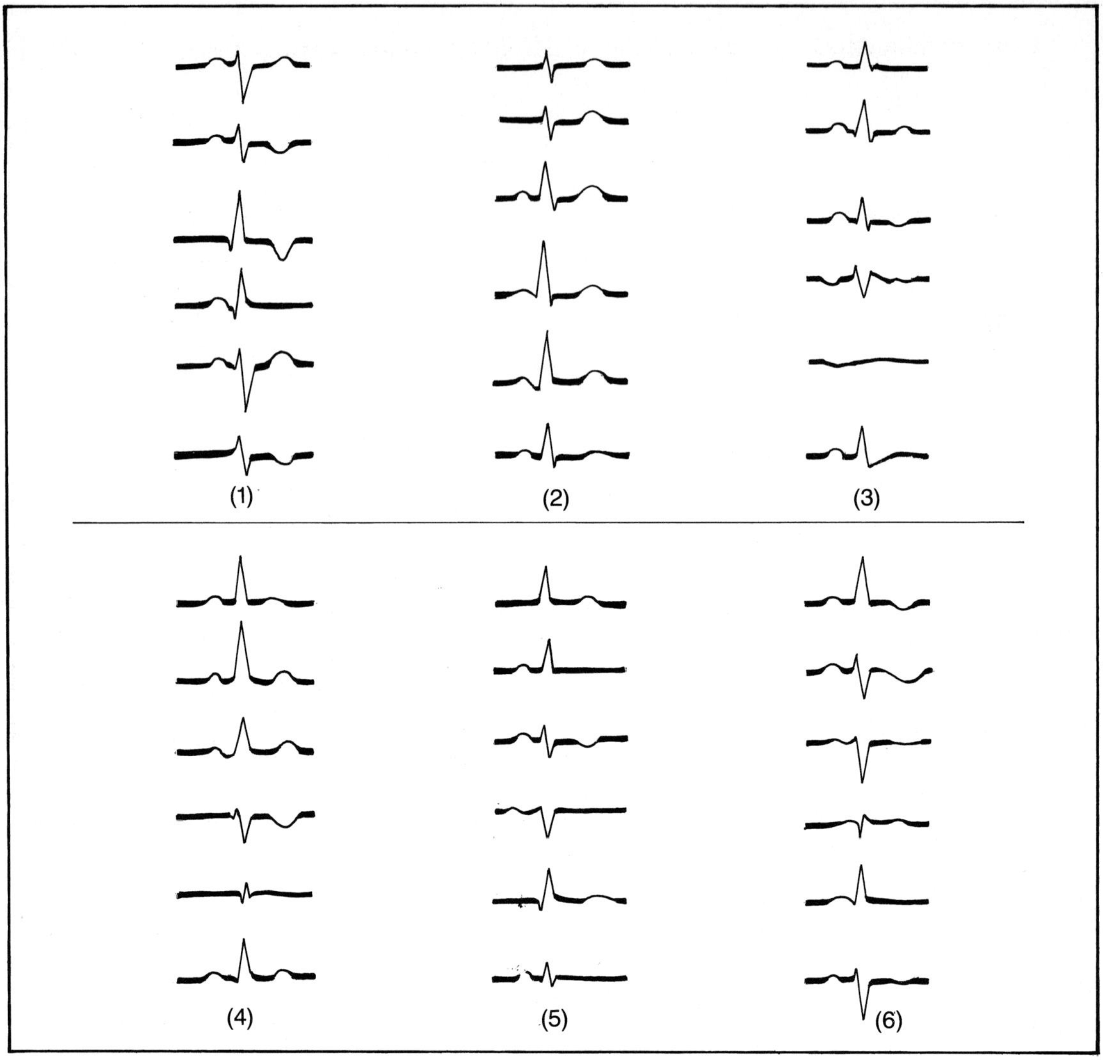

Um welche Lagetypen handelt es sich?

(1) Überdrehter Rechtstyp
(2) Rechtstyp
(3) Steiltyp
(4) Mitteltyp
(5) Linkstyp
(6) Überdrehter Linkstyp

Schematische Darstellung der Lagetypen in den Ableitungen nach Einthoven

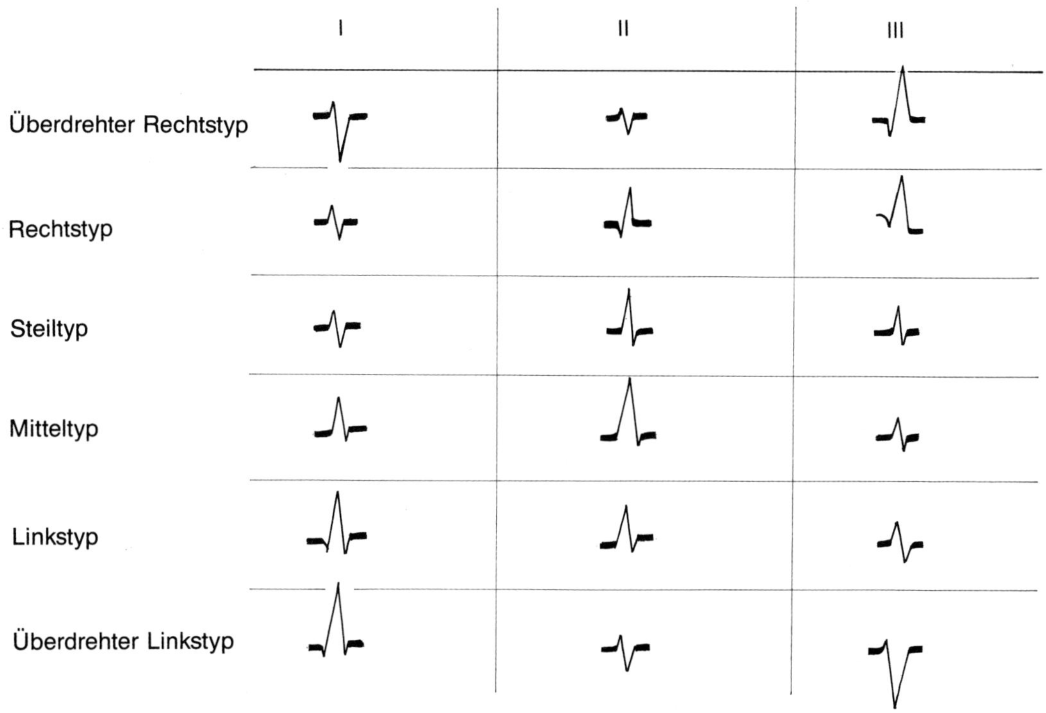

Merke:
Klinische Bedeutung der Lagetypen

	normal	pathologisch
Überdrehter Rechtstyp	–	RVH, LPH
Rechtstyp	Kleinkinder, schlanke Erwachsene	RVH, Lungenemphysem
Steiltyp	Jugendliche, schlanke Erwachsene	Rechtsherzbelastung, Lungenemphysem
Mitteltyp	Normallage	–
Linkstyp	Erwachsene ab 40, Adipositas	LVH
Überdrehter Linkstyp	–	LVH, LAH

RVH rechtsventrikuläre Hypertrophie
LVH linksventrikuläre Hypertrophie
LPH linksposteriorer Hemiblock
LAH linksanteriorer Hemiblock

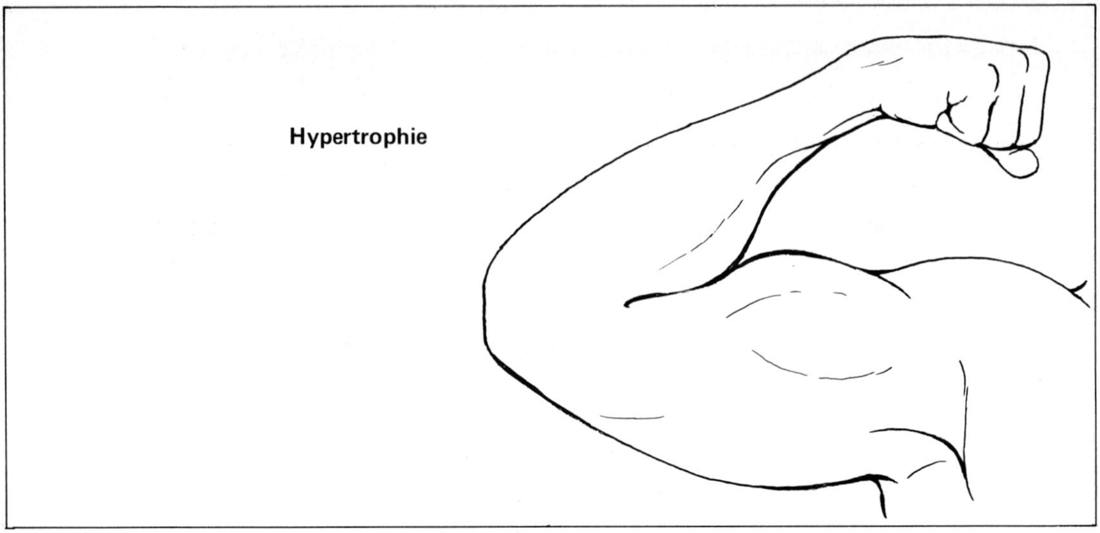

Unter Hypertrophie versteht man die pathologische Größenzunahme eines Organs, wobei die Zellen größer werden, aber sich trotz Zunahme der Muskelmasse nicht vermehren

Merke:
Die Muskelvergrößerung des zumindest „Body-gebuildeten" Herkulesarms in der Abbildung erfolgt durch Hypertrophie und Hyperplasie gleichzeitig; beim Skelettmuskel nimmt mit wachsender Muskelmasse die Durchblutung zu, während vergrößertes Myokard nicht mehr durchblutet wird als normal große Zellen. Deshalb ist die Herzmuskelhypertrophie immer ein „kritisches" Ereignis.

Merke:
Das Bild zeigt den Arm eines Gewichthebers. Anfangs wollte ich ein Bild meines eigenen Armes zeigen, aber diesen Gedanken mußte ich verwerfen, denn sonst hätte die Bildüberschrift „Hypotrophie" heißen müssen (falls dieser Begriff existiert).

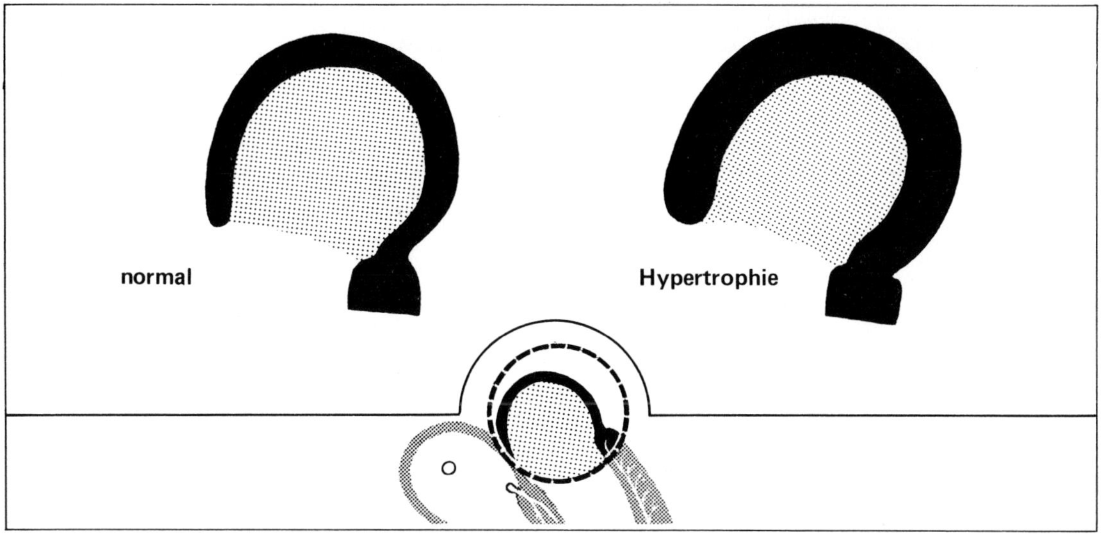

Unter der Hypertrophie einer Herzkammer versteht man eine Dickenzunahme der Wand dieser Kammer (Zuwachs an Muskelmasse)

Eine Kammerhypertrophie des Herzens besteht, wenn die Muskelschicht der Kammerwand über das ______ Maß hinaus an Dicke zugenommen hat. — normale

Eine Kammerhypertrophie geht meist nicht mit einer Volumenzunahme der ______ einher. Das Herz muß sich nicht wesentlich vergrößern. — Kammer

Die Verdachtsdiagnose einer Kammerhypertrophie kann mit dem __ gestellt werden. Weiterführende Untersuchungen, u.a. ein Echokardiogramm, müssen die Diagnose sichern. — EKG

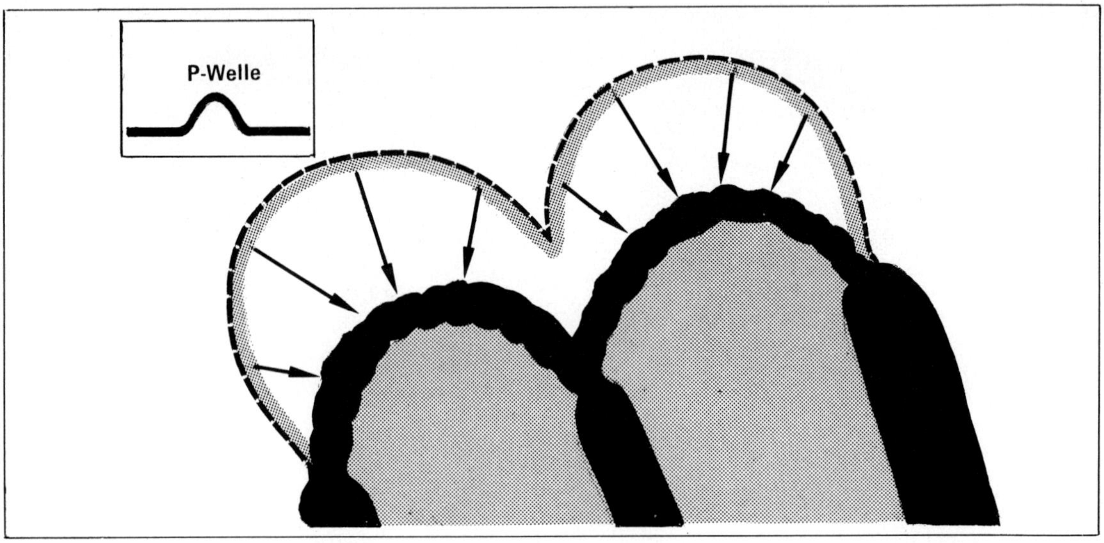

Die P-Welle repräsentiert die Kontraktion (Erregung) beider Vorhöfe im EKG; eine eventuelle Vorhofhypertrophie kann sich in ihr darstellen

Durch die Depolarisation werden beide Vorhöfe zur __________ angeregt. Kontraktion

Im EKG stellt sich die Depolarisation beider Vorhöfe als _-Welle dar. P

Die Diagnose einer ______hypertrophie kann man durch Untersuchung der P-Wellen im EKG stellen. Vorhof

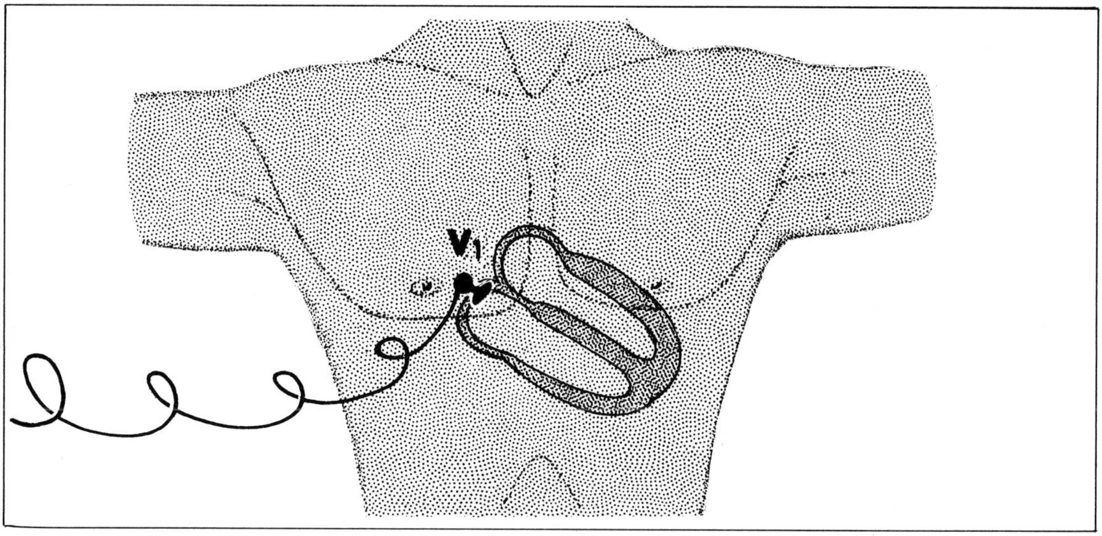

Da die Ableitung V_1 direkt über den Vorhöfen abgeleitet wird, läßt sich aus den P-Wellen in V_1 die Diagnose einer Vorhofvergrößerung am besten stellen

Die Hautelektrode der Brustwandableitung V_1 ist ______. positiv

Die Ableitung V_1 erfolgt am rechten Sternalrand im 4. Interkostalraum direkt über den ________. Vorhöfen

Da die Elektrode bei der Ableitung V_1 den Vorhöfen am nächsten liegt, läßt sich durch diese Ableitung die genaueste Aussage über eine Vorhof__________ machen. hypertrophie

Es ist daher anzunehmen, daß bei einer Vorhofhypertrophie die P-Wellen in der Ableitung __ am stärksten verändert sind. V_1
Und das trifft zu!

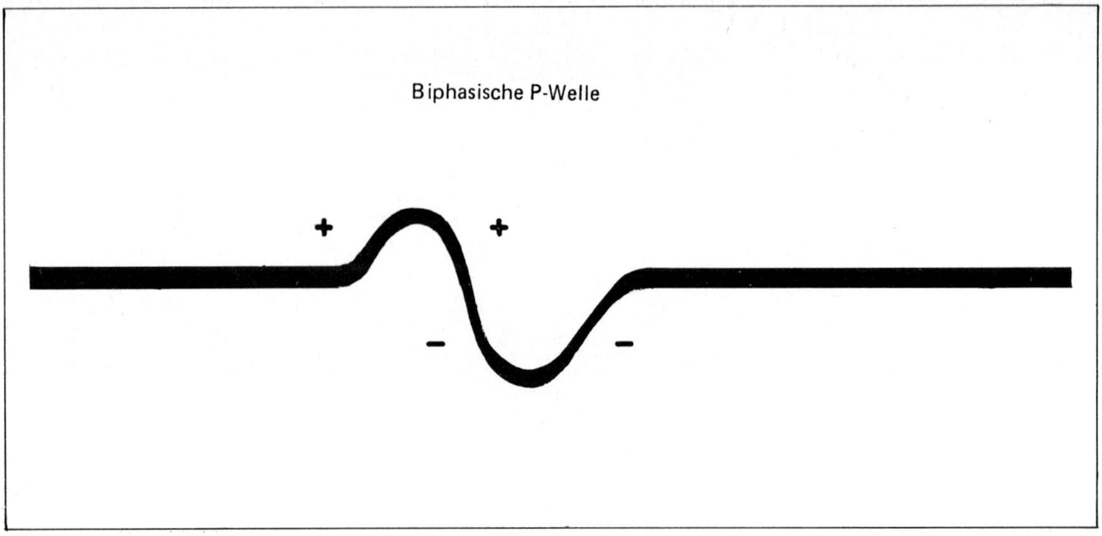

Bei einer Vorhofhypertrophie wird die P-Welle in der Ableitung V_1 biphasisch (positiv und negativ)

Eine Welle im EKG mit positiven und negativen Anteilen nennt man ________ (aus 2 Phasen). — biphasisch

Unter „biphasisch" versteht man, daß dieselbe Welle sowohl ____ als auch unter der Nullinie abgelenkt ist. — über

Das Charakteristikum einer Vorhofhypertrophie ist eine biphasische P-Welle, es ist jedoch wichtig zu wissen, welcher _____ hypertrophiert ist. — Vorhof

Hypertrophie des rechten Vorhofs

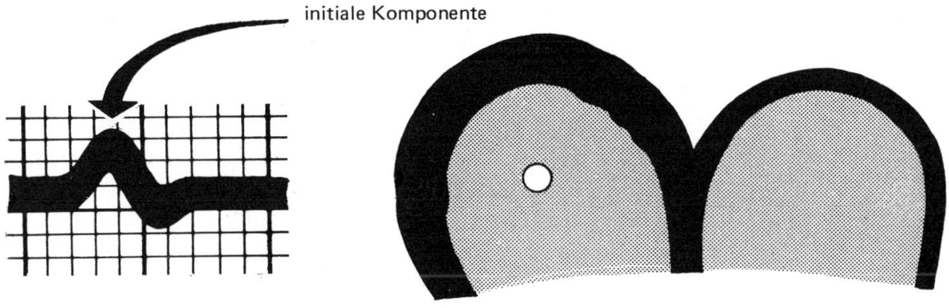

Wenn bei der biphasischen P-Welle in V_1 die initiale Komponente am größten ist, dann liegt eine *Hypertrophie des rechten Vorhofs* vor

Tritt in der Ableitung V_1 eine ________ P-Welle auf, dann besteht eine Vorhofhypertrophie. — biphasische

Ist bei der biphasischen P-Welle der ______ Anteil am größten, dann ist der rechte Vorhof hypertrophiert. — initiale

Bei einer biphasischen P-Welle in V_1 mit großer initialer Komponente ist die Wand des ______ Vorhofs dicker als die des linken. — rechten

Merke:
Grenzwerte für die P-Welle sind
Amplitude bis 0,25 mV
Dauer bis 0,1 s

Merke:
Bei „Überlastung“ werden der linke und der rechte Vorhof nacheinander erregt; deshalb erscheinen in der P-Welle zwei Gipfel.

P-dextroatriale

- in II, III und aV_F groß und spitz; größer als 0,25 mV
- biphasisch mit initialer Betonung in V_1 und/oder V_2
- Überlastung des rechten Vorhofs

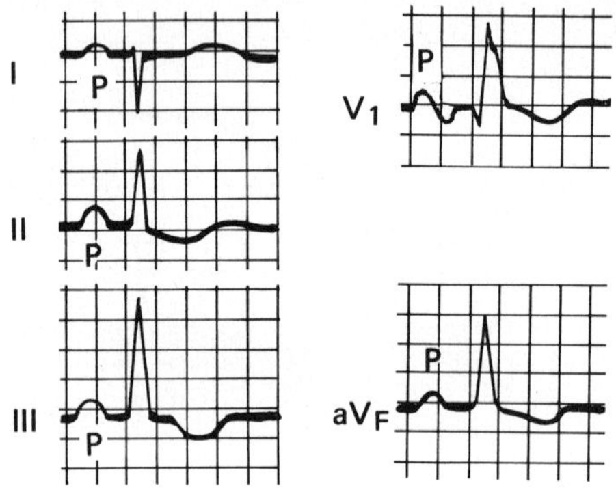

Bei Hypertrophie des rechten Vorhofes durch Überlastung findet sich im EKG ein *P-dextroatriale*

Eine spitze, positive P-Welle in Ableitung II oder III von mehr als ___ mV deutet auf eine Überlastung des rechten Vorhofes hin. 0,2

Merke:
Die P-Welle ist meist nicht über 0,1 s verbreitert.

Merke:
Ein P-dextroatriale findet sich oft als Folge einer schweren Rechtsherzhypertrophie bei Cor pulmonale mit chronischem Verlauf oder einer Trikuspidalstenose. Bei angeborenen Herzfehlern mit Überlastung des rechten Vorhofs ist das P-dextroatriale auch in Ableitung I erkennbar.

Merke:
Ein vergrößertes P, das allein in den Ableitungen V_1 und V_2 auftritt, spricht noch nicht für ein P-dextroatriale. Immer müssen die *rechtstypischen* Ableitungen II, III und aVF untersucht werden. Ein hohes, spitzes P in den rechtspräkordialen BWA kann auch bei Sympathikotonie, Tachykardie, Hypoglykämie und bei tiefstehendem Diaphragma auftreten.

Hypertrophie des linken Vorhofs

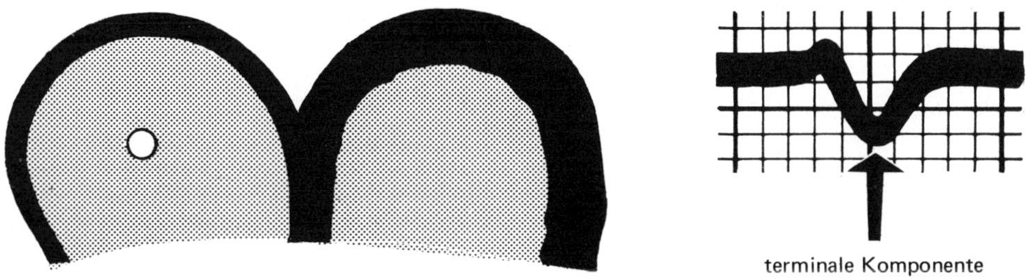

Wenn in V_1 eine biphasische P-Welle mit betonter terminaler Komponente vorliegt und die P-Welle länger als 0,1 s dauert, dann liegt eine Hypertrophie des linken Vorhofs vor

Bei einem Patienten, der durch eine Mitralstenose beispielsweise eine Hypertrophie des linken Vorhofs hat, zeigt sich im EKG in __ eine biphasische P-Welle. V_1

Bei dieser P-Welle in V_1 ist die ________ Komponente am größten. terminale

Die terminale Komponente einer biphasischen P-Welle in der Ableitung V_1 ist im allgemeinen ______. negativ

Merke:
Die Amplitude des P-sinistroatriale ist in I und II selten höher als 0,25 mV.

P-sinistroatriale

- in I, II und aV_F breit und meist doppelgipflig
- dauert länger als 0,11 s
- in V_1 biphasisch mit terminaler Betonung oder breit negativ
- Überlastung des linken Vorhofs

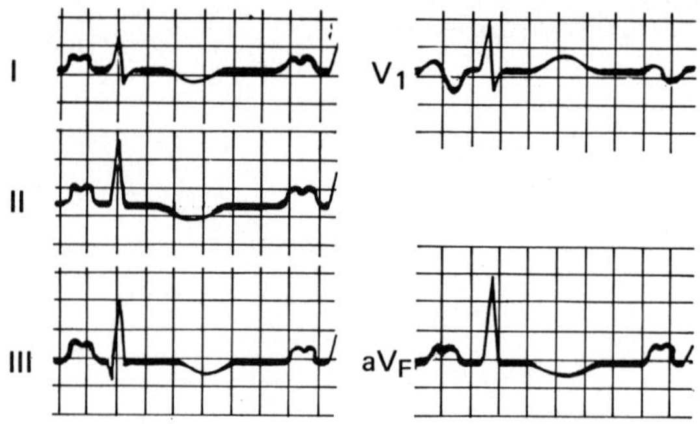

Die Zeichen der linksatrialen Hypertrophie im EKG nennt man *P-sinistroatriale*

Die Überlastung des linken Vorhofs und seine Hypertrophie führt im EKG zu einem doppelgipfligen oder gekerbten P von mehr als ____ s Dauer. Die P-Welle ist also breiter als ein großes Kästchen. 0,11

Merke:
Weil die Vorhofhypertrophie links meist mit einem Mitralvitium in Verbindung steht, wird das P-sinistroatriale auch als *P-mitrale* bezeichnet. Es kann jedoch auch bei Aortenfehlern, dekompensiertem Hochdruck, (konstruktiver) Perikarditis und Kardiomyopathien vorkommen.

Merke:
Neuere Untersuchungen zeigen, daß ein P-sinistroatriale bei Patienten mit rheumatischen Mitralvitien auch ohne Druck- oder Volumenbelastung des linken Vorhofes vorkommen kann. Bei der koronaren Herzkrankheit entstehen die Veränderungen durch Störungen der atrialen Erregungsleitung. In diesen Fällen ist es besser im Befundbericht von *Vorhofleitungsstörungen* anstelle eines P-sinistroatriale zu sprechen.

Hypertrophie beider Vorhöfe

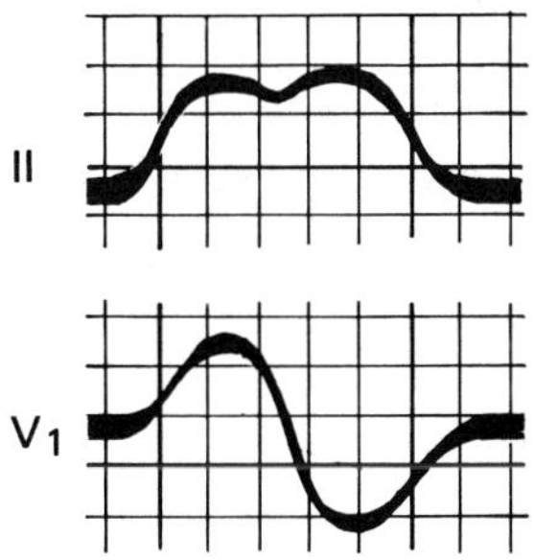

Sind beide Vorhöfe durch Überlastung hypertrophiert, ist die P-Welle in den Einthoven-Ableitungen und in den rechtspräkordialen Brustwandableitungen verlängert. Die initiale und terminale Komponente der biphasischen P-Welle in V_1 sind gleich groß

Findet sich in Ableitung V_1 eine biphasische, verlängerte P-Welle mit gleich großer initialer und ________ Komponente, besteht Verdacht auf Hypertrophie beider Vorhöfe. — terminaler

In fast allen Ableitungen ist die P-Welle ________. — verlängert

P-biatriale
- in I, II und III breiter als 0,11 s und höher als 0,2 mV
- in V_1 und V_2 symmetrisch biphasisch (höher und tiefer als 0,15 mV)
- Überlastung beider Vorhöfe

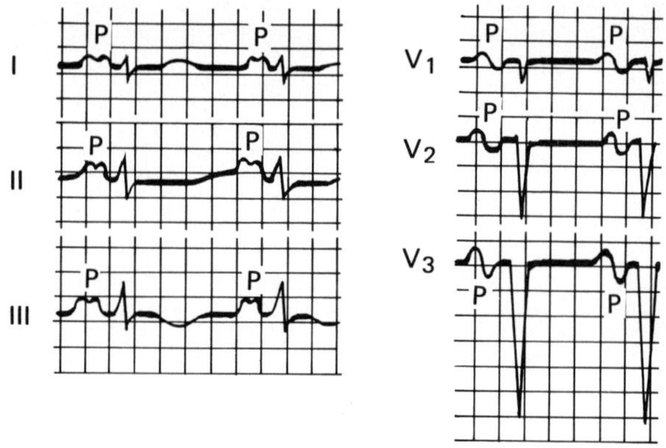

Die beidseitige Vorhofüberlastung führt zum Bild des *P-biatriale*

Findet sich in Ableitung I oder II eine P-Welle, die breiter ist als 0,1 s und größer als ______ (größer als 2 kleine Kästchen), dann besteht Verdacht auf eine biatriale Hypertrophie. 0,2 mV

Bei biatrialer Hypertrophie ist die P-Welle in V_1 ________ und weist größere Ausschläge als 0,15 mV auf. biphasisch

Merke:
Zur Unterscheidung des P-biatriale gegen die P-Welle bei Hypertrophie des linken oder rechten Vorhofes allein gilt, daß hier nun die betonten initialen oder terminalen Komponenten über die Norm (mehr als 0,15 mV) vergrößert sind.

Merke:
Das P-biatriale findet sich fast immer bei über längere Zeit bestehenden Mitralvitien oder dekompensierter Hypertonie mit Links-rechts-Überlastung.

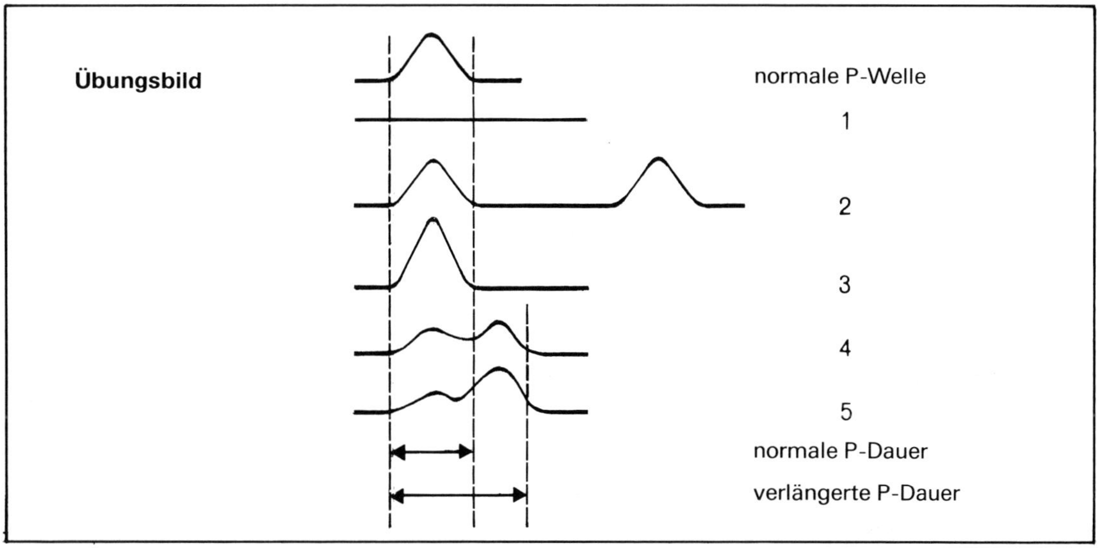

Auflösung:

1 = fehlende P-Welle
2 = isolierte P-Welle
3 = große, spitze P-Welle: Hypertrophie des rechten Vorhofs
4 = verbreiterte P-Welle: interatriale Erregungsleitungsstörung
5 = verbreiterte P-Welle mit Betonung des terminalen Segments: P-sinistroatriale bei Hypertrophie des linken Vorhofs

Formalbefunde der P-Welle

P-Welle ist nicht zu erkennen

SA-Block II° oder III°	(s. S. 163)
Vorhofflimmern	(s. S. 148)
AV-junktionale Extrasystolie	(s. S. 98)
Ventrikuläre Extrasystolie	(s. S. 101)
Kammertachykardie	(s. S. 131)

P-Welle ist abgeflacht

Bradykardie	(s. S. 385)
Perikarditis	(s. S. 379)

P-Welle ist negativ
(hier ist wichtig in welcher Ableitung der Befund erkannt wird)

I, II und aVL:
Verwechslung der Extremitätenelektroden (oder tatsächlich der seltene Fall eines Situs inversus)

II, III und aVF:
AV-junktionaler Rhythmus mit vorausgehender atrialer Erregung (oberer Knotenrhythmus; S. S. 98)

III:
kein pathologischer Befund bei Linkslagetyp

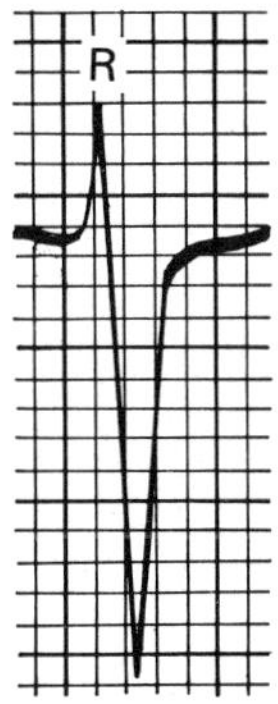

Beim QRS-Komplex in V_1 ist die S-Zacke normalerweise größer als die R-Zacke

Der QRS-Komplex im EKG ist Ausdruck der ventrikulären Erregung. Bei einer __________ Hypertrophie ist der QRS-Komplex verändert. — ventrikulären

In der Ableitung V_1 ist der QRS-Komplex überwiegend negativ; die _-Zacke ist deshalb sehr kurz. — R

Merke:
Die Elektrode bei V_1 ist positiv, d.h. man registriert den auf sie zugerichteten Strom positiv. Die ventrikuläre Depolarisation bewegt sich vom Patienten aus gesehen nach links, nach unten und nach hinten, da der dickere linke Ventrikel nach hinten verlagert ist. Da sich die Depolarisationswelle von der positiven Elektrode in V_1 *wegbewegt,* wird in dieser Ableitung der QRS-Komplex überwiegend negativ. Im EKG zeigen sich positive Auslenkungen, wenn sich eine positive Depolarisationswelle auf eine positive Elektrode zubewegt. Es kommt zu negativen Auslenkungen, wenn sich die Depolarisationswelle von einer positiven Elektrode *wegbewegt.*

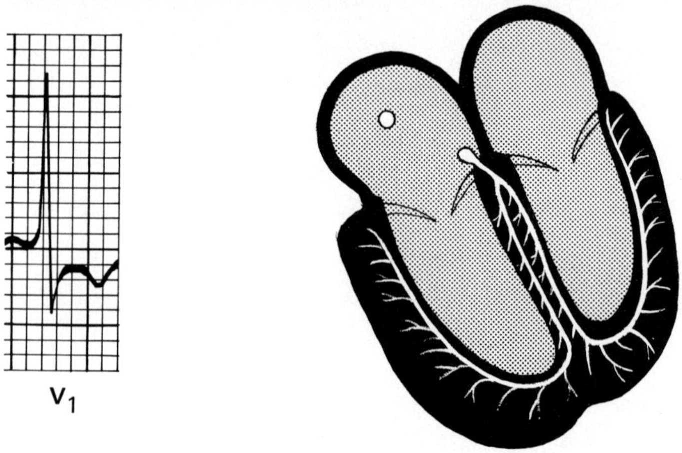

Bei einer *Hypertrophie der rechten Kammer* (Rechtsherzhypertrophie) zeigt sich in V_1 eine große R-Zacke

Bei einer Rechtsherzhypertrophie tritt in der Ableitung V_1 eine große _-Zacke auf. R

Merke:
Unter einer Hypertrophie der rechten Herzkammer, die man auch als „Rechtsherzhypertrophie" bezeichnet, versteht man einen Dickenzuwachs der Wand des rechten Ventrikels. Daraus ergibt sich eine größere Depolarisationswelle, die auf die (positive) Elektrode in V_1 zuläuft. Der QRS-Komplex in der Ableitung V_1 wird deshalb positiver (aufrechter) als bei einem normalen EKG.

Bei einer Rechtsherzhypertrophie ist die S-Zacke in der Ableitung V_1 ______ als die R-Zacke. kleiner

Hypertrophie der rechten Kammer

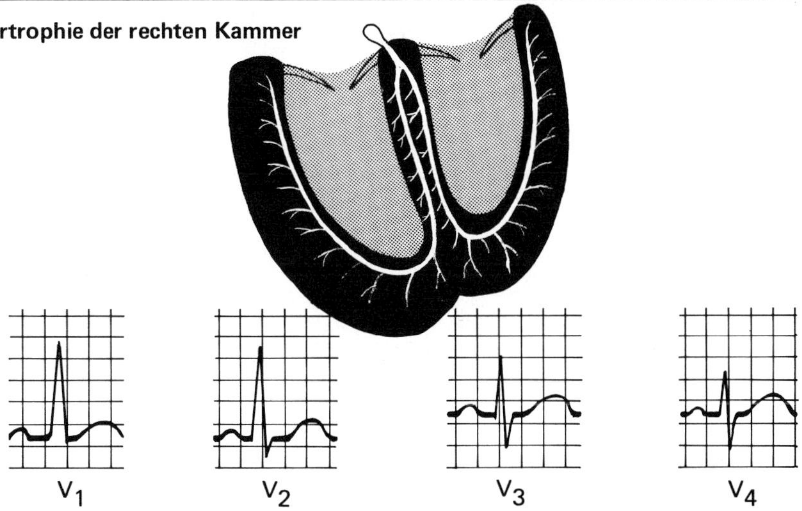

Bei einer Rechtsherzhypertrophie wird die große R-Zacke in V_1 in den Ableitungen V_2, V_3, V_4 usw. immer kleiner

Bei einer Rechtsherzhypertrophie liegt in der Ableitung __ eine große R-Zacke vor, die in den folgenden Brustwandableitungen immer kleiner wird. V_1

Die fortschreitende Abnahme der Höhe der _-Zacke verläuft von den rechts- zu den linkspräkordialen Ableitungen. R

Merke:
Durch den vergrößerten rechten Ventrikel werden mehr Einzelvektoren der rechten Kammerwand dem Summationsvektor der Kammerdepolarisation (nämlich dem Herzvektor) zugeordnet, so daß dieser stärker nach rechts gerichtet wird. Im EKG zeigt sich oft eine Rechtsabweichung der Herzachse.

Merke:
Bei einer Rechtshypertrophie kann der QRS-Komplex bis auf 0,11 s verbreitert sein; der obere Umschlagpunkt (s. S. 181) ist in $V_{1/2} > 0{,}03$ s.

Hypertrophie der rechten Kammer

- R-Zacke in $V_{1(2)}$ größer als 0,7 mV
- oft RS-Typ in $V_{5(6)}$
- R (V_1) + S ($V_{5(6)}$) ist größer als 1,05 mV
- Rechtstyp des mittleren QRS-Vektors
- häufig P-dextroatriale

Wenn diese Kriterien im EKG vorliegen, besteht Verdacht auf eine Hypertrophie der rechten Herzkammer

Wenn bei einem Rechtstyp die R-Zacke in V_1 oder V_2 größer als 0,7 mV ist, besteht Verdacht auf ________hypertrophie. Rechtsherz

Zählt man zur Amplitude der R-Zacke in V_1 die Größe der Amplitude der S-Zacke in V_5 oder V_6 hinzu, so ist dieser Wert bei Rechtsherzhypertrophie größer als ____ mV. 1,05

Merke:
Die Summe von R ($V_{1(2)}$) + S ($V_{5(6)}$) nennt man den *Sokolow-Lyon-Index* (vgl. S. 287).

Merke:
Bei Verdacht auf eine rechtsventrikuläre Hypertrophie (aber auch auf einen Infarkt der rechten Kammer) werden *rechtspräkordial erweiterte Ableitungen* registriert. Diese Brustwandableitungen werden mit dem Buchstaben „r" gekennzeichnet. Die Elektrode bei V_{r4} liegt auf der Medioklavikularlinie im 5. Interkostalraum; die Elektrode für V_{r3} liegt zwischen V_{r4} und V_1.

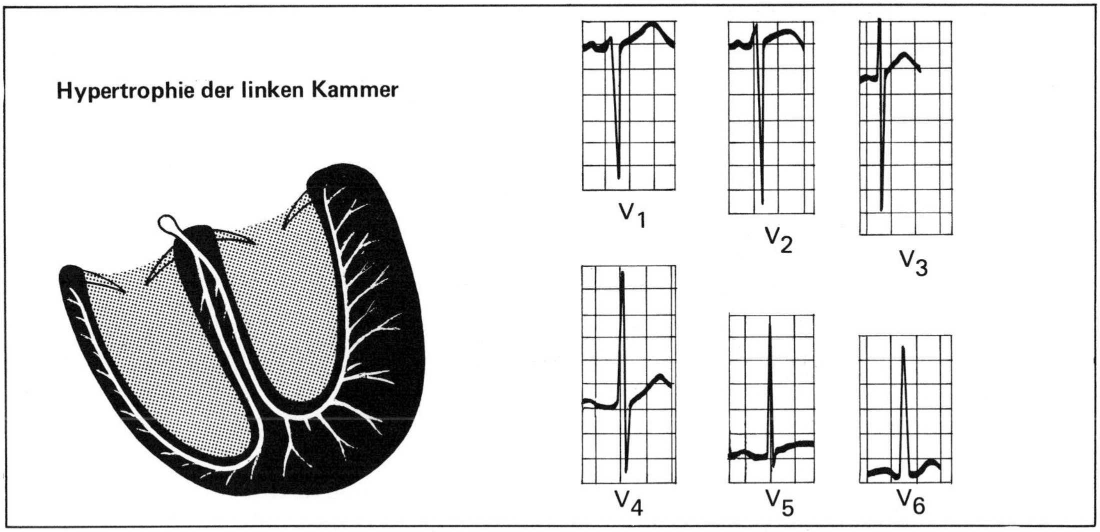

Bei einer *Hypertrophie der linken Herzkammer* (Linksherzhypertrophie) sind die QRS-Komplexe in den Brustwandableitungen durch die verdickte, linke Kammerwand stark vergrößert

Die Wand des _____ Ventrikels ist dicker als die des rechten. linken

Durch die Hypertrophie der linken Kammer werden die QRS-Komplexe in Höhe und Tiefe besonders in den ________ableitungen vergrößert. Brustwand

Merke:
Die S-Zacke ist in der Ableitung V_1 normalerweise groß (negativ). Bei einer Linksherzhypertrophie vergrößert sich die Depolarisationswelle nach links unten, weg von der positiven Elektrode in V_1; dadurch wird die S-Zacke noch negativer. Die Bewegung des Herzvektors nach links kann im EKG zu einer Linksabweichung der Herzachse führen.

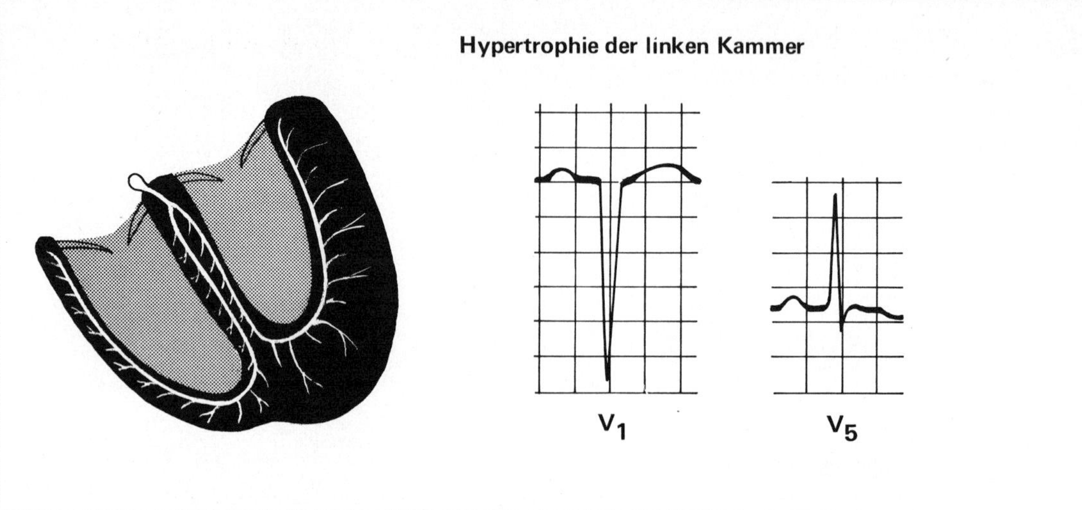

Bei einer Hypertrophie der linken Kammer liegt in V_1 eine große S-Zacke und in V_5 eine große R-Zacke vor

Bei einer Linksherzhypertrophie liegt in der Ableitung V_1 eine sehr tiefe _-Zacke vor. S

Merke:
Die Elektrode bei der Ableitung V_5 liegt über dem linken Ventrikel. Bei einer Linksherzhypertrophie bewegt sich eine vergrößerte Depolarisationswelle auf diese positive Elektrode zu, so daß sich im EKG in V_5 eine vergrößerte R-Zacke zeigt.

Bei einer Linksherzhypertrophie zeigt sich im EKG eine tiefe S-Zacke in V_1 und eine große, hohe R-Zacke in __. V_5

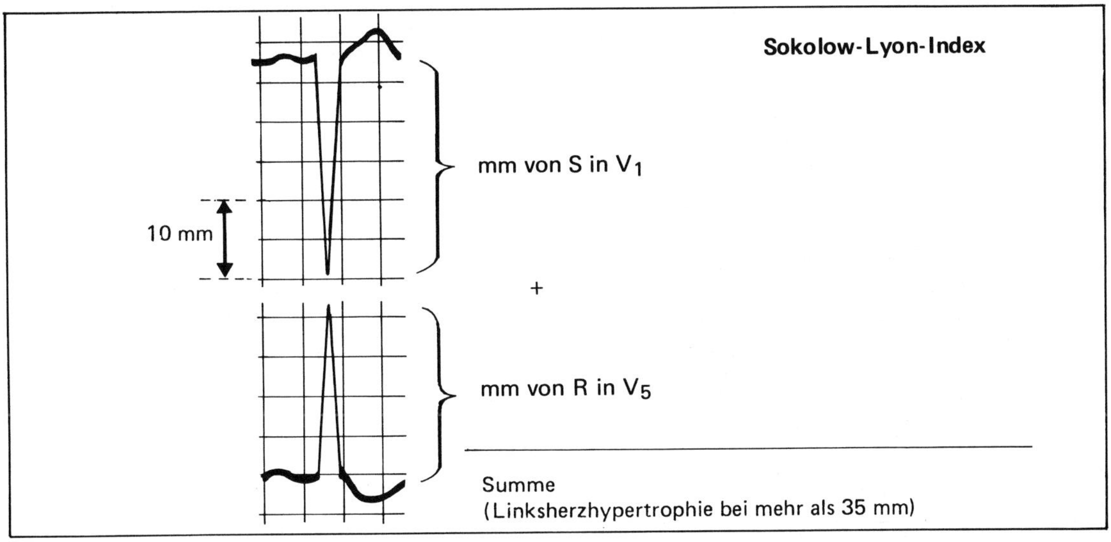

Addieren Sie die Tiefe der S-Zacke in V_1 zur Höhe der R-Zacke in V_5 (in Millimetern) .... Ist die Summe größer als 35 mm, dann besteht der Verdacht auf eine Hypertrophie der linken Kammer

Um die Diagnose einer Linksherzhypertrophie im EKG zu stellen, addiert man die Tiefe der S-Zacke in V_1 zur Höhe der _-Zacke in V_5. R

Ist die Summe (in Millimetern) aus der Tiefe der S-Zacke in V_1 und der Höhe der R-Zacke in V_5 größer als 35 mm, dann besteht der Verdacht auf eine ___________ der linken Kammer. Hypertrophie

Merke:
Man sollte bei jeder routinemäßigen EKG-Beurteilung die Amplituden von S-Zacke in V_1 und R-Zacke in V_5 miteinander addieren.

Merke:
Ein weiterer Index ist der *Lewis-Index,* mit dem in den Extremitätenableitungen eine Linkshypertrophie ermittelt werden kann.
$R_I + S_{III} - R_{III} - S_I = > 1{,}7$ mV

Merke:
Vor einer Messung der Amplituden empfiehlt sich ein Blick auf die Eichzacke (s. S. 28), die in der Regel auf 10 mm = 1 mV eingestellt sein sollte. Eine zu hoch eingestellte Verstärkerleistung kann bei oberflächlicher Betrachtung zur irrtümlichen Diagnose einer Hypertrophie führen.

linkspräkordiale Ableitungen

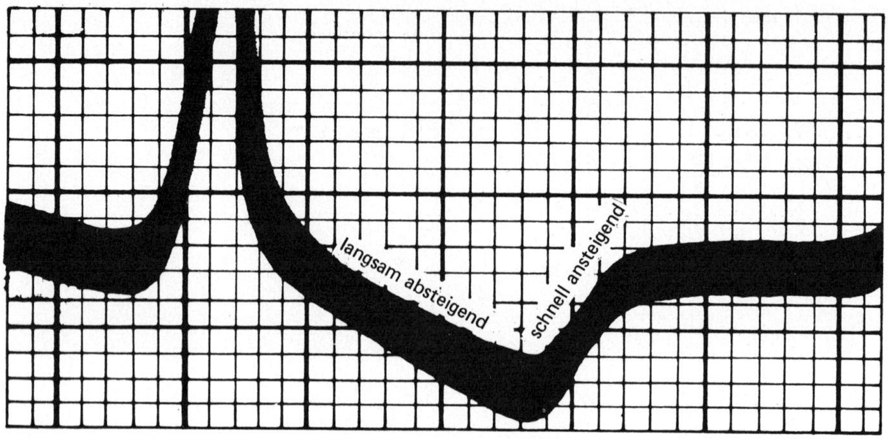

T-Negativität

Die T-Welle ist bei Linksherzhypertrophie oft in charakteristischer Weise verändert. Die T-Welle wird negativ (präterminale T-Negativität) und asymmetrisch

Bei der Hypertrophie der linken Kammer wird die _-Welle charakteristisch verändert. — T

Die Brustwandableitungen V_5 oder V_6 (linkspräkordial) werden über der _____ Kammer abgenommen; sie zeigen die Veränderungen der T-Welle bei einer Linksherzhypertrophie am deutlichsten. — linken

Die negative T-Welle steigt zuerst langsam ab und kehrt dann steil zur _______ zurück. — Nullinie

Merke:
Wird das kritische Herzgewicht von 500 g durch die Muskelmassenzunahme überschritten, entsteht eine Sauerstoffmangelversorgung. Das Zentrum der hypertrophierten Myokardzelle wird nicht mehr ausreichend versorgt, da das Kapillarnetz den Hypertrophieprozess nicht mitgemacht hat.

Hypertrophie der linken Kammer

- R-Zacke in I meist größer als 1,6 mV
- R (I) + S (III) ist größer als 2,5 mV
- S ($V_{1(2)}$) + R ($V_{5(6)}$) ist größer als 3,5 mV
- QRS-Gesamtamplitude in aV_F + V_2 + V_6 ist größer als 3,5 mV
- oft inkompletter Linksschenkelblock
- Lewis-Index > 1,7 mV

Diese Ausmessungen des EKG lassen an eine linksventrikuläre Hypertrophie denken

Besteht in Ableitung I eine große R-Zacke, mißt man den ________-Index aus. Sokolow

Bei einer Linksherzhypertrophie ist die R-Zacke in I meist größer als ___ mV. 1,6

Merke:
Die Messungen von R- bzw. S-Zacke in den Ableitungen $V_{1(2)}$ und $V_{5(6)}$ nennt man bei Verdacht auf Rechtsherzhypertrophie *Rechts-Sokolow*-Index, bei Verdacht auf Linksherzhypertrophie *Links-Sokolow*-Index.

Merke:
Bei sehr lange bestehender Hypertrophie der linken Herzkammer können die EKG-Zeichen mit der Zeit verschwinden, weil der Herzmuskel durch eine Myokardfibrose elektrisch nicht mehr aktiv ist. Dann liegen klinisch aber die Zeichen einer schweren Herzinsuffizienz vor.

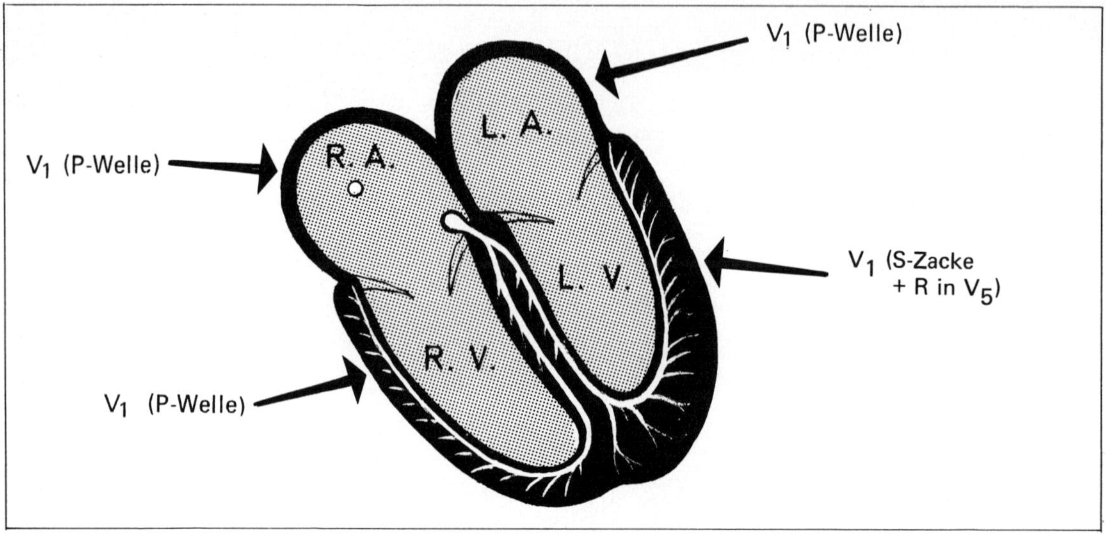

Die Brustwandableitung V_1 sagt am meisten über eine Hypertrophie der Ventrikel oder Vorhöfe aus

Bei der routinemäßigen Beurteilung des EKG muß man immer nach Zeichen einer __________ suchen. — Hypertrophie

Erstens: Sehen Sie sich genau die P-Wellen in V_1 an, ob sie __________ sind. — biphasisch

Zweitens: Untersuchen Sie die R-Zacke in V_1, anschließend in V_1 die S-Zacke und in V_5 die _-Zacke. — R

Merke:
Einen Überblick über die Hypertrophiezeichen im EKG finden Sie am Ende des Buches auf den kleinen Notizbuchseiten (S. 429).

Normales EKG eines Neugeborenen

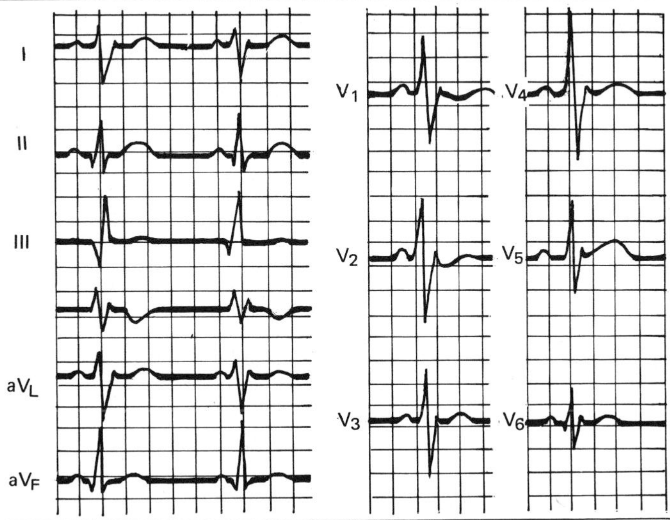

Das Bild eines Rechtstyps und der formale Eindruck einer Rechtsherzhypertrophie sind beim EKG des Neugeborenen normal

Merke:
Der postnatal erhöhte Lungenwiderstand sinkt bis zum 3. Lebenstag auf etwa 10% ab. Zu diesem Zeitpunkt überwiegt die rechtsventrikuläre Muskelmasse noch deutlich, aber nach 3–4 Monaten besteht schon ein 2:1-Verhältnis zugunsten des linken Ventrikels. Mit der veränderten Myokarddicke ändert sich auch die Erregungsleitungsgeschwindigkeit, die initial in der rechten Kammer höher als links ist.

Zwar wird man mit diesen EKG-Bildern selten in Berührung kommen, aber diese Stelle ist der richtige Zeitpunkt, um auch das kindliche EKG kennenzulernen (damit Sie nicht erschrekken, wenn Sie einmal das EKG Ihrer eigenen Kinder sehen sollten).

Merke:
Vor dem 12. Lebensjahr sind die T-Wellen in den rechtspräkordialen Brustwandableitungen negativ; man spricht vom *T-infantile.* Kommen in $V_1/_2$ in diesem Alter positive T-Wellen vor, besteht der Verdacht auf eine Repolarisationsstörung.

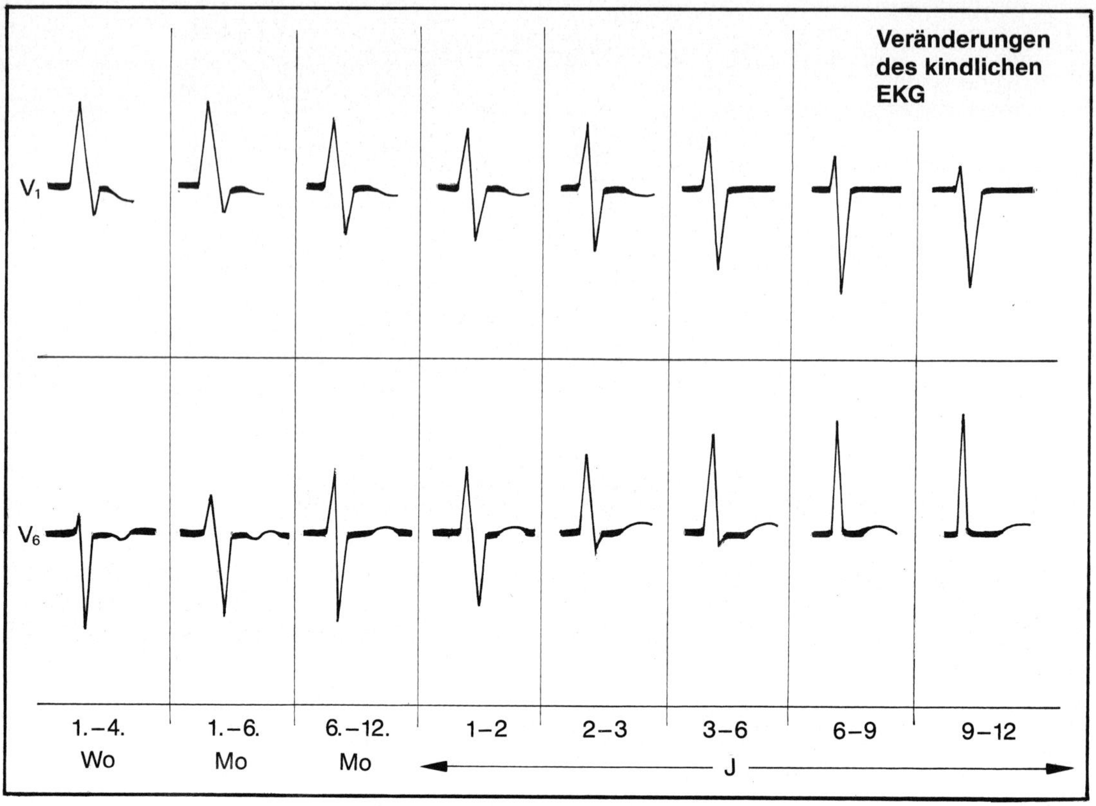

Bis zum 12. Lebensjahr nähern sich die Amplituden der QRS-Komplexe in V_1 und V_6 dem „normalen" EKG an. Da das Alter der Patienten gewöhnlich bekannt ist, sollte die Zuordnung zu physiologischen Verhältnissen kein Problem darstellen

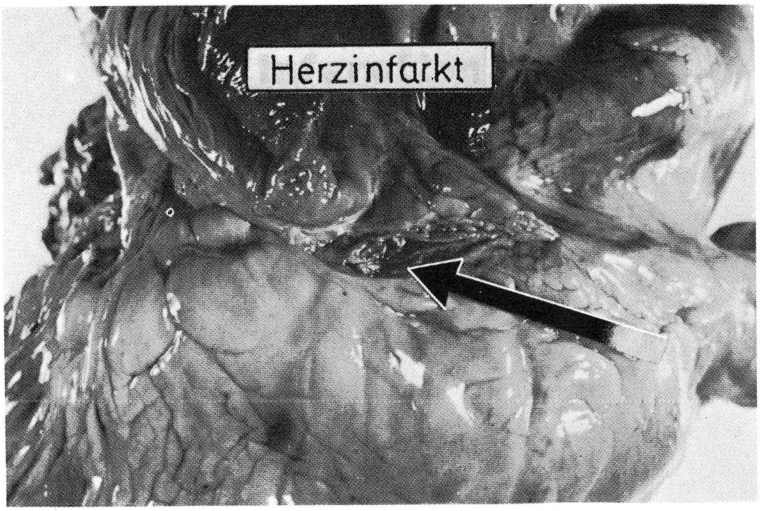

Bei der Arteriosklerose kann es zum Verschluß einer Koronararterie kommen, oder am arteriosklerotischen Plaque kommt es durch Ansiedlung eines Thrombus zum Verschluß. Durch den stenotischen oder thrombotischen Verschluß einer Koronararterie kommt es zum Herzinfarkt.

Merke:
Der Herzinfarkt wird durch den Verschluß einer Koronararterie verursacht. Dabei wird ein Teil des Herzens von der Durchblutung abgeschnitten. Der Begriff eines „Verschlusses" ist jedoch nur relativ, da in Ruhe die Herzfunktion auch bei stark verengten Koronargefäßen gewährleistet ist. Bei körperlicher Anstrengung oder unter psychischer Belastung wird die Durchblutung (und der Sauerstoffbedarf) des schneller schlagenden Herzens gesteigert; dies ist bei den verengten Gefäßen jedoch nicht mehr möglich. Ein so entstandener Herzinfarkt ist nicht weniger ernst und lebensbedrohend wie der klassische Verschluß einer Koronararterie.

Merke:
Durch das EKG läßt sich nicht nur der klassische Verschluß einer Koronararterie und damit der klassische *Herzinfarkt* feststellen, sondern das EKG ermöglicht es auch, den Perfusionszustand der Koronargefäße qualitativ zu beurteilen.

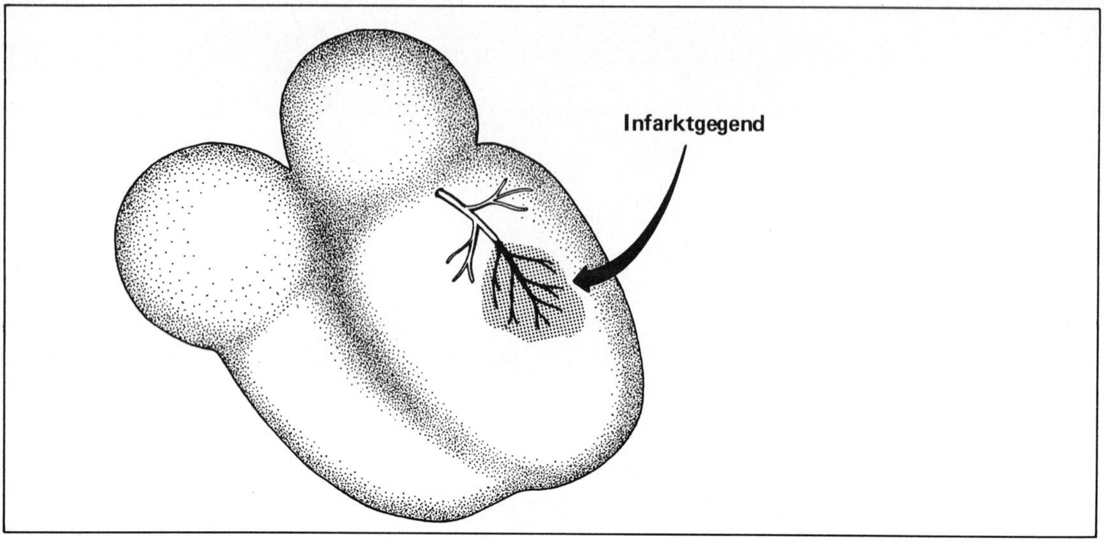

Ein Herzinfarkt wird durch den Verschluß einer Koronararterie, die den linken Ventrikel versorgt, verursacht. Dadurch wird ein bestimmtes Gebiet des Myokards von der Durchblutung abgeschnitten

Die Begriffe „Herzattacke", „______verschluß" und „Herzinfarkt" beschreiben denselben lebensbedrohenden Zustand. Koronar

Die Blutversorgung des Herzens erfolgt nur über die ______arterien. Ist ein Ast einer Koronararterie stark verengt oder verschlossen, so ist die Durchblutung des Myokardgebietes, das durch diesen Ast mit Blut versorgt wird, unter den notwendigen Bedarf gesenkt. Koronar

Ein Infarkt lokalisiert sich meistens im linken Ventrikel und kann gefährliche Arrhythmien oder den ___ zur Folge haben. Tod

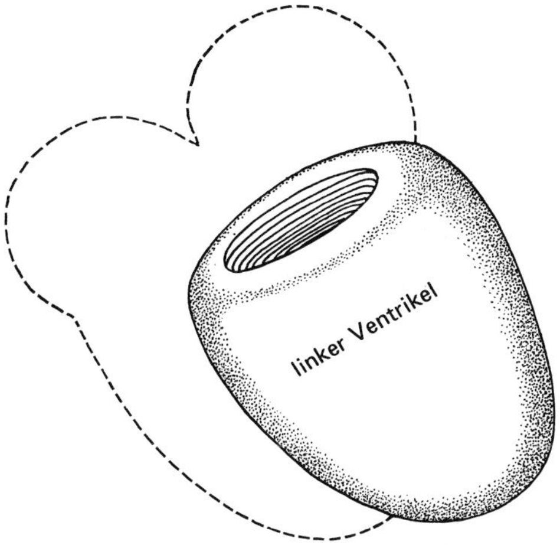

Merken Sie sich: Überwiegend der *linke* Ventrikel wird von einem Herzinfarkt betroffen

Die linke Herzkammer weist die dickste Wand des Herzens auf; bei einer Verengung der Koronararterien zeigen sich die Folgen des dann herabgesetzten ______kreislaufs am schnellsten am linken Ventrikel. Koronar

Der ganze Körper wird durch die Pumpleistung des kräftigen _____ Ventrikels mit Blut versorgt. Das erklärt seine große Bedeutung. linken

Merke:
Ein Herzinfarkt ist fast immer im linken Ventrikel lokalisiert. Koronararterien, die den linken Ventrikel versorgen, können auch Äste in andere Herzgegenden aussenden, so daß ein Herzinfarkt im linken Ventrikel auch einen kleinen Teil der anderen Kammer einschließen kann.

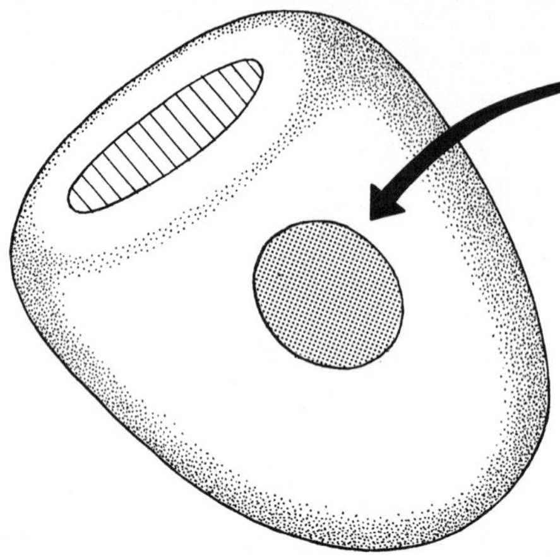

Das infarzierte Myokard des linken Ventrikels wird nicht mehr mit Blut versorgt und ist elektrisch tot, d.h. es werden keine elektrischen Impulse geleitet

Infarkte treten überwiegend im Myokard des linken ________ auf. Ventrikels

Durch die infarzierte Gegend können keine ________ Impulse geleitet werden, da dieses Gewebe elektrisch tot ist und nicht mehr auf normale Weise depolarisiert werden kann. elektrischen

Merke:
Die Infarktgegend ist eine Lücke während der elektrischen Erregungsausbreitung; im übrigen Herzen, das normal durchblutet ist, läuft die Erregung normal ab.

Ischämie

Läsion

Infarkt

Die klassische Trias der koronaren Durchblutungsstörung ist *Ischämie* mit nachfolgender *Läsion* des Myokardgewebes und *Infarkt*. Jeder dieser Zustände kann für sich allein auftreten

Ein ________ wird pathophysiologisch durch die Trias aus Ischämie, Läsion und Infarkt beschrieben. — Herzinfarkt

_______ heißt übersetzt „Blutleere" und kennzeichnet die stark herabgesetzte Durchblutung. — Ischämie

Merke:
Die Ischämie, die Läsion und die Infarzierung müssen nicht zusammen auftreten, damit die Diagnose eines Herzinfarkts als gesichert gilt.

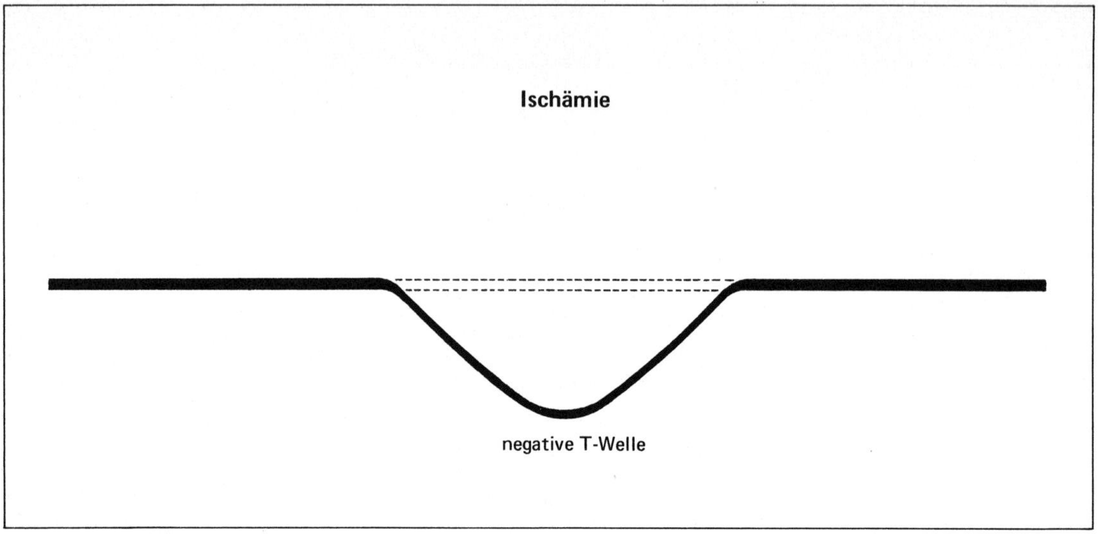

Eine Ischämie (herabgesetzte Durchblutung) ist im EKG durch eine negative (nach unten gerichtete) T-Welle charakterisiert

Unter einer Ischämie versteht man eine stark verminderte ___versorgung. Blut

Die T-Welle ist bei der Ischämie charakteristisch verändert; sie kann abgeflacht oder ganz unterdrückt sein, oder sie zeigt eine deutliche _________. Negativität

Auch ohne erkennbaren Herzinfarkt sind negative _-Wellen Zeichen einer Ischämie. Die Durchblutung des Myokards kann eingeschränkt sein, ohne daß ein Herzinfarkt entsteht. T

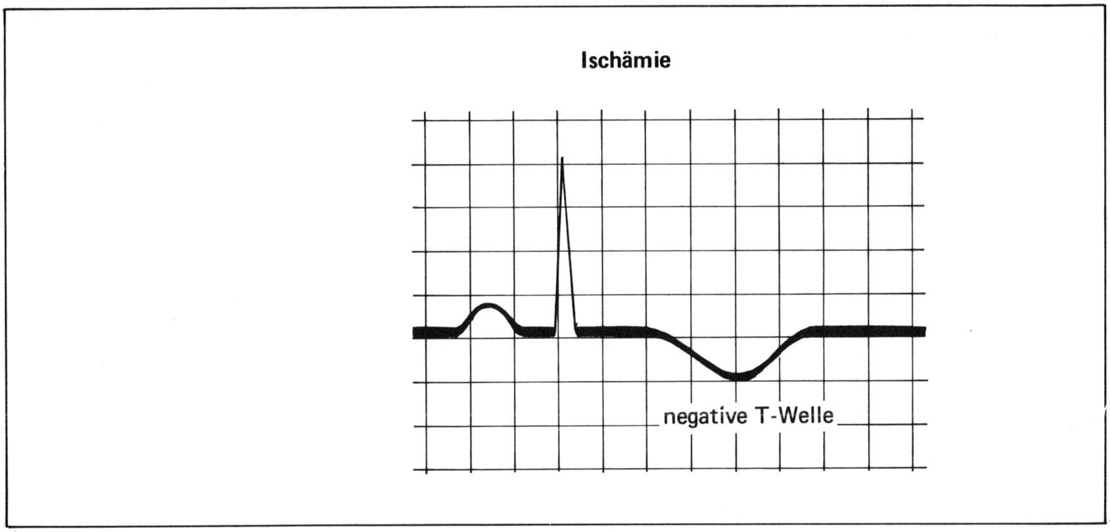

Die charakteristische T-Welle bei Ischämie ist symmetrisch negativ

Merke:
Bei jeder EKG-Beurteilung muß auf eine T-Negativität geachtet werden. Da die Brustwandableitungen den Ventrikeln am nächsten liegen, werden hier Veränderungen der T-Welle am deutlichsten auftreten. Eine negative T-Welle in V_1–V_6 ist Hinweis auf eine verminderte Koronardurchblutung.

Die T-Welle bei einer Ischämie ist negativ und ________. symmetrisch

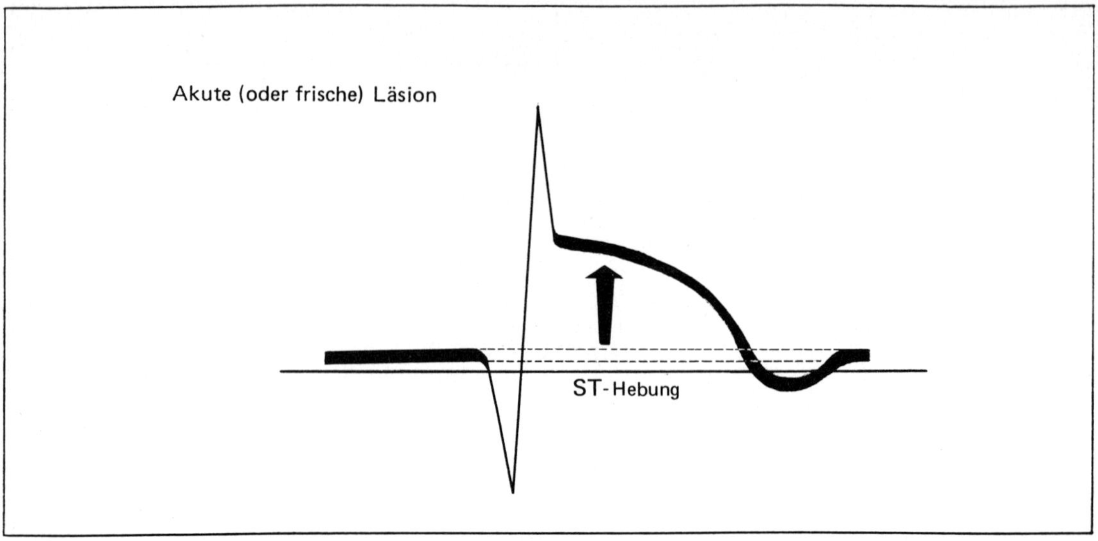

Die *Läsion* ist das akute Zeichen eines Infarkts. Im EKG zeigt sich eine Schädigung der Zellen als Hebung der ST-Strecke

Die ST-Strecke ist der Teil der isoelektrischen Linie zwischen QRS-Komplex und _-Welle. T

Die Anhebung der __-Strecke weist auf eine „Läsion“ hin. Die ST-Strecke kann nur leicht angehoben sein oder aber auch mehr als 1 mV über der Nullinie liegen. ST

Die ______ der ST-Strecke ist Ausdruck eines frischen (akuten) Herzinfarkts. Hebung

Merke:
Ein normales EKG schließt eine koronare Durchblutungsstörung nicht aus. Die Veränderungen im EKG hängen von Ausmaß der Läsion und der Nekrose ab.

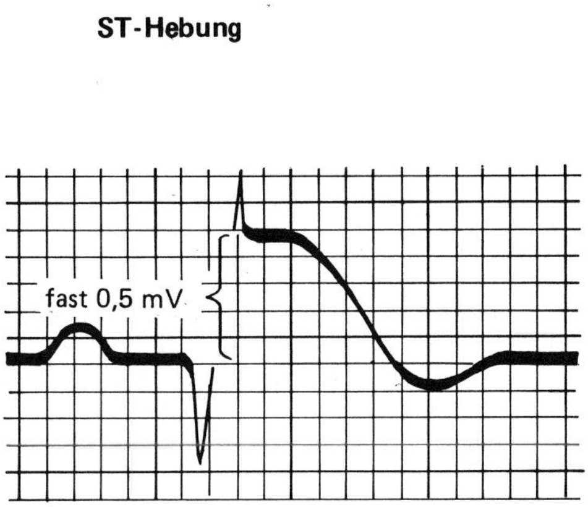

Eine ST-Hebung weist auf einen *frischen (akuten) Herzinfarkt* hin

Merke:
Bei der Diagnose eines Herzinfarkts muß man zwischen einem frischen und sofort zu behandelnden Infarkt und einem alten Infarkt (u. U. einige Jahre alt) unterscheiden.

Die ST-______ liegt beim frischen Herzinfarkt über der Nullinie und fällt später wieder auf sie zurück. Strecke

Merke:
Die ST-Strecke kann auch bei einer *Perikarditis* über die Nullinie gehoben sein, aber dann bezieht sie die T-Welle in die Hebung mit ein.

Merke:
Auch ein *Kammerwandaneurysma* kann Ursache einer ST-Hebung sein, aber dann kommt es gegenüber dem frischen Herzinfarkt erst viel später zur Rückkehr auf die Nullinie. (s. S. 315).

„Außenschichtinfarkt"
oder
Prinzmetal-Angina

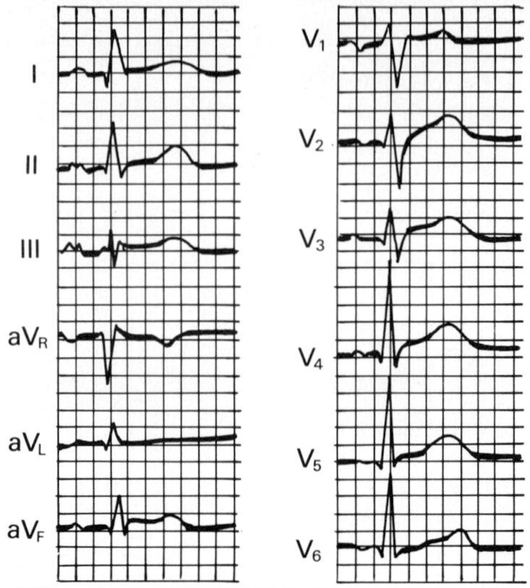

Der 68jährige Mann litt über einige Stunden an heftigen pektanginösen Beschwerden

In den Ableitungen I–III und aV_F sowie in allen Brustwandleitungen ist eine deutliche ST-______ zu sehen. Hebung

Merke:
Bei der EKG-Kontrolle am folgenden Tag waren keine pathologischen Veränderungen wie beschrieben mehr zu sehen. Da die klassischen Infarktstadien mit T-Negativierung etc. nicht durchlaufen wurden, kann man sicherlich nicht von einem Infarkt im klassischen Sinn sprechen. Es handelt sich um einen koronaren Gefäßspasmus, und der Zustand des Patienten wird als *vasospastische Angina* oder *Prinzmetal-Angina* bezeichnet.

Merke:
Die vasospastische Angina verläuft überwiegend als sog. *stumme Myokardischämie.* Das Ausmaß ihrer Bedrohung läßt sich nur durch die ST-Streckenanalyse im Langzeit-EKG abschätzen.

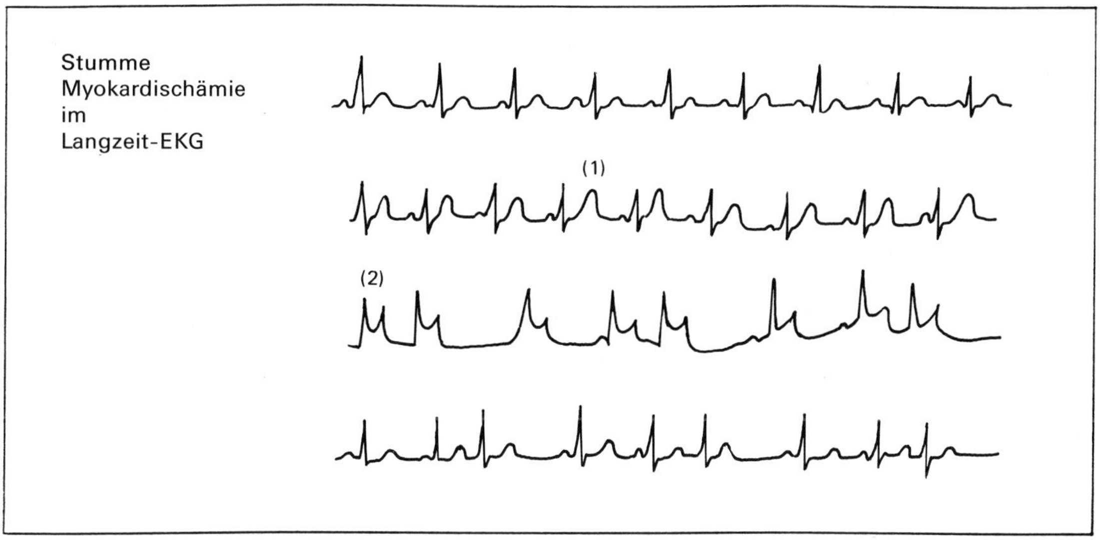

Die ST-Streckenanalyse im kontinuierlich aufgezeichneten Langzeit-EKG wies bei diesem Patienten anhaltende Episoden einer ST-Hebung von ca. 4 min Dauer nach

Merke:
Die hier abgebildete Episode, die subjektiv beschwerdefrei war, beginnt mit einer Amplitudenzunahme der T-Welle (1); daran schließen sich pathologische ST-Hebungen und gehäufte supraventrikuläre Extrasystolen an (2). Außerhalb dieser stummen ischämischen Phasen traten keine Rhythmusstörungen auf.

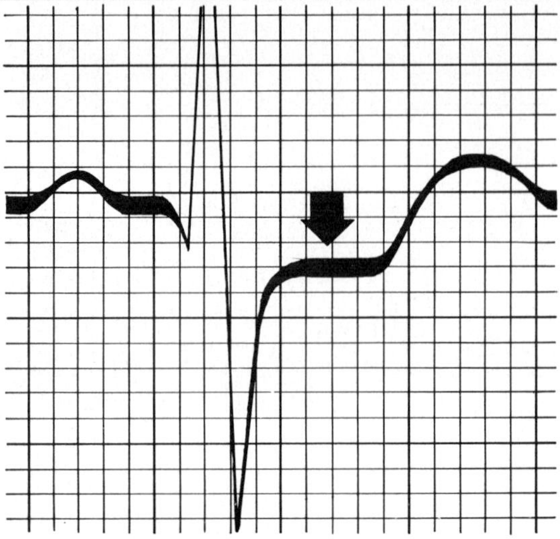

Subendokardialer Infarkt
Digitalis
Ergometrie

Unter bestimmten Bedingungen kann die ST-Strecke gesenkt sein

Digitalis kann eine _______ der ST-Strecke verursachen. — Senkung

Ein Patient mit Verdacht auf koronare Durchblutungsstörungen wird durch den Belastungstest untersucht (Master-Test, Klettertest, Ergometrie), mit denen sich bei der Senkung der __-Strecke die Diagnose absichern läßt. — ST

Auch beim _______________ Infarkt – einem Infarkt, der sich nicht transmural über die ganze Dicke der Wand des linken Ventrikels erstreckt – kommt es zur Senkung der ST-Strecke. (S. S. 348). — subendokardialen

Merke:
Eine Zusammenstellung der ST-Streckenveränderungen finden Sie auf S. 356.

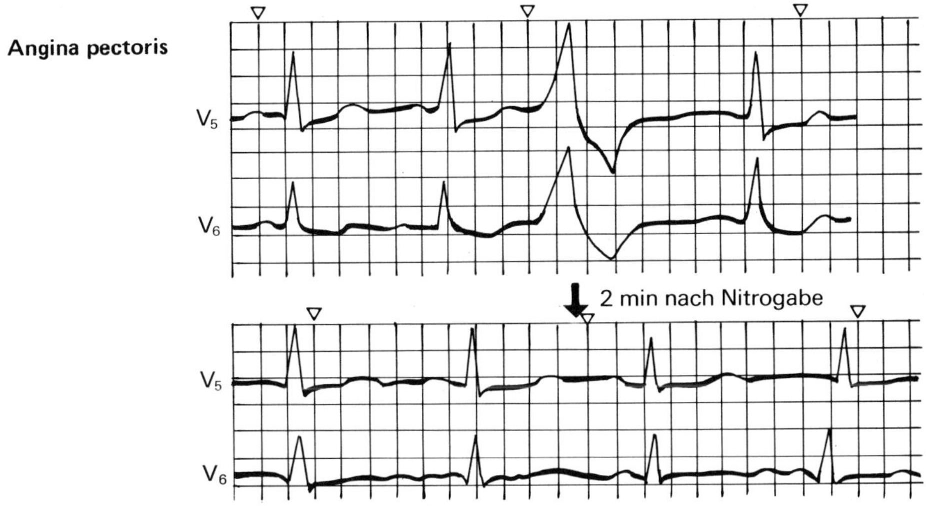

Beim Angina-pectoris-Anfall der Koronarinsuffizienz finden sich im EKG horizontale oder deszendierende ST-Senkungen

Der Sauerstoffmangel bei der Angina pectoris zeigt sich im EKG in einer deszendierenden oder __________ ST-Senkung. Besonders deutlich ist dies in den linkspräkordialen Brustwandableitungen zu sehen.

horizontalen

Merke:
Nach der Gabe von Nitropräparaten zeigt sich eine deutliche Reduzierung der ST-Streckensenkung als Ausdruck der verbesserten Myokardperfusion.

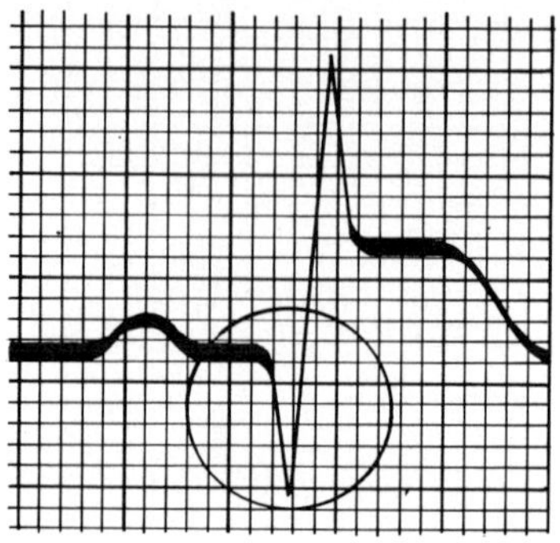

Die Diagnose eines Herzinfarkts wird durch das Auftreten von Q-Zacken gesichert

Wenn im EKG __-Zacken auftreten, besteht Verdacht auf einen Herzinfarkt. Q

Außer in der Ableitung aV_R fehlen beim gesunden Menschen die Q-______. Zacken

Merke:
Die Q-Zacke ist die erste nach unten gerichtete Zacke des QRS-Komplexes, der keine andere Zacke des Kammerkomplexes vorausgeht. Geht der ersten Negativitätsbewegung im QRS-Komplex eine auch noch so kleine positive Zacke voraus, dann ist die negative Zacke eine S-Zacke und die vorausgehende Positivitätsbewegung eine R-Zacke.

Merke:
Wenn die elektrische Herzachse nach links weist, kann in Ableitung III eine lagebedingte Q-Zacke auftreten. Man spricht dann von einem *Q_{III}-Linkstyp*. Bei tiefer Einatmung während der EKG-Aufzeichnung wird diese Q-Zacke kleiner. Dieses *Inspirations-EKG* dient zur Differentialdiagnose gegenüber einem Hinterwandinfarkt.

Merke:
Nicht jeder Infarkt muß mit einer Q-Zacke einhergehen. Infarkte ohne Q-Zacke treten bei subtotalen Stenosen der Koronargefäße auf (s. S. 348).

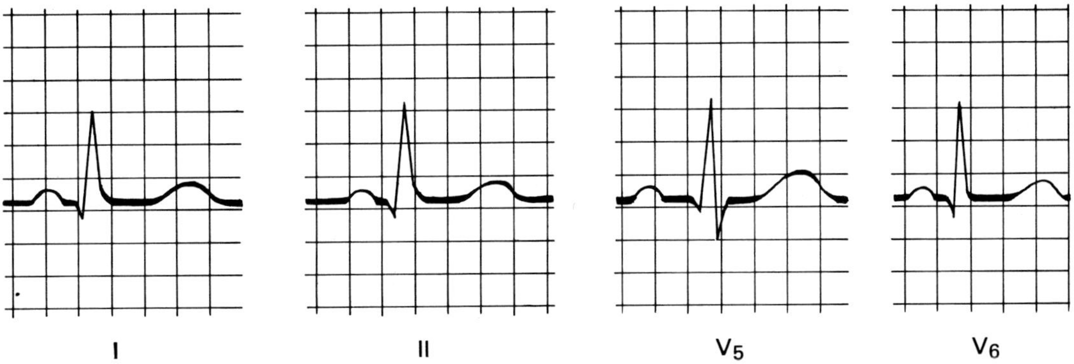

Insignifikante Q-Zacken

In einigen Ableitungen treten normalerweise winzige Q-Zacken auf

In bestimmten Ableitungen können ____________ sehr kleine Q-Zacken auftreten. — normalerweise

Diese kleinen Q-Zacken werden als ___________ Q-Zacken bezeichnet, da sie nicht Zeichen eines Herzinfarkts sind. — insignifikante

Insignifikante __-Zacken kommen gewöhnlich in den Ableitungen I, II, V_5 und V_6 vor. — Q

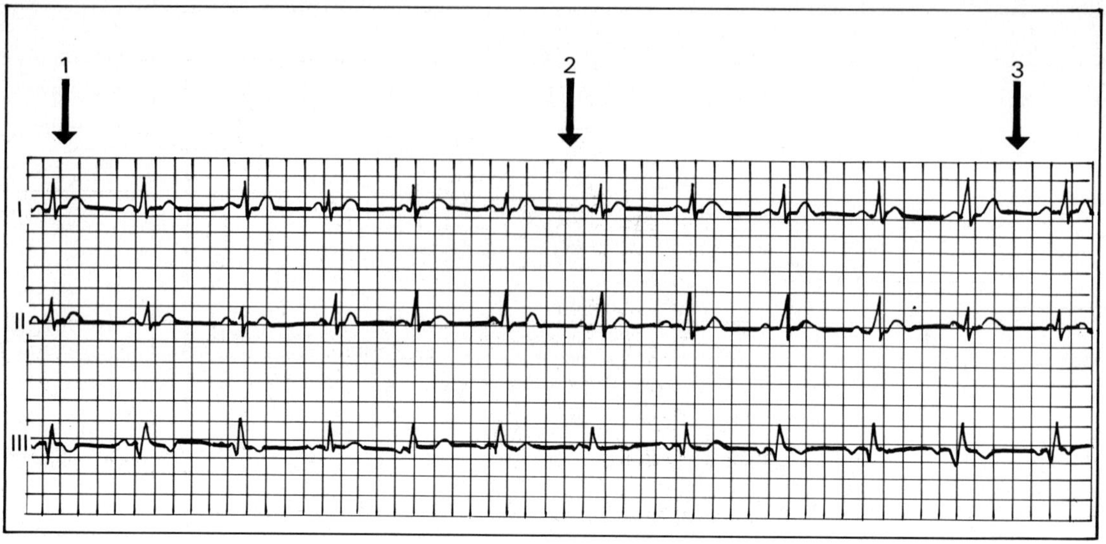

Die Q-Zacken in Ableitung III sind nicht pathologisch. Es handelt sich um einen *Q_{III}-Lagetyp*

Merke:
Durch die Atmung variiert der mittlere QRS-Vektor in der EKG-Kurve oben von etwa +70° (1) bei tiefer Inspiration auf ca. +90° (2) und dreht dann auf + 70° (3) zurück.

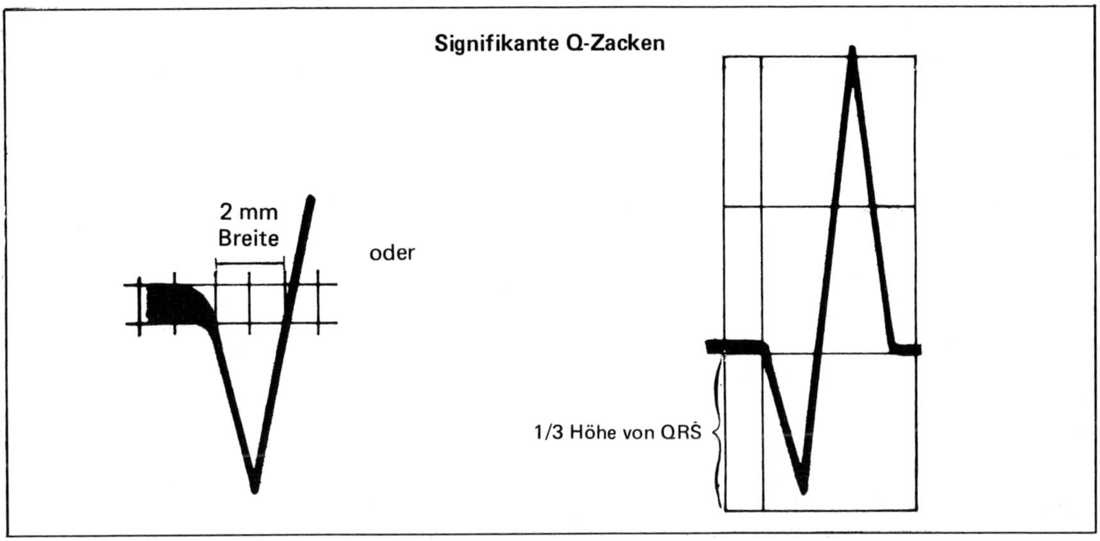

Eine signifikante Q-Zacke ist mindestens 2 mm breit (Dauer 0,04 s) oder erreicht die Größe von einem Drittel der Höhe des Kammerkomplexes

Signifikante _-Zacken sind pathologisch; sie weisen besonders auf einen Herzinfarkt hin. — Q

Eine signifikante Q-Zacke ist gewöhnlich 2 mm breit (Registrierung 50 mm/s) und dauert deshalb ____ s. — 0,04

Ein anderes Kriterium für die Signifikanz einer Q-Zacke ist ihre Größe: die signifikante Q-Zacke hat die Größe von einem Drittel des gesamten ____-Komplexes. — QRS

Merke:
Ein signifikantes Infarkt-Q nennt man auch *Pardée-Q*.

Pathologische Q-Zacke

Kriterien:
- Verbreiterung größer 0,04 s
- Vertiefung auf mehr als 25 % der nachfolgenden R-Zacke
- Verbreiterung eines Q in Ableitung aV_L auf 0,02 s
- gleichzeitiges Vorkommen eines Q in Ableitung II
- positive P-Welle in Ableitung II (Ausschluß eines AV-Knotenrhythmus)

Merke:
Erst wenn die oben beschriebenen Kriterien erfüllt sind, darf man von einer pathologischen oder signifikanten Q-Zacke im Sinne eines Pardée-Q sprechen

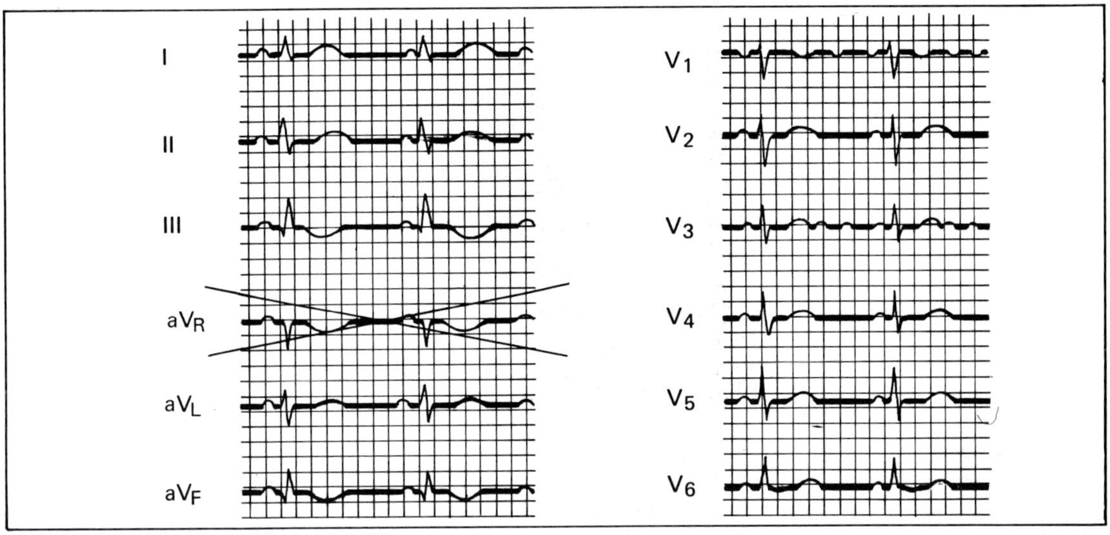

Bei der EKG-Beurteilung müssen alle Ableitungen außer der Ableitung aV$_R$ nach signifikanten Q-Zacken untersucht werden

Um einen Herzinfarkt auszuschließen, müssen alle Ableitungen nach __________ Q-Zacken untersucht werden. signifikanten

Merke:
Die Ableitung aV$_R$ muß hiervon ausgenommen werden, da sie durch ihre Lage auch beim Gesunden deutliche (signifikante) Q-Zacken zeigt. Die Ableitung aV$_R$ entspricht einer umgekehrten Ableitung II, so daß die große Q-Zacke in aV$_R$ eine umgekehrte R-Zacke aus II darstellt.

In der EKG-Beurteilung müssen die __________, in denen sich signifikante Q-Zacken finden, deutlich gekennzeichnet werden. Ableitungen

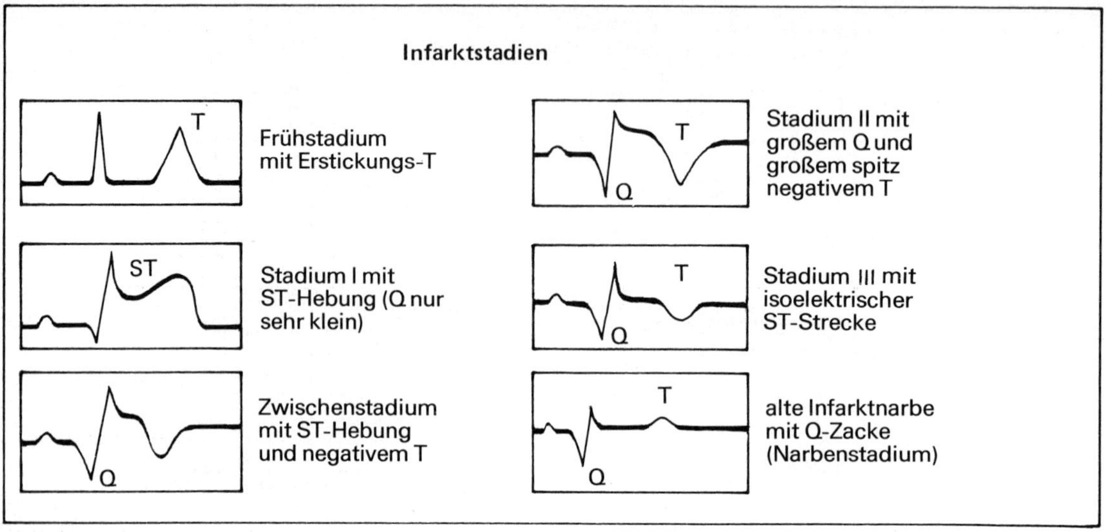

Der Kurvenverlauf im EKG hält unterschiedliche Stadien eines Herzinfarkts fest

Im Stadium I eines frischen Herzinfarkts findet man in den betreffenden Ableitungen eine __-Hebung. ST

Eine große, signifikante Q-Zacke weist auf eine Infarkt_____ hin. narbe

Merke:
Das große, positive, spitze T im Frühstadium eines Herzinfarkts wird als *„Erstickungs-T"* oder *„koronares T"* bezeichnet, weil der Herzmuskel hier an Sauerstoffmangel zu „ersticken" beginnt. Meist hat man in diesem Stadium kein EKG-Gerät zur Verfügung, oder der Patient hat den Arzt noch nicht aufgesucht.

Merke:
Zwischen Stadium I und Stadium II eines Herzinfarkts liegen normalerweise 2–3 Wochen. Die ST-Strecke wird erst nach etwa 3–5 Monaten wieder isoelektrisch.

Frischer (akuter) Infarkt

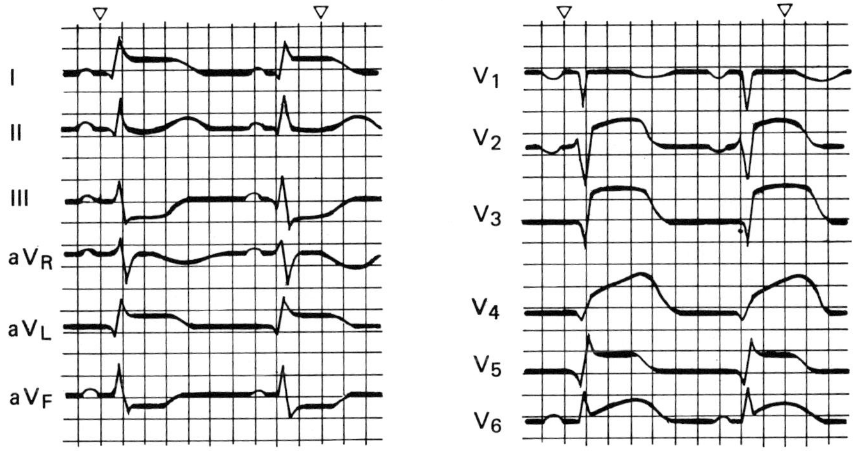

Dieser Patient erlitt einen frischen Herzinfarkt, der im Stadium I aufgezeichnet wurde

Im Stadium I eines Infarkts ist die ST-Strecke angehoben, und die T-Welle ist ______. positiv

In diesem Stadium ist die __-Zacke noch nicht sehr ausgeprägt. Q

Merke:
Dieser Infarkt umschreibt die Herzspitzenregion mit der Vorderwand und der Seitenwand (anteroseptal-lateraler Infarkt) und wurde durch einen großen Verschluß im R. interventricularis anterior der linken Koronararterie verursacht.

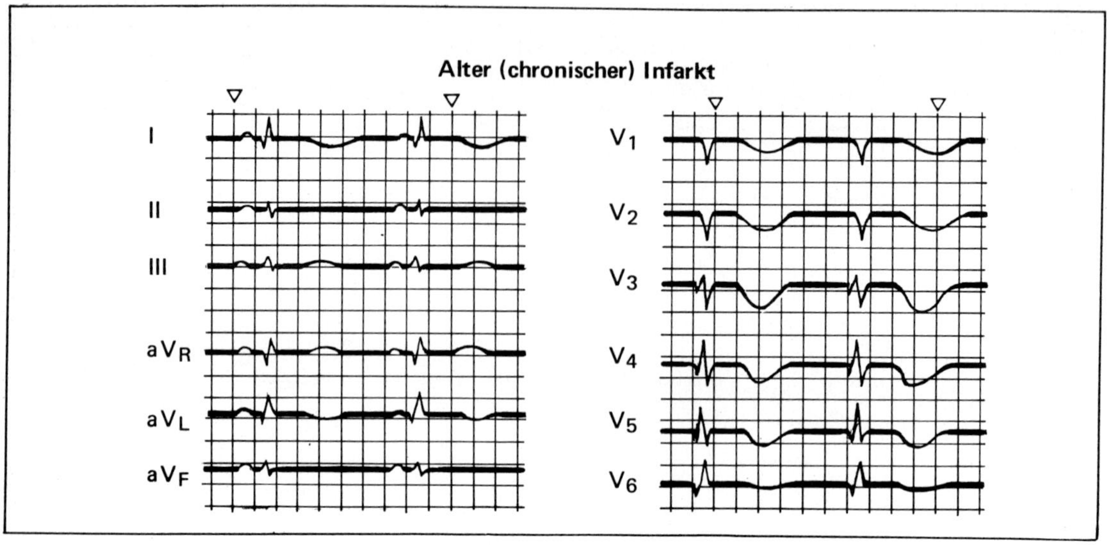

Dieses EKG stammt vom gleichen Patienten wie das auf der vorhergehenden Seite. Es wurde 9 Monate später aufgezeichnet

Die großen Q-Zacken (bei R-Verlust) in den Ableitungen V_1–V_3 zusammen mit einer großen, spitz-negativen T-Welle weisen auf einen ____ Infarkt hin. alten

Dem klinischen und elektrokardiographischen Verlauf nach handelt es sich um ein Stadium _–III. II

Die Zeichen eines alten Infarkts sind noch in den Ableitungen I, aV_L und V_1–__ zu erkennen. V_5

Merke:
Dieser Patient war Schreiner. Seit 4 Wochen arbeitet er wieder in seiner alten Firma als Bauzeichner. Dem Patienten geht es gut, und der Herzinfarkt ist klinisch ausgeheilt. Seit 9 Monaten ist der Patient Nichtraucher.

Merke:
Wenn sich die ST-Hebung nicht innerhalb von 3–5 Monaten zurückbildet, muß an ein Herzwandaneurysma gedacht werden. Es muß dann unbedingt ein zweidimensionales Echokardiogramm durchgeführt werden.

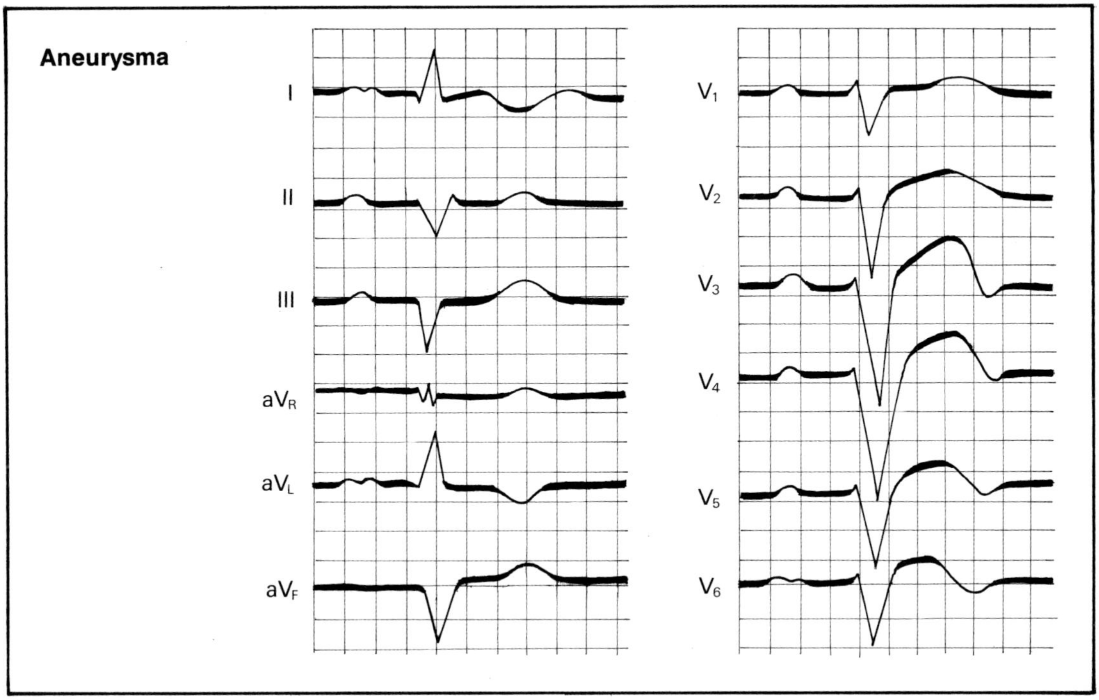

Infolge eines ausgedehnten Infarktes kann ein *Aneurysma* der Herzwand auftreten.

Wenn 4 Wochen nach einem akuten Herzinfarkt eine ST-______ im EKG bestehen bleibt, muß an ein Aneurysma gedacht werden. — Hebung

Große, plumpe und breite Q-Zacken und ___-Komplexe sind verdächtig auf ein ________ der Herzwand. — QS, Aneurysma

Merke:
Myokardaneurysmen sind umschriebene, pathologische Ausbuchtungen der Herzwand mit Elastizitätsverlust und treten in 25-30% in Zusammenhang mit einem frischen Herzinfarkt auf, wenn die nekrotische Herzwand dem Innendruck nachgibt. Auch im Narbenstadium kann es noch zur Aneurysmabildung kommen. Aneurysmen sind lebensbedrohliche Komplikationen, da sie rupturieren können, das anatomische Substrat für Arrhythmien darstellen und eine Quelle für Thromboembolien sind. Ist das Aneurysma hinreichend abgrenzbar, ist die operative Aneurysmektomie das Mittel der Wahl.

Merke:
Die QS-Komplexe in den Ableitungen II, III und aV_F weisen darauf hin, daß bei diesem Patienten ein alter inferiorer Infarkt vorliegt. Die Veränderungen in den Brustwandableitungen mit tiefen Q-Zacken und angehobenen ST-Strecken sind für den vor einem Vierteljahr abgelaufenen Vorderwandinfarkt mit Aneurysma charakteristisch.

Intramuraler (rudimentärer) Infarkt

- unauffälliger QRS-Komplex
- verzögerte R-Progression bei Befall der Vorderwand
- negatives (spitzes) T mit ST-Senkung
- verursacht durch kleine Verschlüsse (Nekrosen) in der Mitte der Myokardwand

Wenn ein Herzinfarkt nicht den ganzen Querschnitt des Myokards umfaßt, bezeichnet man ihn als *intramuralen* oder rudimentären Infarkt (im Gegensatz zum *transmuralen* Infarkt)

Ein rudimentärer Infarkt bezieht sich nur auf kleinere Gebiete im Inneren der Herzmuskelschicht; dadurch wird der ____-Komplex im EKG kaum verändert. QRS

Da die Repolarisation jedoch (durch Verletzungsströme) gestört ist, ist die ST-Strecke flüchtig gesenkt und die _-Welle spitz-negativ. T

Merke:
Ein rudimentärer Infarkt kann das drohende Warnsignal eines transmuralen Infarkts sein. Er kommt häufig bei längere Zeit bestehendem Bluthochdruck vor. Im EKG sind meistens die Brustwandableitungen $V_{(1)2-4}$ betroffen; Zeichen eines intramuralen Infarkts in V_5 und/oder V_6 weisen auf eine Koronarinsuffizienz hin. Bei klinischen Beschwerden sollte eine Koronarangiographie in Erwägung gezogen werden, um die Zustände der Koronararterien abzuklären.

Merke:
Mit Herzinfarkten sind häufig Hemiblöcke verknüpft, da eine mangelnde Blutversorgung des Myokards auch das Erregungsleitungssystem betrifft. Deshalb sollten hier die S. 197 ff. wiederholt werden.

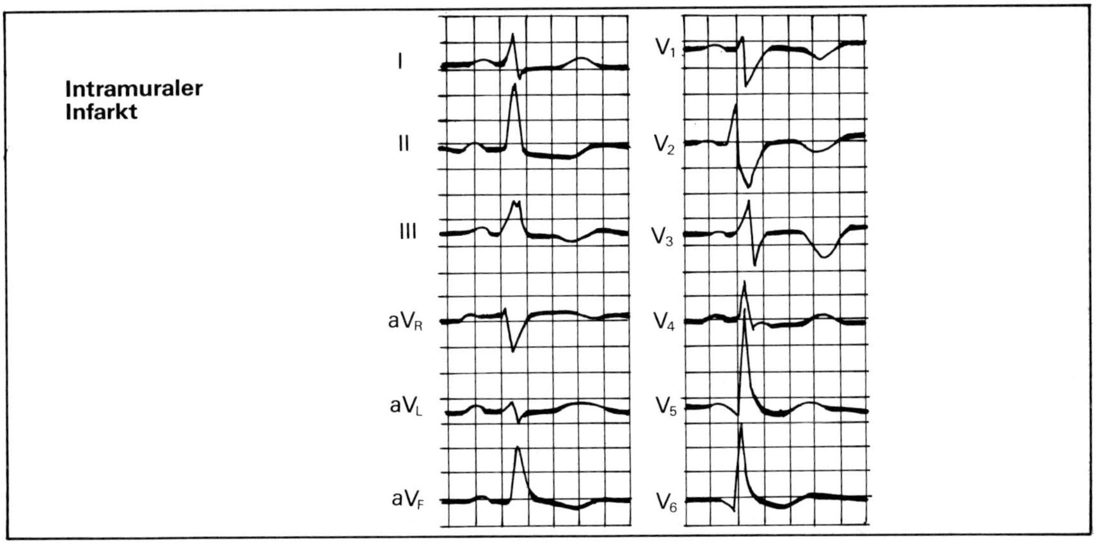

Symmetrisch negative T-Wellen ohne pathologische Q-Zacken sind Hinweis auf einen intramuralen Infarkt

Bei Symptomen der Angina pectoris und den beschriebenen EKG-Veränderungen muß die Diagnose eines __________ Infarkts gestellt werden.

intramuralen

Merke:
Der nichttransmurale Infarkt ist ebenso ernst zu nehmen wie ein transmuraler Infarkt. Es kann sich jederzeit ein ausgedehnter transmuraler Infarkt entwickeln. Die Diagnose muß durch Infarktenzyme gesichert werden, da es sich hierbei auch um eine akute schwere Koronarinsuffizienz handeln kann. Der koronare Status sollte so schnell wie möglich durch ein Koronarangiogramm abgeklärt werden.

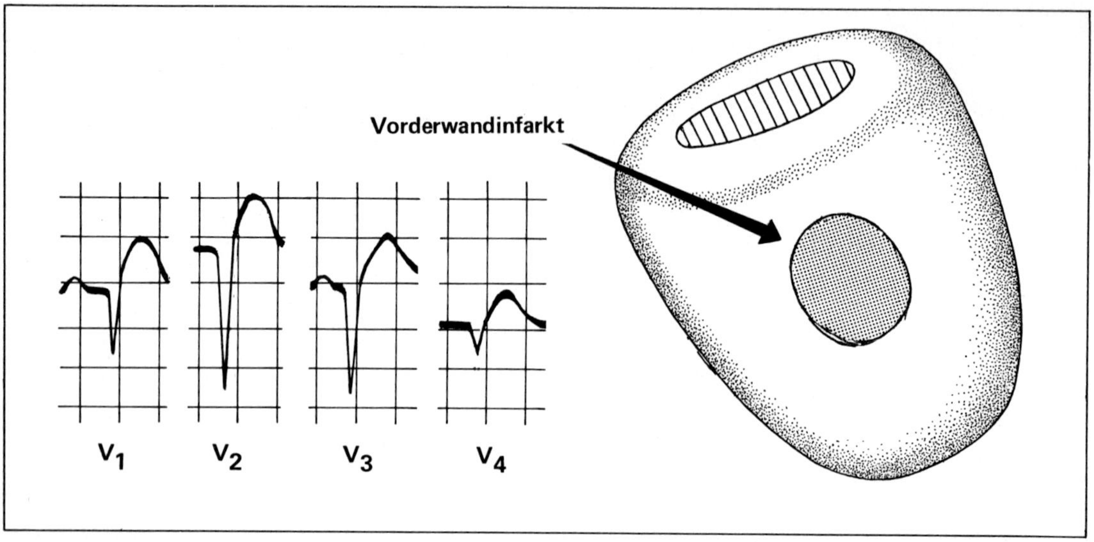

Q-Zacken in den Ableitungen V_1, V_2, V_3 und V_4 kennzeichnen einen *Vorderwandinfarkt.* Ist dieser Infarkt frisch?

Q-Zacken in den Ableitungen V_1, V_2, V_3 oder V_4 weisen auf einen Infarkt in der Vorderwand des _____ Ventrikels hin. linken

Merke:
Der vordere Teil des linken Ventrikels schließt einen Teil des Kammerseptums ein. Die Infarkt-Q-Zacken der Abbildung umfassen mit den Ableitungen V_1–V_4 auch das Kammerseptum; man spricht daher von einem *Anteroseptalinfarkt.* Man sollte aber nicht vergessen, daß in V_5 und V_6 kleine Q-Zacken auch ohne Infarkt auftreten können.

Jeder Vorderwandinfarkt verursacht signifikante __-Zacken in einer der Brustwandableitungen. Da die Elektroden der Brustwandableitungen hauptsächlich *vor* der Kammervorderwand liegen, eignen sie sich vornehmlich zur Diagnose des *Vorderwandinfarkts.* Q

Merke:
Im EKG oben handelt es sich um einen frischen Herzinfarkt, da die ST-Strecke über die Nullinie gehoben ist.

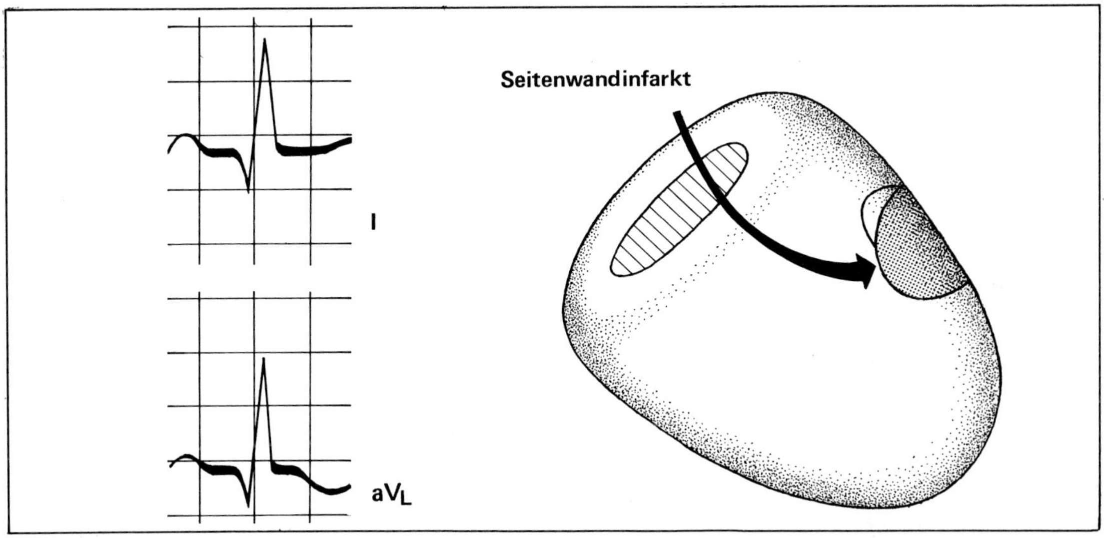

Ein *Seitenwandinfarkt* liegt vor, wenn in den Ableitungen I und aV$_L$ pathologische Q-Zacken auftreten

Bei einem Seitenwandinfarkt ist die Seite des _____ Ventrikels infarziert, die vom Patienten aus gesehen am weitesten *links* liegt. linken

Ein Seitenwandinfarkt stellt sich im EKG durch Q-______ in den Ableitungen I und aV$_L$ dar. Der oben dargestellte Infarkt ist älteren Datums. Zacken

Merke:
Seitenwandinfarkt kann auch mit „Lateralinfarkt" („L.I.") übersetzt werden; aus den Anfangsbuchstaben dieses Begriffes läßt sich eine Gedächtnisbrücke zu den diagnostischen Ableitungen herstellen. Das „L" steht für die Ableitung aV$_{„L"}$ und das „I" für Infarkt erinnert an die Ableitung I, wobei das römische „I" ein großgeschriebenes „i" sein kann.

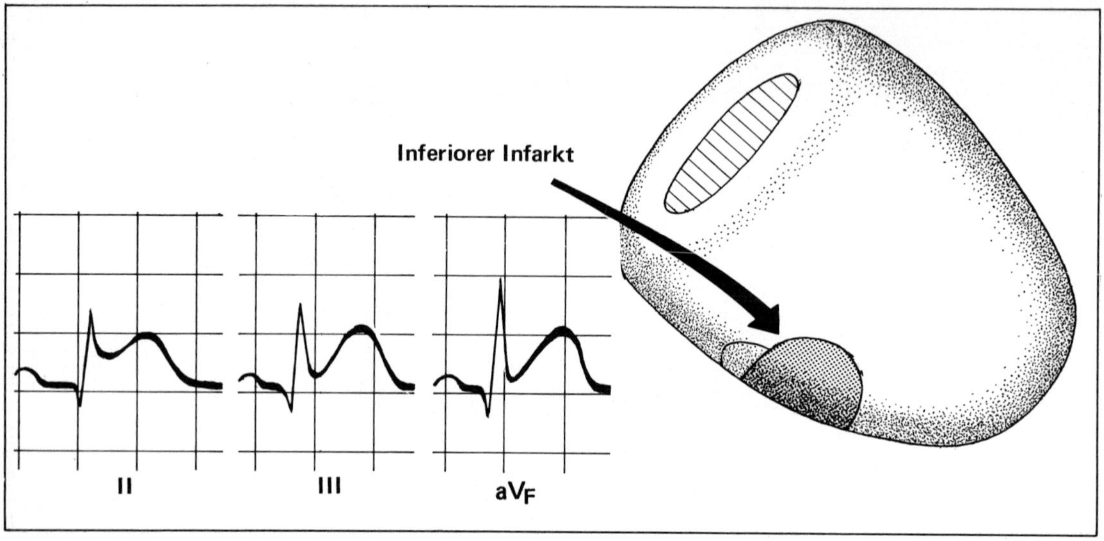

Bei signifikanten Q-Zacken in den Ableitungen II, III und aV_F besteht ein *inferiorer (diaphragmatischer) Infarkt*

Der untere Teil der Herzmuskelwand liegt auf dem Diaphragma, so daß der Ausdruck „diaphragmatischer Infarkt" auf einen Infarkt im unteren Teil des linken ______ hinweist. Ventrikels

Die Diagnose des ______ Infarkts stellt sich bei Q-Zacken in den Ableitungen II, III und aV_F. inferioren

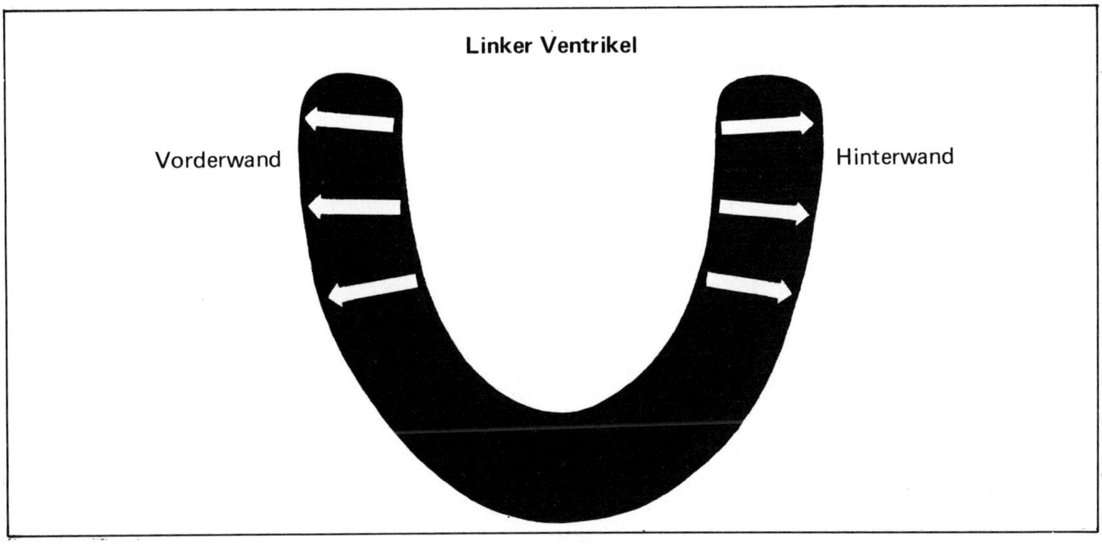

Die elektrischen Aktivitäten von Vorder- und Hinterwand des linken Ventrikels sind sich entgegengesetzt

Die Depolarisation der Vorderwand des linken Ventrikels breitet sich vom ________ zu den äußeren Myokardschichten nach vorn aus. — Endokard

Die Depolarisation der Hinterwand des _____ Ventrikels verläuft vom Endokard durch die ganze Dicke der Kammerwand nach außen bis zum Epikard. — linken

Die Depolarisationsvektoren von Vorder- und Hinterwand des linken Ventrikels zeigen in _______________ Richtungen. — entgegengesetzte

Vorderwandinfarkt
(frisch)

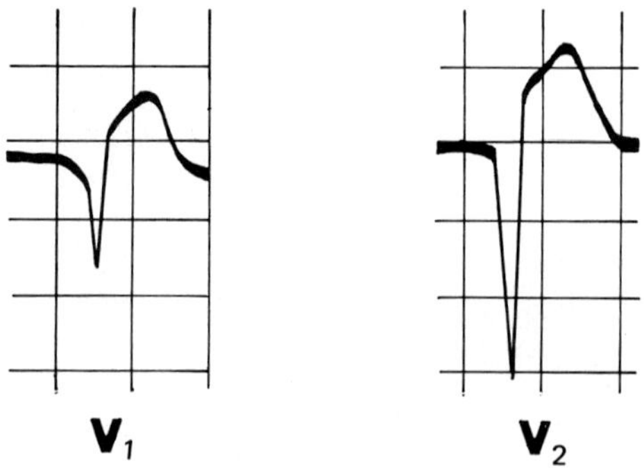

Da beim frischen (akuten) Vorderwandinfarkt Q-Zacken und ST-Hebungen in den Brustwandableitungen (hier in V_1 und V_2) auftreten, sind beim frischen Hinterwandinfarkt umgekehrte Veränderungen im EKG zu erwarten

Beim frischen Vorderwandinfarkt finden sich in den Brustwandableitungen signifikante Q-Zacken und ST-________. — Hebungen

Die Ableitungen V_1 und V_2 im obigen EKG weisen durch signifikante Q-Zacken und ST-Hebungen auf einen frischen __________infarkt hin. — Vorderwand

Merke:
Die Veränderungen beim frischen Hinterwandinfarkt sind im EKG genau umgekehrt wie beim frischen Vorderwandinfarkt, weil die Depolarisation der Vorderwand des linken Ventrikels in entgegengesetzter Richtung wie die der Hinterwand verläuft.

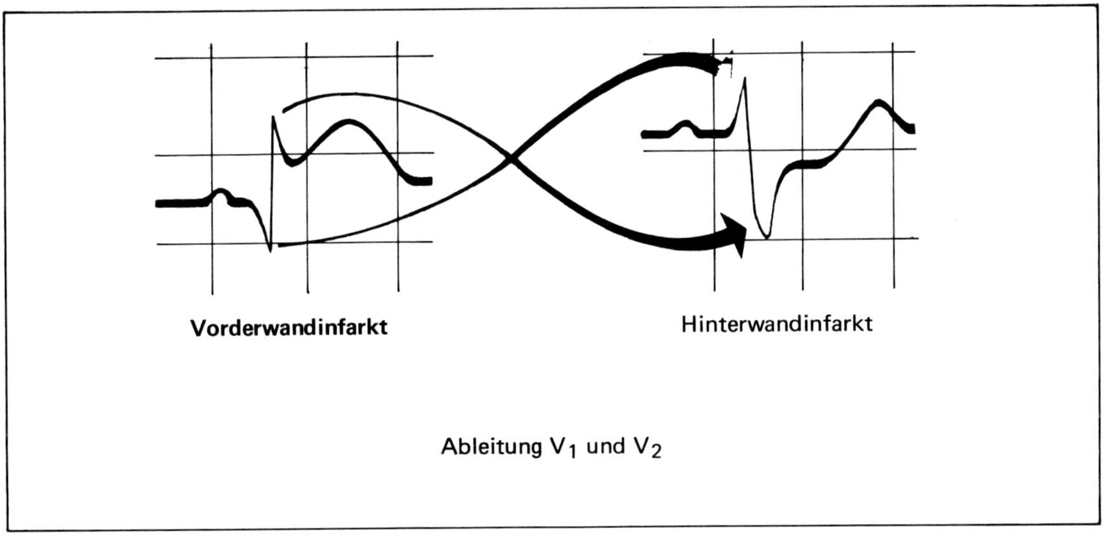

Beim *frischen* (akuten) *Hinterwandinfarkt* finden sich in den Ableitungen V_1 und V_2 eine große R-Zacke (eine umgekehrte Q-Zacke wie beim frischen Vorderwandinfarkt)

Merke:
Wenn man in der Ableitung V_1 die Q-Zacke herumdreht, gleicht sie einer R-Zacke.

Die beim Herzinfarkt normalerweise auftretende „signifikante Q-Zacke“ erscheint beim Hinterwandinfarkt des linken ________ als große R-Zacke (positive Auslenkung) in V_1. Ventrikels

Durch eine große _-Zacke in den Ableitungen V_1 oder V_2 ergibt sich immer der Verdacht auf einen Hinterwandinfarkt, obwohl diese Veränderung ebenso durch eine Hypertrophie der rechten Kammer hervorgerufen werden kann. R

Frischer Hinterwandinfarkt

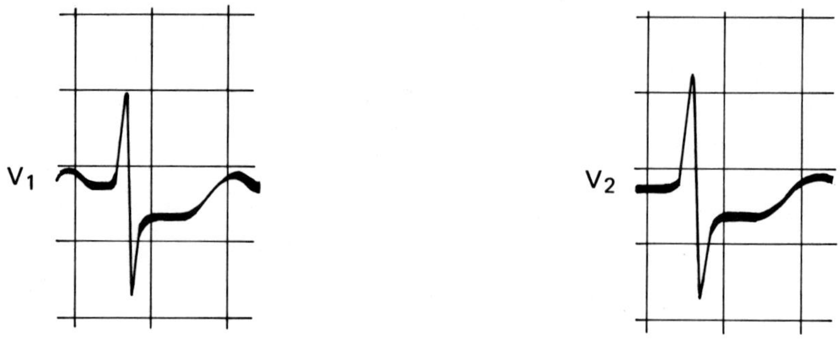

Beim frischen Hinterwandinfarkt liegt eine ST-Senkung in V_1 oder V_2 vor (umgekehrte ST-Hebung)

Beim frischen Vorderwandinfarkt treten in den Brustwandableitungen Q-Zacken und ______ der ST-Strecke auf. Hebung

Merke:
Da die Hinterwand des linken Ventrikels genau entgegengesetzt wie die Vorderwand depolarisiert wird, erscheint beim frischen Hinterwandinfarkt in den Ableitungen V_1 oder V_2 eine *ST-Senkung*.

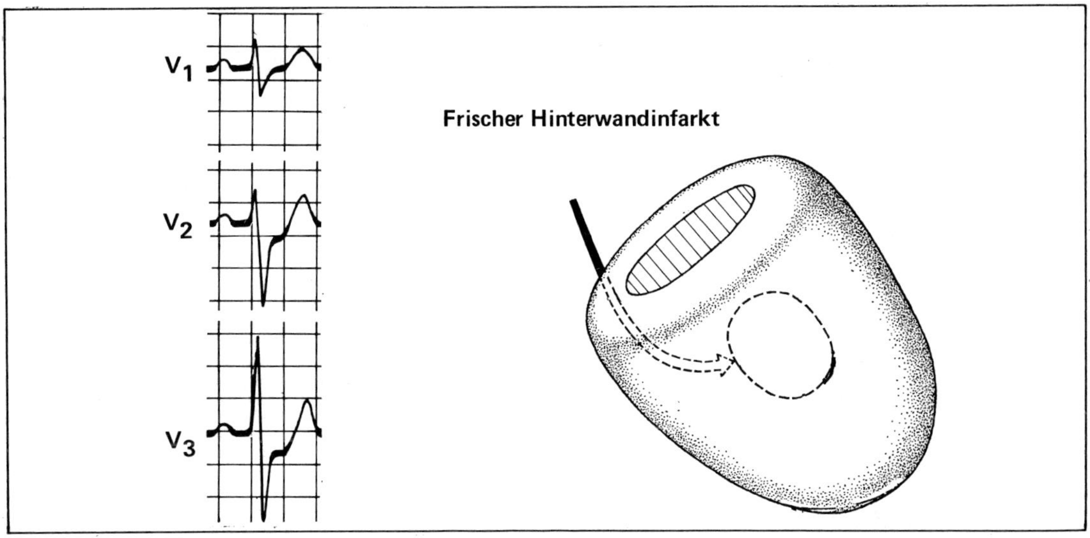

Zusammenfassend gilt: Die charakteristischen Zeichen des frischen Hinterwandinfarkts sind eine große R-Zacke und ST-Senkung in den Ableitungen V_1, V_2 und/oder V_3

Merke:
Bei einer ST-Senkung in den Brustwandableitungen besteht immer der Verdacht auf einen Hinterwandinfarkt. Die Diagnose eines subendokardialen Vorderwandinfarkts (gesenkte ST-Strecken in den Brustwandableitungen) sollte man nur mit Vorsicht stellen, denn gerade ein frischer Hinterwandinfarkt kann hierfür die eigentliche Ursache sein. Der Hinterwandinfarkt kann auf die benachbarte hintere Seitenwand übergreifen, wodurch gelegentlich auch signifikante Q-Zacken in V_6 auftreten.

Merke:
Besteht der Verdacht auf ein Infarktereignis, ist immer die Indikation zur stationären Beobachtung gegeben. In unklaren Fällen sollte eine Koronarangiographie durchgeführt werden.

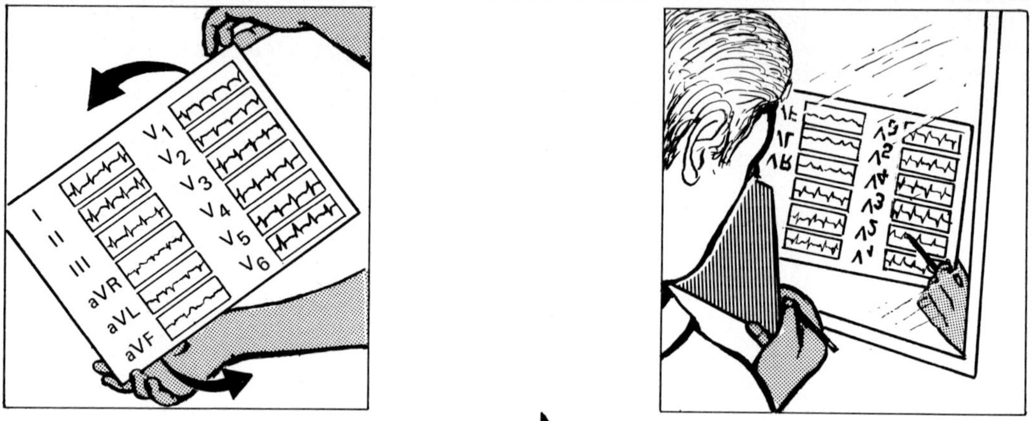

Drehen Sie die EKG-Streifen herum — dann → Untersuchen Sie V_1, V_2, V_3 in einem Spiegel

Versuchen Sie bei einem Verdacht auf einen frischen Hinterwandinfarkt (große R-Zacken und ST-Senkung in V_1 oder V_2) den „Spiegeltest"

Merke:
Bei Verdacht auf einen Hinterwandinfarkt durch große R-Zacken und ST-Senkung in V_1 oder V_2 versucht man den Spiegeltest:

Man dreht die EKG-Streifen auf den Kopf und betrachtet die Ableitungen V_1 und V_2 in einem Spiegel, wobei die klassischen Infarktzeichen des EKG zu sehen sind, nämlich die signifikante Q-Zacke und ST-Hebung. Versuchen Sie es doch einmal mit dem EKG auf der vorigen Seite.

Beim Spiegeltest dreht man das EKG auf den Kopf und betrachtet sich die Ableitungen V_1 und V_2 in einem ______. Spiegel

Hinterseitenwand-infarkt

Nehb-Ableitungen

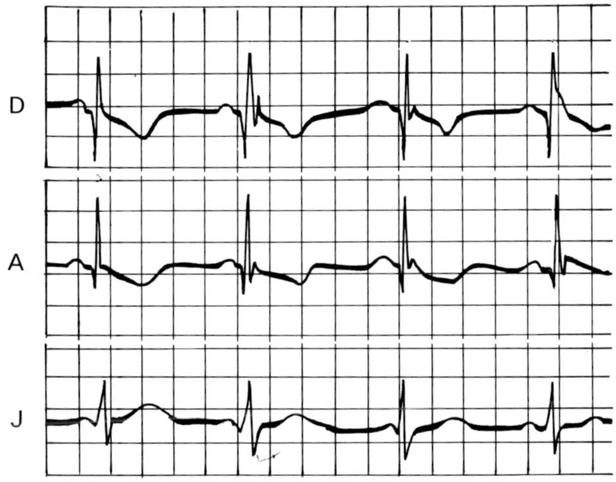

Zur Sicherung der Diagnose eines Hinterwandinfarkts sollten die Nehb-Ableitungen herangezogen werden (vgl. S. 52)

Hinterwandinfarkte stellen sich besonders deutlich in der Ableitung Nehb _ dar. D

Im EKG fallen in den Ableitungen Nehb D und A besonders deszendierende ST-Strecken und negative _-Wellen auf. T

Untersuchen Sie immer V_1 und V_2 auf:

1. ST-Hebungen und Q-Zacken (Vorderwandinfarkt)
2. ST-Senkungen und große R-Zacken (Hinterwandinfarkt)

Der Hinterwandinfarkt wird trotz seiner Ernsthaftigkeit leicht übersehen

Bei der routinemäßigen Beurteilung des EKG sind besonders die Ableitungen V_1 und __ auf Infarktzeichen hin zu untersuchen. V_2

Merke:
Veränderungen des Verlaufs der ST-Strecke sind immer von großer Bedeutung. Dies gilt für die Hebung *und* die Senkung.

Untersuchen Sie V_1 und V_2 auf signifikante Q-Zacken hin und achten Sie auf die Größe der _-Zacken. R

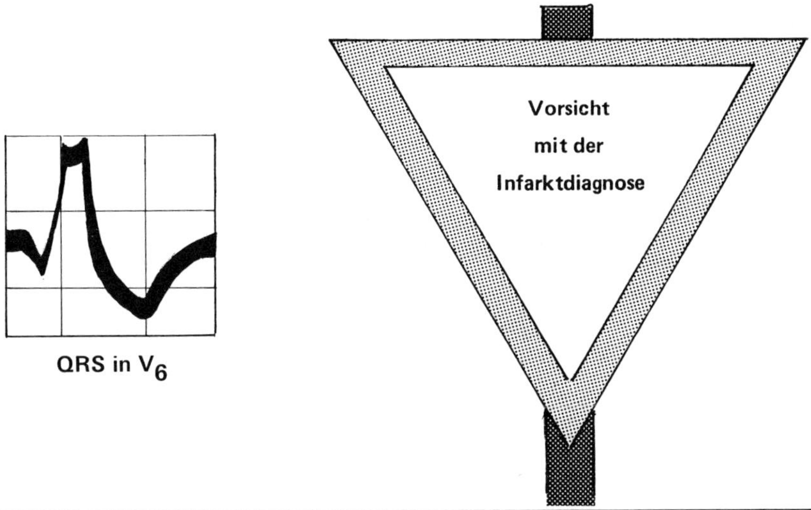

Bei einem bestehenden Linksschenkelblock läßt sich mit dem EKG kein Herzinfarkt diagnostizieren (vgl. S. 189 f.)

Beim Linksschenkelblock wird der linke Ventrikel (in dem ein Infarkt auftreten kann) nach dem ______ Ventrikel depolarisiert. rechten

Deshalb kann eine Q-Zacke, die vom linken Ventrikel herstammt, nicht zu Beginn des QRS-________ erscheinen, sondern ist beim Linksschenkelblock in der Mitte des QRS-Komplexes verborgen. Beim Linksschenkelblock ist kein „signifikantes Infarkt-Q" zu erkennen. Komplexes

Merke:
Hierbei ist eine Ausnahme möglich:
Das interventrikuläre Septum ist erregungsmäßig beiden Ventrikeln in gleichen Teilen zugeordnet. Bei einem Septuminfarkt kommt es deshalb zu einer Beteiligung des rechten Ventrikels, der bei einem Linksschenkelblock zuerst depolarisiert wird. In diesem Fall tritt zu Beginn eines breiten QRS-Komplexes eine signifikante Q-Zacke auf. Wenn trotz eines Linksschenkelblocks im EKG eine signifikante Q-Zacke auftritt, ergibt sich daraus die Verdachtsdiagnose (aber nicht der Beweis!) eines *Septuminfarkts*.

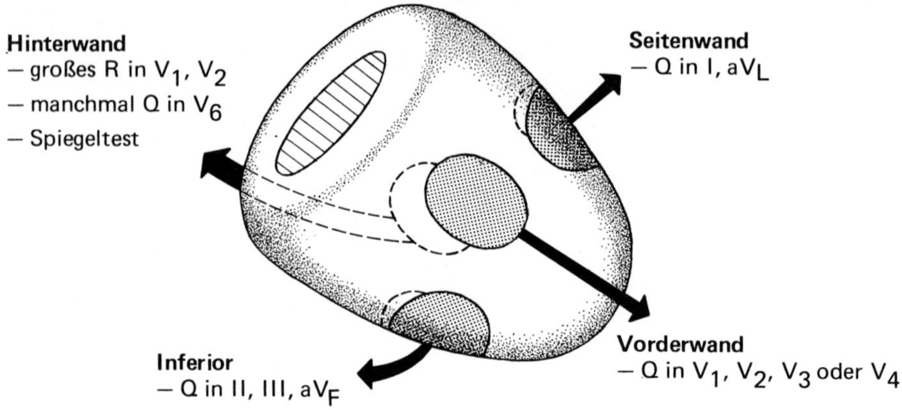

Da die Prognose eines Infarkts von seiner Lage abhängt, ist die Lokalisation eines Herzinfarkts von großer Bedeutung

Im linken Ventrikel unterscheidet man _ mögliche Infarktgegenden. 4

Merke:
Der linke Ventrikel kann an mehr als nur einer Stelle infarziert werden, wobei der eine Infarkt alt, der andere frisch sein kann. Die ST-Strecken werden in den entsprechenden Ableitungen je nach Lage des Infarkts beeinflußt.

Bei einem ____schenkelblock ist die Diagnose eines Infarkts sehr schwer. Die folgenden Seiten zeigen Infarktbeispiele in unterschiedlichen Stadien und Lokalisationen. Links

Vorderwand-spitzeninfarkt

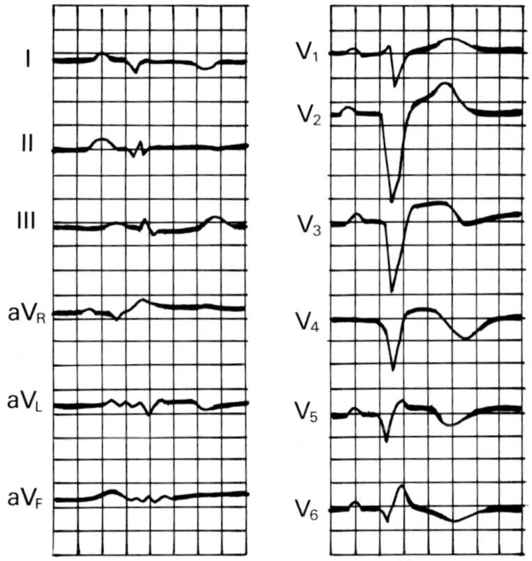

Die Diagnose des über die ganze Vorderwand bis zur Herzspitze reichenden Infarkts stellt sich überwiegend aus den Brustwandableitungen

Neben Infarktzeichen in den Ableitungen I und aV_L finden sich beim ausgedehnten Vorderwandinfarkt oder auch Vorderwandspitzeninfarkt klassische Veränderungen in den ________ableitungen, __ bis V_5 oder V_6. Brustwand, V_2

Hier ist ein subakutes Bild mit ___-Komplexen in den Ableitungen I, aV_L und V_2–V_5 dargestellt. QS

Merke:
In den Extremitätenableitungen fällt eine Niederspannung auf; diese ist vermutlich durch die pulmonale Stauung verursacht.

Merke:
Je weiter sich der Infarkt nach links ausdehnt, desto deutlicher sind die Veränderungen in den Ableitungen I und aV_L zu sehen. Die Ableitungen V_5 und V_6 zeigen dann zunehmend deutlichere Infarktzeichen. Eine Narbe dieses Infarkts zeigt sich als pathologisches Q in diesen Ableitungen.

Ausgedehnter Vorderwandinfarkt

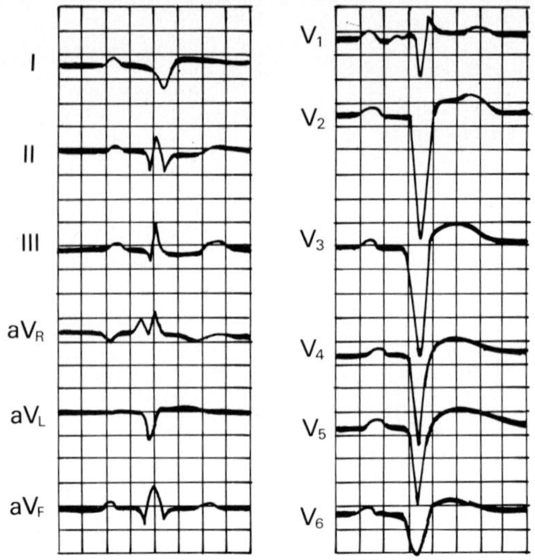

Bei diesem Patienten fällt auf, daß neben den deutlichen QS-Komplexen noch ST-Hebungen bestehen

QS-Komplexe finden sich in den Ableitungen _ sowie ________. Aus diesem Befund stellt sich die Diagnose eines subakuten ausgedehnten Vorderwandinfarktes. — I; aV_L, V_2–V_6

Die ST-Hebungen in den Ableitungen V_1–V_6 sind Zeichen eines Herzwand________. — aneurysmas

Merke:
Die Q-Zacken in den Ableitungen II, III und aV_F sind *nicht* pathologisch.

Antero-septal-infarkt

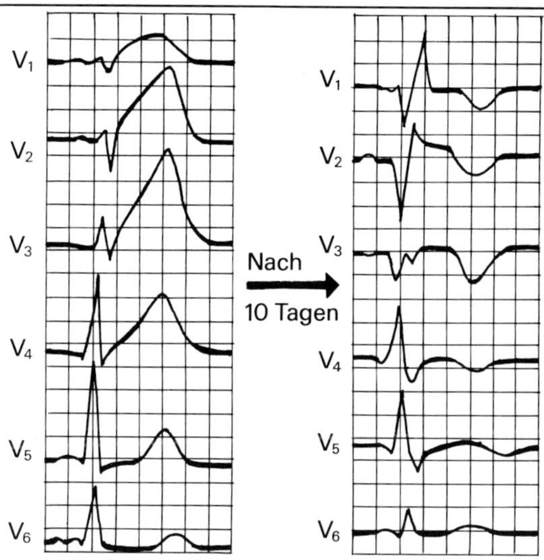

Die Diagnose des Anteroseptalinfarktes stellt sich allein aus den Brustwandableitungen. Nach 10 Tagen hat sich ein Rechtsschenkelblock ausgebildet

Die aszendierende ST-Hebung und überhöhte T-Wellen in den Brustwandableitungen V_1–V_4 zeigen das ____ Stadium eines Anteroseptalinfarkts. akute

Eine pathologische __-Zacke hat sich in den Ableitungen V_1–V_3 herausgebildet. Q

Merke:
Die Abgrenzung zwischen *anteroseptalem* und *supraapikalem* Infarkt ist nicht genau zu treffen. Beide Infarkttypen stellen nekrotische Areale der vorderen Septumabschnitte dar.

Anterolateraler Infarkt

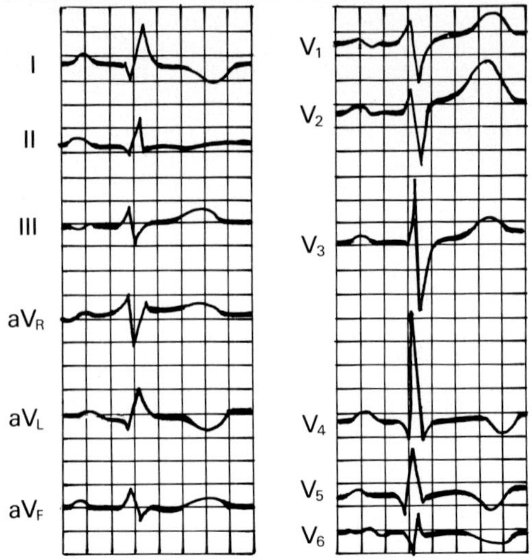

Ein Verschluß des R. circumflexus oder des R. interventricularis anterior kann zum anterolateralen Infarkt führen

Deutliche Infarktzeichen finden sich in den Ableitungen _ und I
___, sowie __ und __. aV_L / V_5 / V_6

Merke:
Ein hochsitzender reiner *Seitenwandinfarkt* kann sich oft allein in Veränderungen der Ableitung aV_L zeigen.

Inferiorer Infarkt

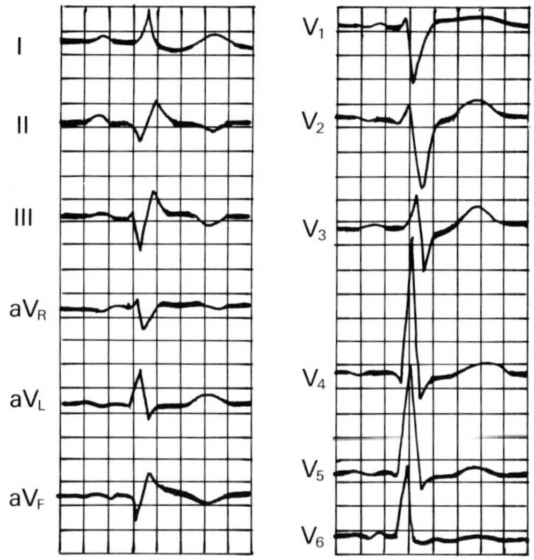

Für die Diagnose des inferioren Infarkts sind die Extremitätenableitungen von größter Bedeutung

Direkte Infarktzeichen projizieren sich bei dem inferioren Infarkt vor allem in die Ableitungen II, __ und ___. III, aV_F

Im Zweifelsfall kann die selten gebräuchliche Ableitung Nehb __ diagnostischen Aufschluß geben (vgl. S. 52 und 327). D

Merke:
Gerade beim *inferioren* oder *Hinterwandinfarkt* müssen die Kriterien des pathologischen Q streng erfüllt sein (s. S. 310). Häufig hilft auch der Spiegeltest (s. S. 326) weiter.

Merke:
Differentialdiagnostisch schwer abzutrennen ist vom inferioren Infarkt das Bild des akuten Cor pulmonale. Hier helfen nur wiederholte EKG-Kontrollen und das klinische Bild weiter. Meist ist die Ableitung aV_F beim Cor pulmonale unauffällig (s. S. 369), und beim Hinterwandinfarkt entsprechen sich häufig die Ableitungen II und III.

Inferiorer Infarkt mit Seitenwandbeteiligung

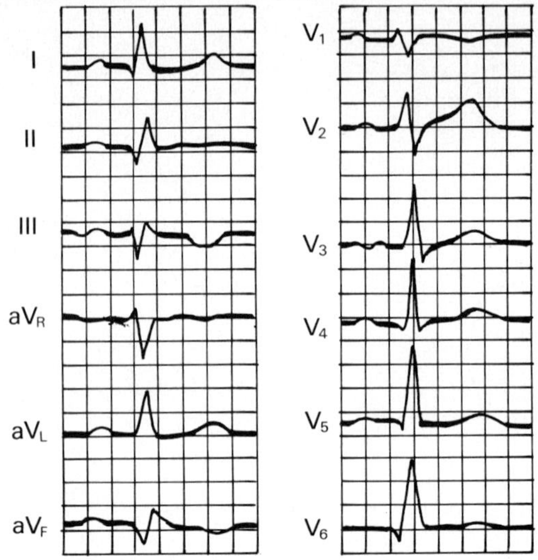

Der *Spiegeltest* zeigt uns das deutliche Bild eines Hinterwandinfarkts

Q-Zacken in II, III und aV_F weisen auf einen ___________infarkt hin. Hinterwand

In Ableitung V_2 ist die __-Zacke auffallend breit und hoch. Mache den Spiegeltest! R

Merke:
Die Seitenwandbeteiligung ist im Q der Ableitung V_6 zu sehen. Hier würde man noch *linkserweiterte Ableitungen* machen, die ebenfalls eine Q-Zacke in „V_7–V_9" zeigen würden. Es können sich auch Infarktzeichen in aV_L abbilden.

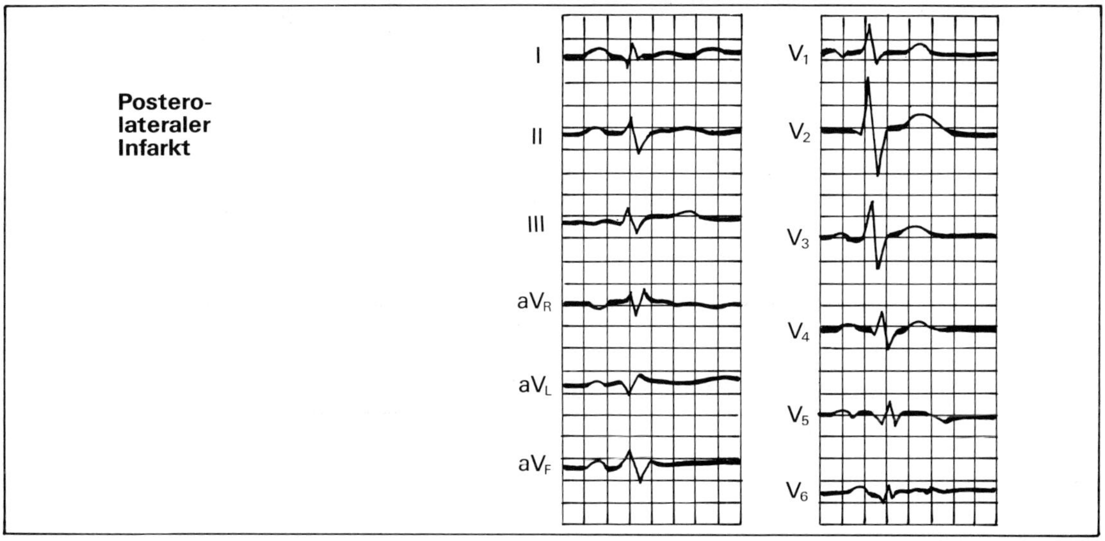

Die Q-Zacken in Ableitung I und aV_L und die auffallend plumpen R-Zacken in V_1 und V_2 weisen auf einen Herzinfarkt der Seiten- und Hinterwandregion hin; wir sprechen vom posterolateralen Infarkt

Die Infarzierung der Hinterwand ist nur indirekt durch die auffälligen _-Zacken in den rechtspräkordialen Brustwandableitungen zu erkennen. R

Die Seitenwandbeteiligung stellt sich durch ein pathologisches Q in den Ableitungen _ und ___ dar. Ein Vergleich mit früheren EKG ist wichtig. Das kleine Q setzt sich in den erweiterten linkspräkordialen Ableitungen V_7–V_9 fort, die hier zu sehen sind: I / aV_L

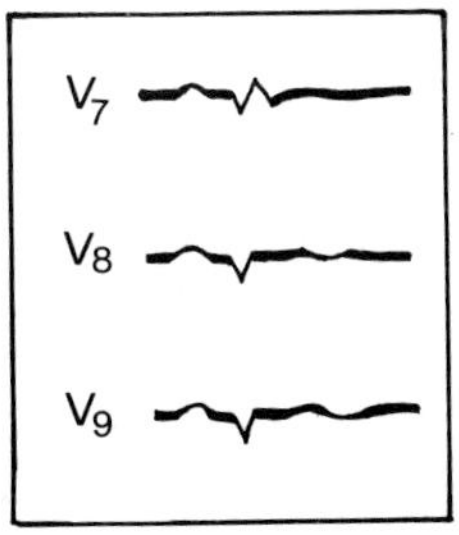

Rechtsschenkelblock

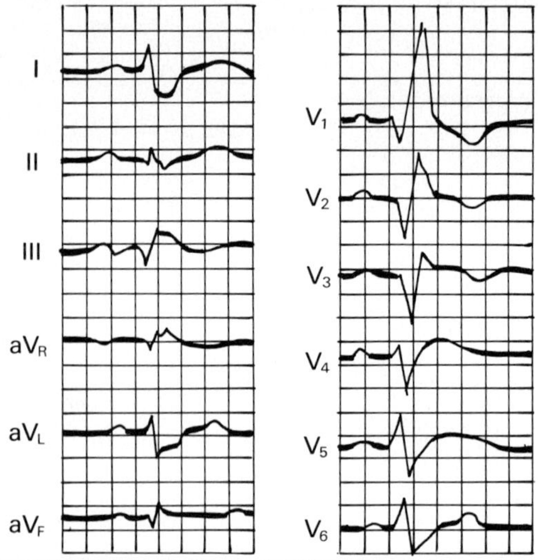

In diesem EKG ist ein *Rechtsschenkelblock* zu erkennen. Der Patient hatte früher einen *inferioren Infarkt* erlitten. Jetzt wurde er wieder mit akuten Stenokardien aufgenommen, und es wurde ein *anteroseptaler Infarkt* diagnostiziert

Durch einen Verschluß im R. interventricularis anterior der linken Koronararterie kam es zu einem vollständigen Rechtsschenkelblock; deutliche Q-Zacken in den Ableitungen __ und __ weisen auf eine frische Infarzierung hin, und es sind ST-Hebungen und T-Inversionen zu sehen.

V_2
V_3

Die Q-Zacken in den Ableitungen __ und aV$_F$ weisen auf eine Hinterwandnarbe hin.

III

Linksschenkel-block

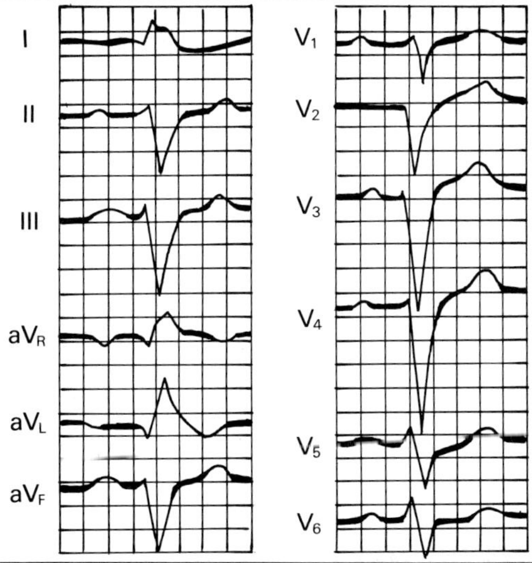

Dieser Patient hatte einen frischen Vorderwandinfarkt erlitten

Merke:
Häufig ist die Diagnose eines Infarkts bei Auftreten eines Linksschenkelblocks unmöglich aus dem EKG zu stellen (s. S. 192). Die Ableitungen V_1 und V_2 erinnern an einen Linksschenkelblock, während der QRS-Komplex in V_5 und V_6 wie ein Rechtsschenkelblock aussieht: Man spricht vom Bild des *divergierenden Schenkelblocks*. Bei diesem EKG-Bild und entsprechender klinischer Symptomatik findet man häufig eine Vorderwandseptuminfarzierung.

Infarktzeichen

	I	II	III	aV_L	aV_F	V_2	V_3	V_4	V_5	V_6
Vorderwandspitzeninfarkt	+			+		+	+	+		
Anteroseptaler Infarkt						+	+			
Anterolateraler Infarkt	+			+					+	+
Posterolateraler Infarkt			+		+				+	+
Hinterwandinfarkt			+		+					

Das Areal eines Infarkts bestimmt sich aus den Zuordnungen der Infarktzeichen zu bestimmten Ableitungen. Es sind daher systematisch die Ableitungen I, III, aV_L, aV_F und V_2–V_6 auf infarkttypische Veränderungen zu untersuchen

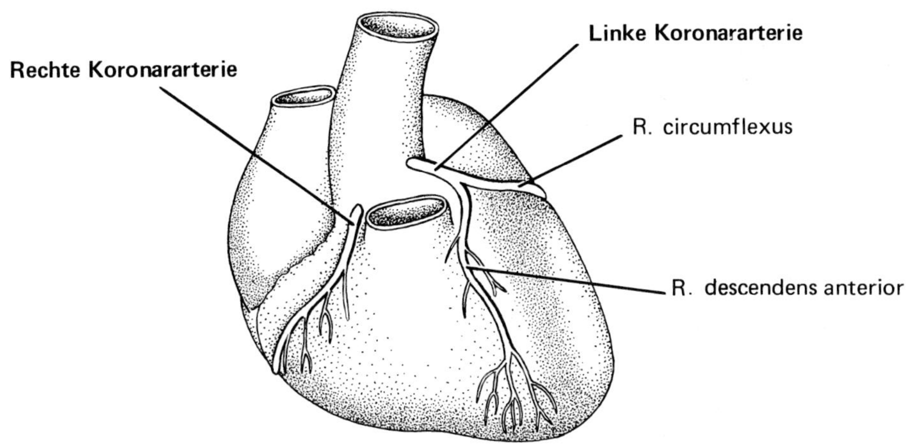

Die genaue Lokalisation eines Herzinfarkts erfordert Übung; durch die grundlegende Kenntnis der koronaren Blutversorgung kann man sich die Lokalisation eines Infarkts wesentlich leichter vorstellen

Das Herz wird durch _ Koronararterienstämme mit sauerstoffreichem Blut versorgt. 2

Die linke Koronararterie teilt sich in 2 Hauptäste auf: den R. circumflexus und den R. _________ anterior. descendens

Die _____ Koronararterie umschlingt den rechten Ventrikel. rechte

Merke:
Da die rechte Koronararterie vom „Versorgungstyp" her variabel die Spitzenregion, v.a. aber die Hinterwand und die Schrittmacherzentren des Sinusknotens und AV-Areals, versorgt, führen Durchblutungsstörungen hier häufig zu schweren Rhythmusproblemen.

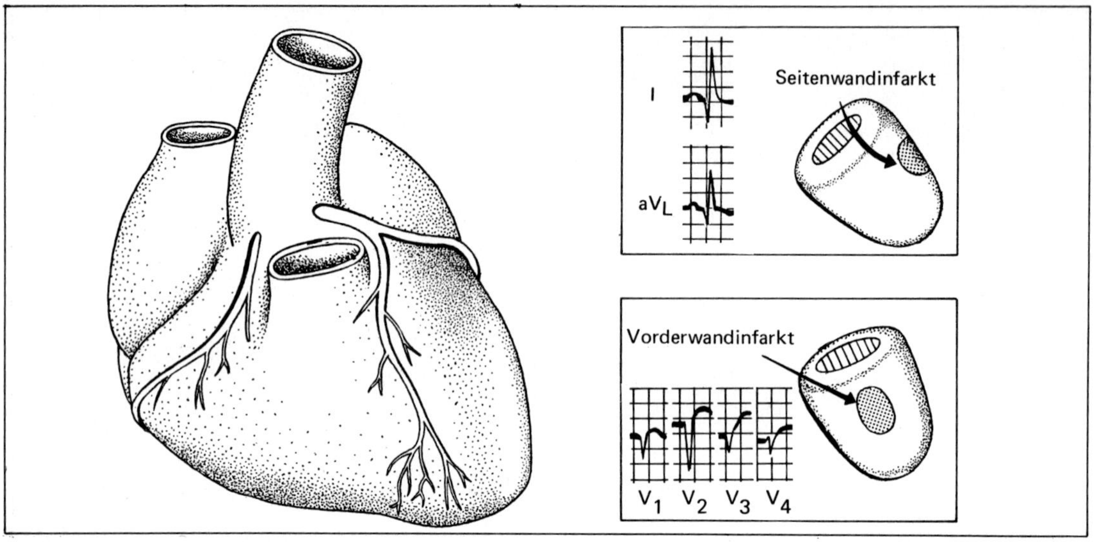

Der Seitenwandinfarkt wird durch einen Verschluß des R. circumflexus der linken Koronararterie verursacht. Beim Verschluß des R. descendens anterior kommt es zu einem Vorderwandinfarkt

Der R. circumflexus der linken Koronararterie versorgt die __________ des linken Ventrikels mit Blut. — Seitenwand

Der R. descendens anterior der linken Koronararterie versorgt die __________ des linken Ventrikels mit Blut. — Vorderwand

Der R. circumflexus und der R. descendens anterior sind die beiden Hauptäste der _____ Koronararterie. — linken

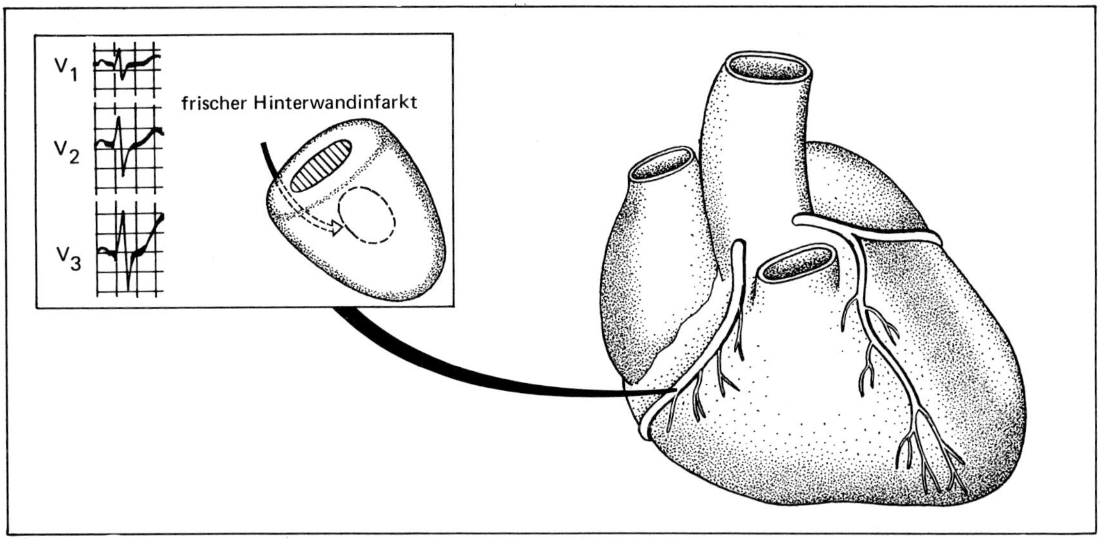

Die Ursache eines Hinterwandinfarkts ist meist der Verschluß der rechten Koronararterie oder einer ihrer kleineren Äste

Die _____ Koronararterie schlingt sich um den rechten Ventrikel herum und versorgt die Hinterwand des linken Ventrikels. rechte

Die Ursache eines Hinterwandinfarkts ist der Verschluß eines Astes der rechten _______arterie. Koronar

Merke:
Für lange Zeit bestand die Auffassung, daß die rechte Koronararterie nur von untergeordneter Bedeutung für die Blutversorgung des Herzens sei. Durch die Verbesserung der Technik in der Angiographie der Koronargefäße konnte man aber nachweisen, daß über die rechte Koronararterie der Sinusknoten, der AV-Knoten und das His-Bündel mit Blut versorgt werden. Dadurch wird es verständlich, daß ein frischer Hinterwandinfarkt oft mit lebensbedrohenden Rhythmusstörungen einhergeht. Aus diesem Grund ist der Hinterwandinfarkt besonders gefürchtet.

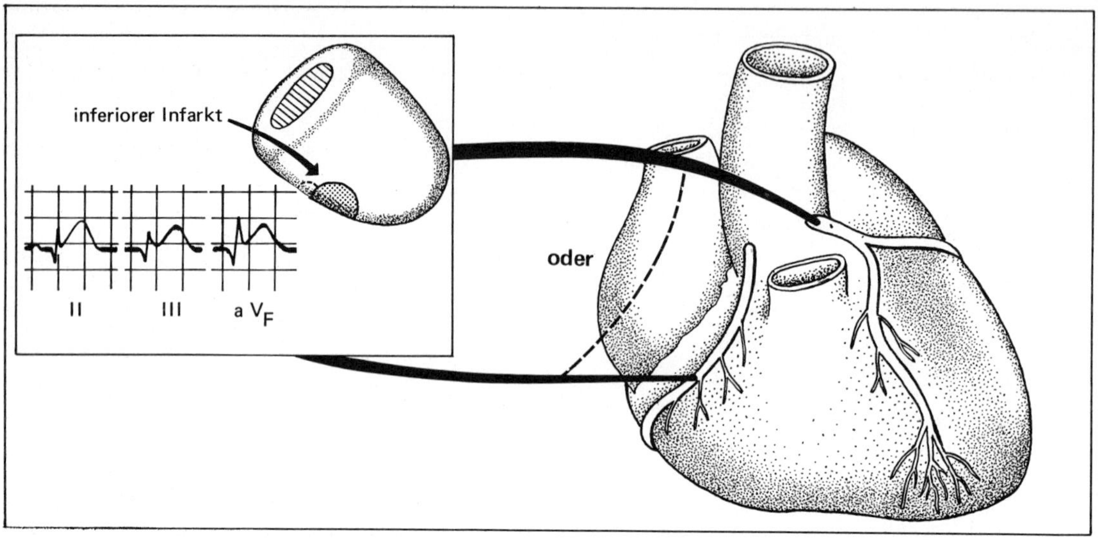

Die Basis des linken Ventrikels wird entweder über die linke oder die rechte Koronararterie mit Blut versorgt, je nachdem, welche Arterie in dieser Gegend überwiegt

Ein inferiorer (diaphragmatischer) Infarkt wird durch den ________ eines Astes entweder der rechten oder der linken Koronararterie verursacht. Verschluß

Aus der Diagnose eines inferioren ______ läßt sich nicht auf den Verschluß eines bestimmten Koronararterienastes schließen. Dies kann nur durch eine genaue Koronarographie bestimmt werden, die Aufschluß über die Versorgung der Herzbasis gibt. Infarkts

Merke:
Unter der „Dominanz" der rechten oder linken Koronararterie versteht man in der Radiologie das Übergewicht der einen oder anderen Koronararterie in der Blutversorgung der Basis des linken Ventrikels. Wenn man beispielsweise durch ein Koronarogramm ermittelt, daß bei einem Patienten die linke Kammerbasis durch die linke Koronararterie hauptsächlich mit Blut versorgt wird, „dominiert" bei diesem Patienten die linke Koronararterie.

Akuter Hinterwandinfarkt (inferiorer Infarkt)

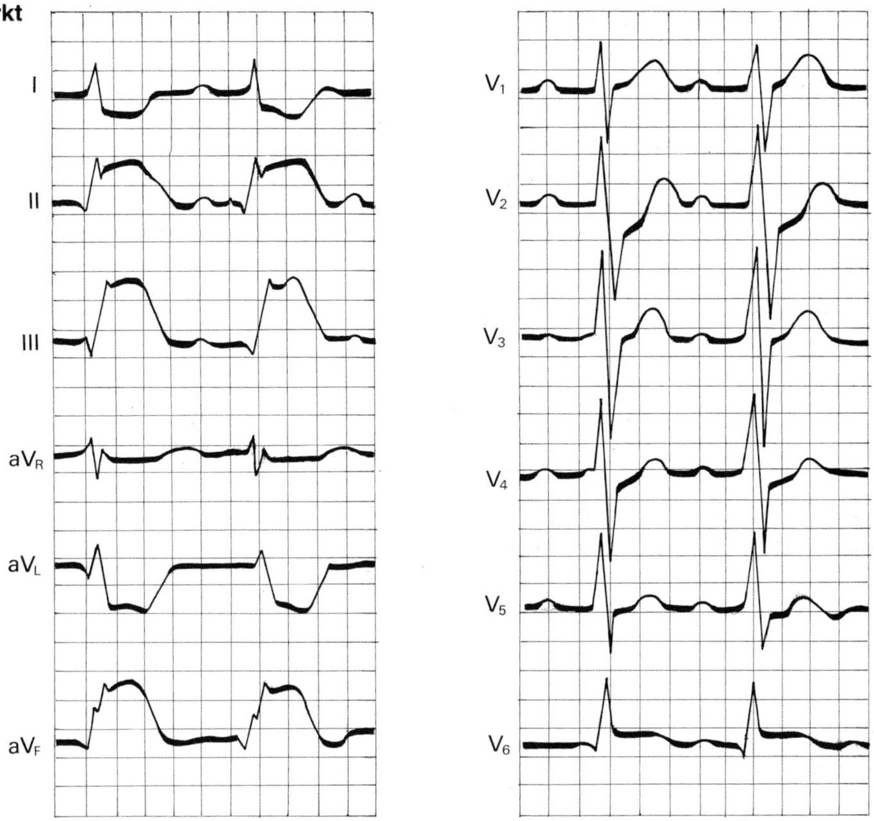

Dieser Patient wurde mit heftigen thorakalen Schmerzen in die Klinik gebracht. Es wurde ein inferiorer Infarkt diagnostiziert.

Die ST-Hebungen in den Ableitungen _ , _ und aV_F weisen auf die Infarzierung des inferioren (diaphragmalen) Myokards hin. II, III

In diesem ersten EKG sind keine signifikanten _-Zacken zu sehen, da sich diese in den betroffenen Ableitungen erst nach einigen Stunden ausbilden. Q

Merke:
Differentialdiagnostisch muß bei ST-Hebungen im EKG und akutem Thoraxschmerz an eine Prinzmetal-Angina und an eine Perikarditis gedacht werden.

Merke:
Im klinischen Sprachgebrauch werden sowohl „echte“ Hinterwandinfarkte und als auch inferiore (diaphragmale) Infarkte allgemein als Hinterwandinfarkt bezeichnet.

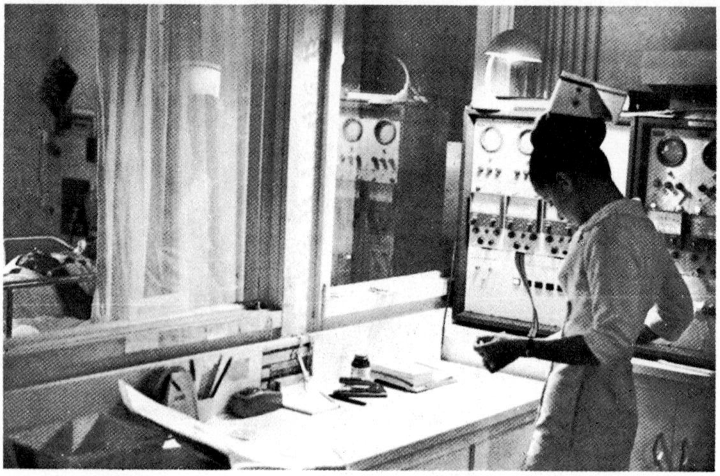

Soweit es möglich ist, muß ein Patient mit einem frischen Herzinfarkt, insbesondere mit einem frischen Hinterwand- oder inferioren Infarkt, im Krankenhaus auf der Intensiv- oder Herzwachstation aufgenommen werden, wo seine Herzaktivität auf Monitoren pausenlos überwacht werden kann

Merke:
Der Hinterwandinfarkt und der inferiore Infarkt des Herzens sind besonders gefürchtet, weil sie Ursache vieler Herzrhythmusstörungen sind.

Merke:
Es gibt sehr verschiedene Ansichten über die Gefährlichkeit eines Infarkts für das Leben des Patienten aufgrund seiner Lokalisation. Gerade der Arzt in der Praxis trägt selbst die Verantwortung für die Diagnose und den Grad seiner Prognose bei einem Herzinfarkt.

Merke:
Die Prognose eines Herzinfarkts wird schlechter, wenn der ursprüngliche Infarkt sich allmählich auf ein größeres Gebiet „ausdehnt".

Merke:
Neben den diagnostischen Möglichkeiten des EKG sind die klinische Untersuchung, die Enzymserologie und die Erhebung der Anamnese zur Erkennung eines Herzinfarkts von größter Bedeutung.

Vorkommen pathologischer Q-Zacken
(nach Riecker 1991)

In Ableitung

I	Vorderwandinfarkt, Lateralinfarkt, WPW-Syndrom, Rechtsherzhypertrophie, Dextroversio cordis
II	Vorderwandinfarkt, Hinterwandinfarkt, ausgeprägter Linkslagetyp
III	Hinterwandinfarkt, akutes Cor pulmonale, WPW-Syndrom, S_I-Q_{III}-Linkstyp, biventrikuläre Hypertrophie
aV_L	Lateralinfarkt, WPW-Syndrom, lagebedingt
aV_F	Hinterwandinfarkt, akutes Cor pulmonale, WPW-Syndrom, biventrikuläre Hypertrophie
V_1–V_3	supraapikaler Vorderwandinfarkt, Septuminfarkt, Linksschenkelblock, (QS-Komplex), WPW-Syndrom
V_4–V_6	Vorderwandinfarkt (-spitzeninfarkt, -seiteninfarkt), WPW-Syndrom

Diese Tabelle ist nicht dazu da, daß Sie sie auswendig lernen, sondern Sie sollen hierin eine Gedächtnisstütze zum Nachschlagen haben (s. Notizbuch S. 432)

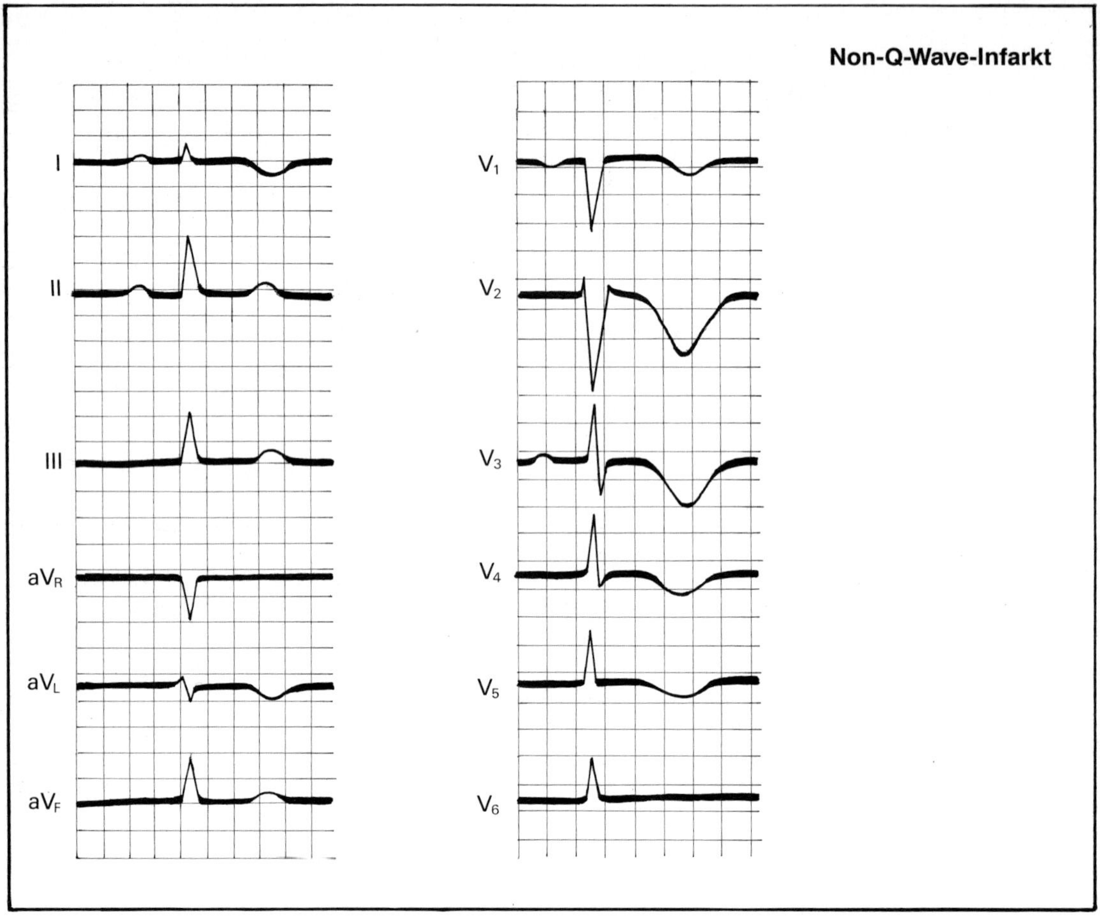

Terminal negative T-Wellen in den Brustwandableitungen bei einem Patienten mit typischer Symptomatik weisen auf einen Herzinfarkt hin. Die R-Zacken sind nicht immer verkleinert, und da die Q-Wellen fehlen, spricht man vom Infarkt ohne Q-Zacke (Non-Q-wave-Infarkt).

Der Non-Q-Wave-Infarkt gilt als drohende Vorstufe eines größeren Infarktereignisses. Das betroffene Koronargefäß ist subtotal stenosiert. Die Ischämie zeigt sich in ________ T-Wellen. negativen

Der Non-Q-Wave-Infarkt bietet klinisch das Bild eines akuten Herzinfarktes, weist im EKG aber keine __-Zacken auf. Q

Merke:
Etwa ein Drittel dieser Infarkte gehen in Q-Zacken-Infarkte über, und die Patienten müssen sofort stationär behandelt werden.

Merke:
Synonyme für den Non-Q-wave-Infarkt sind

Infarkt ohne Q-Zacke	rudimentärer Infarkt
nichttransmuraler Infarkt	subendokardialer Infarkt
Innenschichtinfarkt	Mikroinfarkt

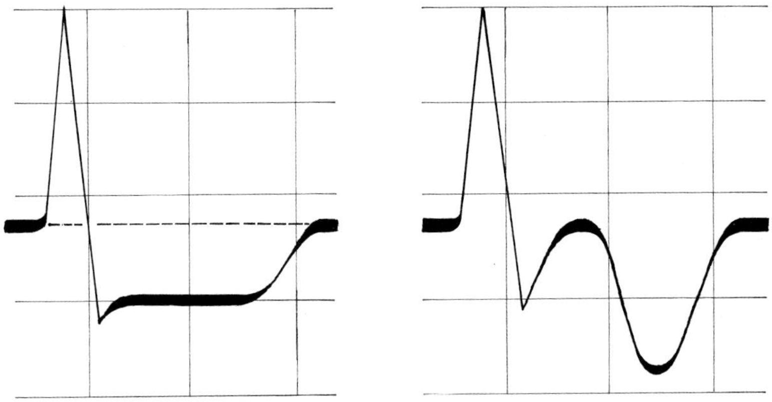

(horizontale) ST-Senkung negatives T

Beim Non-Q-wave-Infarkt fehlt die infarkttypische Q-Zacke. Charakteristische Zeichen sind die Senkung der ST-Strecke und/oder das Auftreten von negativen T-Wellen.

Beim subtotalen Verschluß eines Koronargefäßes, der sich im EKG durch das Fehlen von Q-Zacken manifestiert, finden sich negative _ ,-Wellen und/oder ________-ST-Strecken.

T
gesenkte

Merke:
Der Non-Q-wave-Infarkt oder nichttransmurale Infarkt betrifft maximal zwei Drittel der inneren, subendokardialen Myokardschichten. Das Fehlen der Q-Zacke weist auch auf ein spontan wieder offenes Gefäßlumen hin.

Merke:
Auch bei Patienten mit transmuralem Infarkt können in seltenen Fällen die Q-Zacken fehlen. Ebenso können Q-Zacken auftreten, wenn es noch nicht zur transmuralen Infarzierung gekommen ist. Das EKG-Bild korreliert nicht in jedem Fall eindeutig mit dem pathologisch-anatomischen Befund. Die Bedeutung der Unterscheidung in Infarkte mit und ohne Q-Zacken liegt in der Prognose der Patienten, die bei Patienten mit Q-Infarkt akut schlechter ist.

Belastungs-EKG (Ergometrie)

- Indikationen: Verdacht auf koronare Herzerkrankung, Sinusbradykardie und Verdacht auf Syndrom des kranken Sinusknotens, Kreislaufregulierungsstörungen (Belastungshypertonie) u. a.
- Belastung bei untrainierten Patienten bis 1,5–2 W pro Kilogramm Körpergewicht (Fahrradergometer)
- Belastungsherzfrequenz: 180 - 200 minus Lebensalter

Zur Beurteilung der myogenen Leistungsfähigkeit und der Koronarreserve führt man häufig ein Belastungs-EKG durch. Patienten mit einer bekannten schweren Herzerkrankung (v.a. einer Aortenstenose) dürfen nicht belastet werden

Merke:
Die Aussagefähigkeit des Belastungs-EKG stimmt bei Zwei- oder Dreigefäßerkrankungen (wobei man die A. coronaria dextra und die beiden großen Äste der A. coronaria sinistra als je ein Gefäß bezeichnet) in etwa 90% mit der Koronarangiographie überein. Für die Eingefäßerkrankung, bei der nur eine Herzkranzarterie befallen ist, hat es nur eine Aussagekraft von etwa 50%.

Merke:
Bei starken Angina-pectoris-Schmerzen, bei Claudicatio intermittens, Blutdruckanstieg über 250 mmHg und/oder Pulsanstieg über die Belastungsherzfrequenz oder plötzliche Bradykardie muß das Belastungs-EKG auch ohne Aussage abgebrochen werden.

Protokoll zur Durchführung des Belastungs-EKG

Datum/Name/Größe/Gewicht

	Watt	RR	F
Ruhe	–		
2 min			
4 min			
6 min			
8 min			
Erholung	–	–	–
2 min	–		
4 min	–		
6 min	–		

Das Belastungs-EKG sollte in Belastungsstufen von 25 oder 50 W durchgeführt werden, die alle 2 min gesteigert werden. Die Untersuchung muß bei Erreichen der Belastungsherzfrequenz oder bei Vorliegen von Abbruchkriterien abgebrochen werden

Merke:
Aus der Multiplikation von systolischem Blutdruckwert und Puls läßt sich das *Druck-Frequenz-Produkt* (Doppelprodukt) errechnen. Diese Werte sollten stets am Ende der Zweiminutenschritte ermittelt werden. Das Druck-Frequenz-Produkt (im Englischen „tension-time-index") ist ein indirektes Maß für den momentanen myokardialen Sauerstoffverbrauch. Die Änderung seines Wertes ist ein gutes Maß, um bei Kontrollen der Belastungsprüfung die Wirksamkeit einer Therapie zu überprüfen und den klinischen Verlauf zu beobachten.
Beispiel:
Herzfrequenz 90/min
Blutdruck 150 mm Hg

Doppelprodukt $\frac{90 \cdot 150}{1000} = 9 \times 1{,}5 = 13{,}5$

Normalpersonen erreichen Werte von 20-35.

Nichtpathologische Belastungsreaktion

= aszendierende ST-Senkung
oder
Abflachung der T-Welle

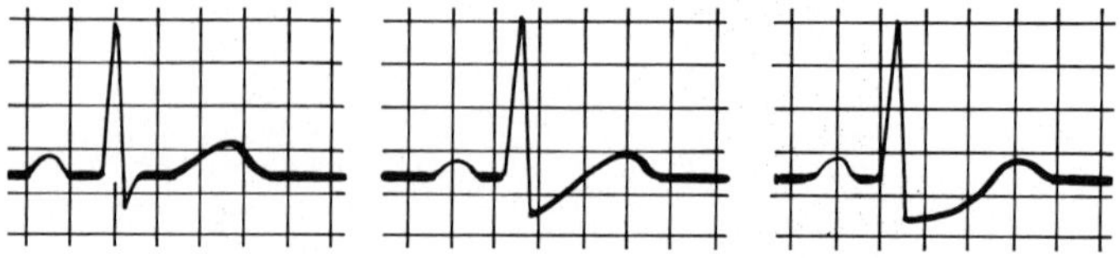

Eine Senkung der ST-Strecke mit ansteigendem Verlauf oder nur eine Abflachung der T-Welle sind beim Belastungs-EKG ohne Bedeutung

Eine ST-Senkung mit ____________ Verlauf kann beim Belastungs-EKG nicht als pathologisches Kriterium gewertet werden. aszendierendem

Merke:
Die Repolarisation ist vielfältigen Einflüssen ausgesetzt, so z. B. tageszyklische Schwankungen, weiblicher Menstruationszyklus und Medikamente. Vor allem Digitalispräparate müssen je nach ihrer biologischen Halbwertszeit abgesetzt werden; die EKG-Kurve dürfte durch das heute meist gegebene Digoxin nach 10–14 Tagen, durch Digitoxin jedoch erst nach 3–4 Wochen nicht mehr beeinflußt werden.

Merke:
Die Aussagekraft einer Belastungsuntersuchung ist bei Frauen vor der Menopause gegenüber Männern eingeschränkt. Es müssen Symptome, die auf eine KHK hinweisen, vorliegen, bevor durch die diagnostische Abklärung mittels Ergometrie weiterführende Aussagen erwartet werden können.

Pathologische Belastungsreaktion

= Senkung der ST-Strecke in I oder II um mindestens 0,05 mV
= Senkung der ST-Strecke in einer BWA um mindestens 0,1–0,2 mV
= horizontale oder deszendierende ST-Senkung (für mindestens 0,08 s)

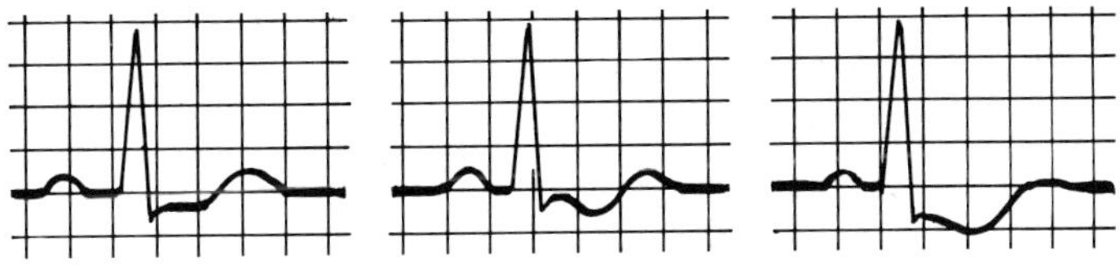

Bei erhöhtem Sauerstoffbedarf unter der Ergometrie drückt sich der Sauerstoffmangel durch eine horizontal oder deszendierend gesenkte ST-Strecke aus

Tritt beim Belastungs-EKG eine horizontale oder deszendierende ST-Senkung auf, ist die Reaktion ________. pathologisch

Die ST-Senkung muß in einer Brustwandableitung mehr als ___ mV betragen, um pathologisch zu sein. 0,1

Bei Beurteilung der Belastungsreaktion muß darauf geachtet werden, daß keine medikamentöse Beeinflussung durch z. B. _______ vorliegt. Digitalis

Merke:
Das Auftreten von Herzrhythmusstörungen und/oder intermittierenden Schenkelblöcken ist immer als pathologisch zu werten.

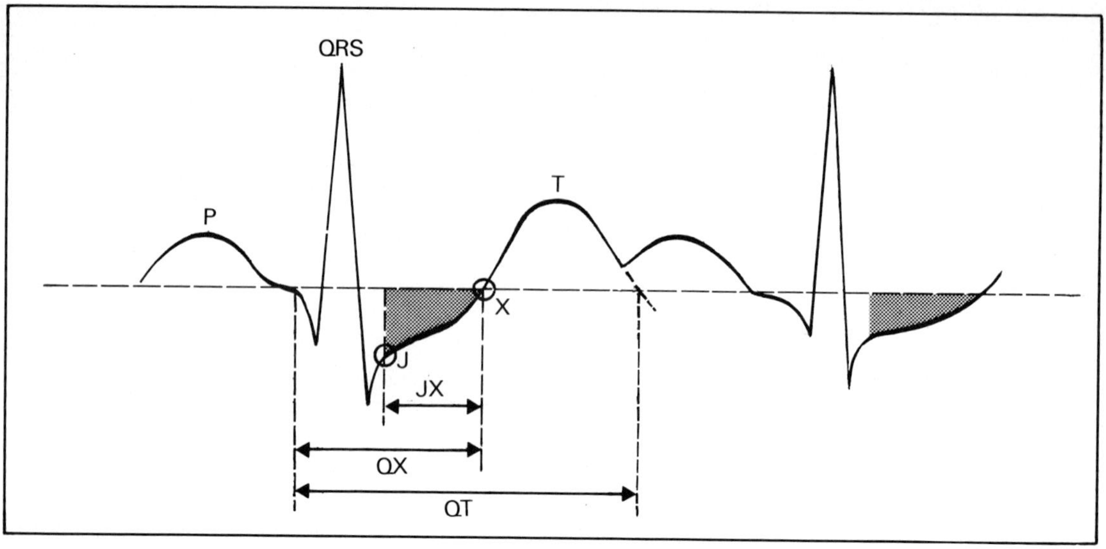

Um eine nichtpathologische von einer pathologischen Belastungsreaktion sicher zu unterscheiden, kann man die Punkte „J“ und „X“ gesenkten ST-Strecke bestimmen

Der J-Punkt (*„junctional point“*) kennzeichnet den Wendepunkt der ___-Strecke am Abgang aus der S-Zacke. ST

Am X-Punkt schneidet die EKG-Kurve die ___________ Linie. isoelektrische

Merke:
Ein sicher pathologisches Belastungs-EKG liegt vor, wenn der J-Punkt in den Extremitätenableitungen um mindestens 0,1 mV und in den Brustwandableitungen um mindestens 0,2 mV gesenkt ist.

Beim pathologischen Belastungs-EKG beträgt der Quotient aus den Strecken QX/QT mehr als 0,6.

Eine Verlängerung der JX-Dauer auf mehr als 60% der gesamten QT-Dauer ergibt keine klare Aussage. Der Belastungsversuch sollte mit höherer Belastung wiederholt werden.

Pathologische ST-Hebung

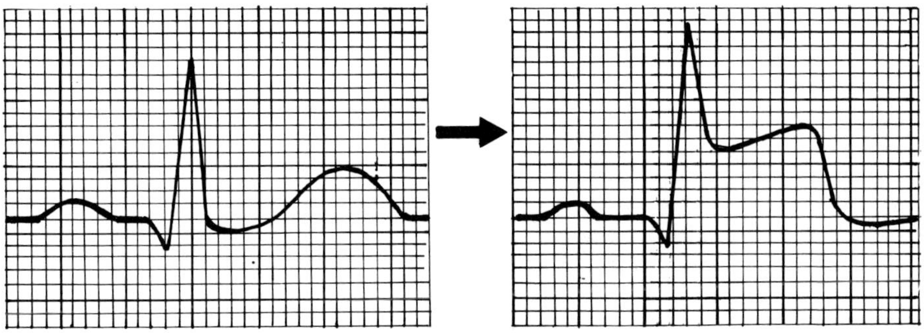

Unter Belastung kann im EKG auch eine pathologische Hebung der ST-Strecke registriert werden

Unter reproduzierter Belastung spricht eine signifikante ______ der ST-Strecke für das Auftreten einer umschriebenen Ischämie.

Hebung

Merke:
Über infarkttypischen Ableitungen weist eine ST-Hebung auf einen dyskinetischen Myokardbezirk hin und ist Hinweis auf ischämische Randgebiete in einem alten Infarktareal.

Merke:
Die vasospastische Angina mit der stummen Myokardischämie (s. S. 302) tritt in rund 80% der Fälle nicht belastungsinduziert auf.

Merke:
ST-Hebungen in den Ableitungen I und aV_l unter Belastung können auf eine höhergradige und hochsitzende Stenose hinweisen. Es ist wichtig, während der Belastung nicht nur die Brustwandableitungen (mindestens V_2, V_4 und V_6), sondern auch die Extremitätenableitungen aufzuzeichnen.

ST-Strecke

Die Beurteilung der Erregungsrückbildung erfordert große Sorgfalt, um keine Fehlinterpretationen zu erheben. Ohne Kenntnis der Anamnese und der klinischen Situation ist die Bedeutung des veränderten Kurvenverlaufs nicht möglich.

Senkungen der ST-Strecke

... bis 1 mm unterhalb des PQ-Niveau in II/III und bis 0,5 mm in $V_{4\text{-}6}$ können als Normvarianten auftreten
... können *aszendierend* (z. B. Tachykardie), *deszendierend* (z. B. Hypertrophie, koronare Herzkrankheit), *konkav* (z. B. Digitaliswirkung), *konvex* (z. B. bei Linksschenkelblock) und *horizontal* (z. B. pathologischer Ergometriebefund, Innenschichtinfarkt) auftreten

Hebungen der ST-Strecke

... sind immer als pathologisch anzusehen (Ausnahmen sind isolierte ST-Hebungen $<$ 0,2 mV bei jungen Erwachsenen mit Parasympathikotonie)
... weisen auf einen Verletzungsstrom hin, der durch eine transmurale Läsion (Myokardinfarkt) oder eine epikardiale Schädigung (Perikarditis) entsteht
... können intermittierend bei der Prinzmetal-Angina durch Koronarspasmen ausgelöst werden
... persistieren, wenn ein Myokardaneurysma vorliegt
... treten flüchtig in $V_{1\text{-}2}$ bei einer Lungenembolie auf

T-Welle

Eine normale T-Welle

... ist positiv in I und II (beim Steil- und Rechtstyp auch in III) sowie in V_{2-6}
... ist negativ in aV_R, bei Kindern in V1-2 und beim Linkstyp in III, bei Erwachsenen kann sie in V_1 immer und V_2 bis zum 25.-35. Lebensjahr negativ bleiben

Pathologisch erhöhte T-Wellen

... sind hoch und spitz („zeltförmig") bei Hyperkaliämie
... treten als Erstickungs-T initial bei einem Infarkt oder CO-Vergiftungen auf
... können bei Volumenüberlastungen des linken Ventrikels (z. B. Aorteninsuffizienz) auftreten
... sind nicht krankhaft bei Parasympathikotonie

Negative T-Wellen

... können terminal und präterminal negativ vorkommen
... treten auf als *terminal* negatives T beim Infarktzwischenstadium der Hinterwand in II, III und aV_F (Nehb D) und der Vorderwand in I, aV_L und V_{2-4}
... finden sich als *präterminal* negatives T charakteristisch bei Hypertrophie des linken Ventrikels, pathologischer Belastungsreaktion und bei Digitalisierung
... kommen nach Tachykardien und unter Hyperventilation vor
... können beim WPW-Syndrom als Ischämie fehlgedeutet werden
... weisen, wenn die o.g. Ursachen ausgeschlossen sind, auf Zustand nach Ischämie durch einen nicht-transmuralen Infarkt oder bei Angina pectoris hin
... können durch zahlreiche kardiale (nicht ischämische) und extrakardiale Krankheiten verursacht werden, deren Auflistung für die Lektüre dieses Buches nicht angezeigt erscheint (doch sollten Sie sich diesem Thema widmen, wenn Sie hier durchgestiegen sind)

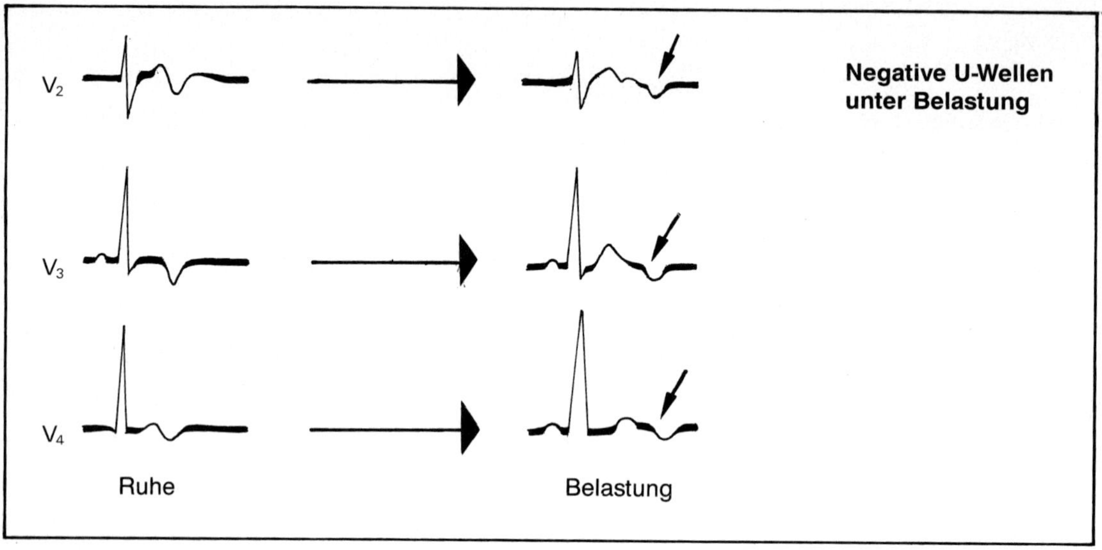

Negative U-Wellen in den präkordialen Ableitungen $V_{2\text{-}4}$ unter Belastung bei symptomatischen Patienten gelten als sichere Hinweise auf eine Vorderwandischämie

Merke:
In V_3 richtet sich die negative T-Welle in Ruhe unter Belastung auf; dafür zeigt sich eine deutliche, negative U-Welle, die auch in V_2 und V_4 nachweisbar ist. Diese Veränderung wird als spezifisches Zeichen für einen Spasmus oder eine Stenose des Ramus desdendens anterior der linken Kranzarterie gewertet.

Ischämische Erhöhung der R-Zacke unter Belastung

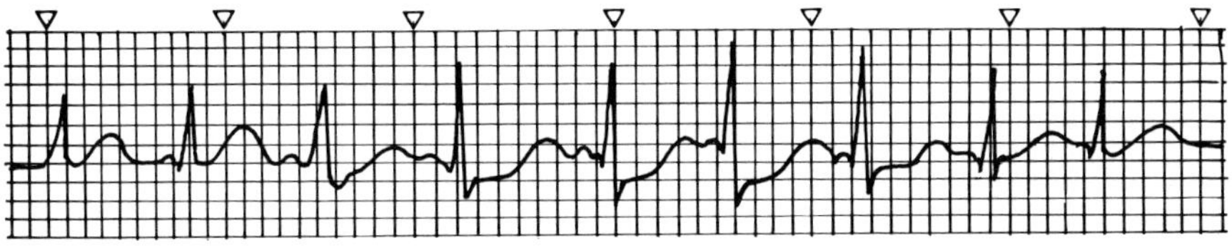

Treten unter Belastung im EKG Erhöhungen der R-Zackenamplituden auf, kann dies ebenfalls auf eine Ischämie hinweisen

Merke:
Diese Veränderungen sind besonders in der liegend durchgeführten Fahrradergometrie sichtbar. Sie werden auf eine ansteigende Volumenbelastung der Kammern zurückgeführt (Brody-Effekt). Die R-Zacken werden in der Erholungsphase wieder kleiner.

Merke:
Wird die R-Zackenerhöhung von stenokardischen Beschwerden des Patienten und/oder pathologischen ST-Streckensenkungen begleitet, ist sie für eine Ischämie hochspezifisch.

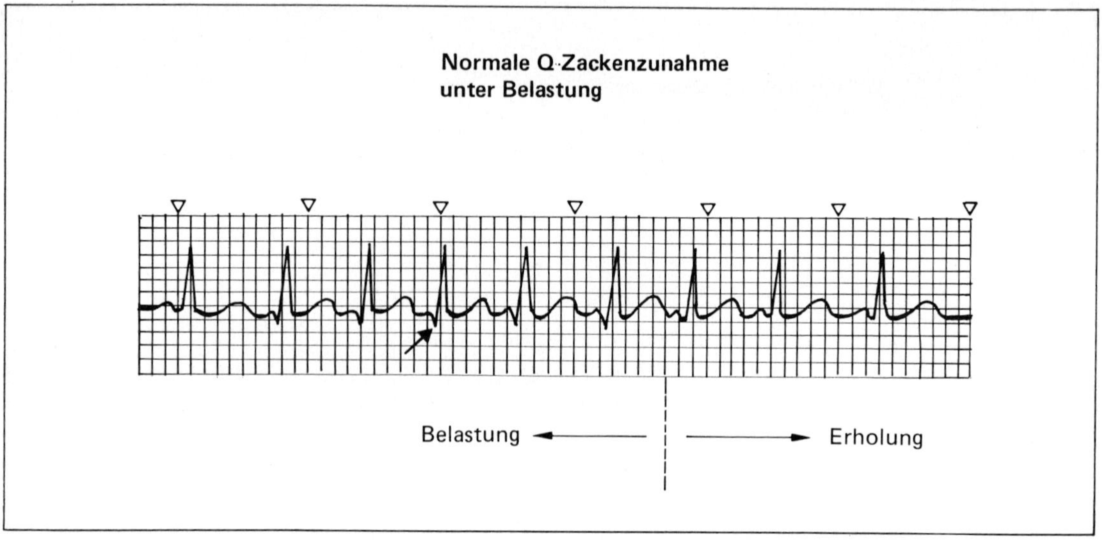

Normalerweise wird die Q-Zacke unter Belastung größer

Merke:
Tritt unter ergometrischer Belastung *keine* Zunahme der Q-Zacken-Amplitude auf, spricht dies für eine ischämiebedingte Kontraktilitätsstörung des septalen Myokards.

Kriterien der pathologischen Belastungsreaktion

Unter Belastung Auftreten von
- pathologischer ST-Senkung
- pathologischer ST-Hebung
- QRS-Verbreiterung
- R-Zackenerhöhung
- fehlender Q-Zackenzunahme
- Rechtsschenkelblock
- Linksschenkelblock oder Hemiblockierung
- AV-Blockierung
- Vorhofflattern/-flimmern
- polytope ventrikuläre Extrasystolen und/oder höhergradige Rhythmusstörungen nach der Lown-Klassifikation

Der Hinweis auf eine belastungsinduzierte Ischämie ist um so deutlicher, je mehr Kriterien zusammen oder je deutlicher die einzelnen Kriterien bei geringer Belastungsstufe auftreten. Jede pathologische Belastungsreaktion erzwingt den Abbruch der Untersuchung

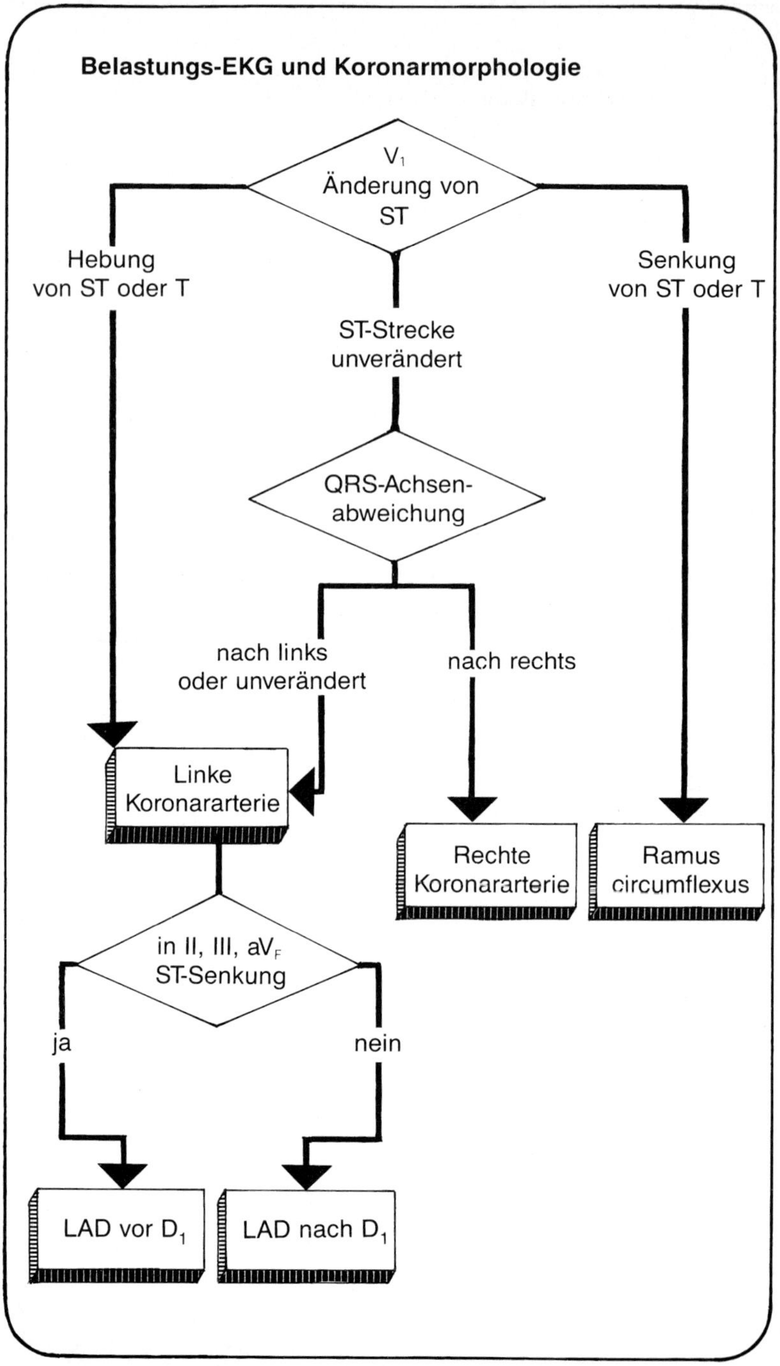

Pathologische Veränderungen der ST-Strecke, der T-Welle und des QRS-Vektors in verschiedenen Ableitungen weisen auf die Lokalisation einer Koronarstenose hin.

Absolute Kontraindikationen für die ergometrische Belastung:

- frischer Herzinfarkt oder Stenokardie in Ruhe
- frische Embolie
- Verdacht auf Myokarditis
- maligner Hypertonus
- Ruheherzinsuffizienz
- schwere (höhergradige) Herzrhythmusstörungen und AV-Blockierungen
- Aortenstenose höheren Grades
- bekanntes Herzwandaneurysma
- akuter Infekt
- akute Thrombophlebitis

Sollte der Verdacht auf das Vorliegen einer der oben genannten Diagnosen bestehen, darf keine Belastungsprüfung durchgeführt werden

Indikationen zum Abbruch des Belastungs-EKG:

- Auftreten von Angina pectoris
- ST-Senkungen von mehr als 0,25 mV horizontal oder deszendierend
- Rhythmusstörung nach Lown IIIa oder IV (polytope ES oder Salven)
- vorzeitig einfallende Extrasystolen
- AV-Blockierungen II. oder III. Grades
- Vorhofflimmern oder -flattern
- kompletter Schenkelblock
- Anstieg des Blutdrucks über 250 mm Hg systolisch und/oder 120 mm Hg diastolisch

Merke:
Um diese Kriterien rechtzeitig zu erkennen, muß während (und nach) der Belastung das EKG fortlaufend auf einem Monitor beobachtet werden

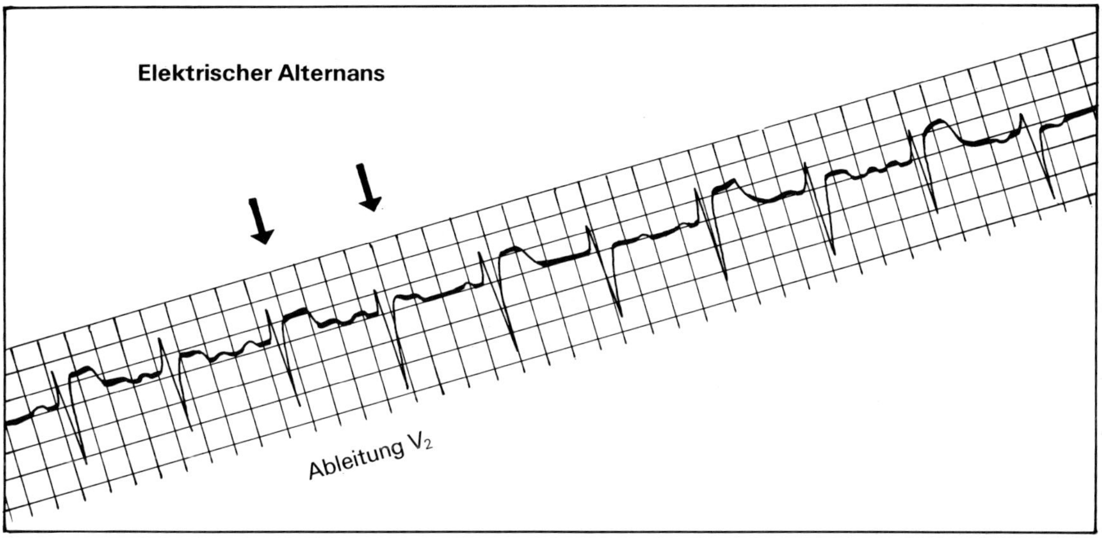

Die regelmäßige Änderung der Erregungsrückbildung bei gleichbleibender Grundfrequenz wird als *elektrischer Alternans* bezeichnet

Merke:
Als Ursache dieses Phänomens ist eine ungenügende Erholung des Herzmuskels in der Diastole zu sehen. Neben dem Alternans der ST-Strecke, wie in der Abbildung oben, kann es auch einen Alternans der QRS-Amplitude geben. Der Alternans ist ein Zeichen der Ermüdung des überbeanspruchten und geschädigten Herzens. Häufig tritt er bei Perikardergüssen auf. – Der Patient, von dem dieses EKG stammt, litt an einer kongestiven Kardiomyopathie.

Verschiedene Einflüsse auf das EKG:

- pulmonale Erkrankungen
- Elektrolytstörungen
- Herzerkrankungen
- vegetative Einflüsse
- Medikamente
- Vergiftungen

Bestimmte Einflüsse verändern das EKG in charakteristischer Weise

Merke:
Die in diesem Kapitel geschilderten Einflüsse zeigen sich auf charakteristische Weise im EKG. Die EKG-Zeichen können jedoch nur als Hinweis angesehen werden, daß pathologische Verhältnisse, wie Medikamentenabusus oder -intoxikation oder Elektrolytstörungen, pulmonale oder kardiale Erkrankungen, vorliegen, die durch weitere Diagnostik abgeklärt werden müssen. Selten ist die Ursache der EKG-Veränderung allein aus dem EKG erkennbar.

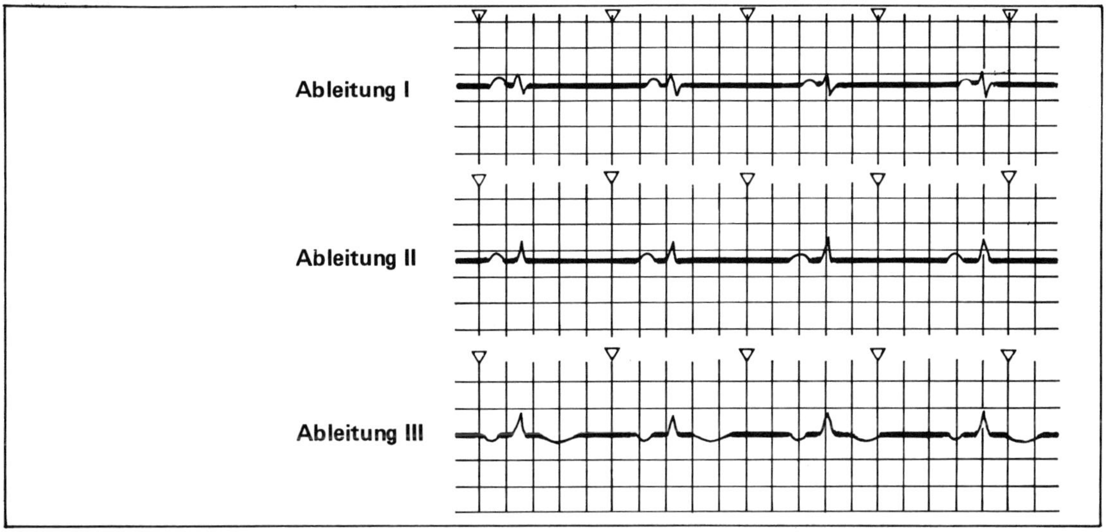

Beim *Lungenemphysem* besteht in allen Ableitungen eine Niederspannung. Oft findet sich eine Achsenrechtsabweichung

Beim ______________ sind die QRS-Komplexe in allen Ableitungen verkleinert. Durch eine zu niedrige Spannung sind die Zacken in ihrer Größe vermindert. — Lungenemphysem

Merke:
Man spricht von einer „Niederspannung", wenn die Summe der Zacken des QRS-Komplexes in den Ableitungen I, II und III weniger als 1,5 mV beträgt. In den Extremitätenableitungen übersteigt die QRS-Amplitude nicht 0,5-0,6 mV.

Beim Lungenemphysem muß der rechte Ventrikel gegen einen erhöhten Widerstand arbeiten. Dies kann zu einer _____abweichung der Herzachse führen. — Rechts

Die Rechtsabweichung ist im allgemeinen die Folge einer Rechtsherzhypertrophie. Eine Rechtsabweichung der Herzachse zeigt sich im EKG durch einen überwiegend negativen __________ in der Ableitung I. — QRS-Komplex

Merke:
Ein Sagittaltyp kann eine periphere Niedervoltage vortäuschen, weil sich der Hauptvektor nahezu nicht auf die Extremitätenableitungen projiziert (s. S. 265).

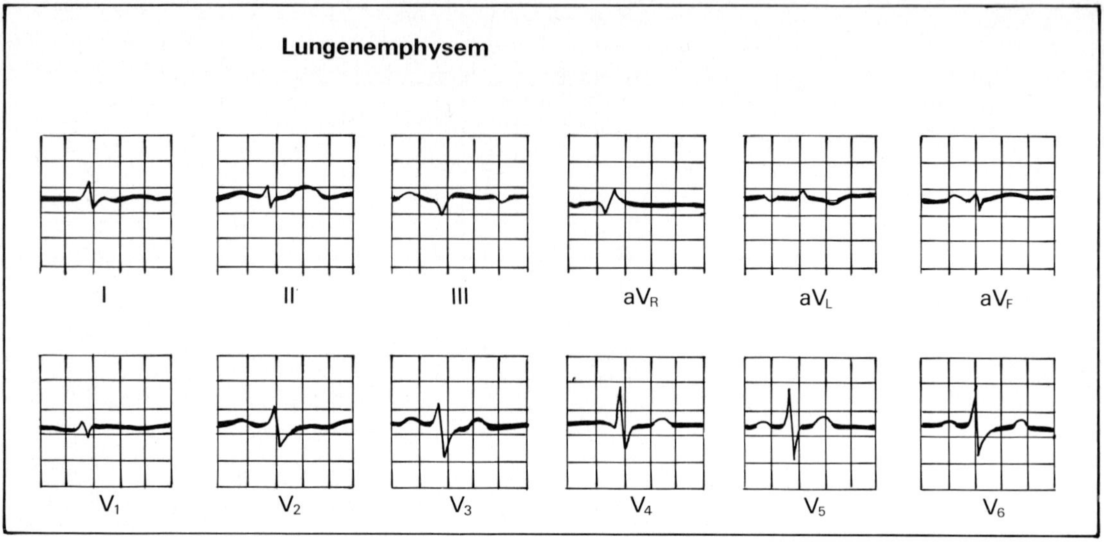

Beim Lungenemphysem zeigen die Kammerkomplexe eine Niederspannung

Merke:
Bei diesem Patienten liegt ein überdrehter Linkstyp vor; die QRS-Achse zeigt in Frontalebene auf –35°. Gleichzeitig besteht eine Achsendrehung im Uhrzeigersinn mit RS-Übergang in V_4 und S-Zacken bis V_6.

Merke:
Die Kammerkomplexe in den Brustwandableitungen dieses Beispiels sind größer gezeichnet, als sie es in Wirklichkeit sind; bei einer Niederspannung finden sich keine größeren QRS-Amplituden als 0,6 mV.

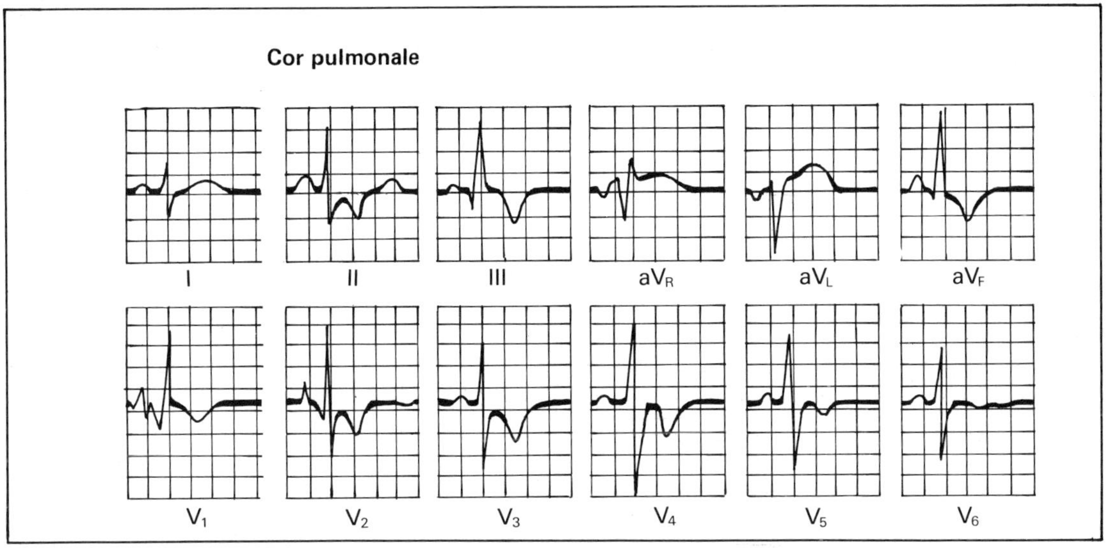

Dieser Patient weist im EKG eine Hypertrophie des rechten Vorhofs und der rechten Herzkammer auf

Der Lagetyp zeigt eine _____abweichung durch die Hypertrophie der rechten Kammer; der QRS-Vektor zeigt in Frontalebene nach ca. +110°. Rechts

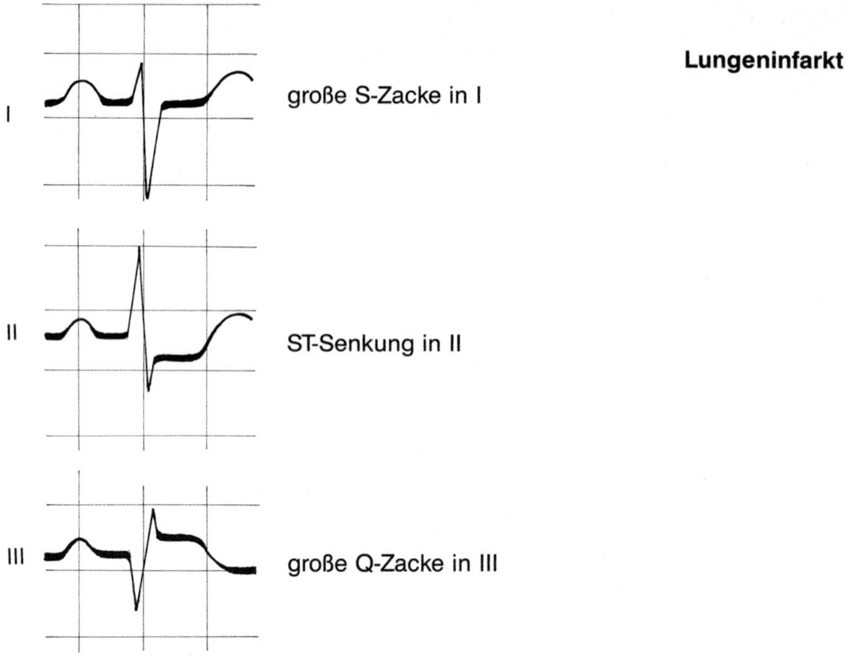

Beim *Lungeninfarkt* findet sich eine große S-Zacke in Ableitung I und eine Q-Zacke in Ableitung III. Häufig ist die ST-Strecke in Ableitung II gesenkt

Das sogenannte „S_I-Q_{III}-Syndrom" ist charakteristisch für das akute *Cor pulmonale,* das durch einen Lungeninfarkt hervorgerufen wurde. Man nennt es „S_I-Q_{III}-Syndrom", weil in Ableitung I eine große S-Zacke und in Ableitung III eine signifikante _-Zacke auftreten (vgl. S. 264). Q

Merke:
Auch beim akuten Cor pulmonale besteht die Neigung zur Rechtsabweichung der Herzachse (Ableitung I).

Häufig findet sich in Ableitung II eine ST-_______. Senkung

Lungeninfarkt

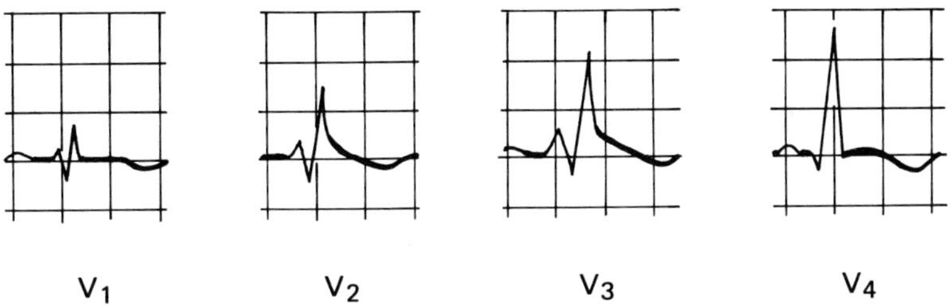

flüchtiger Rechtsschenkelblock

negative T-Welle in V_1 - V_4

Beim Lungeninfarkt besteht in V_1 (manchmal bis in V_4) eine negative T-Welle. Häufig tritt ein Rechtsschenkelblock auf

Die negative _-Welle in den Brustwandableitungen, besonders in V_1 bis zu V_4 ist ein wichtiger Hinweis auf einen Lungeninfarkt. — T

Der ____________ verursacht oft einen Rechtsschenkelblock, der aber mit Besserung des Krankheitsbildes wieder verschwindet. — Lungeninfarkt

Den Rechtsschenkelblock erkennt man an der Entstehung von R-R'-Komplexen in den _____präkordialen Ableitungen. — rechts

Merke:
Dieser Rechtsschenkelblock kann unvollständig sein (inkompletter Rechtsschenkelblock), d.h. er zeigt zwar eine R'-Zacke im QRS-Komplex, hat aber eine normale Breite.

Kalium

Hyperkaliämie

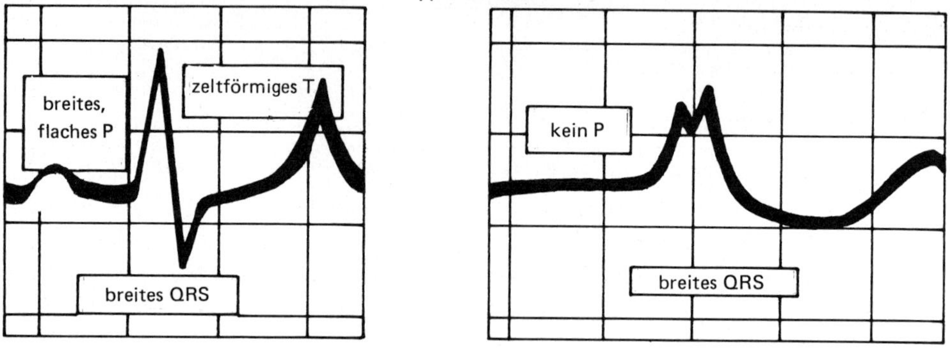

leicht extrem

Bei Anstieg des Serumkaliums (Hyperkaliämie) flacht die P-Welle ab, der QRS-Komplex wird breiter, und die T-Welle wird symmetrisch spitz (zeltförmiges T)

Wenn das Serumkalium ansteigt, wird die T-Welle _____. spitzer

Die P-Welle wird immer mehr abgeflacht; in Fällen extremer ___________ ist sie nicht mehr zu erkennen. Hyperkaliämie

Bei Hyperkaliämie dauert die Depolarisation der Ventrikel länger, so daß sich der QRS-Komplex ________ (schenkelblockartiges Bild). verbreitert

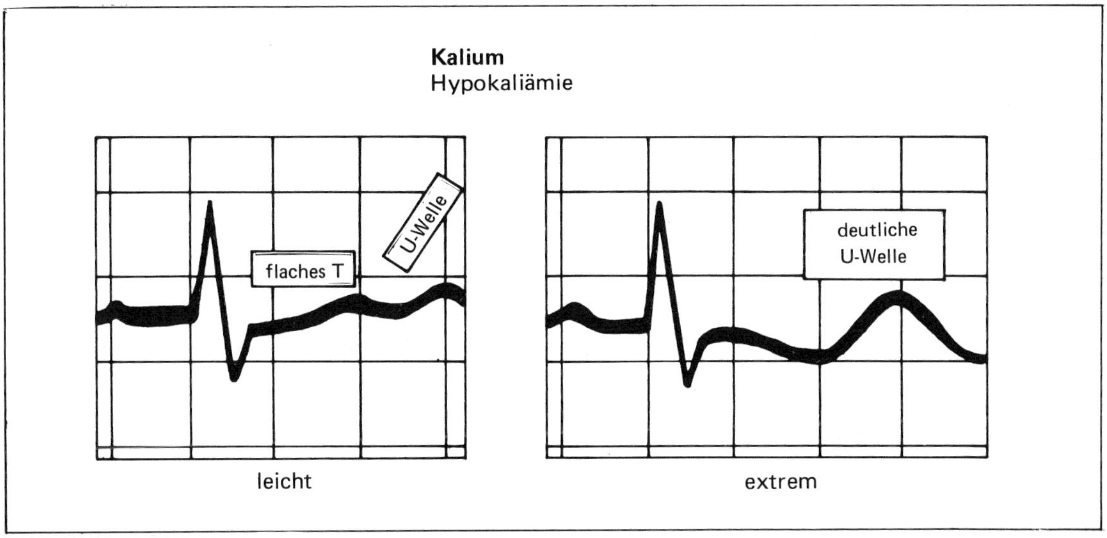

Fällt das Serumkalium unter die Normalwerte ab (Hypokaliämie), dann kommt es zur Abflachung der T-Welle (bis zur T-Negativität) und zur Entstehung einer zusätzlichen U-Welle

Mit zunehmendem Abfall des Serum______ wird die T-Welle flacher und schließlich negativ. kaliums

Merke:
Fällt das Serumkalium ab, dann flacht sich auch die T-Welle ab; steigt das Kalium im Blut an, dann wird die T-Welle spitzer und bekommt die Form eines Zeltes.

Bei Hypokaliämie tritt eine _-Welle auf. Diese zusätzliche Welle wird immer ausgeprägter, je mehr der Kaliumspiegel abfällt. U

Synopsis der Kaliumhaushaltsstörungen

↑ > 6,5 mmol/l	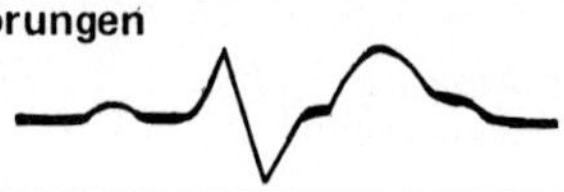	QRS breit, S plump, T hoch und breit Rhythmusstörungen
Serumkalium 5–6,5 mmol/l	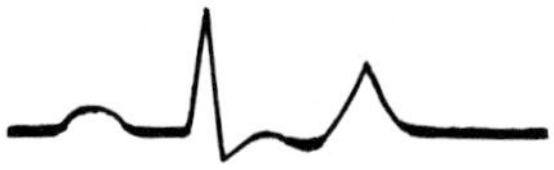	leichte ST-Senkung T schmal u. hochpositiv
normal 3,5–5 mmol/l	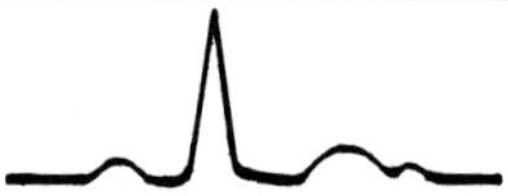	normaler Kurven- verlauf
↓ 2,5–3,5 mmol/l	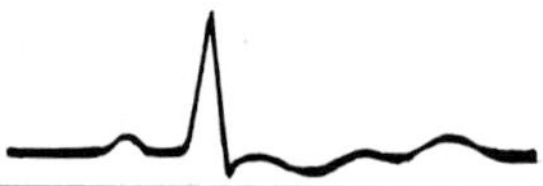	ST-Senkung angedeutet T biphasisch U deutlich positiv TU-Verschmelzung
< 2,5 mmol/l	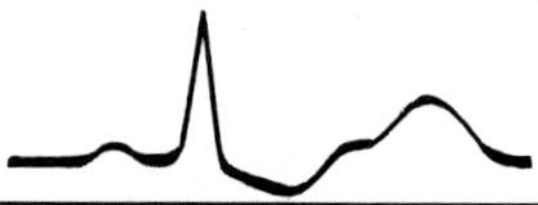	deutliche ST-Senkung T biphasisch U deutlich positiv TU-Verschmelzung

Hier sind schematisch die Änderungen des Kurvenbildes im EKG bei Hyperkaliämie (Serumkalium größer als 5 mmol/l) und bei Hypokaliämie (Serumkalium kleiner als 3,5 mmol/l) dargestellt

Kalzium

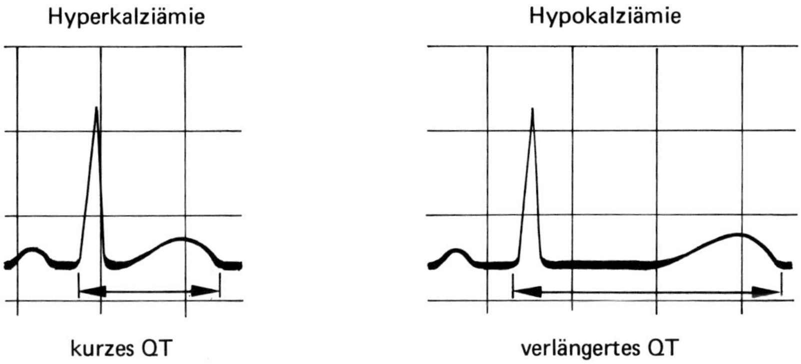

Bei Hyperkalziämie wird die QT-Zeit verkürzt, bei Hypokalziämie verlängert sie sich

Bei der *Hypokalziämie* ist die ST-Strecke verlängert, dadurch wird eine QT-________ gemessen. — Verlängerung

Bei einer *Hyperkalziämie* wird die Dauer der Repolarisation verkürzt: Die T-Welle entspringt dem absteigenden Schenkel des QRS-Komplex ohne dazwischenliegende ST-Strecke; dadurch wird das ___-Intervall verkürzt. — QT

Merke:
Die QT-Zeit wird vom Beginn der Q-Zacke bis zum Ende der T-Welle gemessen.

Erworbene Veränderungen der QT-Zeit

Verkürzung:
- Hyperkaliämie
- Hyperkalziämie
- Digitalsmedikation
- Parasympathikotonie

Verlängerung:
- Hypokaliämie
- Hypokalziämie
- Myokarditis
- Hypothyreose
- Antiarrhythmika vom Typ des Chinidin
- Zerebrale Erkrankungen wie Apoplex, Tumor oder Trauma

Merke:
Beim angeborenen QT-Syndrom (s. S. 139) ist die QT-Dauer ebenfalls verlängert. Hierbei drohen schwere Rhythmusstörungen

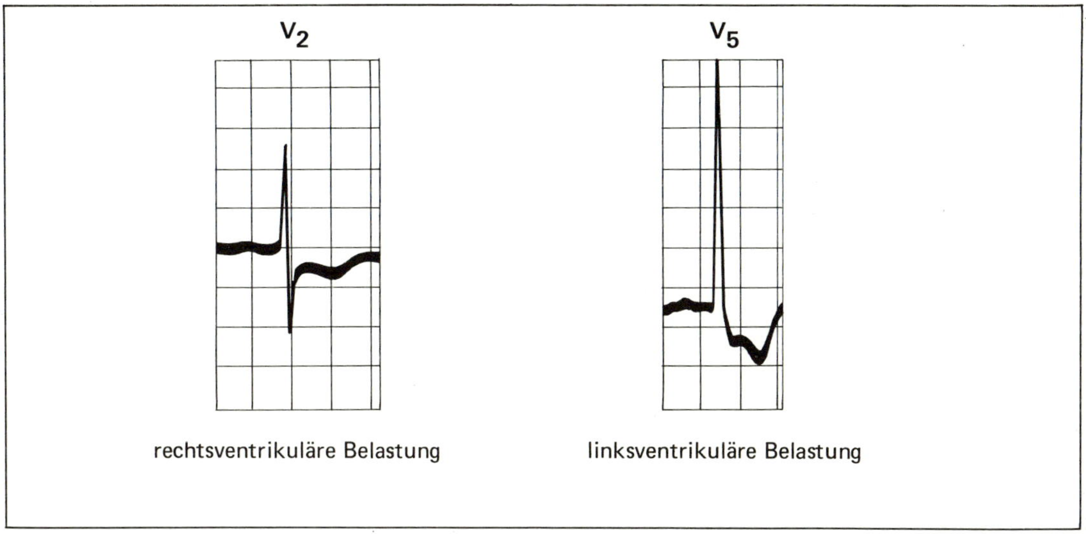

Bei einer Überlastung der Herzkammern kommt es zu einer Senkung der ST-Strecke

Die Überlastung der Ventrikel zeigt sich in einer verschieden stark ausgeprägten Senkung der __-Strecke. ST

Merke:
Logischerweise geht eine Überlastung der Ventrikel mit einer Hypertrophie der Muskulatur einher, da der Ventrikel gegen einen erhöhten Widerstand arbeiten muß (z.B. gegen eine verengte Herzklappe oder gegen den erhöhten Gefäßwiderstand). Um die Herzleistung gleich zu halten, kompensiert der Ventrikel durch Hypertrophie.

Bei ventrikulärer ________ kommt es zur Senkung der ST-Strecke. Diese ST-Senkung hat horizontalen oder deszendierenden (absteigenden) Verlauf. Belastung

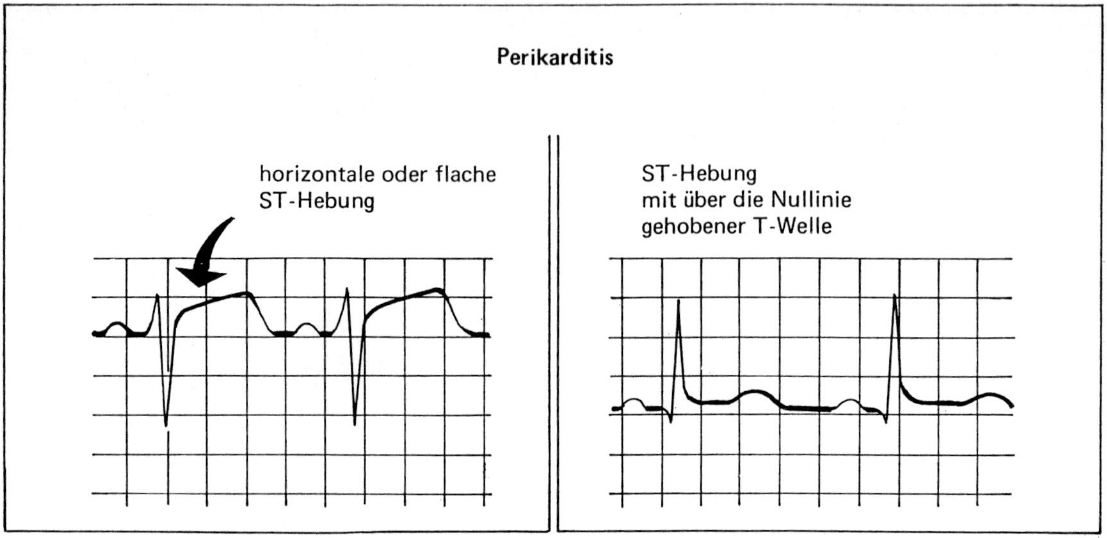

Bei der *Perikarditis* wird die ST-Strecke horizontal oder konkav angehoben, wobei auch die T-Welle über der Nullinie liegen kann (positives T)

Bei der Perikarditis besteht eine ST-_______. Die ST-Strecke verläuft dabei entweder horizontal oder konkav nach unten durchgebogen. Hebung

Bei der Perikarditis kann die _-Welle über der Nullinie liegen. Die isoelektrische Linie verläuft dann abfallend bis zur P-Zacke des nächsten Zyklus. T

Merke:
Im EKG links oben ist der QRS-Komplex überwiegend negativ (wie in den rechtspräkordialen Ableitungen). Das EKG rechts zeigt einen positiven QRS-Komplex (wie in den Ableitungen I oder II).

Merke:
Differentialdiagnostisch muß neben der ST-Hebung durch eine Außenschichtschädigung auch an die harmlose *frühe Septumrepolarisation* gedacht werden. Bei diesem EKG muß immer ein Infarkt ausgeschlossen werden.

Perikarditis:

- oft flache P-Welle
- konkave ST-Hebung (meist Abgang der ST-Strecke von der S-Zacke)
- meist abgrenzbare T-Welle
- ST-Senkung in aV_R
- unauffällige QRS-Komplexe (außer Niedervoltage bei Perikarderguß oder Panzerherz)
- harmlose „frühe Septumrepolarisation" ausschließen (Zufallsbefund im EKG ohne Klinik)

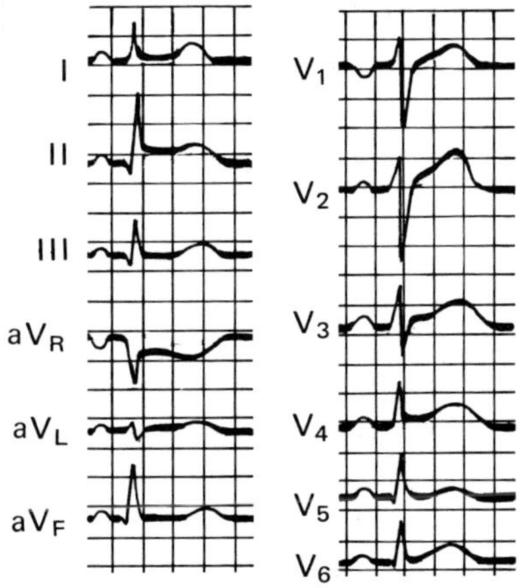

Bei der Perikarditis finden sich im EKG die Zeichen der *Außenschichtschädigung* (Hebung der ST-Strecke) durch eine Vorzeitigkeit der Septumrepolarisation gegenüber den epimyokardialen Herzmuskelschichten

Merke:
Wird eine konkave, geringgradige ST-Hebung zufälligerweise im EKG gefunden, so handelt es sich meist um junge Patienten mit einer frühen Septumrepolarisation. Dem EKG-Befund allein darf keine klinische Bewertung zugeordnet werden. Klagt ein Patient jedoch über atemabhängige präkordiale Schmerzen oder findet sich bei der klinischen Untersuchung ein systolisches und/oder diastolisches Geräusch, so muß beim EKG-Befund der Außenschichtschädigung der Verdacht auf eine Perikarditis geäußert werden.

Merke:
Zum Ausschluß eines (auch kleinen) Perikardergusses sollte ein Echokardiogramm durchgeführt werden.

Merke:
Nach Herzoperationen findet sich im EKG häufig das Bild einer Perikarditis, allerdings im Zusammenhang mit dem sogenannten *Postkardiotomiesyndrom,* auch als *Dressler-Syndrom* bezeichnet. Dies ist durch tiefe, spitz-negative T-Wellen mit oder ohne ST-Hebung gekennzeichnet und auf ein autoimmunologisches Geschehen zurückzuführen.

Myokarditis:
- keine eigentlichen typischen EKG-Zeichen (Klinik!)
- häufig ST-Senkung
- T-Abflachung bis spitz-negatives T
- häufig PQ-Verlängerung, Rhythmusstörungen und Schenkelblöcke
- immer Elektrolytstoffwechselstörung (Kalium) ausschließen
- immer funktionelle Störungen ausschließen

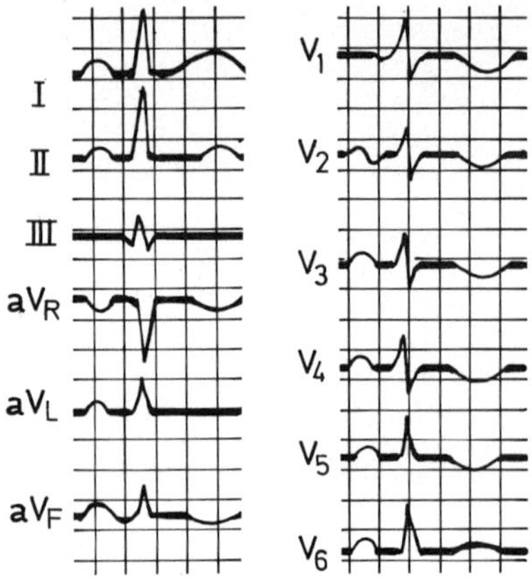

Eine Myokarditis kann unterschiedliche Ursachen haben. Die EKG-Veränderungen sind nicht spezifisch für die Erkrankung, aber es sind fast immer jüngere Patienten betroffen

An eine Myokarditis sollte gedacht werden, wenn ein Patient über Herzstolpern klagt und das EKG eine _-Abflachung oder spitz-negative T-Wellen zeigt. T

Häufig findet man bei diesen Patienten in einem über einen längeren Zeitraum geschriebenen EKG supraventrikuläre oder ventrikuläre ___________. Extrasystolen

Merke:
Da meist jüngere Patienten betroffen sind, müssen zuerst „vegetative", funktionelle EKG-Veränderungen durch Einfluß des sympathischen und parasympathischen Nervensystems ausgeschlossen werden. Häufig richten sich negative T-Wellen nach Gabe von 50 mmol Kalium per os wieder auf, wenn man eine Stunde nach Einnahme ein weiteres EKG aufzeichnet.

Merke:
Neben Virusinfekten sollte immer eine Fokaltoxikose durch z. B. eine Tonsillarangina oder einen dentalen Fokus ausgeschlossen werden.

Hypertrophische Kardiomyopathie (= IHSS oder ASH):

- linksventrikuläre Hypertrophie
- QS-Komplexe in V_1-V_2
- häufig signifikante Q-Zacken in I, II und aV_L, sowie linkspräkordial

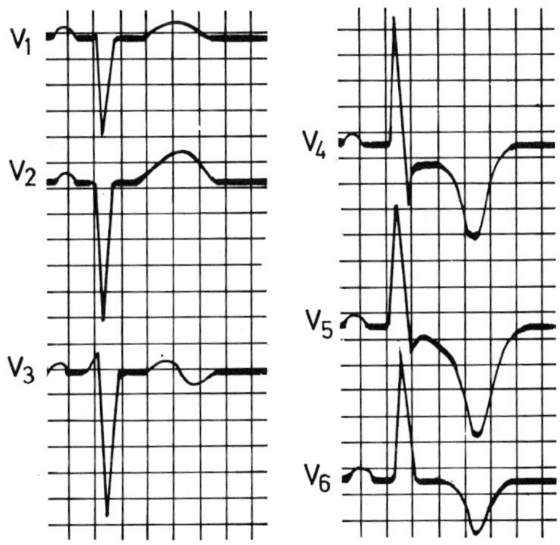

Das EKG-Bild der hypertrophischen Kardiomyopathie (Synonyma: idiopathische hypertrophe subaortale Stenose, IHSS, asymmetrische Septumhypertrophie, ASH) mit Stenosierung der Ausflußbahn des linken Ventrikels erinnert an einen Vorderwandinfarkt oder an eine schwere Linksherzhypertrophie.

Bei einer hochgradigen Verdickung des Kammerseptums finden sich die Zeichen einer Links_______________ mit schweren Störungen der Erregungsrückbildung. herzhypertrophie

In den Ableitungen V_1 und/oder V_2 treten häufig ___-Komplexe auf QS

Merke:
Die Sicherung dieser Diagnose erfolgt durch die Echokardiographie, bei der durch Ultraschalluntersuchung des Herzens das verdickte Kammerseptum nachgewiesen und vermessen werden kann. Im EKG sind die Veränderungen je nach Ausmaß der Hypertrophie sehr unterschiedlich, aber immer pathologisch.

Sympathikotonie

- spitze, hohe P-Welle in II, III und aV_F (ähnlich P-dextroatriale; s. S. 274
- Sinustachykardie
- bei Tachykardie häufig PQ-Zeit verkürzt
- aszendierende ST-Senkung
- T-Wellen: in Erregungsform spitz-hoch, in Ermüdungsform abgeflacht (häufig der Fall)

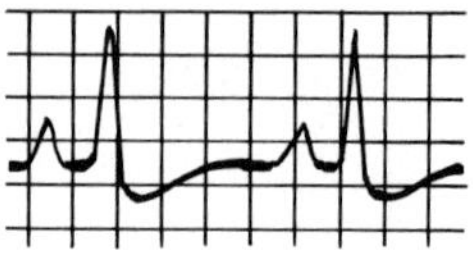

Bei einer sympathikotonen Kreislaufregulationsstörung (z. B. hyperkinetisches Herzsyndrom) treten bestimmte EKG-Veränderungen auf, die auf den Einfluß des N. sympathicus und die durch ihn verursachte Tachykardie zurückzuführen sind

Bei starkem Sympathikuseinfluß ist das dominierende EKG-Merkmal eine ____tachykardie. — Sinus

Die P-Welle erinnert häufig an ein P-________. — dextroatriale

Merke:
Die Ursache der unterschiedlichen Form der T-Welle ist nicht geklärt. Vermutlich liegt eine Repolarisationsstörung der endomyokardialen Herzmuskelschichten durch Katecholamineinfluß vor.

Merke:
Bei Verdacht auf Sympathikotonie im EKG sollte man ein Kontroll-EKG nach Gabe von Betarezeptorenblockern registrieren.

Sympathikotonie

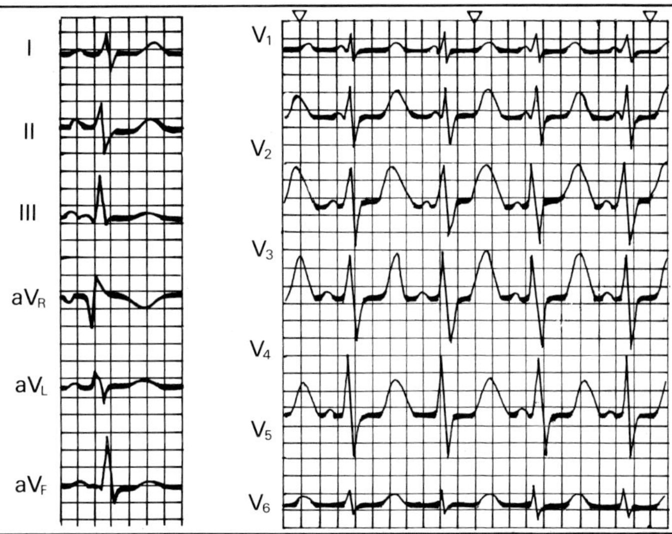

Dieser Patient weist eine ausgeprägte Sympathikotonie auf

Es findet sich eine deutliche Sinus__________. tachykardie

Auffallend sind die überhöhten _-Wellen in den Brustwandableitungen. T

Parasympathikotonie

- flache, breite P-Welle in II, III und aV_F (ähnlich P-sinistroatriale; s. S. 276
- Sinusbradykardie
- häufig AV-Block I. Grades
- ST-Hebung mit frühem Abgang der T-Welle
- sehr hohe, spitze T-Welle
- relative Verkürzung der QT-Dauer

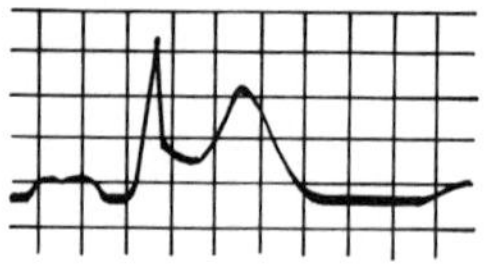

Bei dominierendem Einfluß des N. parasympathicus, der bei Herzphysiologen auch als N. depressor bekannt ist, finden sich im EKG die genannten Veränderungen

Durch den Einfluß des N. parasympathicus kommt es zu einer Sinus__________, die häufig einen Ersatzrhythmus durch den AV-Knoten zur Folge hat. bradykardie

Die Verbindung einer Sinusbradykardie, einer hohen, spitzen _-Welle und einer relativen QT-Verkürzung weist auf einen überwiegenden Parasympathikotonus hin. T

Merke:
Dieses EKG ist typisch für Hochleistungssportler. Man findet es aber auch bei Patienten mit einem Ulcus duodeni.

Merke:
Um eine andere Herzerkrankung auszuschließen, kann ein Atropinversuch durchgeführt werden, nach dem alle Zeichen des Parasympathikuseinflusses verschwinden.

Parasympathikotonie

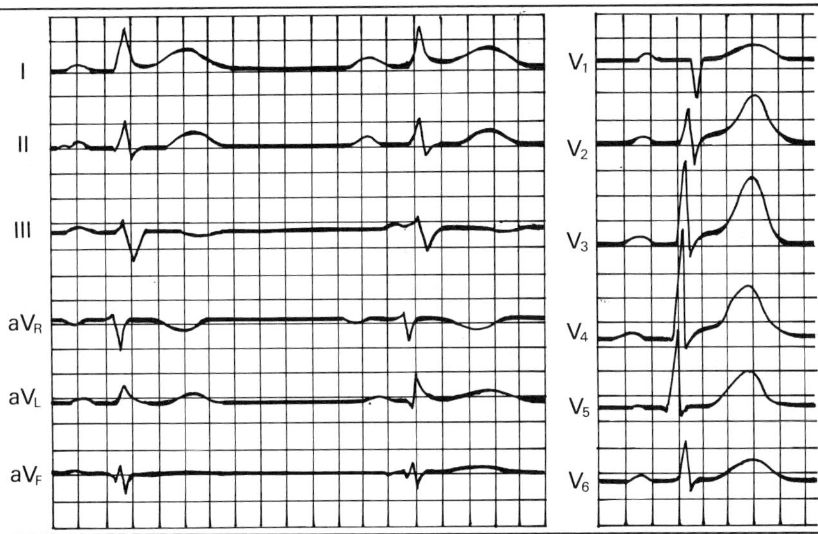

Hier ist das EKG eines sehr gut trainierten Sportlers gezeigt; man spricht von Trainingsvagotonie (= Parasympathikotonie)

Beim Vagotonie-EKG besteht eine Sinus________. Die Herzfrequenz im vorliegenden EKG beträgt 53 Schläge/min. — bradykardie

Die P-Wellen sind niedrig, und das ___-Intervall ist verlängert. — AV

Die ___-Strecke ist aszendierend gehoben, wobei die T-Wellen stark überhöht sind. — ST

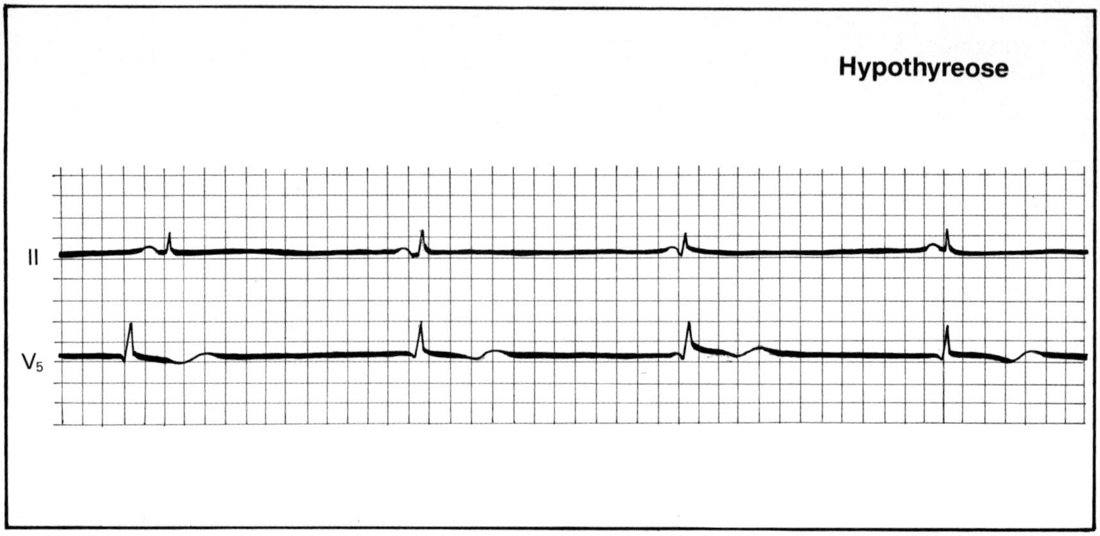

Bei ausgeprägter Schilddrüsenunterfunktion fallen im EKG eine Sinusbradykardie und eine periphere Niedervoltage auf

Charakteristisch für die manifeste Hypothyreose ist eine Sinus_________. — bradykardie

In den Extremitätenableitungen tritt eine _____ spannung auf. — Nieder

Merke:
Die periphere Niedervoltage wird durch einen erhöhten Hautwiderstand, ein peripheres Ödem, und ein möglicherweise bestehendes myokardiales Myxödem und einen Perikarderguß verursacht.

Merke:
Neben einer Sinusbradykardie können auch AV-junktionale oder ventrikuläre Ersatzrhythmen auftreten. Die PQ-Dauer ist bis zur AV-Blockbildung verlängert. Bei leichten Formen der Hypothyreose zeigt sich meist nur eine T-Abflachung. Alle Veränderungen sind nach effektiver Hormonsubstitution reversibel.

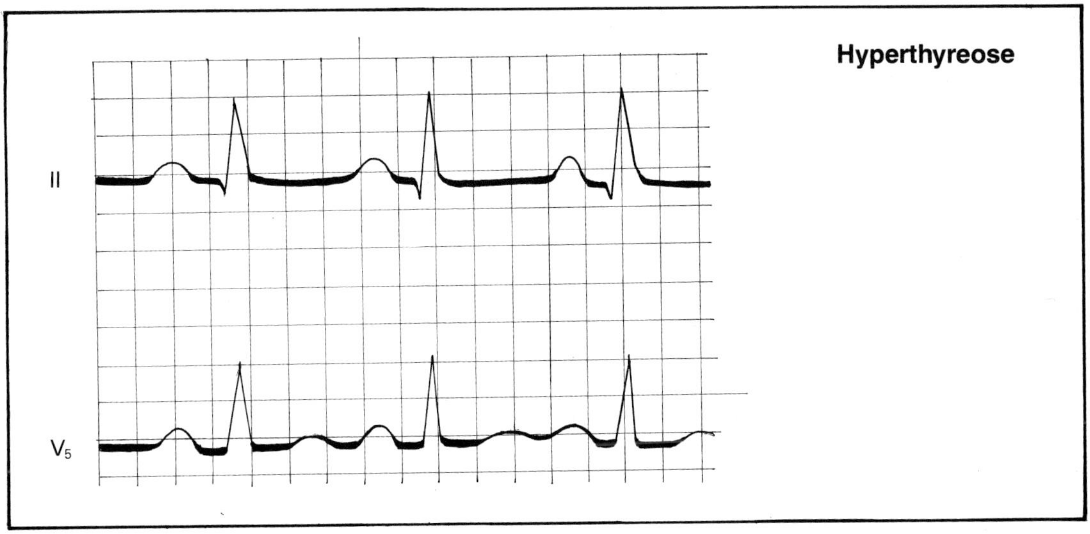

Bei Schilddrüsenüberfunktion zeigt sich im EKG eine Sinustachykardie oder das unregelmäßige Muster supraventrikulärer Extrasystolen; oft kommt es zum Vorhofflimmern. Die T-Wellen sind linkspräkordial abgeflacht

Die Hyperthyreose manifestiert sich im EKG in einem __________ Rhythmus, der meist durch den Sinusknoten induziert wird; es kann auch zum ____________ kommen.

tachykarden

Vorhofflimmern

Die T-Wellen sind in Ableitung II und linkspräkordial ________ .

abgeflacht

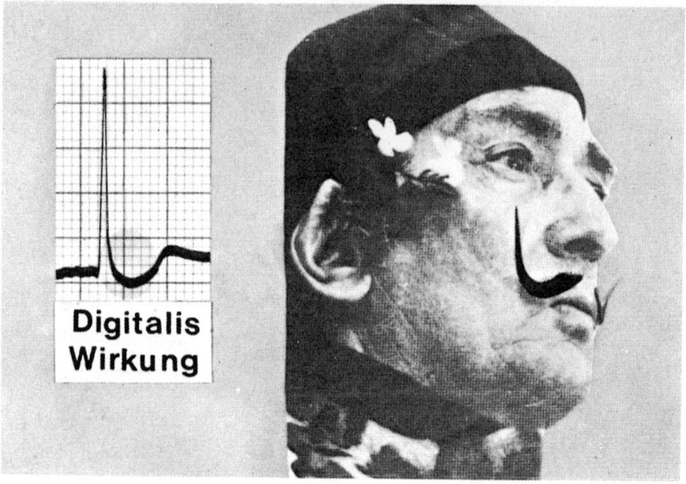

Digitalis verursacht eine muldenförmige ST-Senkung, die dem Bogen von Salvador Dalis Schnurrbart ähnlich sieht. S. Dali verstarb 1989 im Alter von 84 Jahren. Nicht nur sein Bart wird in Erinnerung bleiben

Unter der Gabe von Digitalis wird die __-Strecke gleichmäßig abgerundet nach unten gesenkt. ST

Merke:
Diese klassische Veränderung ist am besten in einer Ableitung ohne S-Zacken zu erkennen. Der untere Teil der R-Zacke wird dicker, wenn er sich der Nullinie nähert. Der Scheitelpunkt der muldenförmigen ST-Strecke ist unter die Nullinie gesenkt. Diese Veränderung zeigt sich bei fast allen digitalisierten Patienten.

Digitalisüberdosierung:

- sinuatrialer Block
- paroxysmale Vorhoftachykardie mit Block
- AV-Block
- Tachykardie mit AV-Dissoziation

Durch Überdosierung von Digitalis kann es zu AV-Blockierungen verschiedener Grade und zum sinuatrialen Block kommen

Bei der Überdosierung von Digitalis wird die Überleitungsgeschwindigkeit des Vorhofimpulses zum AV-______ verlangsamt. Knoten

Durch die ____________ von Digitalis kommt es zu verschiedengradigen AV-Blockierungen oder zu einer Tachykardie mit AV-Block. Überdosierung

Merke:
Die Digitalisempfindlichkeit des Herzens nimmt mit sinkendem Serumkaliumspiegel zu.

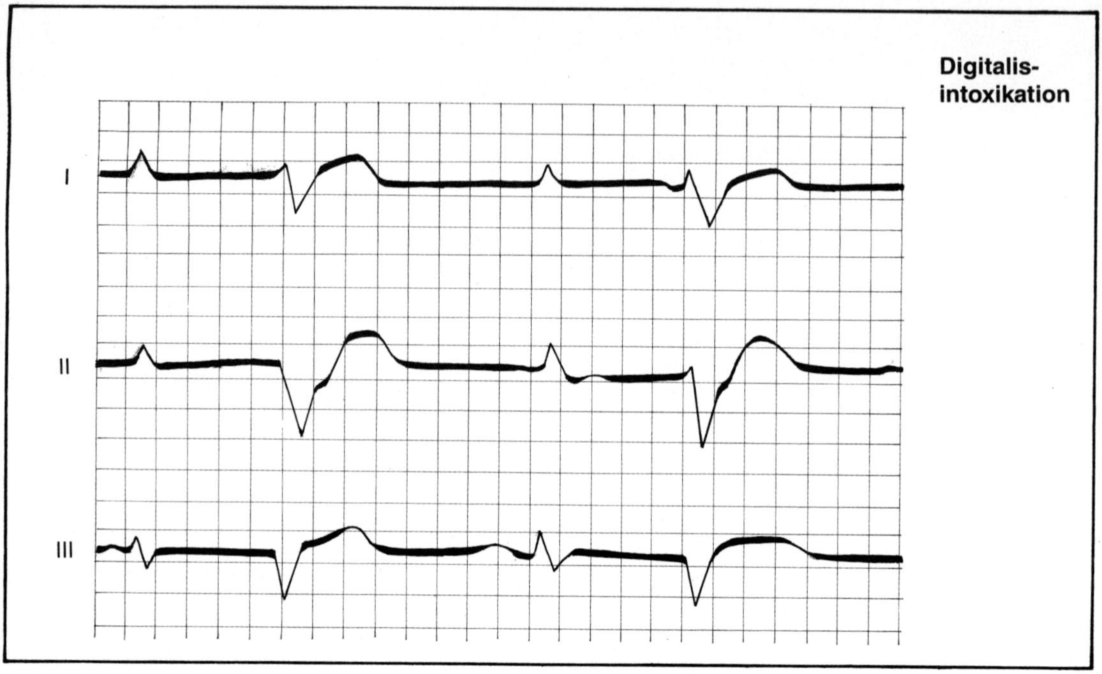

Bei einer Digitalisintoxikation treten ventrikuläre Extrasystolen auf. Im Beispiel des Patienten liegt ein ventrikulärer Bigeminus mit Vorhofflimmern vor

Digitalisintoxikation:

- ventrikuläre Extrasystolen
- Bigeminus, Trigeminus etc.
- ventrikuläre Tachykardie
- Kammerflimmern
- Vorhofflimmern
- totaler AV-Block

Durch Digitalis in toxischen Dosen werden ektopische Schrittmacher stimuliert; dadurch entstehen verschiedene Herzrhythmusstörungen

Digitalis in ________ Dosen erhöht die Erregbarkeit des Myokards und kann dadurch ektopische Schrittmacher hervorrufen. toxischen

Von ektopischen Schrittmacher______ der Ventrikel können lebensbedrohende Arrhythmien ausgehen. Die Reizfrequenz der ektopischen Herde führt zur Kammertachykardie und zum Kammerflimmern. herden

Merke:
In der Medizin sind die Digitalispräparate zur Behandlung der Herzinsuffizienz seit dem 18. Jahrhundert bekannt. Besonders bei Digitalis muß man die Dosierung sehr sorgfältig vornehmen, da eine Intoxikation tödliche Arrhythmien hervorrufen kann. Die individuelle Digitalisempfindlichkeit ist auf eine wechselnde Rezeptorendichte und -sensibilität zurückzuführen.

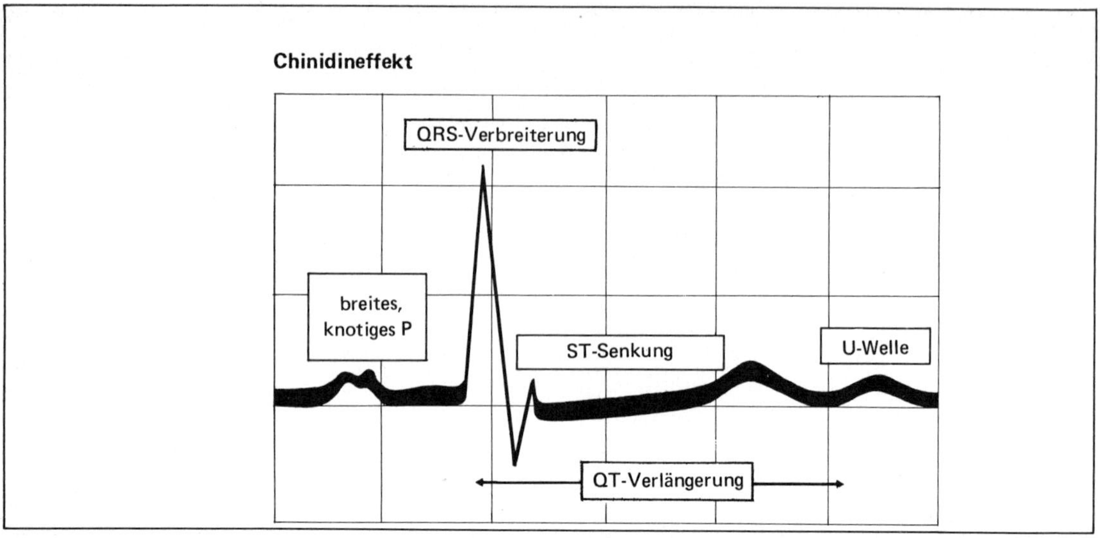

Durch Chinidin kommt es zur Knotung einer verbreiterten P-Welle und zur Verbreiterung des QRS-Komplexes. Oft findet man im EKG noch eine ST-Senkung, eine verlängerte QT-Zeit und eine U-Welle

Merke:
Durch Chinidin wird die Leitungsgeschwindigkeit der Erregung im Myokard verlangsamt. Die Veränderungen des EKG durch Chinidin sind größtenteils auf eine verlangsamte Depolarisations- und Repolarisationsgeschwindigkeit zurückzuführen.

Chinidin verursacht im EKG eine breite, geknotete _-Welle und eine Verbreiterung des QRS-Komplexes. Es kann auch zu einem AV-Block I. Grades führen. P

Chinidin verlängert die ___-Zeit und senkt die ST-Strecke; zusätzlich können U-Wellen auftreten. QT

„Berg- und-Tal-Bahn"

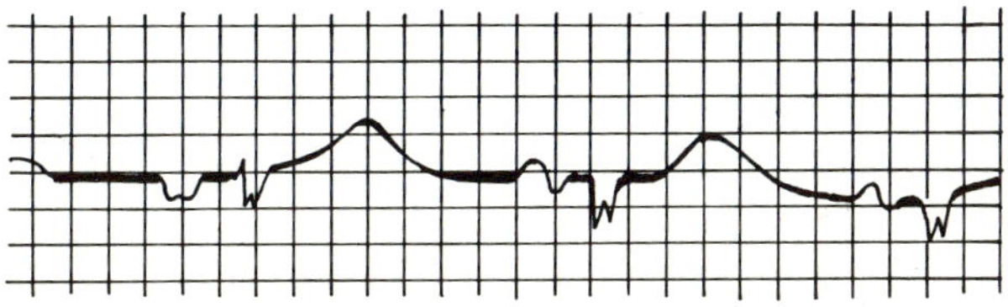

Chinidinintoxikation

Bei einer Intoxikation durch Chinidinüberdosierung erinnert das EKG an eine Berg-und-Tal-Bahn, aber diese kurvenreiche Linie ist nur die Steigerung all der auf der vorigen Seite genannten Effekte

Die ____-Komplexe im obigen EKG sind durch Chinidin verbreitert. QRS

Obwohl in dieser Ableitung biphasische P-Wellen zu sehen sind, erscheinen die P-Wellen in I und II ______. geknotet

Merke:
Es gibt ein ähnliches Bild im EKG, das bei der Koronarinsuffizienz eine deszendierende ST-Senkung mit ausgeprägter präterminaler T-Negativität beschreibt.

Merke:
Eine Zusammenfassung über die verschiedenen Einflüsse auf das EKG finden Sie auf den Notizbuchseiten, die ab S. 438 beginnen.

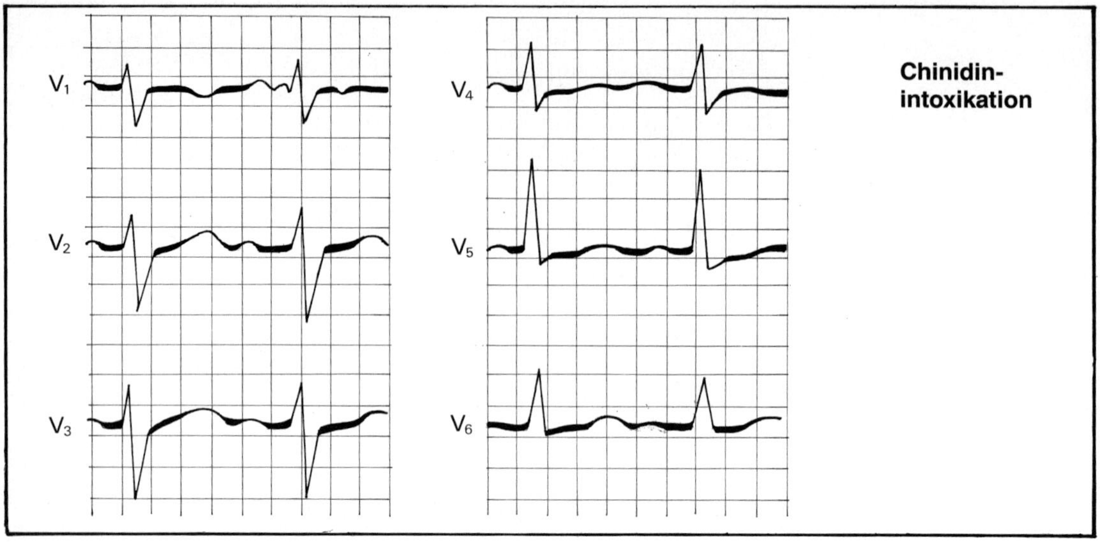

EKG-Bild einer Chindinintoxikation mit Sinusfrequenz von 100/min, breiten Kammerkomplexen (bes. $V_{1\text{-}4}$); diskrete Zeichen einer TU-Verschmelzungswelle und verlängerter QT-Zeit (0,4 s)

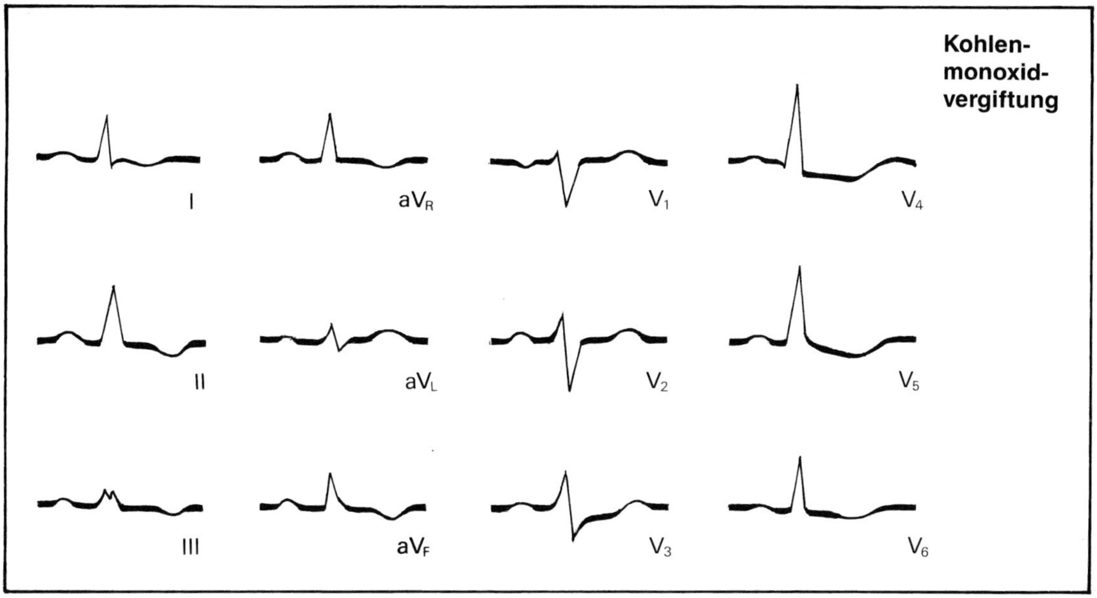

Eine Vergiftung durch Kohlenmonoxid (CO) führt zu einer Störung des Sauerstofftransports und schädigt direkt die Myokardzellen. In den EKG-Kurven fallen tiefe, deszendierende ST-Senkungen mit präterminal negativem T auf

Merke:
Charakteristisch für die CO-Intoxikation sind unspezifische Kammerendteilveränderungen im Sinn einer Innenschichtschädigung. Spitze T-Wellen, sog. „Erstickungs-T", werden seltener und nur bei vorbestehender koronarer Herzkrankheit beobachtet; dann kann eine CO-Intoxikation zum Infarkt führen.

Elektrolyte und Intoxikationen

Hypokaliämie
- horizontale bis flach deszendierende ST-Senkung
- flaches, isoelektrisches bis negatives T
- positive U-Welle (> 0,1 mV) oder TU-Verschmelzungswelle
- ventrikuläre Rhythmusstörungen möglich

Hyperkaliämie
- hohes, zeltförmig spitzes T (bes. V_{2-5})
- QRS-Verbreiterung (mit steigendem Kalium Verbreiterung der S-Zacke)
- Verlängerung der PQ-Zeit bis AV-Block
- Abflachen bis Verschwinden der P-Welle
- Extrasystolen
- bei extremen Kaliumspiegeln (> 8 mmol/l) drohende Asystolie

Hypokalziämie
- QT-Verlängerung (durch ST-Verlängerung)

Hyperkalziämie
- QT-Verkürzung (durch ST-Verkürzung)
- Abgang der T-Welle direkt aus dem absteigenden Schenkel des QRS-Komplexes

Lithium
- wie bei Hypokaliämie
- häufig ventrikuläre Rhythmusstörungen

Sympathikuseinfluß
- hohe, spitze P-Wellen in II, III und aVF
- Sinustachykardie mit verkürzter PQ-Zeit
- nichtpathologische, aszendierende ST-Senkung
- initial hohe T-Wellen, die später abflachen (Ermüdungsreaktion)

Parasympathikuseinfluß
- flache, breite P-Wellen in II, III und aV_F
- Sinusbradykardie
- häufig PQ-Verlängerung bis zum AV-Block I.°
- ST-Hebungmit frühem, hohem Abgang der T-Welle
- hohes, spitzes T
- relative Verkürzung der QT-Dauer

Digitalis
* Überdosierung
  - SA-Blockbildungen
  - paroxysmale atriale Tachykardie mit Blockbildungen
  - AV-Blockbildungen
  - AV-junktionale Tachykardie mit Dissoziation
  - muldenförmige ST-Senkung („Dalis Bart")
* Intoxikation
  - AV-Blockbildung bis III.°
  - ventrikuläre Rhythmusstörungen bis Kammerflimmern
  - Vorhofflimmern
  - AV-junktionale Tachykardie

Chinidin
- breite, knotige P-Welle
- Verlängerung der PQ-Zeit bis AV-Block I.°
- Verbreiterung des QRS-Komplexes
- Senkung der ST-Strecke
- Auftreten von U-Wellen bis zu TU-Wellen
- Verlängerung der QT-Zeit
- unruhige EKG-Kurve („Berg- und Talbahn")

Kohlenmonoxid (CO)
- uncharakteristische Störungen der Erregungsbildung mit dem Bild der Innenschichtischämie
- Erstickungs-T bei vorbestehender KHK (Infarktgefahr)

Nikotin
- abgeflachte oder negative T-Welle
- häufig (supraventrikuläre) Tachykardien
- Veränderungen sind flüchtig

Alkoholintoxikation (chronisch)
- P-sinistroatriale
- supraventrikuläre Arrhythmie mit Extrasystolen bis zum Vorhofflimmern
- Ausbildung eines Linksschenkelblocks
- ventrikuläre Rhythmusstörungen
- Bild der dilatativen Kardiomyopathie

Narkotika
- Verlängerung der PQ-Zeit
- Senkung der ST-Strecke
- Abflachung bis Negativierung der T-Welle
- ventrikuläre Extrasystolie (Chloroform, Äther)

Pilzvergiftung
- Senkung der ST-Strecke
- Ausbildung einer präterminal negativen T-Welle

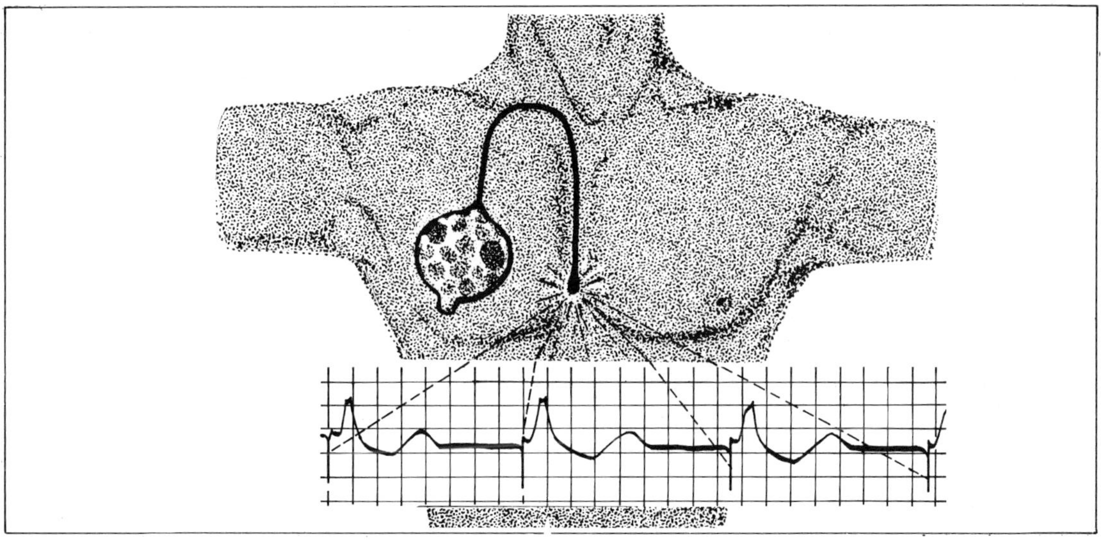

Beim künstlichen (batteriebetriebenen) Herzschrittmacher sieht man im EKG strichförmige Reizpotentiale des Impulsgenerators. Unmittelbar nach jedem Reizimpuls kommt es zur Depolarisation der Ventrikel

Merke:
Herzschrittmacher werden bei Patienten mit einem AV-Block III. Grades operativ eingesetzt. Bei diesem totalen Überleitungsblock beträgt die Kammereigenfrequenz nur 30–40 Schläge/min, die für die normale Pumpleistung des Herzens nicht ausreichend sind, so daß ein zusätzlicher Schrittmacher eingepflanzt werden muß. Der Generator des Schrittmachers wird unter die Haut eingesetzt, und man leitet die Drähte für die Elektroden durch das venöse System (transvenös) zum rechten Ventrikel oder aber näht die Elektroden an der Außenseite der Ventrikel auf (epikardialer Elektrodensitz).

Ein künstlicher Herzschrittmacher sendet regelmäßig _________ Impulse aus, die im EKG als strichförmige Spitzen erscheinen. — elektrische

Nach jedem Impuls werden die Kammern zur Depolarisation angeregt. Da diese ventrikuläre Erregung durch einen künstlichen „ektopischen" Schrittmacher hervorgerufen wird, erinnert das EKG-Bild an ___________. Durch die unregelmäßige Erregung beider Ventrikel entsteht das Bild eines Schenkelblocks. — Extrasystolen

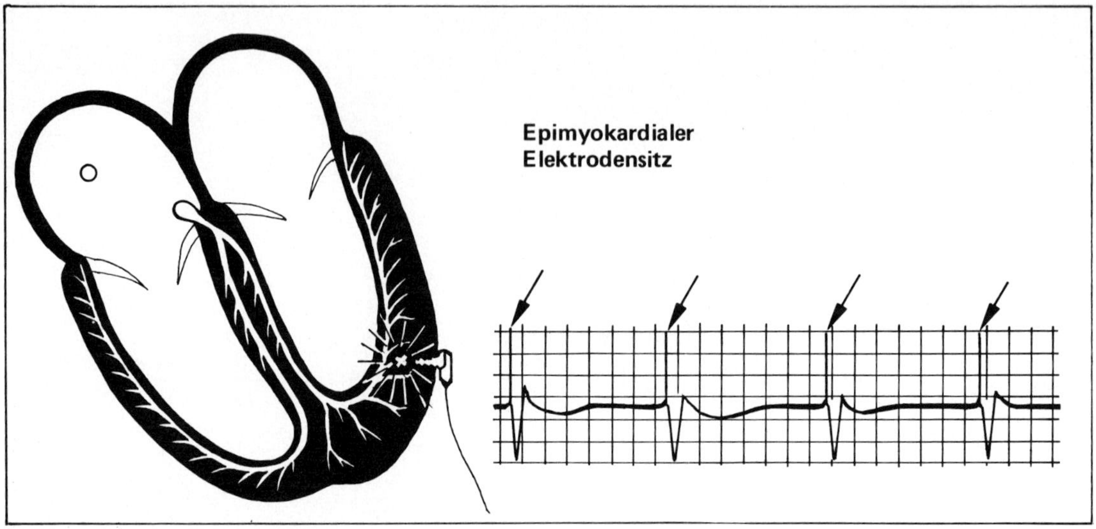

Das EKG gibt Auskunft über die Art des Herzschrittmachers und den Sitz der Elektrode

Beim epimyokardialen Sitz der Schrittmacherelektrode wird die Elektrodenspitze am Epikard des linken ________ befestigt; dadurch wird der linke Ventrikel vor dem rechten depolarisiert. — Ventrikels

Die vorzeitige Erregung des linken Ventrikels ergibt im EKG das Bild eines ______schenkelblocks. — Rechts

Durch die epimyokardiale Elektrodenlage kommt es neben einem Rechtsschenkelblock auch zur Achsenabweichung des QRS-Vektors nach _____. — rechts

Rechtsventrikulärer Elektrodensitz (immer Linksschenkelblock):

- bei Linkstyp: Elektrode in der Spitze des rechten Ventrikels
- bei Normaltyp: Elektrode in der Mitte der Ausflußbahn des rechten Ventrikels
- bei Rechtstyp. Elektrode im rechten Ventrikel unterhalb der Pulmonalklappe

Die transvenöse Implantation der Schrittmacherelektrode in den rechten Ventrikel (unter Röntgenbildkontrolle) wird häufig durchgeführt

Merke:
Die ideale Lage der Schrittmacherelektrode im rechten Ventrikel ist an der Spitze. Im EKG findet sich dadurch ein Linkstyp und ein Linksschenkelblock.

Wenn im Schrittmacher-EKG ein ____schenkelblock bei Normaltyp besteht, liegt die Elektrodenspitze in der Mitte der rechtsventrikulären Ausflußbahn. — Links

Fallen Linksschenkelblock und Rechtstyp zusammen, liegt die Schrittmacherelektrode unterhalb der ____________. — Pulmonalklappe

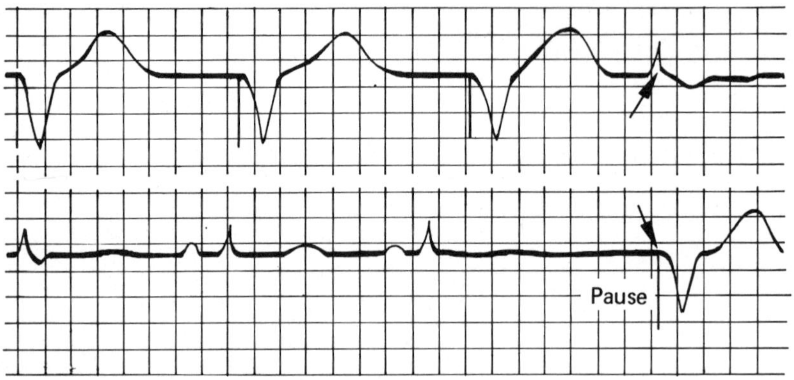

Ein Demandschrittmacher kann entscheiden, ob er einen Impuls abgibt oder nicht, indem er über die Schrittmacherelektrode informiert wird, ob das physiologische Schrittmachersystem funktioniert

Merke:
„Demandschrittmacher" bedeutet etwa „Bedarfsschrittmacher", d.h. der Schrittmacherimpuls wird nur bei einer verlängerten RR-Dauer bzw. einem Frequenzabfall abgegeben. Jeder Eigenschlag des Herzens blockiert den Schrittmacher, der nur nach einer bestimmten vorprogrammierten Zeit in den Rhythmus einfällt. Meistens liegt die programmierte Schrittmacherfrequenz bei 75–76 Schlägen/min, entsprechend einem Abstand der Kammerkomplexe von 0,79–0,8 s.

Der Demandschrittmacher gibt einen Impuls ab, wenn die ________ unter den programmierten Wert abfällt. — Frequenz

Über die Schrittmacherelektrode erhält der Impulsgenerator die Information, ob die notwendige Frequenz vorliegt; ist dies der Fall, dann wird kein ______ abgegeben. — Impuls

Auch eine vorzeitig einfallende Kammerextrasystole wird vom Schrittmacher registriert, und der nächste Impuls wird erst nach dem einprogrammierten ___-Abstand abgegeben. — RR

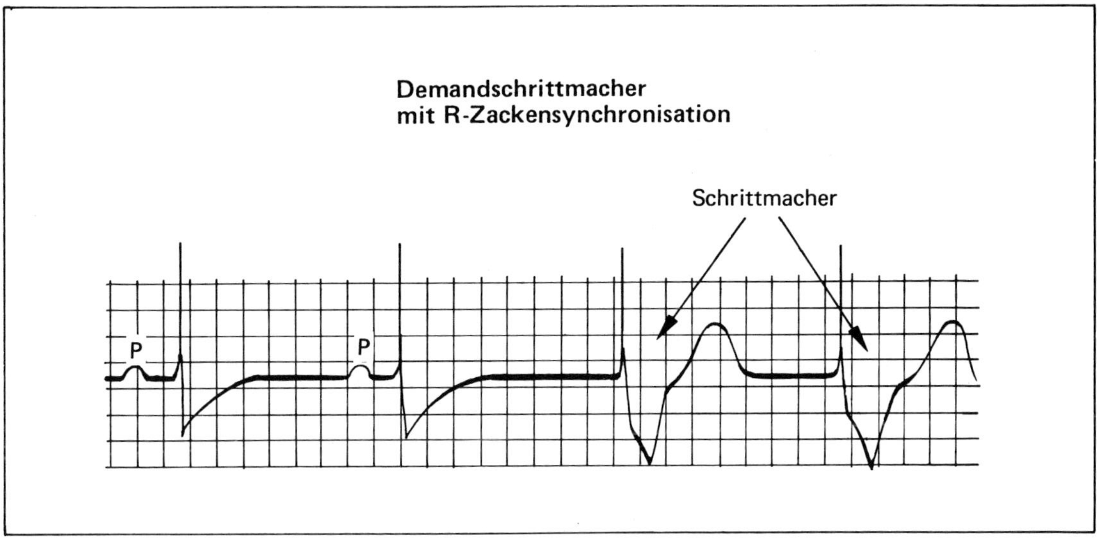

Auch dies ist das EKG eines Demandschrittmachers, obwohl hier bei jedem Schlag eine R-Zacke des Impulsgenerators zu sehen ist

Merke:
Dieser Demandschrittmacher wird durch die R-Zacke in Tätigkeit gesetzt und gibt einen Impuls ab, der aber auf ein refraktäres Myokard trifft, da dieses bereits depolarisiert ist (die ersten beiden Kammerkomplexe mit vorangehender P-Welle). Erst wenn der physiologische Impuls ausbleibt, übernimmt der Schrittmacher die Frequenzsteuerung. Ein ähnliches System gibt es als vorhofgesteuerte Schrittmacher, wobei auf jede P-Welle im EKG der Schrittmacherimpuls folgt. Dadurch wird eine konstante Überleitungszeit auf die Kammern (die meist mit 0,14 s eingestellt ist) garantiert.

Merke:
Die letzten beiden Kammerkomplexe der Abbildung sind schenkelblockartig deformiert, weil durch die Elektrodenlage ein Ventrikel vorzeitig depolarisiert wurde.

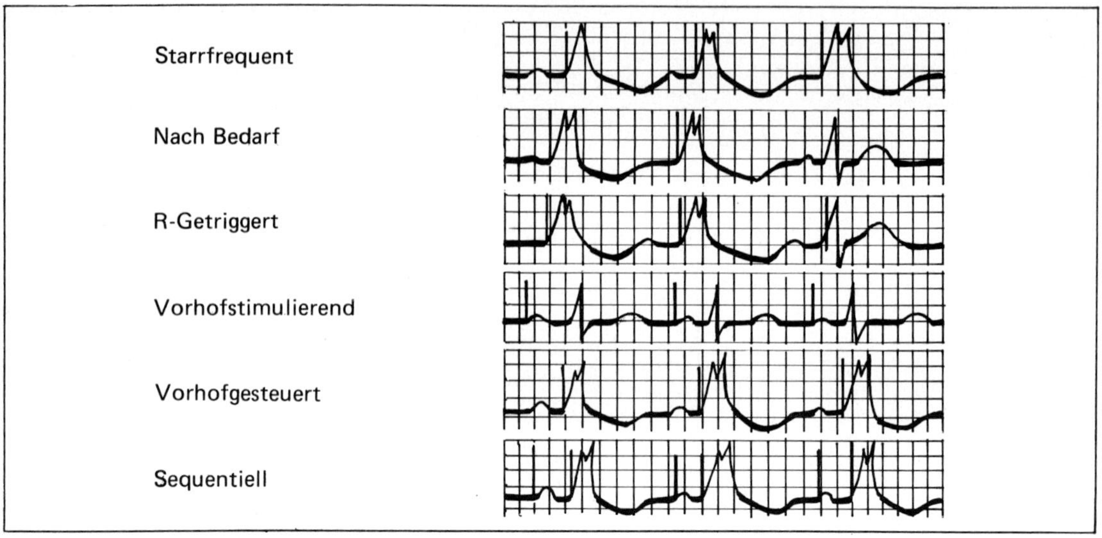

Patienten mit unterschiedlichen Herzschrittmachern können verschiedene EKG aufweisen

Bei vorhofgesteuerter Kammerstimulation empfängt der Schrittmacher einen Impuls von den Vorhöfen und stimuliert über eine zweite Elektrode die ______. — Ventrikel

Beim R-getriggerten Schrittmachertyp wird der Impuls durch eine spontane Kammeraktion ________. — unterdrückt

Merke:
Um die verschiedenen Schrittmachertypen und -funktionen auseinanderzuhalten, werden sie international durch einen Code aus 3 Buchstaben charakterisiert: Der *erste* Buchstabe bezeichnet den Stimulationsort, der *zweite* den Ort des Steuerpotentials und der *dritte* die Art der Impulsabgabe (s. S. 407).

Ein „DDD"-Schrittmacher stimuliert sowohl Vorhof wie Ventrikel (D = „double"), synchronisiert und erhält auch sein Steuerpotential von dort.

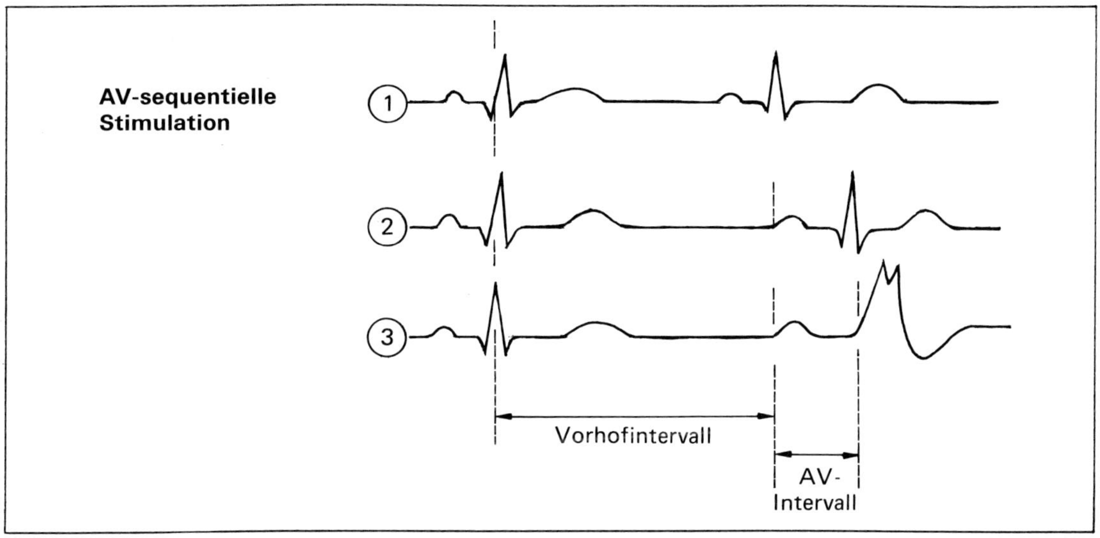

Dieser Schrittmacher tritt nur in Aktion, wenn die vorgegebenen Zeitintervalle der RR- und PQ-Abstände überschritten werden

Durch das rechtzeitige Auftreten einer spontanen R-Zacke in (1) wird der Schrittmacherimpuls ________. — unterdrückt

Wird das sog. Vorhofintervall über das programmierte Zeitmaß überschritten (2), wird der Vorhof ________. — stimuliert

Wenn nach erfolgter Vorhofstimulation das vorgegebene AV-Intervall (PQ-Zeit) überschritten wird (3), wird ein zusätzlicher ______ an die Kammer abgegeben. — Impuls

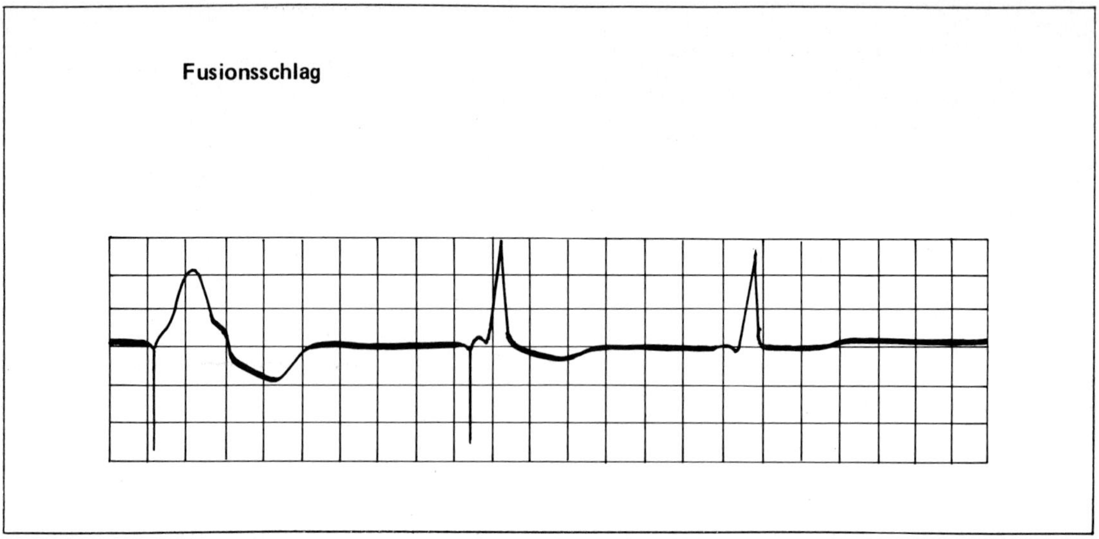

Werden die Kammern gleichzeitig spontan erregt und durch den Schrittmacherimpuls depolarisiert (2. QRS-Komplex), zeigt sich das Bild eines *Fusionsschlags*

Merke:
Bei diesem Schrittmachertyp handelt es sich um ein QRS-inhibiertes Modell, das auf eine Grundfrequenz von 68 Impulsen/min eingestellt wurde. Nach dem ersten Kammerkomplex, einer durch Impuls ausgelösten Depolarisation, tritt ein Fusionsschlag auf. Die Erregungsausbreitung erfolgt sowohl über das physiologische Erregungsleitungssystem (ELS) als auch schenkelblockartig. Der dritte QRS-Komplex inhibiert den Schrittmacher, da er spontan erfolgt.

Starrfrequenter Schrittmacher

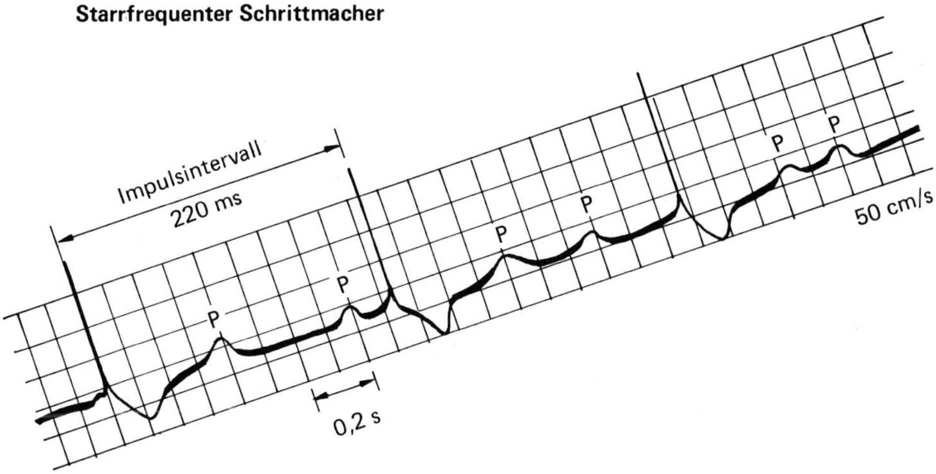

Beim starrfrequenten Schrittmacher werden alle Kammeraktionen über den elektrischen Impuls provoziert

In die EKG-Kurve sind unregelmäßig _-Wellen eingestreut. Als Grunderkrankung und Indikation für die Schrittmacherimplantation besteht ein AV-Block __ Grades. P III.

Merke:
Die Typencharakteristik dieses Schrittmachermodells (s. S. 407) wird mit „V00" bezeichnet:

V = Stimulation rechter Ventrikel
0 = kein intrakardial abgeleitetes Steuerpotential
0 = asynchrone (starre) Impulsabgabe

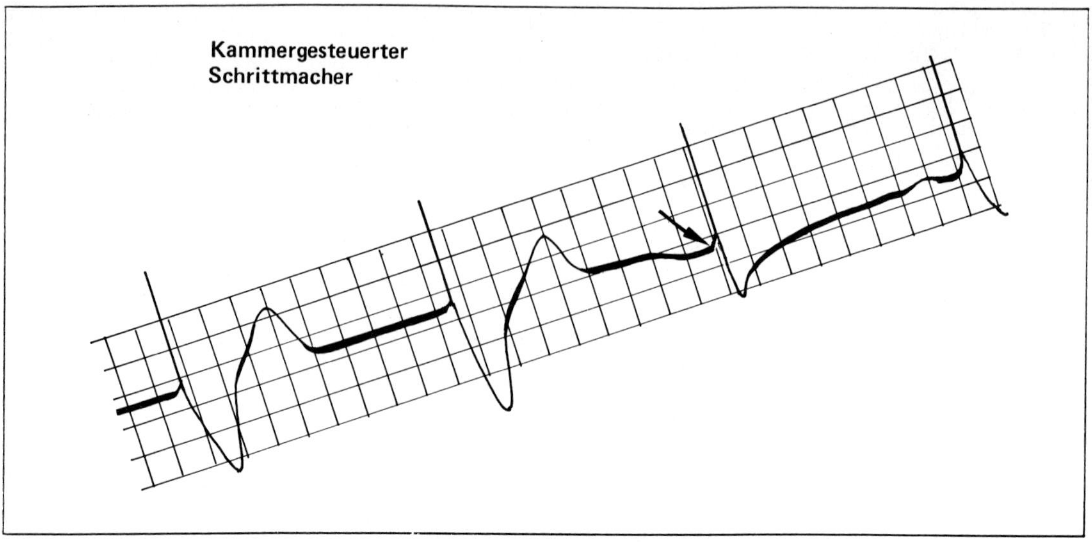

Der Schrittmacherimpuls wird durch die spontan entstehende R-Zacke (3. Schlag) ausgelöscht. Es kommt zu einem Pseudofusionsschlag. Der Schrittmacher bleibt so lang inaktiv, wie der Herzeigenrhythmus die programmierte Schrittmacherfrequenz übersteigt

Merke:
Dieses Schrittmachermodell wird durch die 3 Buchstaben „VVT" charakterisiert:

V = Stimulation im rechten Ventrikel
V = Steuerpotential im rechten Ventrikel abgeleitet
T = Triggerung des Impulses sofort, wenn die Programmfrequenz (hier 69 Impulse/min) unterschritten wird

Herzschrittmachercode

Nach internationaler Vereinbarung durch die ICHD werden Lokalisation der Elektroden, Betriebsart und Programmierbarkeit eines Schrittmachers durch 5 Buchstaben verschlüsselt (diese Hinweise sind vorerst nur zum Nachschlagen gedacht; ersparen Sie es sich, den Code heute auswendig zu lernen):

Ort der Stimulation (1.)
V Ventrikel
A Atrium
D Dual (Kammer *und* Vorhof)
S Single Chamber (Kammer *oder* Vorhof)
0 keine Stimulation

Ort der Reizschwellenmessung (2.)
V Ventrikel
A Atrium
D Dual
S Single Chamber
0 keine Messung

Betriebsart (3.)
I inhibiert
T getriggert
D dual (inhibiert und getriggert)
0 asynchron ohne Steuerung

Programmierbarkeit (4.)
P programmierbar bis 2 Funktionen
M multiprogrammierbar
C Telemetrie (C von *communication*)
0 nicht programmierbar

Antitachykarde Funktionen (5.)
B Salven (B von *burst*)
N Normalfrequent
S Scanning
E Extern

Von diesem Code unterscheidet sich der NASPE-Code durch den zusätzlichen Buchstaben R an 4. Stelle für die Angabe über *rate modulation* (Frequenzanpassung) und durch die Buchstaben für die antitachykarden Funktionen:

0 keine
P antitachyarrhythmische Stimulation
S Schock
D Double function von P und S

NASPE = North American Society of Pacing Electrophysiology
ICHD = Inter-Society Commission for Heart Disease Resources

Merke:
Schrittmacher mit nur *3 Buchstaben* im Code weisen eine Demand-Funktion auf, d.h. sie werden durch die Eigenaktionen des Herzens getriggert oder gehemmt.
Schrittmacher mit *4 Buchstaben* können programmiert werden und/oder besitzen die Fähigkeit, sich an die Herzfrequenz anzupassen.
Schrittmacher, die durch *5 Buchstaben* verschlüsselt sind, können Tachykardien, z.B. Kammerflattern oder -flimmern entgegenwirken und werden als implantierbare Cardiorata-Defibrikatoren bezeichnet.

schrittmacherbedingte Erregungsrückbildungsstörung

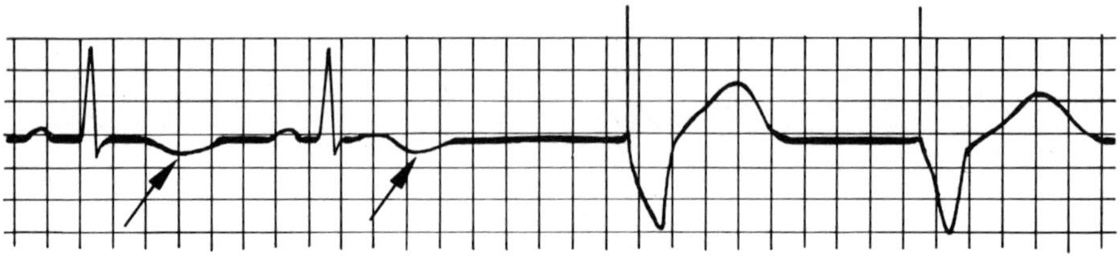

Im Kurvenverlauf eines EKG, das Schläge eines Demandschrittmachers aufweist, können auch die normalen QRS-Komplexe *Störungen der Erregungsrückbildung* aufweisen

Wird die Depolarisation vorwiegend oder teilweise über einen künstlichen Schrittmacher verursacht, dann können auch bei physiologischen Herzaktionen ST-Senkungen und _-Inversionen auftreten. T

Merke:
Die Ursachen dieses Phänomens sind nicht bekannt. Es kann sein, daß man das EKG eines Patienten registriert, der einen Demandschrittmacher trägt, aber während der EKG-Aufzeichnung fast nur physiologische Eigenaktionen mit Repolarisationsstörungen aufweist. Diesen Veränderungen ist keine Bedeutung zuzumessen.

Indikationen zur Schrittmacher-behandlung:

temporäre Behandlung:
- Notfallbehandlung bei Adams-Stokes-Syndrom
- Rhythmusstörungen bei Herzinfarkt
- Bradykardie bei Digitalisintoxikation

permanente Behandlung:
- chronischer, erworbener AV-Block II. und III. Grades
- angeborener AV-Block
- Sinusknotensyndrom
- Bradyarrhythmie
- Karotissinussyndrom

Wenn eine der oben genannten Diagnosen gestellt wird, ist der Einsatz eines Herzschrittmachers zu überdenken

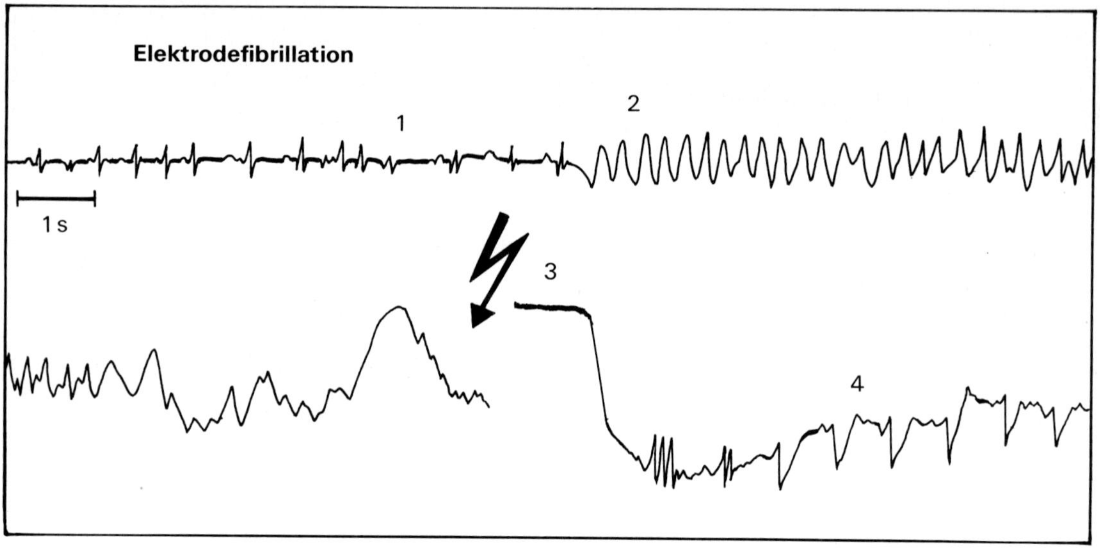

Bei Kammerflattern oder Kammerflimmern ist die Elektroschockbehandlung lebensrettend

Im oben gezeigten Beispiel, das von einer Originalkurve abgezeichnet ist, kommt es durch früh einfallende Extrasystolen (1) zum Kammerflimmern (2). Die elektrische Defibrillation (3) erzeugt nach kurzer Asystolie einen normofrequenten Sinusrhythmus (4).

Merke:
Beim Elektroschock werden alle nichtrefraktären Myokardzellen momentan entladen, wobei heterotope Reizbildungszentren ausgelöscht und Re-entry-Bahnen unterbrochen werden. Es kommt so lange zu einem Herzstillstand, bis das Automatiezentrum mit der schnellsten spontanen Depolarisation, also normalerweise der Sinusknoten, seine Erregung gebildet und über das Erregungsleitungssystem an das Myokard weitergegeben hat.

Wandernde EKG-Kurve

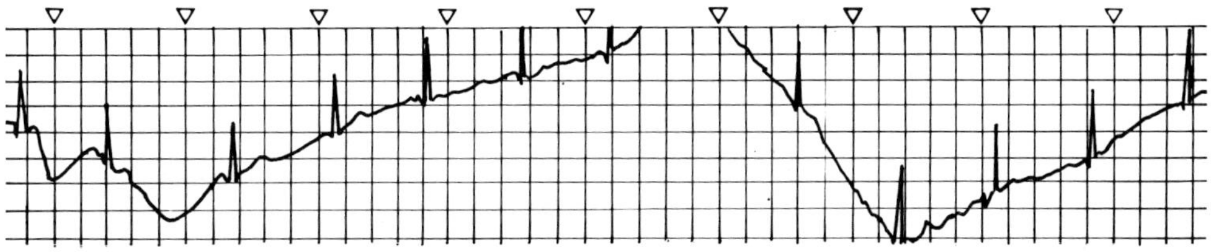

Wenn die Nullinie des EKG spazierengeht, liegt keine Rhythmusstörung vor. Der pathologische Befund liegt nicht am Patienten, sondern beim Untersucher

Merke:
Das Problem besteht in der unzureichenden Signalübertragung über die Haut des Patienten zum EKG-Verstärker. Zunächst empfiehlt es sich, die Hautelektroden neu zu plazieren und für eine Senkung des Hautwiderstands zu sorgen. Alkohol löst das Problem oft verblüffend. Grundsätzlich muß das schlecht leitende Stratum corneum der Haut aufgeweicht werden, was beispielsweise durch entsprechendes EKG-Elektrodengel geschieht. Man sollte sich nicht scheuen, bei üppigem thorakalem Haarwuchs den Rasierapparat zu benutzen.

In den Anfangstagen des EKG zählte feines Schmirgelpapier zu den Gebrauchswerkzeugen des Arztes. Heute weisen moderne EKG-Verstärker eine Automatiktaste zum Nullinienausgleich auf.

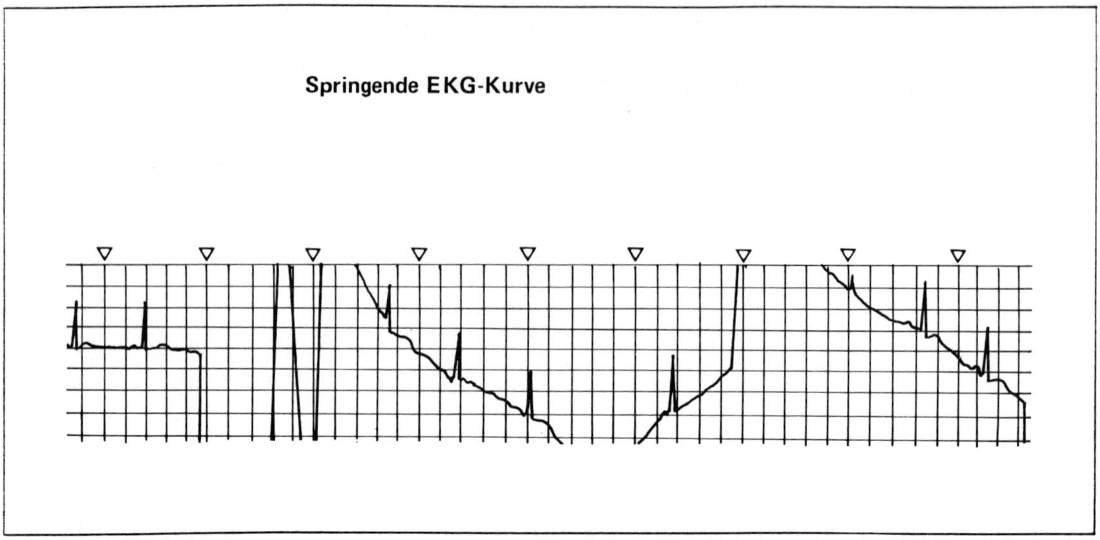

Diese EKG-Kurve kann die Freude an der Auswertung deutlich trüben

Merke:
Wenn die EKG-Kurven häufiger so aussehen, ist es Zeit, sich Gedanken um den technischen Stand der Ausrüstung zu machen.

Da versierte Techniker ein erstaunliches Honorar fordern, sollten Sie selbst die Kabelsteckverbindungen sicher fixieren und endlich das gebrochene Kabel oder die „rostige" Elektrode gegen neuwertigen Ersatz auswechseln.

Kombinieren sich Sprünge und Wanderbewegungen der isoelektrischen Linie, haben Sie vermutlich ein *statisches* Problem. Über zu trockene Raumluft, synthetische Kleidung des Patienten oder einen nicht antistatischen Fußboden entsteht Reibungselektrizität, die sprunghaft entladen und abgeleitet wird. Häufig löst sich das Problem auch einfach durch Entstauben der Kabel und Steckkontakte.

„Brummen" der EKG-Nullinie

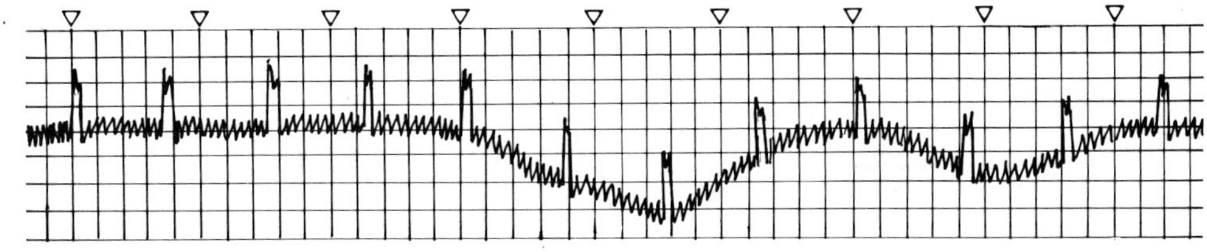

Eine supraventrikuläre Rhythmusstörung ist bei dieser hohen „Brummfrequenz" sicher ausgeschlossen

Merke:
Häufig lösen Sie dieses lästige Problem, das die Beurteilung der P-Wellen und PQ-Intervalle sehr erschwert, dadurch, daß Sie die in Vergessenheit geratene Filtertaste Ihres Geräts lösen.

Da sich in die EKG-Ableitung die 50-Hz-Frequenz des Wechselstroms eingeschlichen hat, befindet sich in der Nähe des EKG-Meßplatzes ein leistungsstarker Stromverbraucher. Dies sind oft Teile der Leuchtstoffröhren, die nicht abgeschirmte Kabel beeinflussen.

Schwankt zusammen mit dem „Brumm" die Nullinie, läßt dies auf ein Erdungsproblem schließen. Bevor Sie nun den Kabelsalat ihres EKG-Platzes durch ein weiteres Erdungskabel zum nächsten Wasserhahn erweitern, sollten Sie der Einfachheit halber alle Kabel-, Steck- und Schraubkontakte überprüfen.

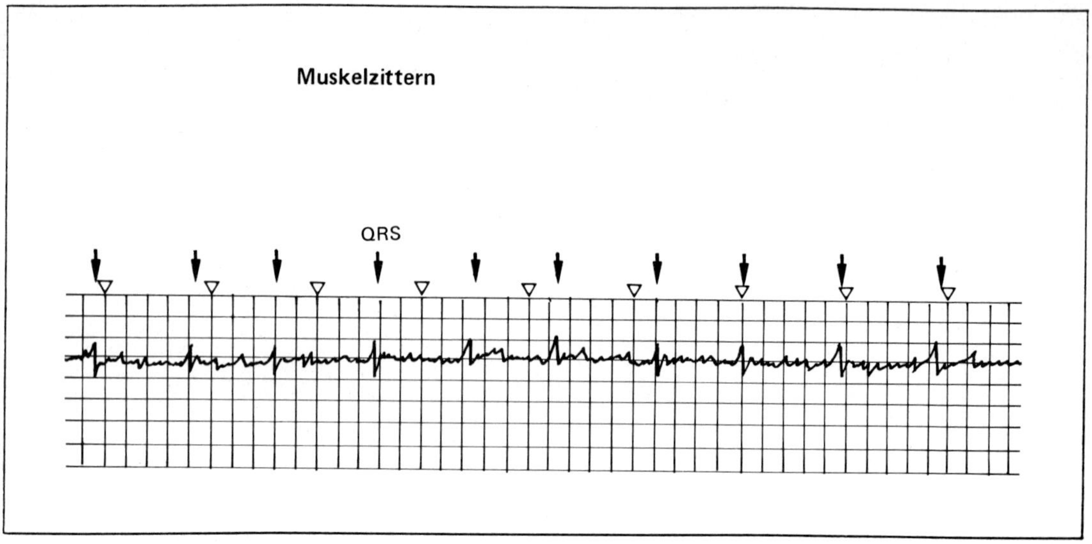

Bekanntlich ist das Herz nicht das einzige elektrisch aktive Organ Ihres Patienten

Merke:
Wenn Ihr Patient zittert, heißt dies nicht, daß Sie ihm Angst einflößen. Aber vielleicht ist es im EKG-Raum einfach zu kalt?

Manche EKG-Geräte weisen einen Knopf mit der Bezeichnung „Tremorfilter" auf. Benutzen Sie ihn niemals. Bei geringen Amplituden des EKG-Signals verschwinden dann die Ausschläge ganz, und Sie haben zwar eine schöne, ruhige Nullinie, aber kein EKG mehr.

Der Muskeltremor ist fast immer ein psychologisches Problem. Haben Sie sich schon einmal selbst mit bloßem Oberkörper Montag morgens auf die kühle EKG-Liege gelegt?

Wenn Sie sich gerade einen neuen EKG-Computer mit einem phantastischen Analyseprogramm angeschafft haben, ist diese Seite sehr wichtig. Ihr Computer wird nämlich dieses EKG kühn als Vorhofflattern mit konstanter Überleitung deuten.

Niederspannung

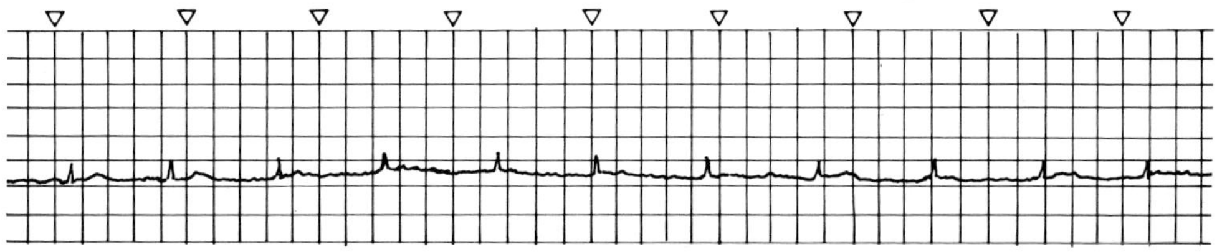

Auch mit einer Lupe lassen sich solche EKG-Kurven schwer beurteilen

Merke:
Bevor Sie auf S. 367 nachschlagen, sollten Sie überprüfen, ob nicht beim Entstauben des Geräts versehentlich die Verstärkung zu sehr abgesenkt wurde. Der nächste Blick sollte dem Zustand der entsprechenden Ableitungselektroden gelten, da durch Verschmutzung der Überragungswiderstand enorm erhöht wird. Die Gelklebeelektroden könnten ausgetrocknet sein; versuchen Sie es mit Alkohol und Kochsalz.

Beim EKG der Ableitung handelte es sich übrigens tatsächlich um einen sehr adipösen Patienten mit einem ausgeprägten Lungenemphysem.

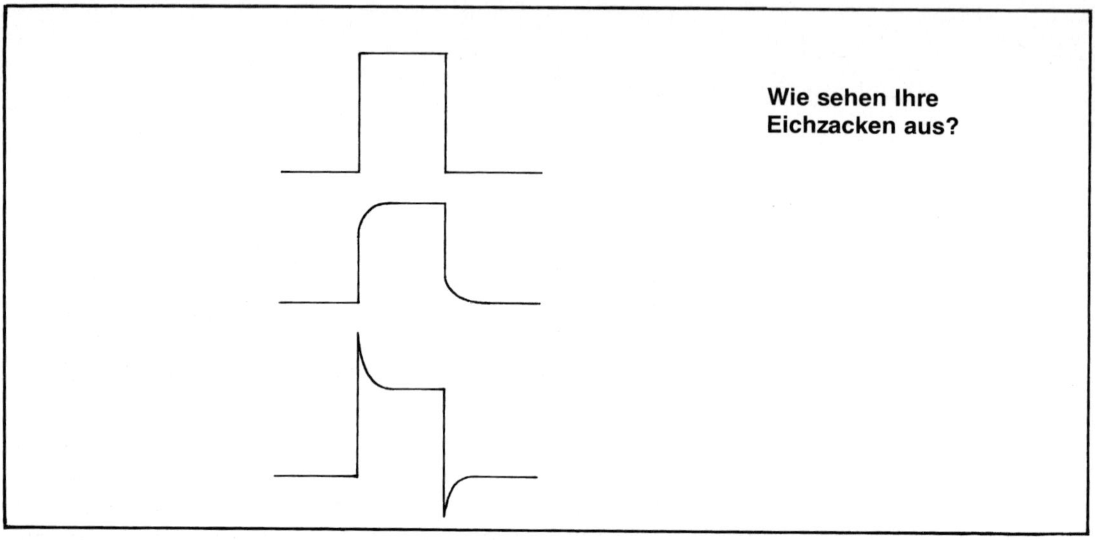

Ein EKG-Gerät ist mindestens so kompliziert aufgebaut wie Ihre HiFi-Anlage. Ob die Verstärker, Filter und andere Bauteile richtig arbeiten, sehen Sie u.a. an der Eichzacke (s. S. 28)

Merke:
Die EKG-Kurve wird richtig dargestellt, wenn die Eichzacke ein hübsches Kästchen mit rechten Winkeln umschreibt. Üblicherweise ist das Kästchen 10 mm bzw. 1 mV hoch.

Die Eichzacke in der Mitte ist auch sehr hübsch, weist aber darauf hin, daß die initialen und terminalen Ablenkungen der EKG-Ausschläge nicht korrekt dargestellt sind; Sie werden die Q- und S-Zacken nicht richtig bewerten können.

Die untere Eichzacke informiert Sie darüber, daß das Gerät unzureichend gedämpft ist. Die Amplituden der Kammerkomplexe werden nun zu groß aufgezeichnet, und Sie können in Versuchung geraten, z.B. eine Hypertrophie zu diagnostizieren.

Nun sind Sie soweit ...

... und haben die Sprache des EKG gelernt. Ich glaube, Sie beherrschen jetzt Grund- und Aufbauwortschatz dieses Gebiets recht gut. Rekapitulieren Sie Ihre Erkenntnisse in den folgenden Kurzfassungen systematischer EKG-Interpretation, wie sie auf den „Seiten für das Notizbuch" zusammengestellt sind.

Ihrem Übungseifer sind keine Grenzen gesetzt. Zwanzig Beispiele repräsentativer EKG finden Sie am Ende des Buches. Sie dienen zum Einstieg in neue Freizeitaktivitäten: EKG-Übungen. Üben Sie nicht nur die Interpretation der Kurven, sondern lernen Sie auch, das EKG selbst abzuleiten.

Von Rhythmusstörungen abgesehen, ist die Aussage aus dem EKG immer formal. Die Deutung und Bedeutung des EKG wächst in der Einbindung im klinischen Zusammenhang. Seien Sie kritisch, in jedem Fall kritischer als der neue EKG-Computer, der kühn diagnostiziert, nur weil die Elektroden fehlerhaft angelegt waren.

Ich hoffe, bislang war es ein heiterer Weg. Weiter wünsche ich Ihnen Freude in Ihrer Arbeit – nicht nur am EKG.

UDO K. LINDNER

Schneiden Sie diese Seiten aus und heften Sie sie in Ihr Notizbuch als einfache Gedächtnisstütze (aber nur, wenn Ihnen dieses Buch auch gehört!).

EKG-Notizen

Werte der normalen EKG-Kurve

	Größe [mV]	Dauer [s]	
P	< 0,2	< 0,11	kann in V_1 positiv, negativ oder biphasisch sein
PQ	–	0,12-0,2	
Q	< 1/4 von R	< 0,04	
R	V_1 : R< S		OUP in V_1 0,03 s OUP in V_6 0,055 s
S	I: S< R V_1 : < 2,5	–	
QRS	–	< 0,12	
ST	isoelektrisch	–	
T	1/7 von R	–	positiv
U	–	–	flach positiv
QT	–	frequenz-abhängig	

U. K. Lindner/ D. B. Dubin
Schnellinterpretation des EKG, 6. Aufl.

Untersuche auf ...

1. Frequenz:

Markierungen "300, 150, 100 ... 75, 60, 50"
a) bei Bradykardie: Zahl der Zyklen in 6 s mal 10

2. Rhythmus:

Untersuchung auf abnormale Zacken, Pausen und Unregelmäßigkeiten
a) Kontrolle von P vor jedem QRS
b) Kontrolle von QRS nach jedem P
c) Messung des PR-Intervalls
d) Messung der QRS-Breite

3. Herzachse:

QRS in den folgenden Ableitungen über oder unter der Nullinie
a) I, aV_F: Normallage, Rechts- und Linksabweichung
b) I., aV_F und V_2: dreidimensionale Lokalisation

4. Hypertrophie:

Kontrolle in V_1:
- P-Zacke auf Vorhofhypertrophie
- R-Zacke auf Rechtsherzhypertrophie
- S-Zacke auf Linksherzhypertrophie
- ... + R-Zacke in V_5 auf Linksherzhypertrophie

5. Infarkt:

Untersuchung aller Ableitungen nach
a) Q-Zacken
b) negativen T-Wellen
c) ST-Hebungen

U. K. Lindner/D. B. Dubin
Schnellinterpretation des EKG, 6. Aufl.

Methode zur schnellen EKG-Beurteilung
(nach Lindner/Dubin)

Frequenz
(Achten Sie auf die Registriergeschwindigkeit bzw. auf die Sekundenmarken.)

A. Setzen Sie Markierungen:
(50 mm/s)

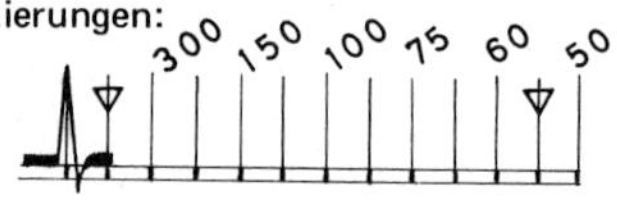

B. langsame Rhythmen:
Zyklen in 6s mal 10 = Frequenz

C. Untersuchen Sie ob Vorhoffrequenz (P-Wellen) und Kammerfrequenz (QRS-Komplex) gleich sind

D. Normalrhythmus:
Frequenz über 100/min = Sinustachykardie
Frequenz unter 60/min = Sinusbradykardie

E. Ektopische Schrittmacher:

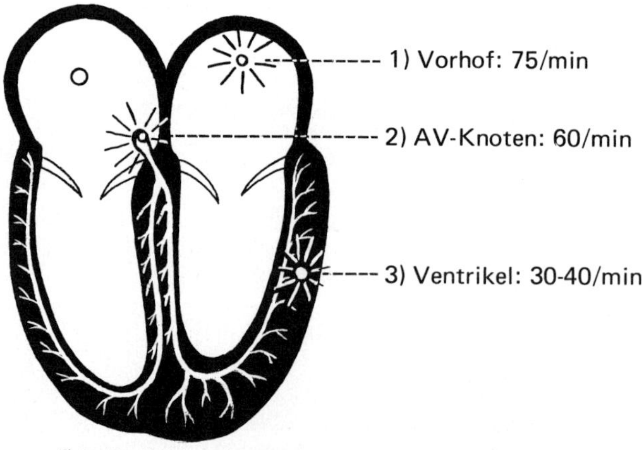

") In Notfallsituationen oder unter pathologischen Verhältnissen entstehen ektopische Schrittmacherherde im Vorhof, im AV-Knoten und im Ventrikel, die eine Tachykardie von 150 - 250/min verursachen können.

U. K. Lindner/D. B. Dubin
Schnellinterpretation des EKG, 6. Aufl.

Rhythmus

(immer PR-Intervall ausmessen)
(immer QRS-Komplex ausmessen)

A. Wechselrhythmus

Sinusarrhythmie
unregelmäßiger Rhythmus, gleiche P-Welle, kann Ausdruck einer Koronarerkrankung sein

Wandernder Schrittmacher
unregelmäßiger Rhythmus, P-Wellen ändern ihr Aussehen mit jeder Lageänderung des Schrittmachers

Vorhofflimmern
unregelmäßiger Rhythmus, keine einzelnen P-Wellen zu unterscheiden, nur vereinzelte Vorhofspitzen; unruhige Nullinie.

B. Extrasystolen und Pausen

Extrasystolen:

Vorhofextrasystole
verfrühte P-Welle durch ektopischen Herd im Vorhof, normales QRS-Komplex folgt

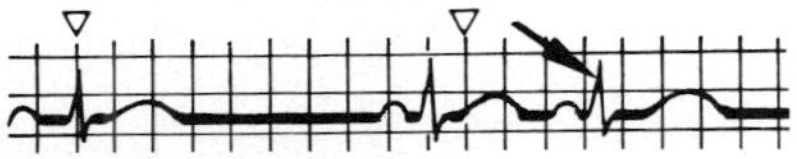

Knotenextrasystole
verfrühter QRS-Komplex durch ektopischen Herd im AV-Knoten, dem frühen QRS-Komplex geht keine P-Welle voraus

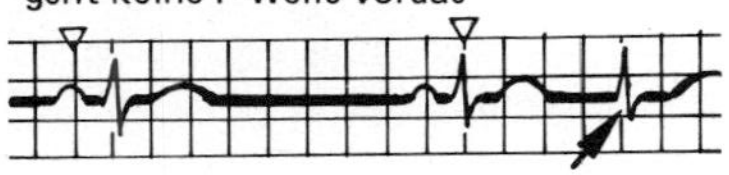

C. Schnelle Rhythmen

Paroxysmale (plötzliche) *Tachykardie:*

– *Vorhof*
normale EKG-Zyklen mit einer Frequenz von 150 - 250/min; manchmal keine P-Welle zu erkennen

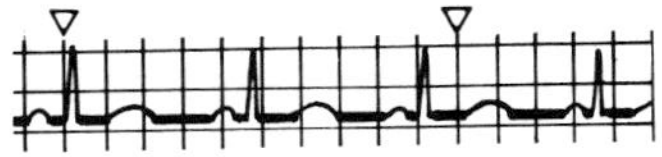

– *Knoten*
keine P-Wellen, da Ursprung im AV-Knoten; Frequenz 150 - 250/min

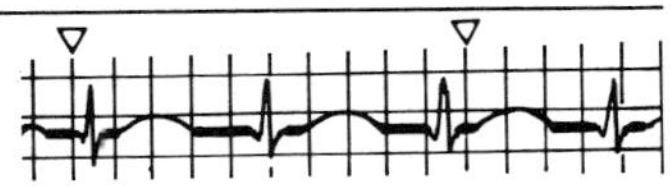

– *Ventrikel*
salvenförmige Extrasystolen mit einer Frequenz von 150 - 250/min

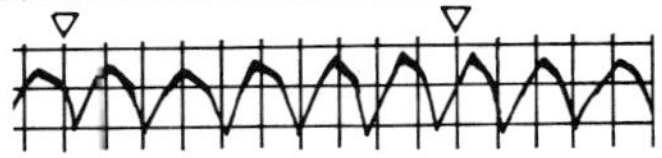

Vorhofflattern
schnelle Folge sich gleichender P-Wellen

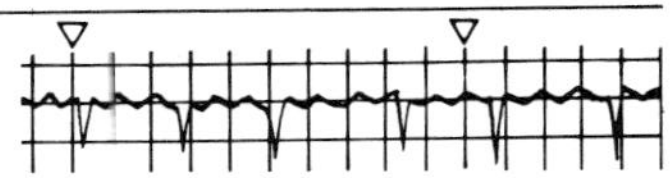

Kammerflattern
glatte biphasische Wellen wie bei sinusartigen Schwingungen

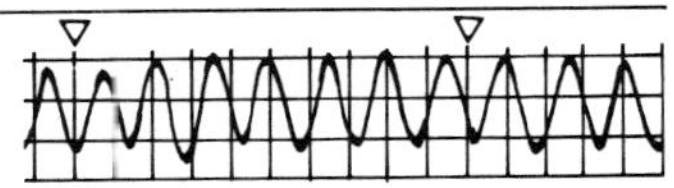

Vorhofflimmern
multiple, ektopische Vorhofzacken, völlig ungleichmäßig; zackige Nullinie

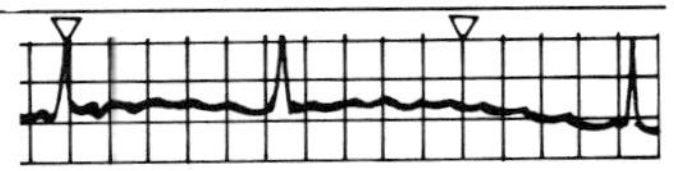

Kammerflimmern
völlig unregelmäßige elektrische Aktivität führt zum Tod

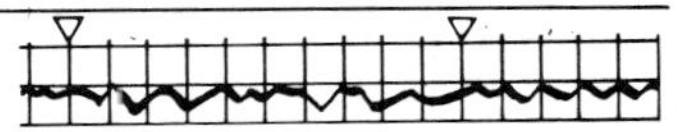

Ventrikuläre Extrasystole
nach einem großen, breiten und verfrühten QRS-Komplex folgt eine kompensatorische Pause

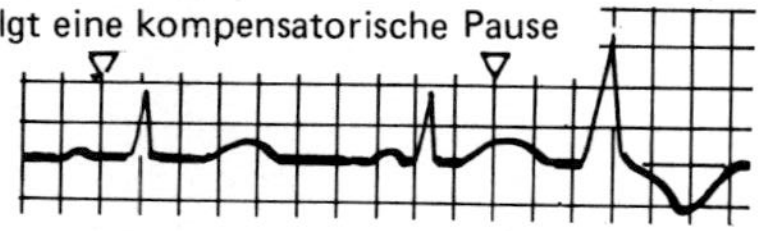

Ersatzextrasystolen: treten nach einer elektrischen Erregungspause von mehr als einem ganzen EKG-Zyklus auf.

Vorhofersatzextrasystole
wie Vorhofextrasystole, aber nach der Erregungspause

Knotenersatzextrasystole
wie Knotenextrasystole, aber nach der Erregungspause

Ventrikuläre Ersatzextrasystole
wie ventrikuläre Extrasystole, aber nach der Erregungspause

Sinusstillstand Pause in einem normalen Rhythmus, anschließend beginnt ein neuer Rhythmus

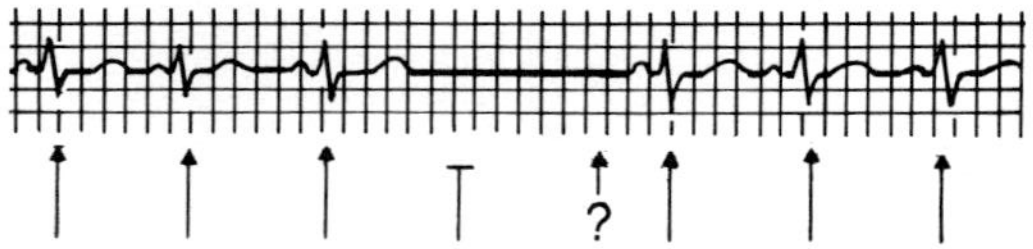

neuer Rhythmus

D. Leitungsblöcke

Sinuatrialer Block
nach Ausfall von einem oder mehreren EKG-Zyklen treten wieder ganz normale Zyklen auf

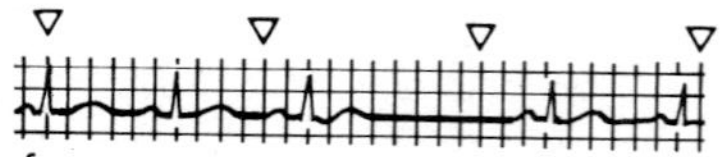

AV-Block

ausmessen P-R

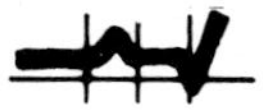

I. Grades PR-Intervall größer als 0,2 s

II. Grades 2:1, 3:1, 4:1 usw. oder Wenckebach-Periodik (PR-Dauer nimmt stetig zu, bis eine P-Welle ohne nachfolgenden QRS-Komplex auftritt)

III. Grades "kompletter" AV-Block mit unabhängigen Vorhof- und Kammerfrequenzen; Kammerfrequenz etwa 20-40/min.

Schenkelblock
QRS-Komplex breiter als 0,12 s

ausmessen QRS

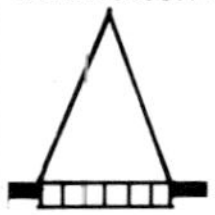

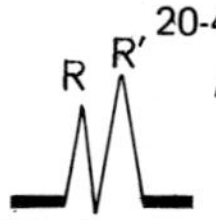

Rechtsschenkelblock
RR' in V_1 oder V_2
breites S in V_5 oder V_6

Linksschenkelblock
RR' in V_5 oder V_6
breites S in V_1 oder V_2
Vorsicht: Infarktdiagnose ist bei Linksschenkelblock sehr schwierig

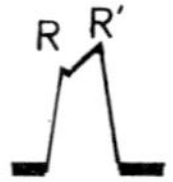

Bei einem vorliegenden Schenkelblock kann eine ventrikuläre Hypertrophie nicht mehr diagnostiziert werden.

SA-Blöcke

I°	die Erregungsleitung vom Sinusknoten zu den Vorhöfen ist verlängert (im EKG nicht erkennbar)
II° Typ 1	zunehmende Verzögerung der SA-Überleitung bis eine Herzaktion ganz ausfällt (Pause kürzer kürzer als 2 PP-Intervalle)
II° Typ 2	plötzlicher Ausfall von einem oder mehreren Herzaktionen Blockierung der SA-Überleitung (Pausen über ein oder mehrere PP-Intervalle)
III°	die sinuatriale Überleitung ist komplett unterbrochen, und es kommt zu einem Herzstillstand bis das nachgeordnete Schrittmacherzentrum die Erregungsbildung übernimmt (im EKG nicht von einem Sinusstillstand zu unterscheiden)

AV-Blöcke

I°	PQ-Intervall > 0,2 s
II° Typ I	Wenckebach-Periodik; zunehmende Ermüdung des AV-Erregungsleitungssystems mit steigender Verlängerung des PQ-Intervalls bis zum Ausfall einer Kammererregung
II° Typ II	Mobitz-II-Block; vereinzelt auftretender oder regelmäßiger AV Block mit z.T. konstanter Blockierung bei der nur jeder 3. oder 4. Sinusimpuls übergeleitet wird
III°	totaler AV-Block mit vollständiger Unterbrechung der AV-Überleitung

Differenzierung SA- und AV-Blöcke

- gleichzeitiges Fehlen von P und QRS
  ... jeder 2. Schlag fehlt: SA-Block II. Grades mit 2:1-Überleitung (im Gegensatz zur Sinusbradykardie sind die RR-Intervalle doppelt so lang)
  ... die RR-Intervalle betragen ein Vielfaches der PP-Abstände: SA-Block höheren Grades
  ... Pausen ohne ein ganzes Vielfaches des Grundrhythmus: vorübergehender Sinusstillstand
- P regelmäßig, QRS fehlt isoliert
  ... Kammerstillstand durch AV-Block
- wieder QRS-Komplexe nach P-Welle
  ... konstantes QRS nach P: Sinusrhythmus
  ... schmaler, isoliertes QRS nach P: AV-Ersatzrhythmus
  ... breites QRS ohne P: ventrikulärer Ersatzrhythmus

Lown-Klassifikation

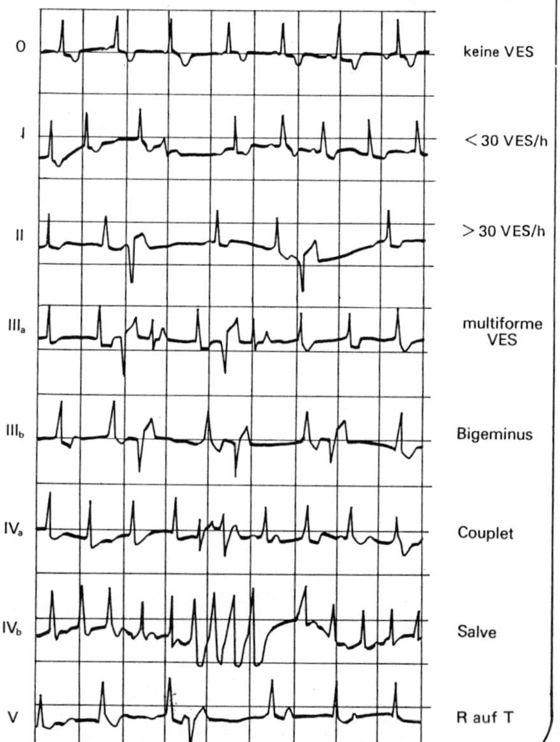

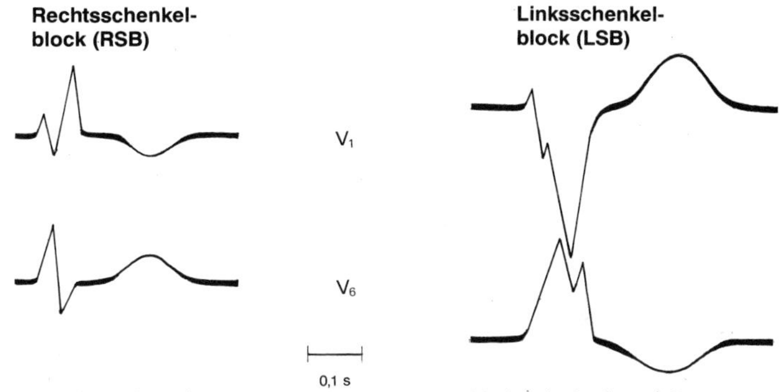

Merkmale des kompletten RSB

Merkmale des kompletten LSB

Der komplette Rechtsschenkelblock weist in V_1 eine typische M-Form auf.

Merkmale des kompletten Rechtsschenkelblocks linksventrikulär:

in I, aV_L, V_5 und V_6 schlankes R mit plumpem, tiefem S
QRS > 0,12 s
ST häufig angehoben
T positiv

rechtsventrikulär:

GNB > 0,03 s
QR > 0,08 s
QRS M-förmig (rsR', RsR' oder rR')
ST negativ

Merkmale des kompletten Linksschenkelblocks
Extremitätenableitungen:

Linkslagetyp, meist überdrehter Linkstyp in I keine S-Zacke und meist keine R-Zacke in III QRS > 0,12 s und M-förmig in I und aV_L

Brustwandableitungen

in $V_{5/6}$ GNB > 0,055 s
kleines R und tiefes S in $V_{1/2}$
keine Q-Zacke in $V_{1/2}$ (Cave: Infarkt)
in $V_{5/6}$ M-förmig

Herzachse

Zuerst Ableitung I untersuchen

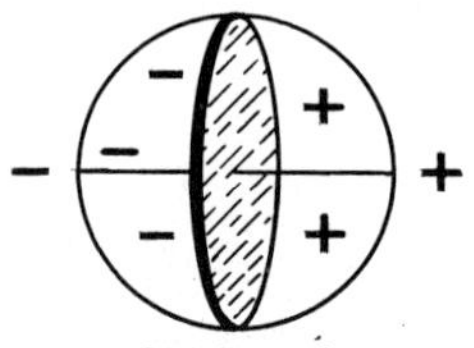

... bei positivem QRS (überwiegend) über der Nullinie) weist der Vektor auf die linke Seite des Patienten

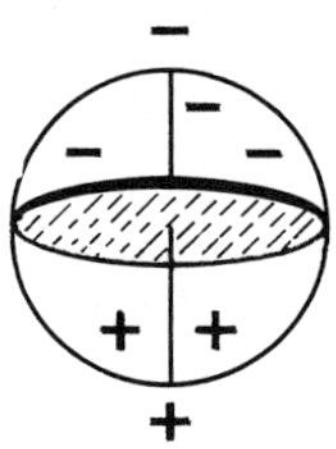

Untersuchungen von aV$_F$. Bei positivem QRS weist der Vektor in die untere Halbkugel

Extreme Achsenrechtsabweichung: negatives QRS in I und aV$_F$

Achsenlinksabweichung: negatives QRS in aV$_F$ aber positives in I

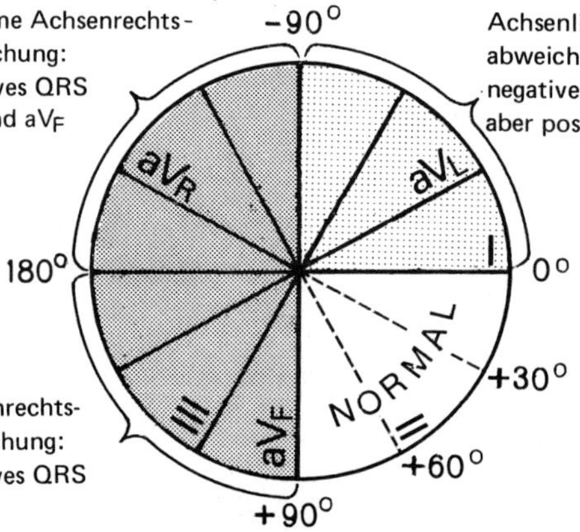

Achsenrechtsabweichung: negatives QRS in I

bei positivem QRS-Komplex in I und aV$_F$ liegt der Vektor im normalen Bereich (zwischen 0° und + 90°).

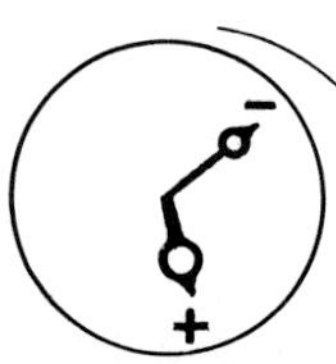

Bei negativem QRS-Komplex in V$_2$ weist der Vektor nach hinten.

U. K. Lindner / D. B. Dubin
Schnellinterpretation des EKG, 6. Aufl.

Graphische Ermittlung des mittleren R-Vektors in Frontalebene im Cabrera-Kreis.

Auf die gleiche Weise läßt sich auch der T-Vektor für die Repolarisation, der P-Vektor für die atriale Depolarisation und ggf. der Vektor für die Q-Zacke ermitteln.

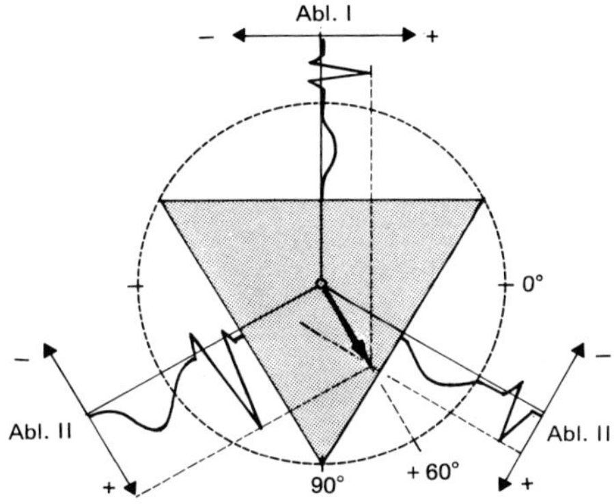

Lage der Elektroden für die Brustwandableitungen

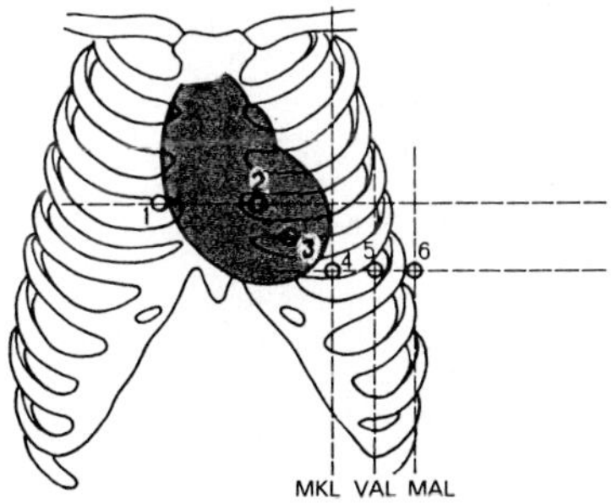

V_1 - 4. rechter Interkostalraum parasternal

V_2 - 4. linker Interkostalraum parasternal auf gleicher Höhe wie V1

V_3 - genau zwischen V2 und V 4

V_4 - 5. linker Interkostalraum in Medioklavikularlinie (MKL)

V_5 - zwischen V 4 und V 6 auf der vorderen Axillarlinie (VAL)

V_6 - 5. linker Interkostalraum auf der mittleren Axillarlinie (MAL)

Schematische Darstellung der Lagetypen in den Ableitungen nach Einthoven

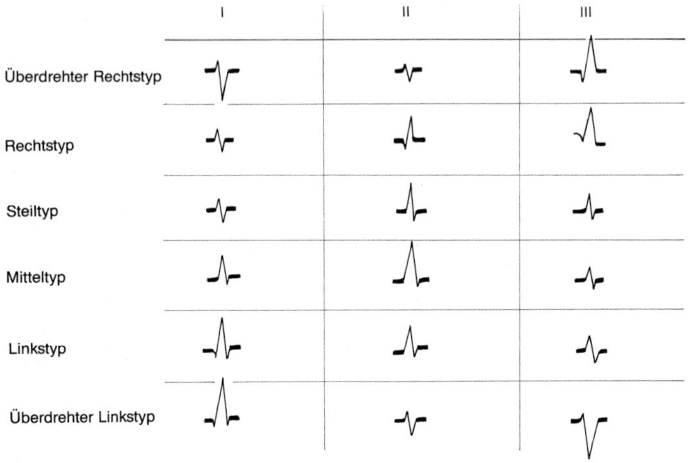

Klinische Bedeutung der Lagetypen

	normal	pathologisch
Überdrehter Rechtstyp	–	RVH, LPH
Rechtstyp	Kleinkinder, schlanke Erwachsene	RVH, Lungenemphysem
Steiltyp	Jugendliche, schlanke Erwachsene	Rechtsherzbelastung, Lungenemphysem
Mitteltyp	Normallage	–
Linkstyp	Erwachsene ab 40, Adipositas	LVH
Überdrehter Linkstyp	–	LVH, LAH

RVH rechtsventrikuläre Hypertrophie
LVH linksventrikuläre Hypertrophie
LPH linksposteriorer Hemiblock
LAH linksanteriorer Hemiblock

U. K. Lindner / D. B. Dubin
Schnellinterpretation des EKG, 6. Aufl.

Hypertrophie

V_1:

1. Vorhofhypertrophie:
   P-Welle breiter als 0,12 s

A. Hypertrophie des rechten Vorhofs
... breite, biphasische P-Welle
mit großer initialer Komponente

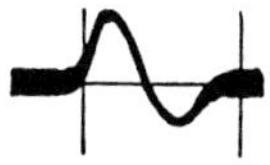

B. Hypertrophie des linken Vorhofs
... breite, biphasische P-Welle
mit überwiegender terminaler Komponente

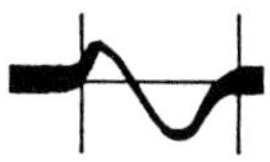

2. Kammerhypertrophie (Sokolow-Index)

A. Rechtsherzhypertrophie
- R-Zacke größer als S-Zacke in V_1
- R-Zacke nimmt ab von V_1 bis V_6
- S-Zacke in V_5 und V_6
- breiter QRS-Komplex

B. Linkshypertrophie
- S-Zacke in V_1 und R-Zacke in V_5 ergeben zusammen mehr als 3,5 mV
- Achsenlinksabweichung
- breiter QRS-Komplex
- negative T-Welle mit langsamem Abfall und raschem Anstieg

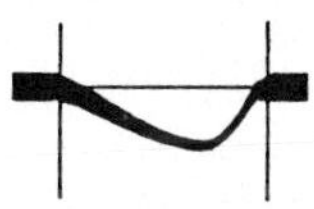

U. K. Lindner / D. B. Dubin
Schnellinterpretation des EKG, 6. Aufl.

Herzinfarkt

1. Läsion = ST-Hebung

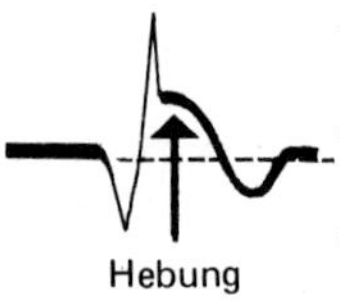

- Zeichen eines akuten Prozesses; ST-Strecke kehrt allmählich zur Nullinie zurück
- wenn die T-Welle auch über der Nullinie liegt, besteht Verdacht auf Perikarditis
- Die Lage der Läsion wird wie beim Infarkt bestimmt
- Bei ST-Senkung: Digitalis
  oder subendokardialer Infarkt
  oder positiver Master-Test (Ergometrie).

2. Infarkt = Q-Zacke

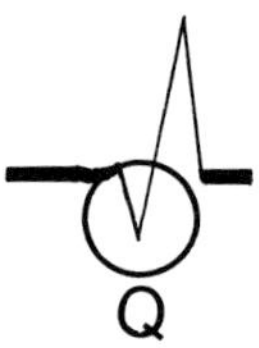

- kleine Q-Zacken können normal auch in V_5 und V_6 vorkommen
- eine pathologische (signifikante) Q-Zacke ist breiter als 0,04 s
- eine signifikante Q-Zacke besteht, wenn die Q-Zacke größer als 1/3 der gesamten Höhe des QRS-Komplexes in III ist

3. Ischämie = negative T-Welle

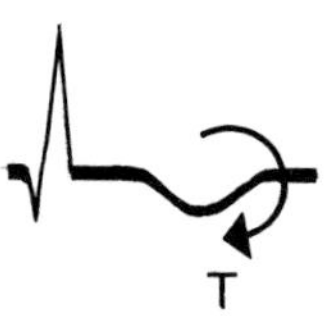

- die negative T-Welle ist symmetrisch
- positive (aufrechte) T-Wellen kommen normalerweise in den Ableitungen I, II, V_2 - V_6 vor; besonders hier muß auf negative T-Wellen geachtet werden

U. K. Lindner / D. B. Dubin
Schnellinterpretation des EKG, 6. Aufl.

Infarktlokalisation

(Linker Ventrikel)

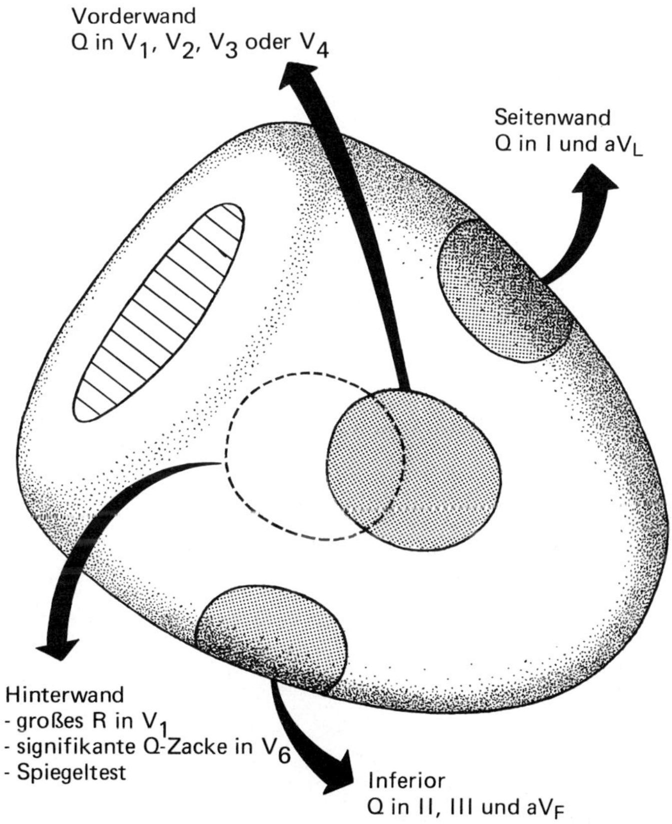

Infarktstadien

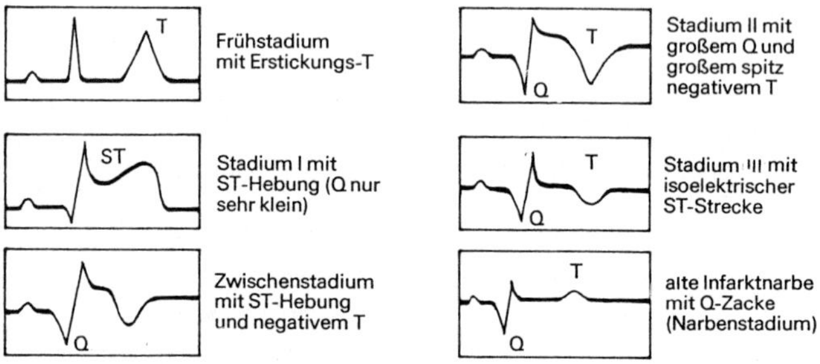

Pathologische Q-Zacken
(nach Riecker 1991)

In Ableitung	
I	Vorderwandinfarkt, Lateralinfarkt, WPW-Syndrom, Rechtsherzhypertrophie, Dextroversio cordis
II	Vorderwandinfarkt, Hinterwandinfarkt, ausgeprägter Linkslagetyp
III	Hinterwandinfarkt, akutes Cor pulmonale, WPW-Syndrom, S_IQ_{III}-Linkstyp, biventrikuläre Hypertrophie
aV_L	Lateralinfarkt, WPW-Syndrom, lagebedingt
aV_F	Hinterwandinfarkt, akutes Cor pulmonale, WPW-Syndrom, biventrikuläre Hypertrophie
V_1–V_3	supraapicaler Vorderwandinfarkt, Septuminfarkt, Linksschenkelblock (QS-Komplex), WPW-Syndrom
V_4–V_6	Vorderwandinfarkt (-spitzeninfarkt, -seiteninfarkt), WPW-Syndrom

Vorkommen Pathologischer Q-Zacken

Kriterien:
- Verbreiterung größer 0,04 s
- Vertiefung auf mehr als 25 % der nachfolgenden R-Zacke
- Verbreiterung eines Q in Ableitung aV_L auf 0,02 s
- gleichzeitiges Vorkommen eines Q in Ableitung II
- positive P-Welle in Ableitung II (Ausschluß eines AV-Knotenrhythmus)

U. K. Lindner/ D. B. Dubin
Schnellinterpretation des EKG, 6. Aufl.

Schnelle Bestimmung der normalen QT-Zeit

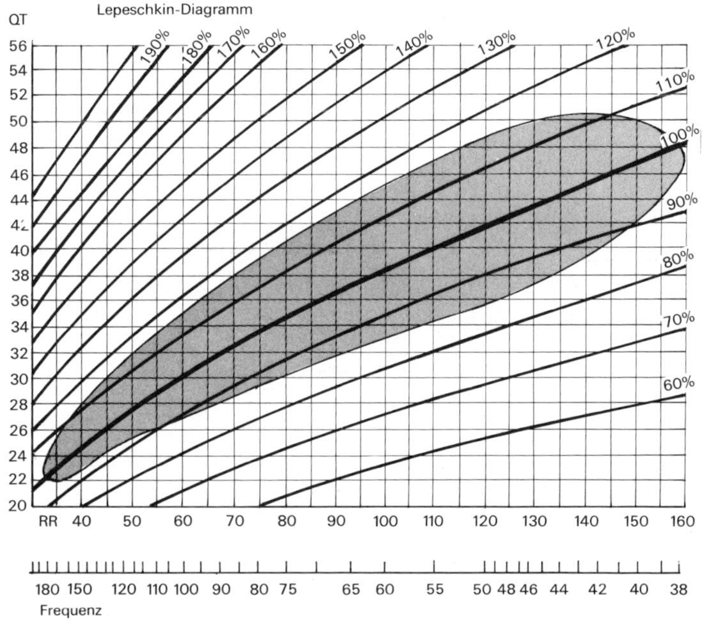

Im EKG-Alltag ist das Diagramm von Lepeschkin, das er 1957 beschrieben hatte, zur Bestimmung der normalen QT-Zeit nützlich.

Es gehört zur Routine der EKG-Analyse, die Herzfrequenz und die QT-Dauer zu bestimmen. Beide müssen übereinstimmen.

Relative QT-Dauer
(Normbereich 90-115%)

Periodendauer R–R (s)	f(/min)	Relative QT-Dauer (s) 80%	90%	100%	110%	120%	130%
1,50	40	0,37	0,42	0,47	0,51	0,57	–
1,32	45	0,35	0,39	0,44	0,48	0,53	0,57
1,20	50	0,33	0,37	0,42	0,46	0,50	0,54
1,10	55	0,32	0,36	0,40	0,44	0,48	0,52
1,00	60	0,31	0,35	0,38	0,42	0,46	0,50
0,92	65	0,30	0,33	0,37	0,41	0,44	0,48
0,86	70	0,29	0,32	0,36	0,39	0,43	0,47
0,80	75	0,27	0,31	0,35	0,38	0,41	0,45
0,75	80	0,27	0,30	0,34	0,37	0,40	0,44
0,71	85	0,26	0,29	0,33	0,36	0,39	0,43
0,67	90	0,25	0,29	0,32	0,35	0,38	0,42
0,63	95	0,25	0,28	0,31	0,34	0,37	0,41
0,60	100	0,24	0,27	0,30	0,33	0,36	0,39
0,55	110	0,23	0,26	0,29	0,32	0,35	0,38
0,50	120	0,22	0,25	0,28	0,30	0,33	0,36
0,46	130	0,21	0,24	0,27	0,29	0,32	0,34
0,43	140	0,21	0,23	0,26	0,28	0,31	0,33
0,40	150	0,20	0,22	0,25	0,27	0,30	0,32
0,38	160	–	0,22	0,24	0,26	0,29	0,31
0,33	180	–	0,20	0,23	0,25	0,27	0,30

Änderungen um 5% können geschätzt werden. Aus dieser Tabelle kann auch von der Periodendauer (RR) auf die Herzfrequenz geschlossen werden.

U. K. Lindner / D. B. Dubin
Schnellinterpretation des EKG, 6. Aufl.

Frequenzkorrigierte QT-Dauer (QT_c)
(nach Formel von Bazett; s. S. 142)

R-R (s)	f (/min)	Gemessene QT-Dauer (s) 0,20	0,25	0,30	0,35	0,40	0,45	0,50	0,55	0,60	0,65
1,50	40	0,16	0,20	0,25	0,29	0,33	0,37	0,41	0,45	0,49	0,53
1,32	45	0,17	0,22	0,26	0,31	0,35	0,39	0,44	0,48	0,52	0,57
1,20	50	0,18	0,23	0,27	0,32	0,37	0,41	0,46	0,50	0,55	0,59
1,10	55	0,19	0,24	0,29	0,33	0,38	0,43	0,48	0,52	0,57	0,62
1,00	60	0,20	0,25	0,30	0,35	0,40	0,45	0,50	0,55	0,60	0,65
0,92	65	0,21	0,26	0,31	0,37	0,42	0,47	0,52	0,57	0,63	0,68
0,86	70	0,22	0,27	0,32	0,38	0,43	0,49	0,54	0,59	0,65	0,71
0,80	75	0,22	0,28	0,34	0,39	0,45	0,50	0,56	0,62,	0,67	0,73
0,75	80	0,23	0,29	0,35	0,40	0,46	0,52	0,58	0,64	0,69	0,75
0,71	85	0,24	0,30	0,36	0,42	0,47	0,53	0,59	0,65	0,71	0,77
0,67	90	0,24	0,31	0,37	0,43	0,49	0,55	0,61	0,67	0,73	0,79
0,63	95	0,25	0,32	0,38	0,44	0,50	0,57	0,63	0,69	0,76	0,82
0,60	100	0,26	0,32	0,39	0,45	0,52	0,58	0,65	0,71	0,78	0,84
0,55	110	0,27	0,34	0,41	0,47	0,54	0,61	0,67	0,74	0,81	0,88
0,50	120	0,28	0,35	0,42	0,50	0,57	0,64	0,71	0,78	0,85	0,92
0,46	130	0,30	0,37	0,44	0,52	0,59	0,66	0,74	0,81	0,89	0,96
0,43	140	0,31	0,38	0,46	0,53	0,61	0,69	0,76	0,84	0,92	0,99
0,40	150	0,32	0,40	0,47	0,55	0,63	0,71	0,79	0,87	0,95	1,03
0,38	160	0,32	0,41	0,49	0,57	0,65	0,73	0,81	0,89	0,97	1,05
0,33	180	0,35	0,44	0,52	0,61	0,70	0,78	0,87	0,96	1,05	1,13

Die obere Normgrenze für QT_c beträgt 0,44s; die amerikanische Kardiologie unterscheidet diesen Wert für Frauen mit 0,44s und für Männer mit 0,39s.

Belastungs-EKG

Bei Indikationsstellung nach reproduzierbarem und standardisiertem Schema durchführen; Belastung mit 1,5 - 2 W/kg KG bis Ausbelastungsfrequenz (180 - 200 minus Alter) oder Auftreten pathologischer Reaktionen. Genaue Protokollierung der Belastungs- und Erholungsphase und Medikamentenanamnese; Dokumentierung in Extremitäten- und BWA-Ableitungen mit periodischer Erfassung von Frequenz, Blutdruck und subjektivem Befinden..

1. Nichtpathologische Belastungsreaktionen
   (s. Skizze)

2. Pathologische Belastungsreaktionen
   a) ST-Senkungen
      (s. Skizze)
   b) ST-Hebung
   c) R-Amplitudenzunahme (liegend)
   d) fehlende Q-Zackenzunahme

3. Indikationen zum Abbruch des Belastungs-EKG
   (Abb. der S. 321)

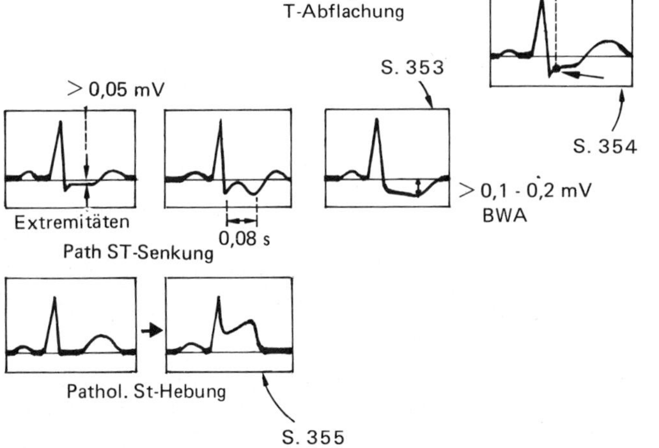

U. K. Lindner / D. B. Dubin
Schnellinterpretation des EKG, 6. Aufl.

Belastungs-EKG und Koronarmorphologie

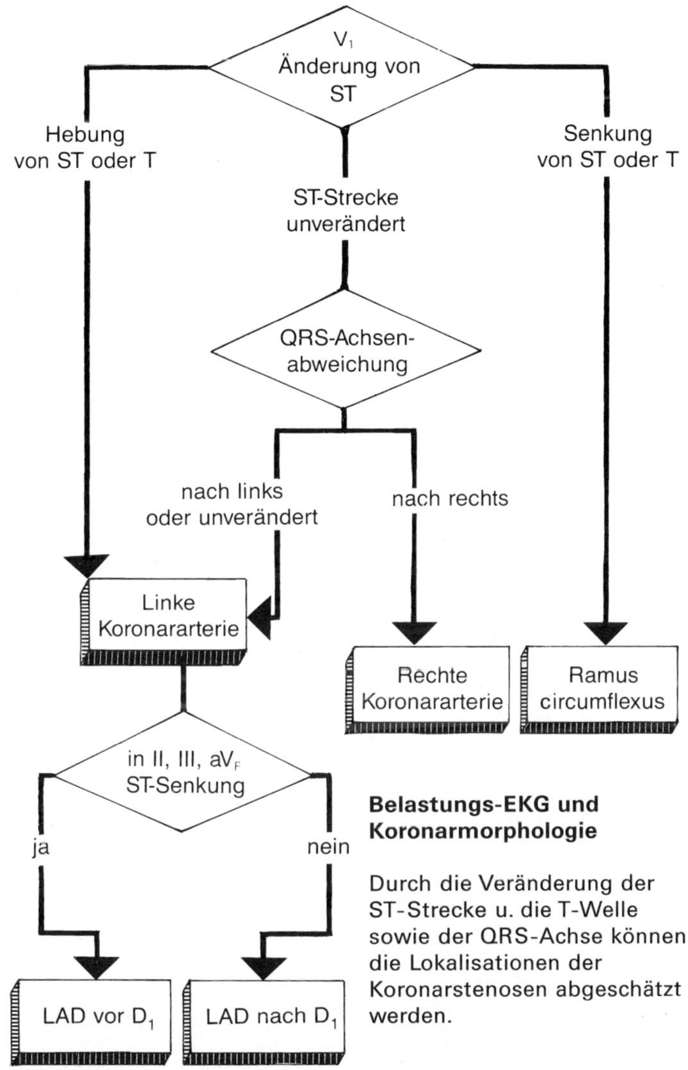

Belastungs-EKG und Koronarmorphologie

Durch die Veränderung der ST-Strecke u. die T-Welle sowie der QRS-Achse können die Lokalisationen der Koronarstenosen abgeschätzt werden.

Pathologische Veränderungen der ST-Stücke, der T-Welle und des QRS-Vektors in verschiedenen Ableitungen weisen auf die Lokalisation einer Koronarstenose hin.

Verschiedene Einflüsse

Pulmonale Einflüsse

A. Emphysem: Niedervoltage in allen Ableitungen

B. Lungeninfarkt:
- "$S_I Q_{III}$" - breites S in I und großes Q in III
- negatives T in $V_1 \rightarrow V_4$
- ST-Senkung in II
- oft vorübergehender Rechtsschenkelblock

Elektrolyte

A. Hyper-K^+

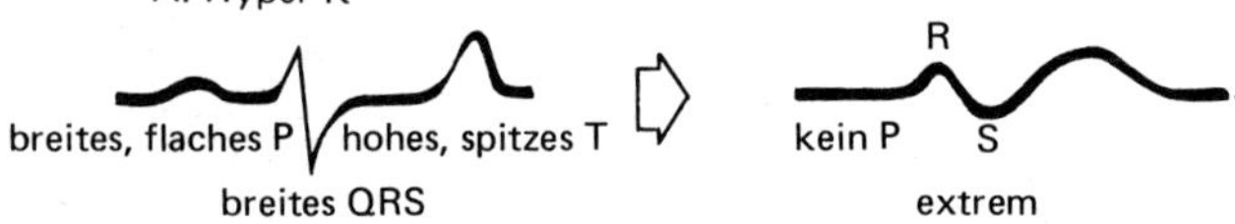

B. Hypo-K^+

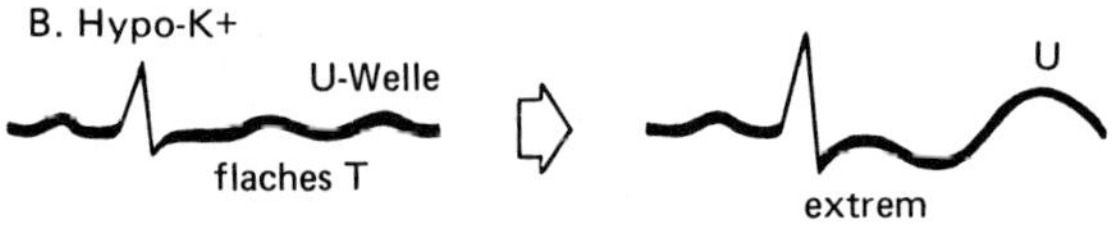

C. Hyper-Ca^{2+}
kurzes QT

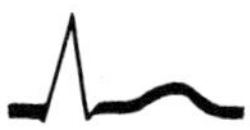

D. Hypo-Ca^{2+}
langes QT

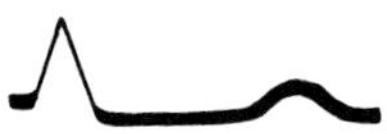

Belastungszeichen

A. Überlastung

Linksbelastung
Ableitung V_5

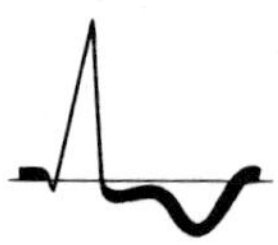

Rechtsbelastung
Ableitung V_2

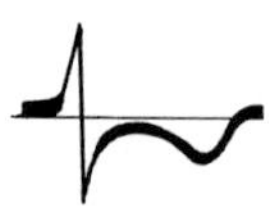

B. Künstlicher Schrittmacher
Schrittmacherimpuls

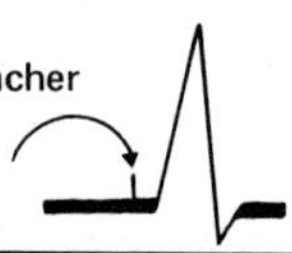

U. K. Lindner / D. B. Dubin
Schnellinterpretation des EKG, 6. Aufl.

Verschiedene Einflüsse (Fortsetzung)

Perikarditis

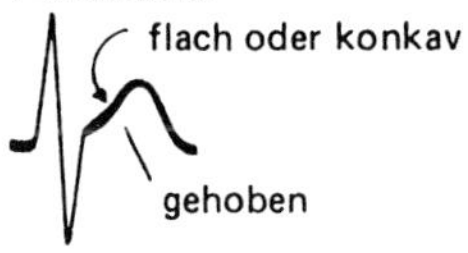

subendokardialer Infarkt

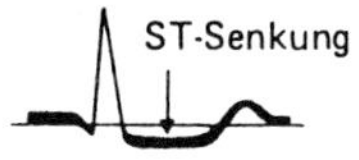

Medikamente

A. Digitalis (kann ST-Senkung verursachen)

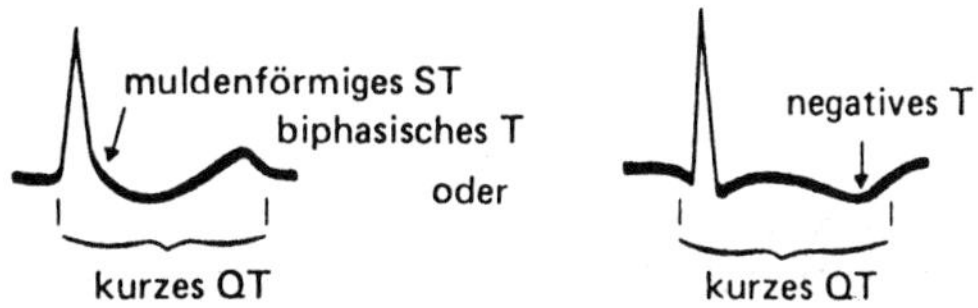

Digitalisüberdosierung:
Vorhofextrasystole mit Blockbildung, sinuatrialer AV-Block, Knotentachykardie mit AV-Dissoziation

Digitalisintoxikation:
ventrikuläre Extrasystolen, Bigeminus, ventrikuläre Tachykardie, Vorhof- oder Kammerflimmern

B. Chinidin

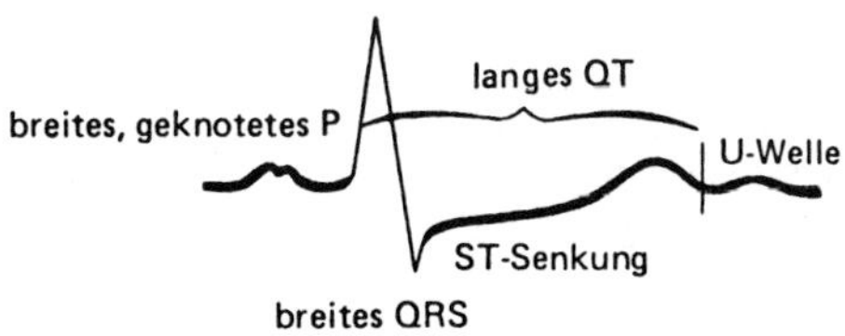

„Berg-und-Tal-Bahn"

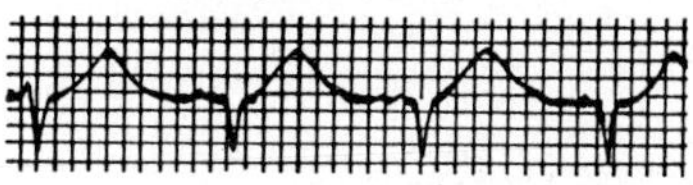

Chinidinintoxikation

Elektrolyte und Intoxikationen

Hypokaliämie
- horizontale bis flach deszendierende ST-Senkung
- flaches, isoelektrisches bis negatives T
- positive U-Welle (> 0,1 mV) oder TU-Verschmelzungswelle
- ventrikuläre Rhythmusstörungen möglich

Hyperkaliämie
- hohes, zeltförmig spitzes T (bes. V_{2-5})
- QRS-Verbreiterung (mit steigendem Kalium Verbreiterung der S-Zacke)
- Verlängerung der PQ-Zeit bis AV-Block
- Abflachen bis Verschwinden der P-Welle
- Extrasystolen
- bei extremen Kaliumspiegeln (> 8 mmol/l) drohende Asystolie

Hypokalziämie
- QT-Verlängerung (durch ST-Verlängerung)

Hyperkalziämie
- QT-Verkürzung (durch ST-Verkürzung)
- Abgang der T-Welle direkt aus dem absteigenden Schenkel des QRS-Komplexes

Lithium
- wie bei Hypokaliämie
- häufig ventrikuläre Rhythmusstörungen

Sympathikuseinfluß
- hohe, spitze P-Wellen in II, III und aV_F
- Sinustachykardie mit verkürzter PQ-Zeit
- nichtpathologische, aszendierende ST-Senkung
- initial hohe T-Wellen, die später abflachen (Ermüdungsreaktion)

Parasympathikuseinfluß
- flache, breite P-Wellen in II, III und aVF
- Sinusbradykardie
- häufig PQ-Verlängerung bis zum AV-Block I.°
- ST-Hebung mit frühem, hohem Abgang der T-Welle
- hohes, spitzes T
- relative Verkürzung der QT-Dauer

Digitalis

* Überdosierung
- SA-Blockbildungen
- parosysmale atriale Tachykardie mit Blockbildungen
- AV-Blockbildungen
- AV-junktionale Tachykardie mit Dissoziation
- muldenförmige ST-Senkung („Dalis Bart")

* Intoxikation
- AV-Blockbildung bis III.°
- ventrikuläre Rhythmusstörungen bis Kammerflimmern
- Vorhofflimmern
- AV-junktionale Tachykardie

U. K. Lindner/D. B. Dubin
Schnellinterpretation des EKG, 6. Aufl.

Chinidin
- breite, knotige P-Welle
- Verlängerung der PQ-Zeit bis AV-Block I.°
- Verbreiterung des QRS-Komplexes
- Senkung der ST-Strecke
- Auftreten von U-Wellen bis zu TU-Wellen
- Verlängerung der QT-Zeit
- unruhige EKG-Kurve („Berg- und Talbahn")

Kohlenmonoxid (CO)
- uncharakteristische Störungen der Erregungsbildung mit dem Bild der Innenschichtischämie
- Erstickungs-T bei vorbestehender KHK (Infarktgefahr)

Nikotin
- abgeflachte oder negative T-Welle
- häufig (supraventrikuläre) Tachykardien
- Veränderungen sind flüchtig

Alkoholintoxikation (chronisch)
- P-sinistroatriale
- supraventrikuläre Arrhythmie mit Extrasystolen bis zum Vorhofflimmern
- Ausbildung eines Linksschenkelblocks
- ventrikuläre Rhythmusstörungen
- Bild der dilatativen Kardiomyopathie

Narkotika
- Verlängerung der PQ-Zeit
- Senkung der ST-Strecke
- Abflachung bis Negativierung der T-Welle
- ventrikuläre Extrasystolie (Chloroform, Äther)

Pilzvergiftung
- Senkung der ST-Strecke
- Ausbildung einer präterminal negativen T-Welle

U. K. Lindner / D. B. Dubin
Schnellinterpretation des EKG, 6. Aufl.

Lexikon

Abberrierende Leitung	durch die Leitungsbahn in den Ventrikeln, die sich noch in der relativen Refraktärzeit befindet, werden supraventrikuläre Erregungen geleitet und verbreitern den QRS-Komplex. Wichtig für Differentialdiagnose von ventrikulärer und supra-ventrikulärer Extrasystolie
Ableitung	der rhythmischen Änderung des (Summations)-Vektors über Elektroden an der Körperoberfläche, aus der Speiseröhre oder intrakardial. Bipolare Ableitung über zwei entgegengesetzte Elektroden, z. B. Einthoven oder unipolar über eine Sammelelektrode (Nullpunkt), z. B. Goldberger oder Wilson
Arrhythmie	ungeordneter Rhythmus oder Unterbrechungen eines normalen Rhythmus
AV-Dissoziation	eigenständige und unabhängige Erregung der Vorhöfe und Kammern. Bei der einfachen Form ist dies bei ungestörter AV-Überleitung schlicht frequenzbedingt; bei der kompletten AV-Dissoziation mit Unterschied in Frequenz und Rhythmus von Vorhof, AV-Knoten und Kammern liegt eine organische Herzerkrankung zugrunde
Bigeminus	Extrasystole nach jedem Normalschlag
Block	Störungen der Erregungsleitung mit Verzögerung des nächsten Impulses oder dessen Ausfall; beim totalen Block ist die Erregungsleitung unterbrochen
Bradykardie	Rhythmus mit Herzfrequenz <60/min
Capture Beats	normaler Kammerkomplex nach einer AV-Dissoziation; die Kammererregung wird über die normale Erregungsleitung „eingefangen“
Couplet	2 Kammerextrasystolen hintereinander (Paar)

U. K. Lindner/ D. B. Dubin
Schnellinterpretation des EKG, 6. Aufl.

Delta-Welle	initialer Teil des Kammerkomplexes durch das akzessorische Kent-Bündel bei WPW-Syndrom nach verkürzter PQ-Zeit
Depolarisation	Anstieg des Membranpotentials durch Einstrom von Natrium-Ionen
Einthoven	nach ihm werden die Ableitungen I, II und III benannt
Ektopie	Bildung eines Erregungsimpuls außerhalb des primären Schrittmachers (Sinusknoten)
Extrasystole	vorzeitige Erregung aus einem ektopischen Herd
Flattern	Tachykardie der Vorhöfe oder Kammern mit > 250/min; beim Kammerflattern sind die QRS-Komplexe deformiert
Flimmern	völlig ungeordnete, chaotische Depolarisationen aus multiplen ektopischen Herden und durch lokale Reentry-Mechanismen in den Vorhöfen oder Kammern
Goldberger	nach ihm werden die Ableitungen aVL, aVF und aVR benannt
Hemiblock	Hemmung der Erregungsleitung in einem Fazikel des linken Schenkels: linksanteriorer-, linksposteriorer-
internodale Bündel	Erregungsleitungssystem der Vorhöfe aus dem unteren (Thorel-), mittleren (Wenckebach-) und oberen (James-) Bündel für den rechten Vorhof sowie dem Bachmann-Bündel (aus dem James-Bündel) für den linken Vorhof
isoelektrisch	EKG-Kurve hebt sich nicht von der Nullinie ab
J-Punkt	junctional point: Wendepunkt der ST-Strecke am Abgang von der S-Zacke; Meßpunkt für pathologische ST-Senkung

U. K. Lindner/D. B. Dubin
Schnellinterpretation des EKG, 6. Aufl.

Kombinationssystole	wird auch Fusionssystole genannt; die Kammern werden gleichzeitig durch einen Impuls aus dem Sinusknoten und einem ektoropischen Herd im Ventrikel erregt
Koppelung	zeitliche Beziehung zwischen einer (ventrikulären) Extrasystole und dem vorausgehenden Normalschlag; sie kann konstant oder inkonstant (gleitend) sein
Lagetyp	Beschreibung der Lage des QRS-Hauptvektors in einem gedachten Kreis der Frontal- oder Horizontalebene a) Frontalebene (Cabrera-Kreis): Überdrehter Linkstyp, Linkstyp, Normaltyp, Steiltyp, Sagittaltyp, Rechtstyp, überdrehter Rechtstyp b) Horizontalebene: Achsendrehung im Uhrzeigersinn oder gegen den Uhrzeigersinn
LGL-Syndrom	Lown-Ganong-Levine-Syndrom (Präexzitation mit verkürzter PQ-Zeit durch akzessorisches James-Bündel)
Lown	nach ihm ist die Klassifikation der ventrikulären Extrasystolen benannt
McGinn-White-Typ	Achsendrehung im Uhrzeigersinn mit S in I und Q in III
monomorph	Kammerkomplexe der Extrasystolen sehen gleich aus
monotop	Extrasystolen stammen aus dem gleichen Herd (monomorphe Extrasystolen sind wahrscheinlich monotop)
Nehb	nach ihm werden die Ableitungen D, A und J (kleines Herzdreieck) benannt
paroxysmal	anfallartiges, plötzliches Auftreten einer tachykarden Rhythmusstörung
Pararrhythmie	2 oder mehrere Schrittmacher sind gleichzeitig oder abwechselnd aktiv, z. B. AV-Dissoziation

U. K. Lindner/D. B. Dubin
Schnellinterpretation des EKG, 6. Aufl.

Parasystolie	2 verschiedene Schrittmacher ohne Verknüpfung bestimmen den Rhythmus; das zweite Erregungszentrum liegt in der Kammer und ist durch einen Schutzblock inaktiviert
polytop	Extrasystolen stammen aus verschiedenen Herden und sehen verschieden aus (polymorph)
Präexzitation	Kurzschluß der Erregungsleitung im AV-junktionalen Bereich durch akzessorische Muskelbahnen (Kent-Bündel: WPW-Syndrom, James-Bündel: LGL-Syndrom und Mahaim-Bündel)
Purkinje-Fasern	von den Schenkeln des His-Bündels ausgehende spezifische Muskelfasern, die die Erregung vom Endokard her in das Arbeitsmyokard leiten
Quadrigeminus	3 Extrasystolen hintereinander nach jedem Normalschlag
Reentry	lokal kreisende Erregungsabläufe bei Störung der Refraktärperiode durch meist ischämische Prozesse; Auslösemechanismus für Tachykardien mit plötzlichem Beginn und Ende
Refraktärzeit	a) absolute: hier ist die Herzmuskelzelle überhaupt nicht erregbar b) relative: stärkere Impulse können die Muskelzellen abgeschwächt depolarisieren
Repolarisation	Erregungsrückbildung nach Depolarisation
Tachykardie	Rhythmus mit Herzfrequenz > 100/min
Schenkelblock	Hemmung der Erregungsleitung in einem der Schenkel des His-Bündels: Rechts-, Links-, bifaszikulärer-, Arborisations-

U. K. Lindner / D. B. Dubin
Schnellinterpretation des EKG, 6. Aufl.

Schrittmacher	a) Sinusknoten (primäres Automatiezentrum) Ruhefrequenz 60-90/min; AV-Region (AV-Knoten und His-Bündel; sekundäres Automatiezentrum) 40-60/min; Myokard der Ventrikel (tertiäres Automatiezentrum) 20-40/min b) elektrischer Impulsgenerator zur rhythmischen Erregung des Myokards
Torsade de pointes	Tachykardie mit schraubenartiger Umkehr des Kammervektors um die Nullinie mit vorausgehender QT-Verlängerung; bei dieser „Spitzenumkehrtachykardie" muß auch an eine polymorphe ventrikuläre Tachykardie gedacht werden
Trigeminus	2 Extrasystolen hintereinander nach jedem Normalschlag
Vektor	elektrische Wirkung der Dipole durch Potentialdifferenz im Erregungsablauf als Summe dargestellt: der Summationsvektor, der der elektrischen und annähernd der anatomischen Herzachse entspricht, wird von ca. 5% aller Einzelvektoren gebildet. Erregungen, die auf eine Ableitungselektrode zulaufen, weisen hier den größten positiven Ausschlag auf; Laufen sie von der Elektrode weg, ist der Ausschlag negativ.
vulnerable Phase	Zeit während des ansteigenden Teils der T-Welle; kommt es hier zur Depolarisation, drohen gefährliche Rhythmusstörungen wie Kammerflattern/-flimmern (R-auf-T-Phänomen)
Wilson	nach ihm werden die unipolaren Brustwandableitungen benannt
WPW-Syndrom	Wolff-Parkinson-White-Syndrom (Präexzitation über Kent-Bündel: PQ-Zeit verkürzt, Delta-Welle)

U. K. Lindner/D. B. Dubin
Schnellinterpretation des EKG, 6. Aufl.

Folgende typische EKG-Beispiele mit ausführlichem Befundschema sind auf den nächsten 40 Seiten zu interpretieren.

Die Papiergeschwindigkeiten betragen 50 mm/s, außer es ist eine andere Registriergeschwindigkeit vermerkt.

Patient U.L. ist ein 45 Jahre alter Mann, der als Hypochonder mit zahlreichen Beschwerden bekannt ist

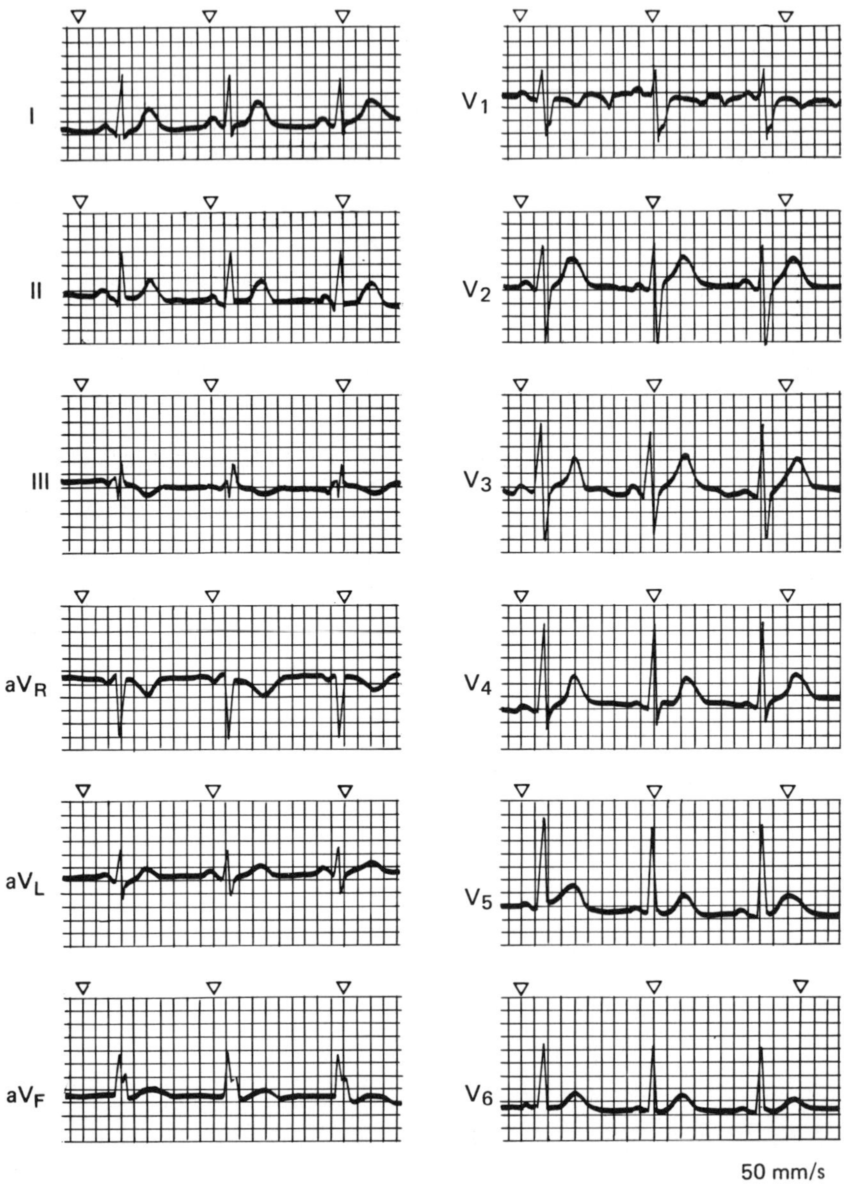

EKG-Beurteilung

Patient U. L.

Frequenz:
etwa 70 Schläge/min

Rhythmus:
regelmäßiger Sinusrhythmus
PR kleiner als 0,2 s (kein AV-Block)
QRS kleiner als 0,12 s (kein Schenkelblock)
... aber der RR'-Komplex in III läßt auf einen inkompletten Schenkelblock schließen

Achse:
normale Lage (aber leichte Drehung gegen den Uhrzeigersinn in der Horizontalebene)

Hypertrophie:
keine Vorhofhypertrophie
keine Kammerhypertrophie

Infarkt (Zustand der Koronardurchblutung):
keine signifikanten *Q-Zacken*
ST-Strecken – nicht gehoben, außer in V_6 ST-Hebung um einen halben Millimeter
T-Wellen – im allgemeinen positiv

Befund:
Dieses EKG ist unauffällig. Es ist das EKG des Verfassers selbst.

Patient R.C. ist ein 45 Jahre alter Mann, aus dessen Anamnese eine Koronarinsuffizienz bekannt ist. Bei der Aufnahme betrug der Blutdruck 210/100 mmHg

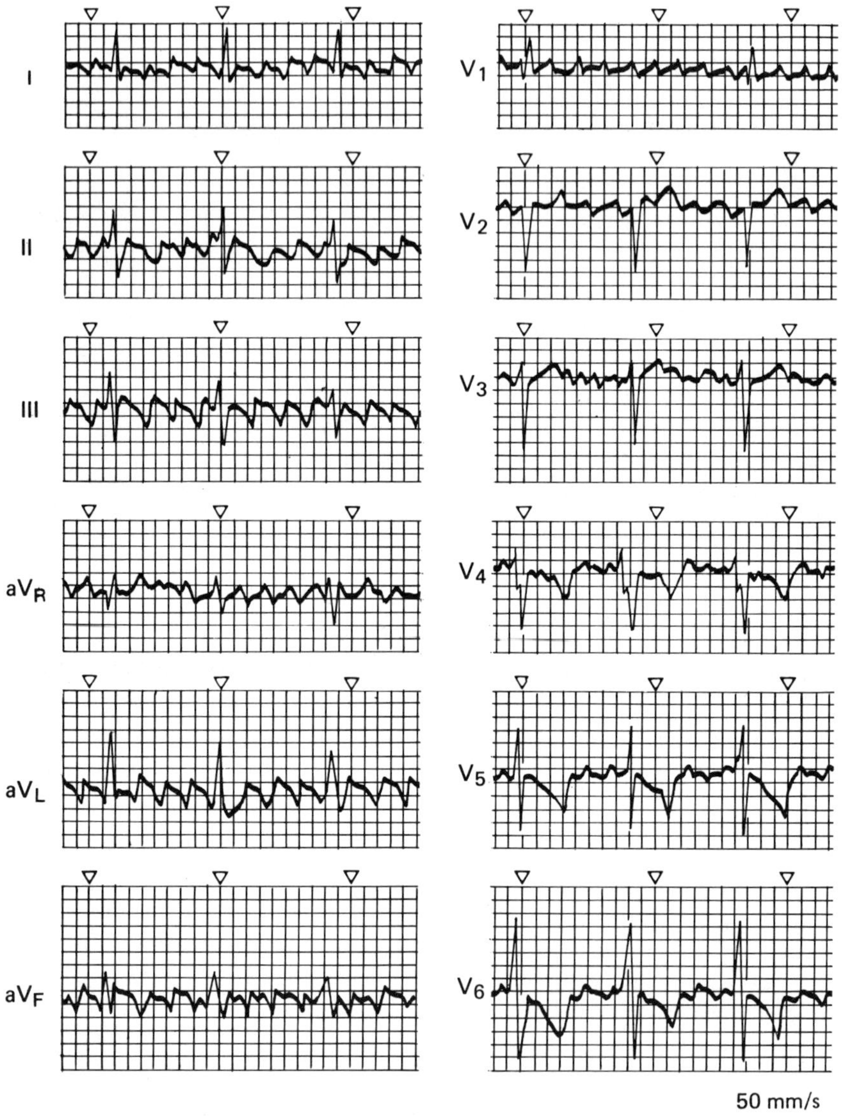

EKG-Beurteilung

Patient R.C.

Frequenz:
Vorhoffrequenz etwa 300 Impulse/min
Kammerfrequenz etwa 75 Schläge/min, manchmal langsamer

Rhythmus:
Vorhofflattern (mit unregelmäßiger ventrikulärer Überleitung)
unregelmäßiges *PR*
QRS kleiner als 0,12 s (kein Schenkelblock)

Achse:
Der Vektor zeigt auf die linke Seite des Patienten (+30°); er ist in der Horizontalebene im Uhrzeigersinn gedreht.

Hypertrophie:
Eine Vorhofhypertrophie kann nicht beurteilt werden.
Keine Kammerhypertrophie

Infarkt:
Q-Zacken – signifikante *Q-Zacken* in I und aV_L
ST-Strecken sind im allgemeinen isoelektrisch
T-Wellen in V_4, V_5 und V_6 negativ

Befund:
Dieser Patient hat Vorhofflattern. Offenbar liegt ein alter Seitenwandinfarkt vor, der möglicherweise durch einen früheren Verschluß des R. circumflexus der linken Koronararterie verursacht wurde. Wahrscheinlich weisen die negativen T-Wellen auf die Verengung der Koronararterien hin.

Die 54jährige Patientin verspürte häufig ein Herzstolpern. RR 130/80 mmHg

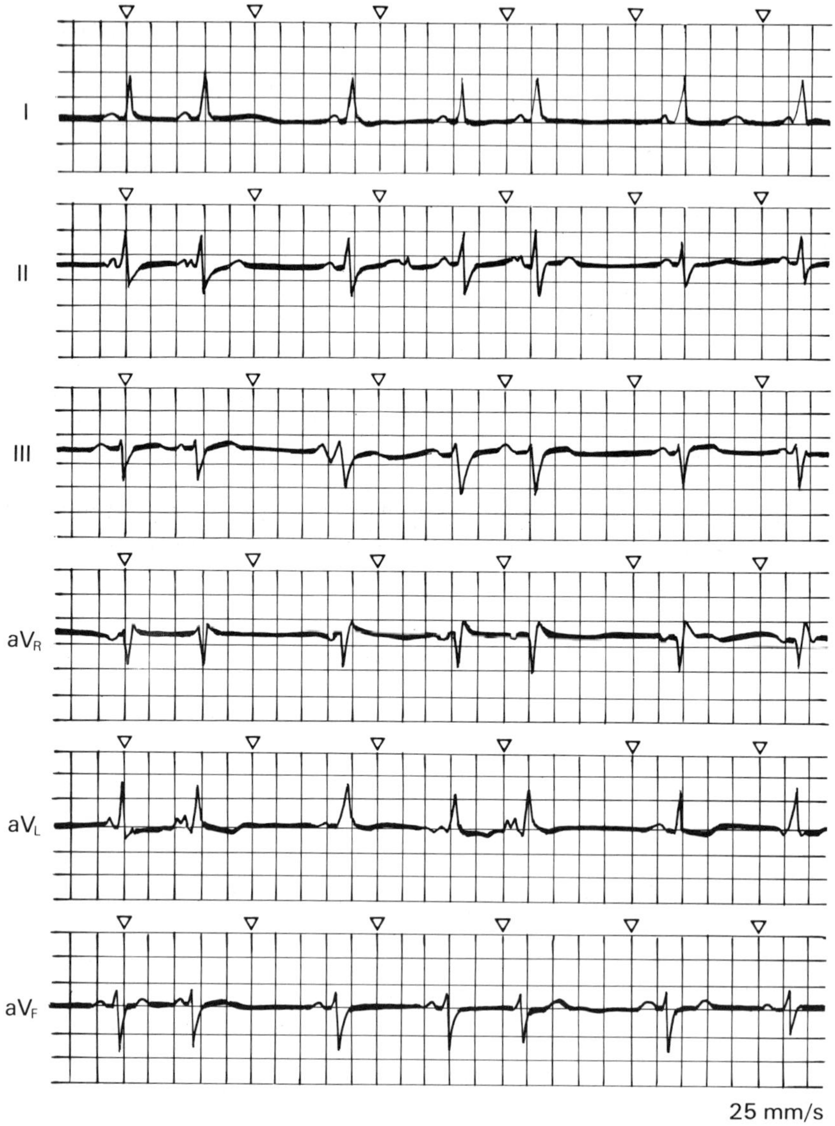

EKG-Beurteilung

Patient H.A., 54 Jahre, weiblich

Frequenz:
zwischen 60 und 150 Schlägen/min; im Mittel 100/min

Rhythmus:
In den Sinusrhythmus fallen häufig Vorhofextrasystolen ein, die eine verändert aussehende *P-Welle* aufweisen.
PQ-Zeit – 0,18 s
QRS – kleiner als 0,1 s

Achse:
Überdrehter Linkstyp. Der mittlere *QRS-Vektor* zeigt in Frontalebene nach etwa –30°.

Hypertrophie:
Keine Hypertrophiezeichen.

Infarkt:
Q-Zacken liegen nicht vor.
ST-Strecken – Senkung in aV_L, hier auch präterminal negatives T.

Befund:
Es finden sich häufige vorzeitige P-Wellen, die in II gesplittert sind. Die Kammerkomplexe sind unauffällig. Die ST-Streckensenkung in aV_L weist auf eine koronare Herzkrankheit hin.

Bei dem 49 Jahre alten, männlichen Patienten ist seit über 10 Jahren eine Mitralinsuffizienz bekannt. Blutdruck 150/95 mmHg

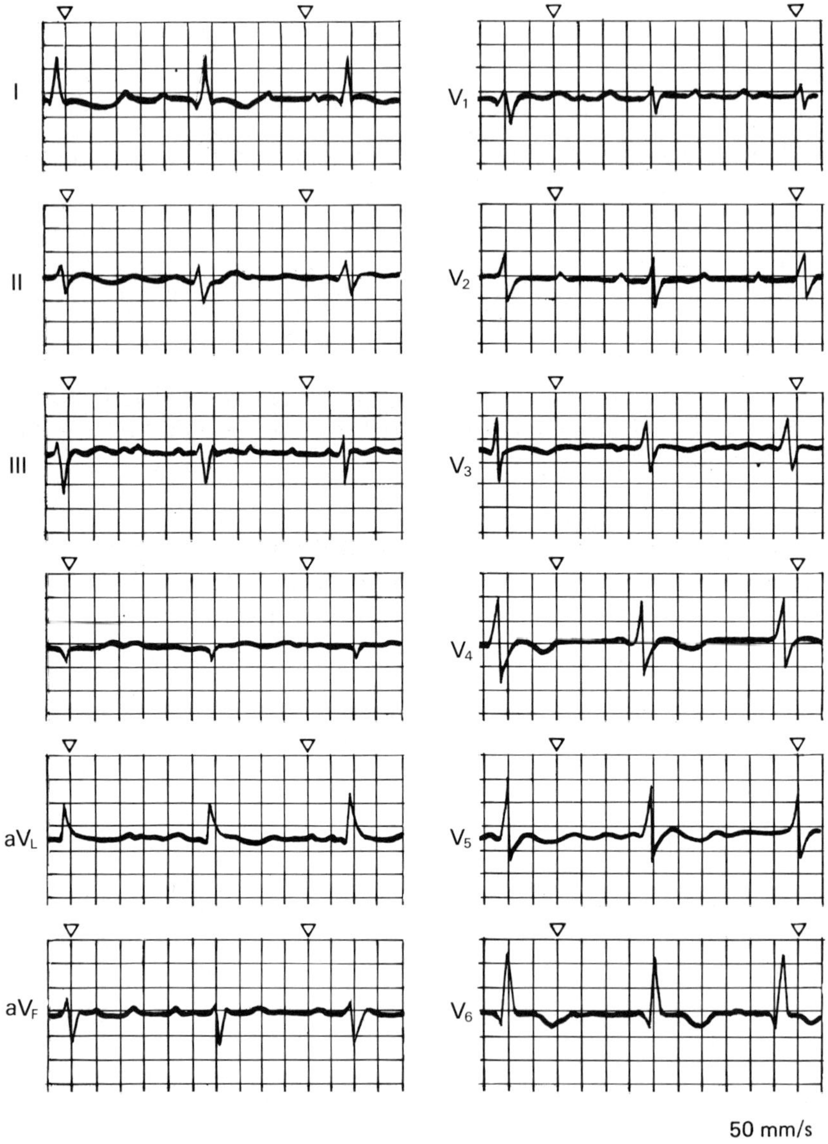

EKG-Beurteilung

Patient P.E., 49 Jahre, männlich

Frequenz:
Vorhöfe – etwa 274 Schläge/min
Kammern – rund 90 Schläge/min

Rhythmus:
Vorhofflattern mit 3:1-AV-Überleitung

Achse:
Überdrehter Linkslagetyp. Linksanteriorer Hemiblock. In Horizontalebene ist die Herzachse im Gegenuhrzeigersinn gedreht, da der RS-Übergang in den Brustwandableitungen bei V_2 liegt.

Hypertrophie:
liegt nicht vor.

Infarkt:
Zeichen eines frischen oder vernarbten Infarkts finden sich nicht. In den Ableitungen I, aV_L, V_3–V_6 ist die *ST-Strecke gesenkt. Die T-Welle* ist in den gleichen Ableitungen negativ.

Befund:
Das Vorhofflattern dürfte durch die Überlastung des linken Vorhofs bei bekanntem Mitralklappenfehler verursacht sein. Es besteht ein linksanteriorer Hemiblock. Die Erregungsrückbildung ist deutlich gestört, und es wird der Verdacht auf eine Koronarinsuffizienz geäußert.

Der 63jährige Patient K.H. wurde mit schwerer Atemnot auf die Überwachungsstation aufgenommen. Sein Leiden war den Ärzten schon seit mehreren Jahren bekannt. Der Blutdruck war normal

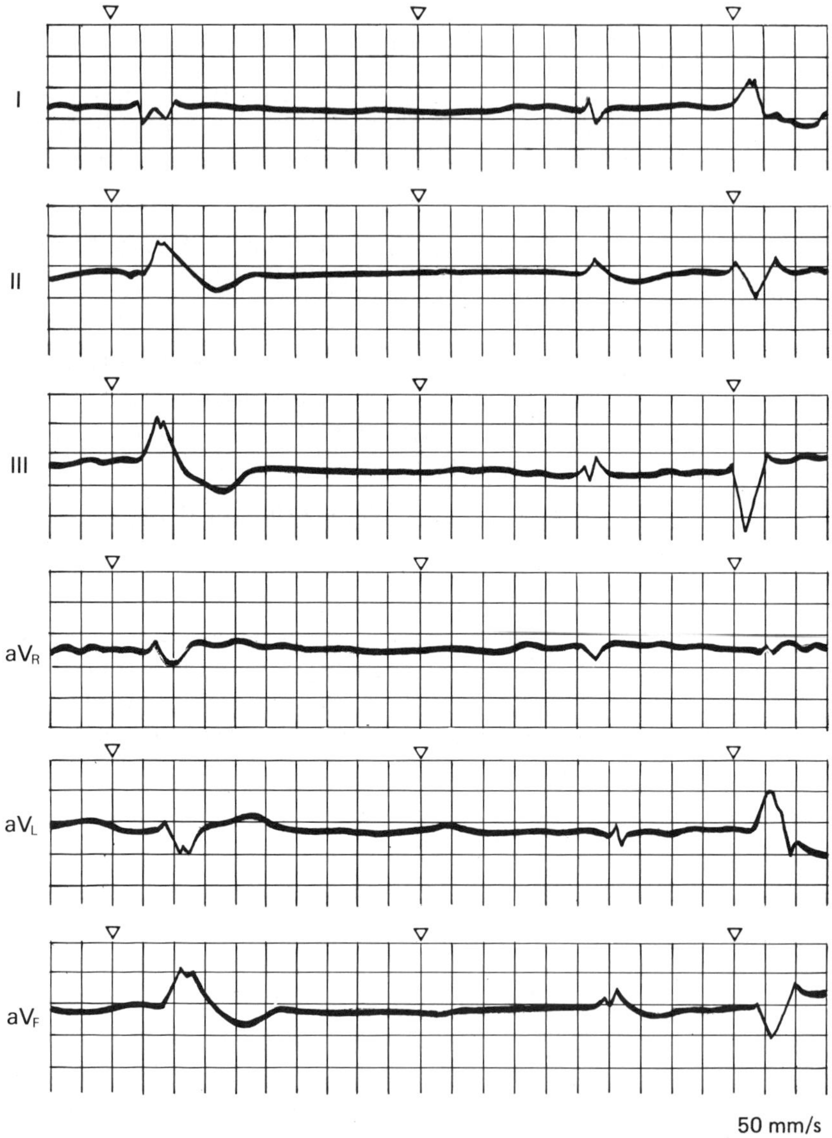

EKG-Beurteilung

Patient K.H., 63 Jahre, männlich

Frequenz:
Es liegt Vorhofflimmern vor. Die Kammerfrequenz beträgt 35–40 Schläge/min.

Rhythmus:
Kammereigenrhythmus bei Vorhofflimmern? Da noch QRS-Komplexe über den AV-Knoten geleitet werden (2. Schlag), besteht eine Bradyarrhythmie. Der 1. und 3. Schlag sind ventrikuläre Extrasystolen aus verschiedenen Ursprungsorten mit dem Bild sowohl eines Rechtsschenkel- als auch eines Linksschenkelblocks. Multiforme ventrikuläre Extrasystolen werden der Gruppe IIIa in der Lown-Klassifikation zugeordnet.

Achse:
Aus dem einen Normalschlag läßt sich die Herzachse nicht genau beurteilen, da Niederspannung besteht. Vermutlich liegt der mittlere QRS-Vektor bei +60°.

Hypertrophie:
In den dargestellten Ableitungen nach Einthoven und Goldberger finden sich keine Hypertrophiezeichen.

Infarkt:
Pathologische *Q-Zacken* liegen nicht vor.
Die *ST-Strecken* (des 2. Schlags) sind in II, III und aV_F muldenförmig abgeflacht.
T-Wellen lassen sich nicht identifizieren.

Befund:
Bradyarrhythmie mit tiefer Kammerfrequenz unter 40 Schlägen/min. Polytope ventrikuläre Extrasystolie nach Lown IIIa. Zeichen der Digitalisimprägnation. Der Befund spricht für eine schwere Herzmuskelschädigung. Die Digitalismedikation muß überprüft werden. Neben einer fortgesetzten Überwachung auf der kardiologischen Intensivstation wird ein passagerer Herzschrittmacher implantiert. Bei dem Patienten wird echokardiographisch eine schwere kongestive Kardiomyopathie festgestellt.

Patient K.T. ist ein 61 Jahre alter, korpulenter Mann. Er wurde von seiner Familie als Notfall ins Krankenhaus gebracht. Der Patient verspürte plötzlich heftige Schmerzen in der linken Brusthälfte. Der Blutdruck betrug 100/60 mmHg

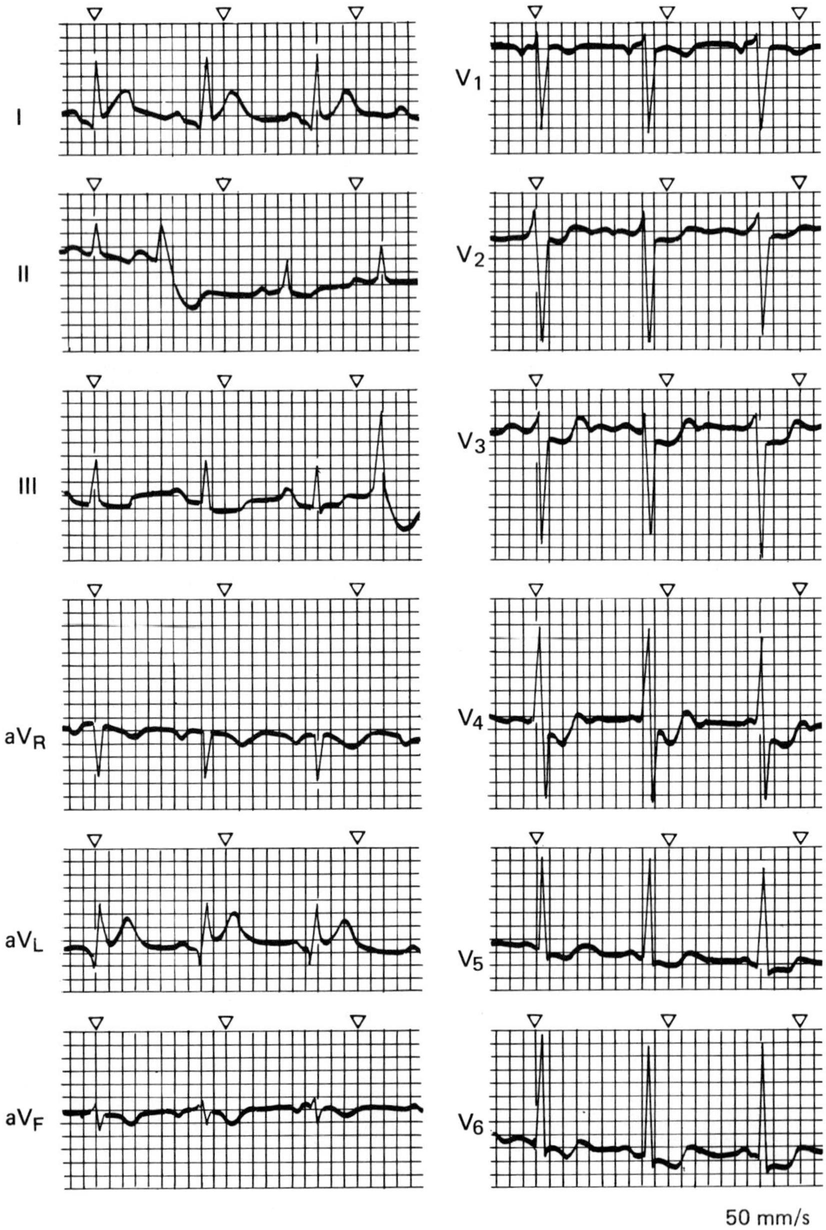

EKG-Beurteilung

Patient K.T.

Frequenz:
etwa 75 Schläge/min

Rhythmus:
Im allgemeinen ein regelmäßiger Sinusrhythmus mit vereinzelten ventrikulären Extrasystolen.
PR genau 0,2 s; es besteht der Verdacht auf einen beginnenden AV-Block I. Grades
QRS kleiner als 0,12 s

Achse:
Achsenlinksabweichung (Linkstyp)

Hypertrophie:
möglich ist eine Hypertrophie des linken Vorhofs
Linksherzhypertrophie

Infarkt:
signifikante *Q-Zacken* in I und aV_L
ST-Hebungen in I und aV_L. ST-Senkungen in V_1, V_2, V_3 und V_4
T-Wellen – flach oder negativ von V_1 bis V_6

Befund:
Dieser Patient hat einen frischen Seitenwandinfarkt, vermutlich durch einen Verschluß des R. circumflexus der linken Koronararterie. Auffällig sind die prominenten R-Zacken und die ST-Senkungen in den rechtspräkordialen Ableitungen (Spiegeltest!). Daraus ergibt sich der Verdacht auf einen frischen Hinterwandinfarkt, so daß auch die rechte Koronararterie verengt bzw. verschlossen sein könnte. Die T-Wellen weisen auf eine Ischämie durch Koronarinsuffizienz hin. Die Linksabweichung der Herzachse ist vermutlich die Folge der Hypertrophie des linken Ventrikels.

Patient G.G. ist ein 45 Jahre alter Mann, der während schwerer körperlicher Arbeit plötzlich einen heftigen, einschnürenden Schmerz in der Brust verspürte. Bei seiner Einweisung ins Krankenhaus lag der Blutdruck bei 110/40 mmHg

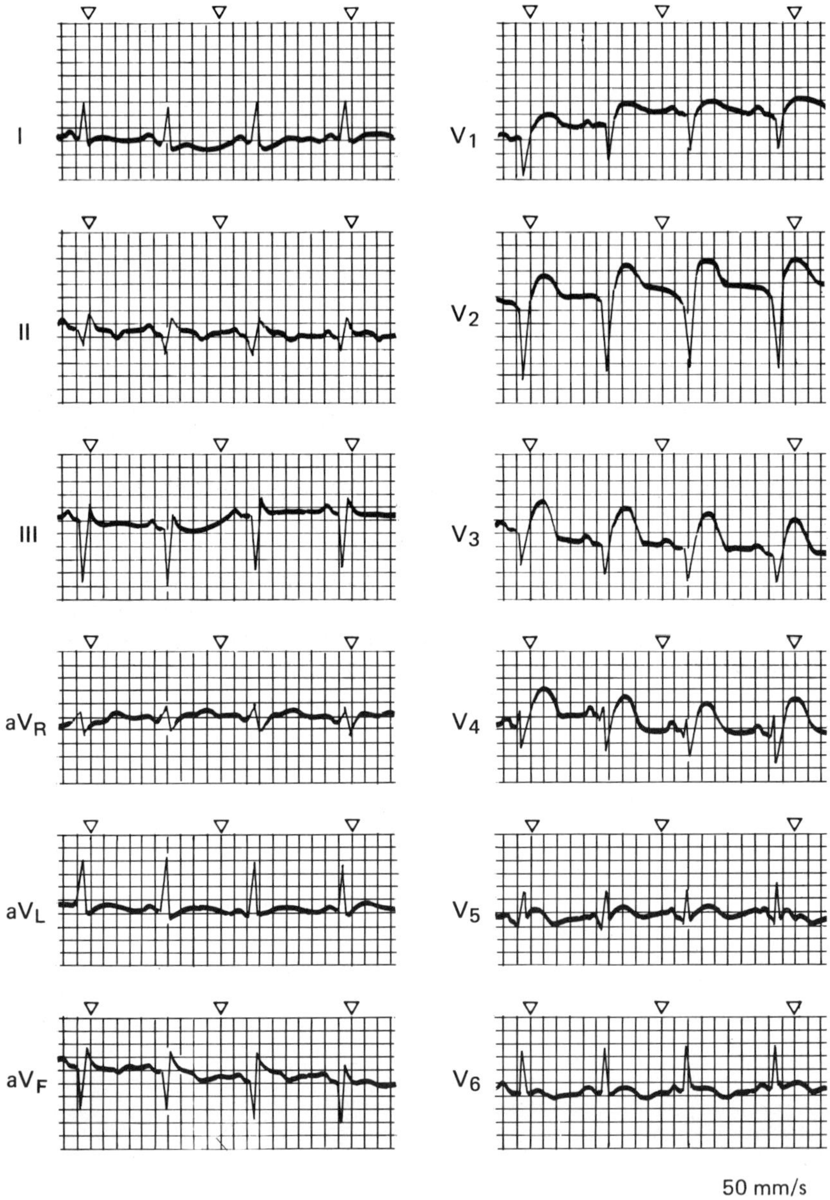

EKG-Beurteilung

Patient G.G.

Frequenz:
etwa 100 Schläge/min, aber nicht ganz regelmäßig

Rhythmus:
regelmäßiger Sinusrhythmus
PR kleiner als 0,2 s (kein AV-Block)
QRS kleiner als 0,12 s (kein Schenkelblock)

Achse:
Achsenlinksabweichung

Hypertrophie:
Keine Vorhofhypertrophie
Keine Kammerhypertrophie

Infarkt:
Signifikante *Q-Zacken* in II, III und aV_F. Ebenso treten signifikante Q-Zacken in V_1, V_2, V_3 und V_4 auf.
ST-Hebungen in V_1, V_2, V_3 und V_4
T-Wellen sind schlecht erkennbar, aber in V_4, V_5 und V_6 treten negative T-Wellen auf.

Befund:
Dieser Patient hat einen frischen Vorderwandinfarkt, der wahrscheinlich die Folge eines Verschlusses des R. descendens anterior der linken Koronararterie ist. Der alte inferiore Infarkt wurde schon bei einem früheren Krankenhausaufenthalt festgestellt. Das damalige EKG zeigte keine Infarktanteile der Vorderwand.

Herr G.H., 42 Jahre, brach nach einem akuten thorakalen Schmerz, der bis in den Unterkiefer ausstrahlte, plötzlich zusammen. Der Blutdruck betrug 85 mmHg systolisch

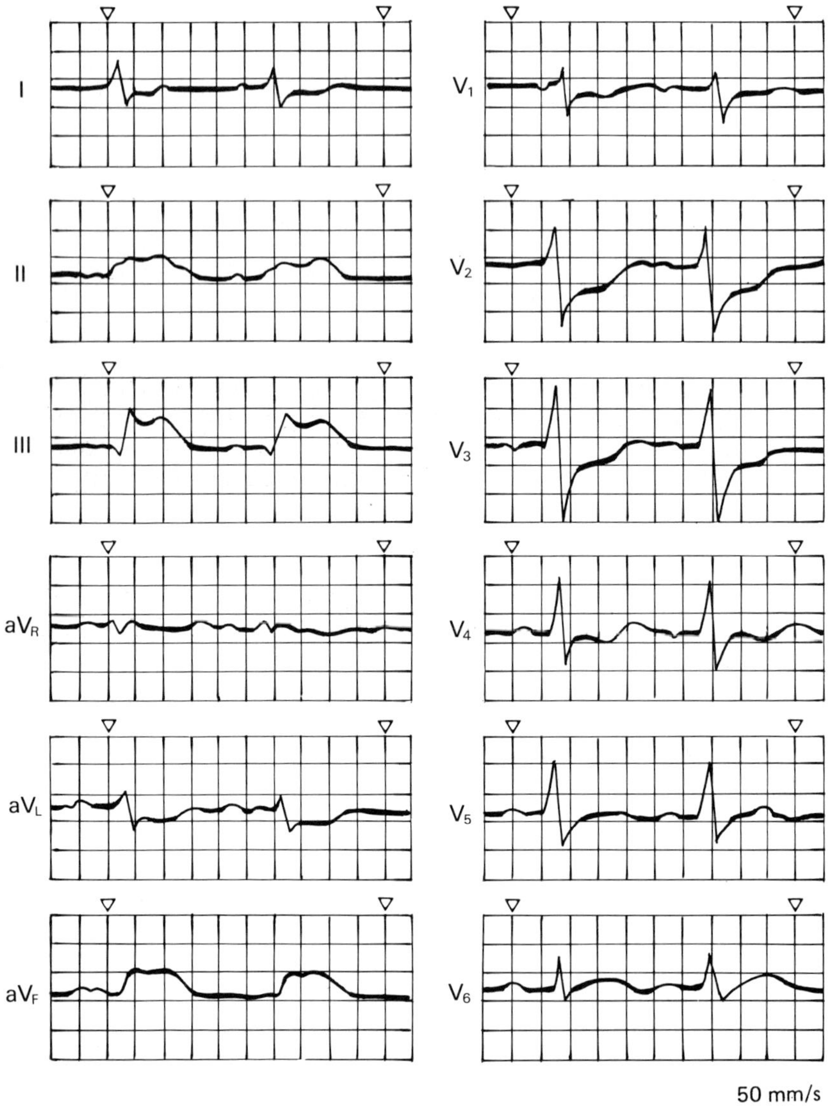

EKG-Beurteilung

Patient G.H., 42 Jahre, männlich

Frequenz:
Sinustachykardie mit einer Überleitungsfrequenz von 104 Schlägen/min

Rhythmus:
Sinusrhythmus, Tachykardie
P-Welle und *PQ-Überleitungszeit* unauffällig
Kammerkomplexe unter 0,1 s

Achse:
Normale Lage der Herzachse

Hypertrophie:
Keine Hypertrophiezeichen

Infarkt:
Pathologische *Q-Zacken* sind (noch) nicht ausgebildet.
In I und aV_L findet sich eine deszendierende *ST-Senkung* und ein negatives T. Deutliche *ST-Hebung* und positives T in II, III und aV_F; man spricht hierbei von einer monophasischen Deformierung. Deszendierende *ST-Senkungen* finden sich in den Brustwandableitungen V_1–V_3. Ein biphasisches T ist in V_4 angedeutet. In V_5 und V_6 besteht eine geringe *ST-Hebung*.

Befund:
Es handelt sich um einen frischen Hinterwandinfarkt (diaphragmalen Infarkt) mit Beteiligung der Vorderseitenwand. Die deutliche ST-Senkung in I, aV_L und V_1–V_3 können als indirekte Infarktzeichen gedeutet werden.

Patientin E.M. ist eine 65 Jahre alte Frau. Sie wurde wegen eines anhaltenden und seit 12 h bestehenden Schmerzes in der linken Brusthälfte ins Krankenhaus aufgenommen. Bei der Aufnahme betrug ihr Blutdruck 110/75 mmHg

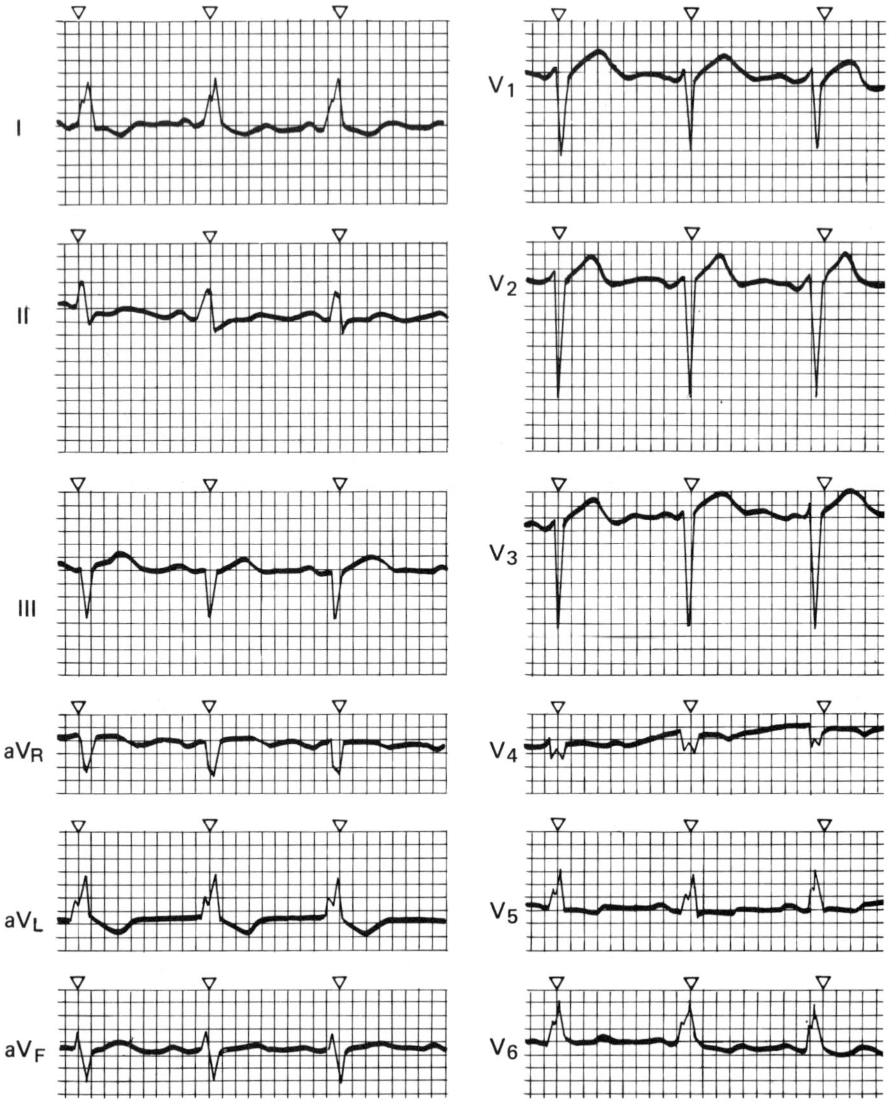

50 mm/s

EKG-Beurteilung

Patient E. M.

Frequenz:
60 Schläge/min (Sinusbradykardie)

Rhythmus:
regelmäßiger Sinusrhythmus
PR etwa 0,2 s; Verdacht auf AV-Block I. Grades
QRS breiter als 0,12 s (0,16 s breit)
R-R′ in V_5 und V_6; es besteht ein Linksschenkelblock

Achse:
Vermutlich weicht die Herzachse nach links ab, aber wegen des bestehenden Schenkelblocks kann eine Linksabweichung nicht beurteilt werden.

Hypertrophie:
keine Vorhofhypertrophie
Eine Kammerhypertrophie kann wegen des gleichzeitigen Schenkelblocks nicht beurteilt werden.

Infarkt:
Q-Zacken – keine verläßlichen Infarktzeichen bei einem gleichzeitigen Linksschenkelblock
ST-Strecken – können bei einem Linksschenkelblock nicht beurteilt werden
T-Wellen – flach in V_4, V_5 und V_6

Befund:
Durch das Vektorkardiogramm und Enzymanalysen wurde der Verdacht auf einen Herzinfarkt bestätigt. Im EKG konnte wegen des Linksschenkelblocks ein Herzinfarkt nicht sicher nachgewiesen werden, obwohl die Brustschmerzen der Patientin die Verdachtsdiagnose ergaben.

Bei der 79jährigen Patientin B.S. ist seit langer Zeit eine koronare Herzerkrankung bekannt. Der Blutdruck beträgt 160/100 mmHg

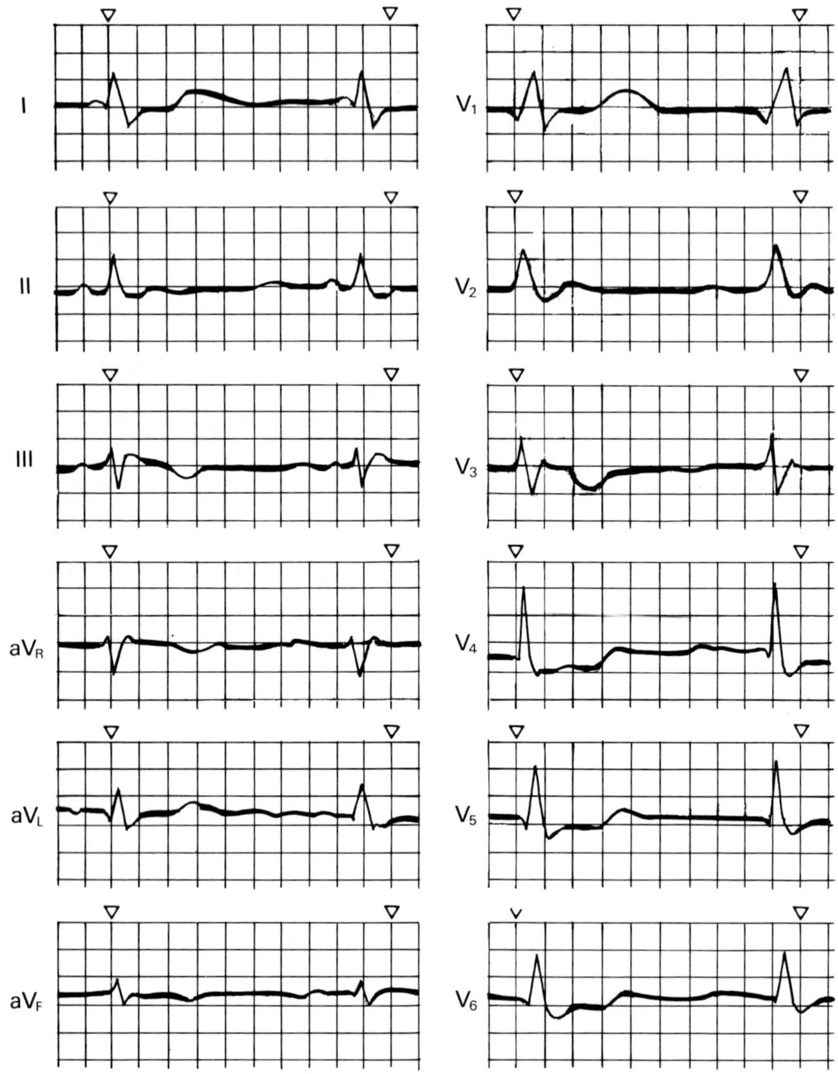

50 mm/s

EKG-Beurteilung

Patient B.S., 79 Jahre, weiblich

Frequenz:
Etwa 70 Schläge/min, P-Wellen sind nicht sichtbar.

Rhythmus:
Vorhofflimmern.
Der Kammerkomplex ist in V_1 und V_2 gesplittert und auf mehr als 0,12 s verbreitert. Der obere Umschlagpunkt in V_1 beträgt 0,12 s. Es besteht ein kompletter Rechtsschenkelblock (Typ Wilson).

Achse:
Die Herzachse zeigt in Frontalebene nach etwa +20° (Semihorizontaltyp).

Hypertrophie:
Es sind keine sicheren Hypertrophiezeichen zu identifizieren.

Infarkt:
Kleines, aber insignifikantes Q in I, aV_L, V_5 und V_6, das zusammen mit der schmalen *R-Zacke* und der breiten, plumpen *S-Zacke* auf den Rechtsschenkelblock hinweist.
Die *T-Welle* ist in III und aV_F negativ.
ST-Streckensenkung in den Brustwandableitungen V_4–V_6.

Befund:
Vollständiger Rechtsschenkelblock Typ Wilson, Vorhofflimmern, Ischämiereaktion linkspräkordial bei Koronarinsuffizienz.

Patientin M.A. ist eine 75 Jahre alte Frau. Aus ihrer Anamnese ist eine seit langem bestehende Hypertonie bekannt. Sie wurde nach einem Autounfall, bei dem sie eine Oberschenkelfraktur erlitten hatte, ins Krankenhaus eingewiesen. Bei der Aufnahme betrug ihr Blutdruck 90/50 mmHg

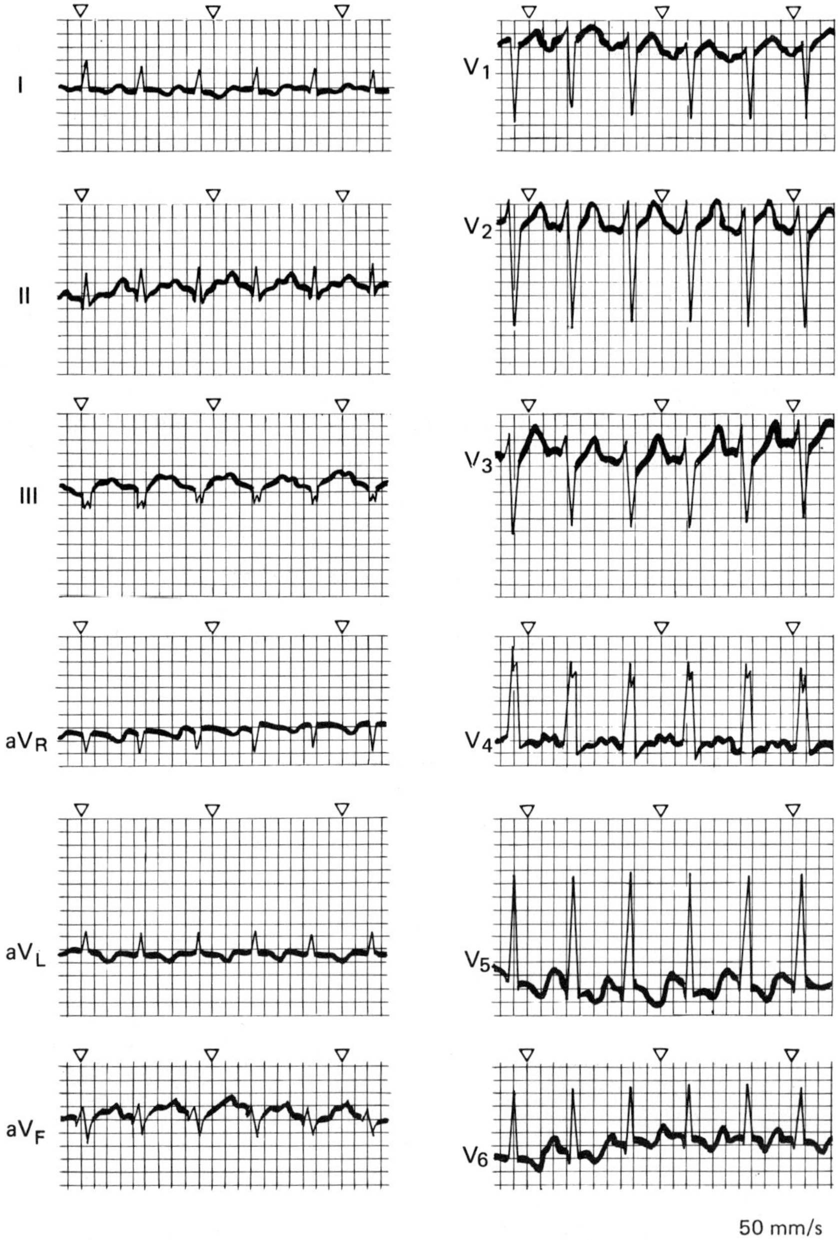

EKG-Beurteilung

Patient M.A.

Frequenz:
etwa 125 Schläge/min

Rhythmus:
regelmäßiger Sinusrhythmus
PR kleiner als 0,2 s
QRS kleiner als 0,12 s

Achse:
Achsenlinksabweichung

Hypertrophie:
Hypertrophie des linken Vorhofs
Hypertrophie der linken Kammer

Infarkt:
Q-Zacken in II, III und aV_F
ST-Strecken – im allgemeinen isoelektrisch (auf der Nullinie), aber Belastungszeichen in V_5 und V_6
T-Wellen – negativ in V_5 und V_6

Befund:
Die Patientin befand sich im hypovolämischen Schock, was aus Puls und Blutdruck (Schockindex) hervorgeht. Sowohl der linke Vorhof wie auch der linke Ventrikel sind hypertrophiert und zeigen Belastungsmerkmale. Bei der Patientin ist ein alter inferiorer Infarkt nachzuweisen.

Die 47jährige Frau H.S. kommt zur Kontrolluntersuchung einer Pulmonalstenose in die kardiologische Ambulanz. Bei der Herzkatheteruntersuchung war in der rechten Kammer ein Druck von 150 mmHg gemessen worden, in der A. pulmonalis systolisch 15 mmHg

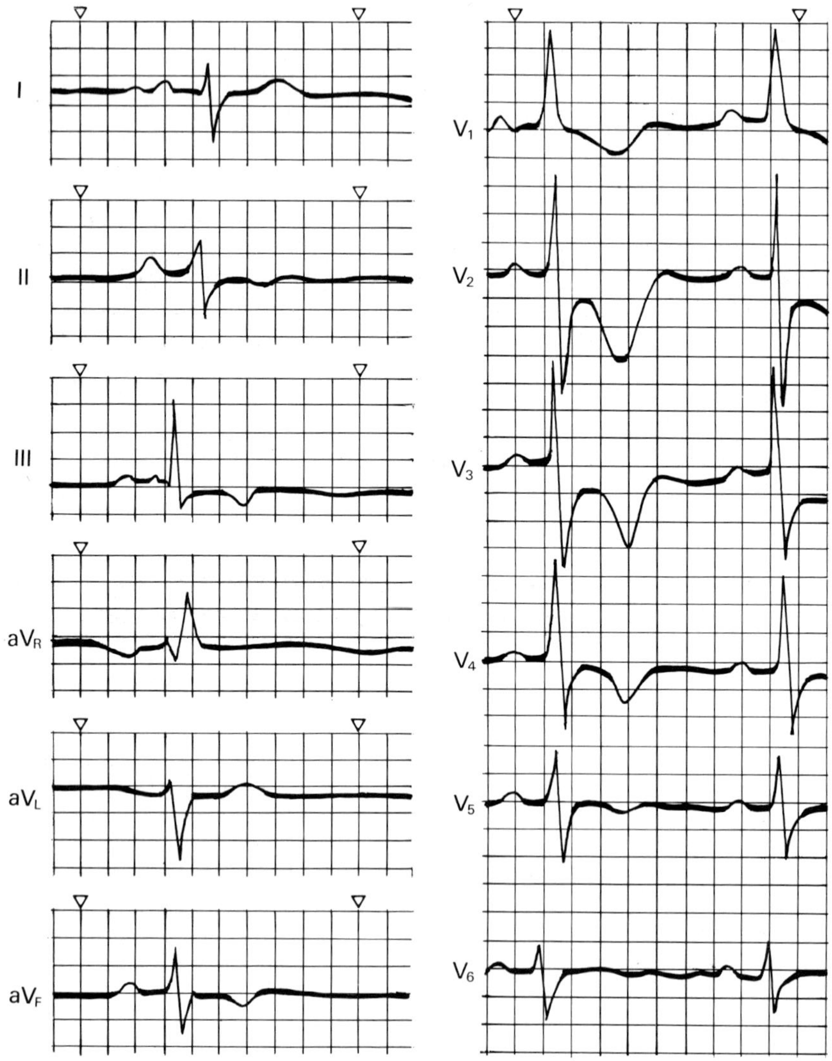

50 mm/s

EKG-Beurteilung

Patient H.S., 47 Jahre, weiblich

Frequenz:
68 Schläge/min

Rhythmus:
Sinusrhythmus

Achse:
Überdrehter Rechtslagetyp: aV_R ist positiv!

Hypertrophie:
In V_1–V_4 deutlich spitz-positives P. P in II hat eine Amplitude von 0,26 mV, in V_1 und V_2 0,23 mV. Die Kammerkomplexe sind nicht verbreitert, aber der obere Umschlagspunkt in V_1 beträgt 0,05 s. Die Amplituden der R-Zacken in V_1–V_4 sind deutlich überhöht, und in V_5 und V_6 finden sich tiefe S-Zacken. ST-Senkung und spitz-negatives T in V_1–V_4.
In I und II tiefes S, wobei in Ableitung II die S-Zacke größer ist als die R-Zacke. Negatives T in II, III und aV_F.

Infarkt:
Hinweise für einen frischen oder vernarbten Infarkt liegen nicht vor.

Befund:
Sinusrhythmus. Überdrehter Rechtstyp.
Hypertrophie des rechten Vorhofs (P-dextroatriale) und ausgeprägte Rechtsherzhypertrophie (mit dem Bild der Druckbelastung). Deutliche Erregungsrückbildungsstörungen rechtspräkordial.

Bei dem 53jährigen Patienten C.P. war bei einer Routineuntersuchung ein Blutdruck von 260/125 mmHg festgestellt worden. Röntgenologisch fand sich eine biventrikuläre Herzvergrößerung

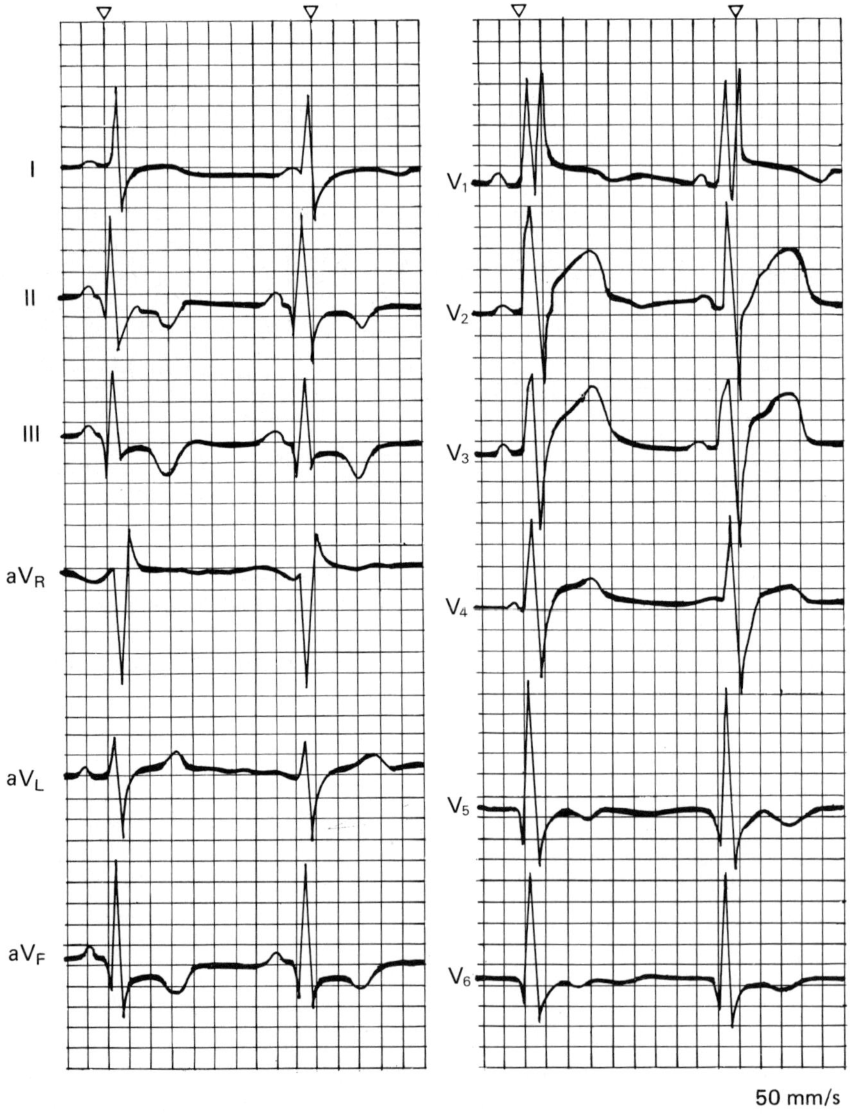

EKG-Beurteilung

Patient C. P., 53 Jahre, männlich

Frequenz:
67 Schläge/min regelmäßig

Rhythmus:
Sinusrhythmus
Die AV-Überleitungszeit liegt mit 0,12 s an der unteren Normgrenze.
Die Kammerkomplexe sind verbreitert (0,11 s in den Extremitätenableitungen).

Achse:
Der mittlere QRS-Vektor zeigt nach etwa +80° und liegt im Normbereich. Steiltyp.

Hypertrophie:
P – spitz-positiv in II, III und aV_F. P-Amplitude in II erhöht mit 0,21 mV.
QRS – tiefes Q in II, III und aV_F. Tiefes S in I, II, aV_R und aV_L sowie aV_F. Hohe R-Amplituden in den Brustwandableitungen mit RsR'-Konfiguration in V_1. Hohes R und tiefes S in V_2–V_4 (Katz-Wachtel-Zeichen). R-Amplitude in V_5 3,35 mV. ST-Hebung und positives T in V_1–V_4. ST-Senkung und negatives T in V_6. U-Wellen in V_1–V_3.

Infarkt:
Keine Hinweise.

Befund:
Sinusrhythmus. Steiltyp. Hypertrophie beider Herzkammern mit dem Bild eines inkompletten Rechtsschenkelblocks. Hinweise für eine Hypertrophie des interventrikulären Septums bei signifikanten Q-Zacken in II, III, aV_F, V_5 und V_6.
Bei diesem Patienten wurde echokardiographisch eine hypertrophische, obstruktive Kardiomyopathie nachgewiesen.

Der 24jährige Patient K.M. litt immer wieder unter plötzlichem Herzrasen. Der Blutdruck war normal

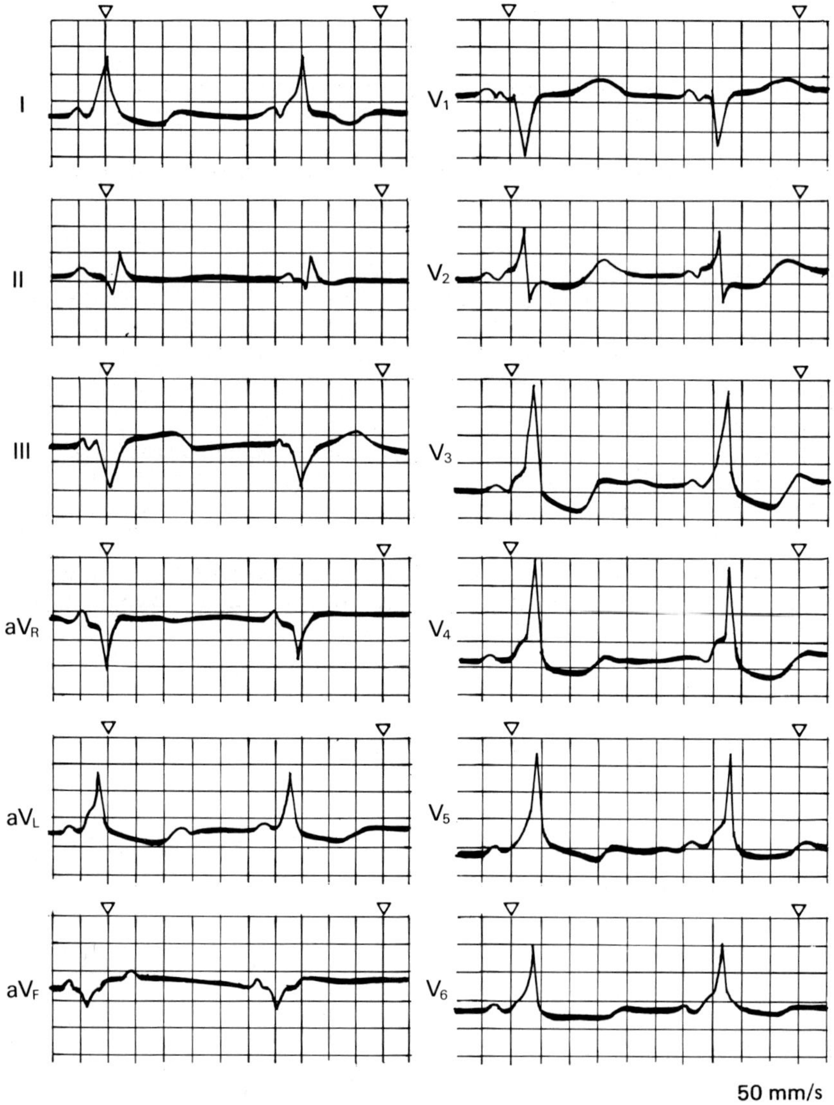

EKG-Beurteilung

Patient K.M., 24 Jahre, männlich

Frequenz:
84 Schläge/min

Rhythmus:
Sinusrhythmus.
PQ-Zeit mit 0,1 s verkürzt.
QRS in I und aV_L sowie V_4–V_5 auf 0,12 s verbreitert. Nachweis einer Delta-Welle.

Achse:
Horizontale Ausrichtung des QRS-Vektors in Frontalebene mit leichter Überdrehung nach links (ca. –10°).

Hypertrophie:
Zwar finden sich in I und aV_L sowie V_3–V_5 relativ hohe R-Amplituden, doch können keine Hypertrophiehinweise entdeckt werden.

Infarkt:
Keine signifikanten *Q-Zacken*.
ST-Senkung und *T-Negativierung* in I und aV_L. Deszendierende *ST-Senkung* und biphasisches bzw. negatives T in V_2–V_6.

Befund:
Horizontaler Linkstyp. Sinusrhythmus. Positive Delta-Welle bei verbreitertem QRS-Komplex und überwiegend negativer Kammerkomplex in V_1 lassen die Diagnose eines WPW-Syndroms Typ B stellen.

Beim gleichen Patienten wie im Beispiel der Vorseite wurden die unten stehenden beiden EKG-Kurven aufgezeichnet

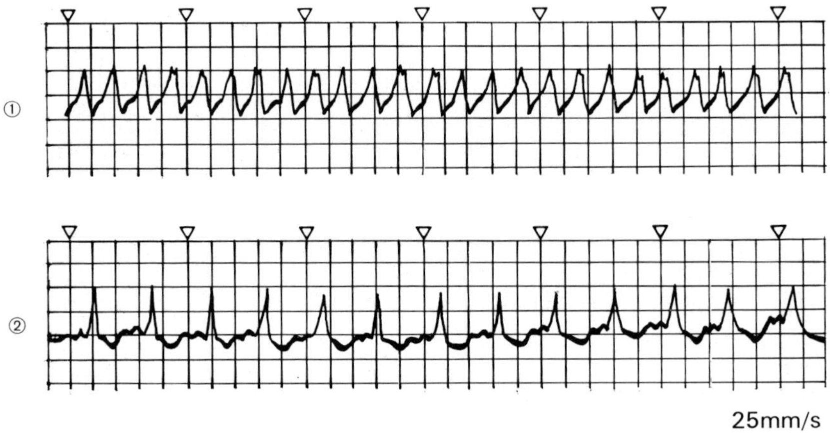

EKG-Beurteilung

Patient K. M., 24 Jahre, männlich

Abb. (1)
Paroxysmale supraventrikuläre Tachykardie mit einer Frequenz von 175 Schlägen/min. Da die Kammerkomplexe auf mehr als 0,12 s verbreitert sind, kann von einer „pseudoventrikulären Tachykardie" gesprochen werden.

Abb. (2)
Es findet sich wieder ein Sinusrhythmus mit dem typischen Bild des WPW-Syndroms. Die Frequenz beträgt nun etwa 100 Schläge/min. Dem Patienten wurde 1 Ampulle Verapamil intravenös injiziert.

Bei der 70jährigen Patientin E.B. wurde dieses EKG während heftigen, anfallsartigen Thoraxschmerzen aufgezeichnet. Blutdruck 170/110 mmHg

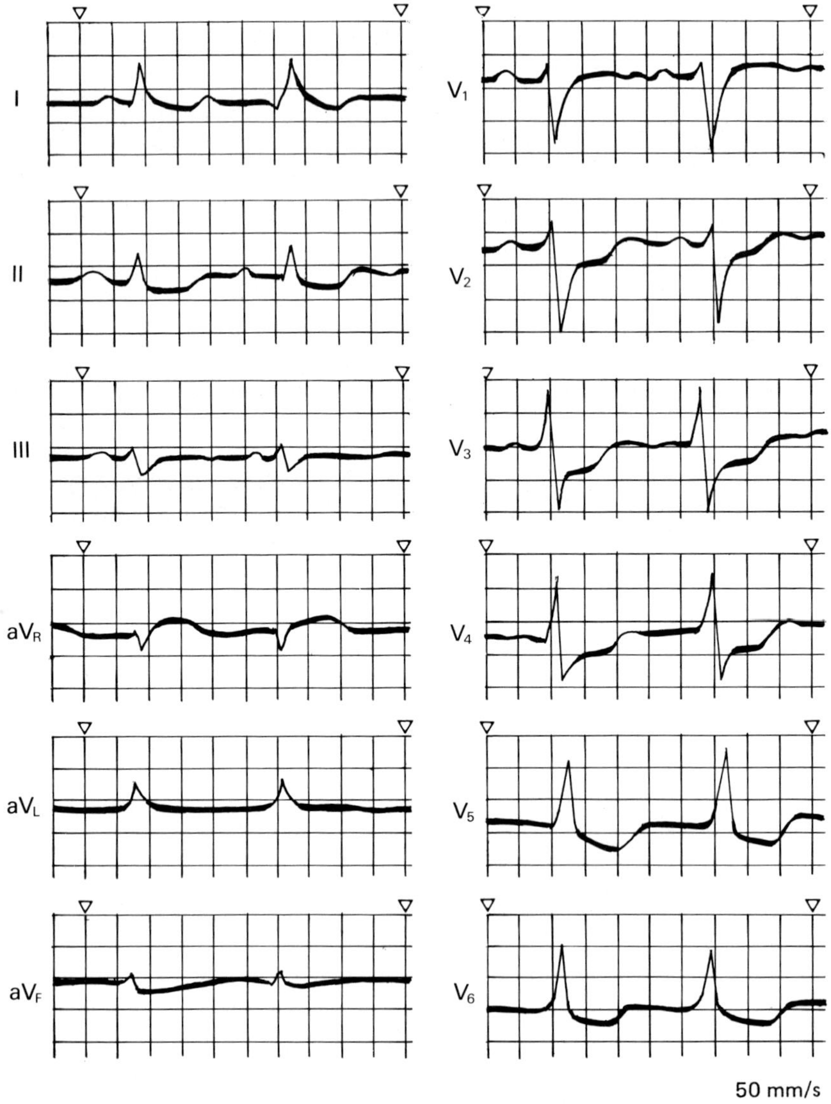

EKG-Beurteilung

Patient E. B., 70 Jahre, weiblich

Frequenz:
etwa 130 Schläge/min

Rhythmus:
Sinustachykardie mit regelmäßiger Überleitung. PQ-Zeit normal. Keine Blockierungen auf Vorhof-, AV-Knoten- oder Kammerebene.

Achse:
Linkstyp (semihorizontal), wobei der mittlere QRS-Vektor auf ca. +30° hinweist.

Hypertrophie:
Keine Hinweise für Hypertrophie auf Vorhof- oder Kammerebene.

Infarkt:
Q – keine pathologischen *Q-Zacken.*
ST-Strecken – deutliche *ST-Senkung* in I, II und aV_F sowie V_2–V_6.
T-Negativierung in allen Ableitungen, in denen die *ST-Strecke* gesenkt ist.

Befund:
Sinustachykardie mit 130 Schlägen/min bei konstanter Überleitung. Semihorizontaler Linkstyp. Ausgeprägte Störungen der Erregungsrückbildung bei schwerer Koronarinsuffizienz.

Die Patientin, deren EKG im Angina-pectoris-Anfall auf der Vorseite gezeigt wurde, erhielt eine Infusion mit einem antianginösen Medikament. Am Abend des gleichen Tages wurde dieses EKG abgeleitet

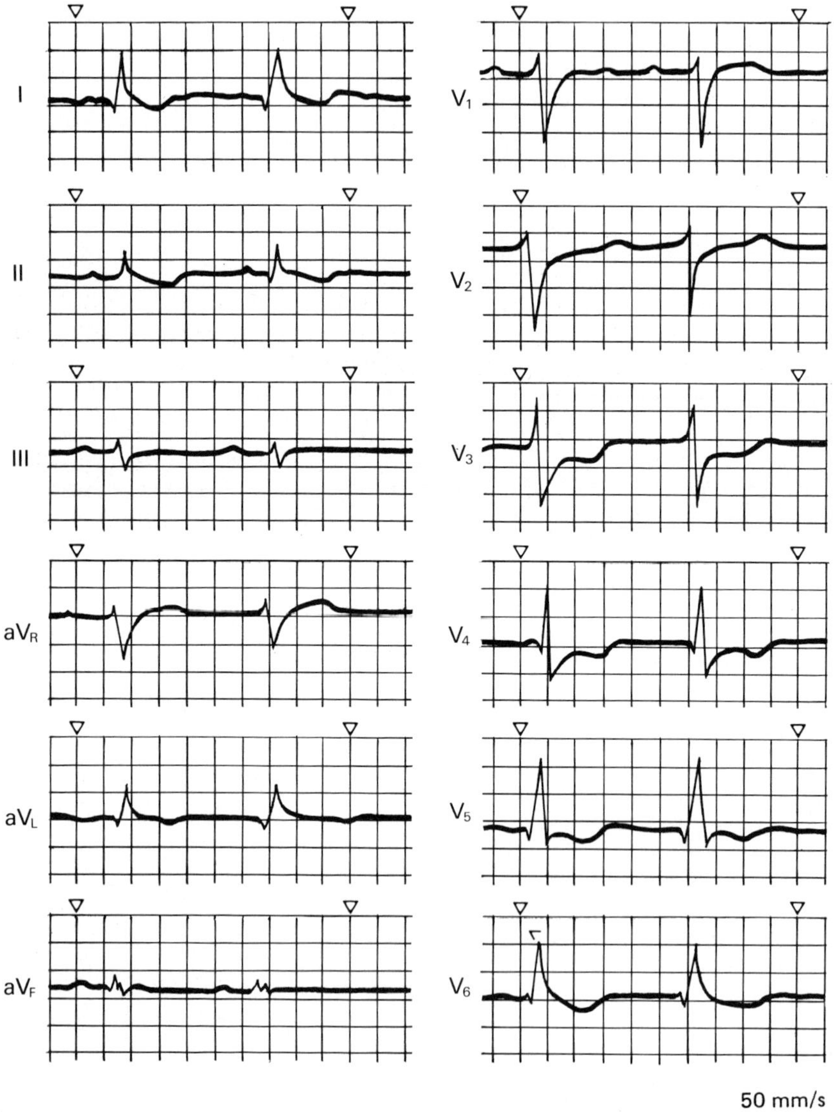

EKG-Beurteilung

Patient E. B., 70 Jahre, weiblich

Frequenz:
etwa 110 Schläge/min

Rhythmus:
Sinustachykardie

Achse:
Semihorizontaler Linkstyp

Hypertrophie:
keine Hypertrophie

Infarkt:
In I und II mäßige, in V_4–V_6 ausgeprägte deszendierende *ST-Senkung*. T in I und II negativ, ebenfalls in den linkspräkordialen Ableitungen. Aszendierende ST-Senkung in V_2 und Beginn der deszendierenden Senkungen ab V_3 mit biphasischem T.

Befund:
Vektor und Rhythmus entsprechen dem Vor-EKG. Die Erregungsrückbildungsstörungen haben sich im Vergleich zum Vor-EKG deutlich gebessert.

Der 33jährige Patient K.S. suchte den Arzt wegen anhaltenden thorakalen Schmerzen auf. Der Blutdruck war normal. Auskultatorisch war ein leises systolisch-diastolisches Reibegeräusch zu hören

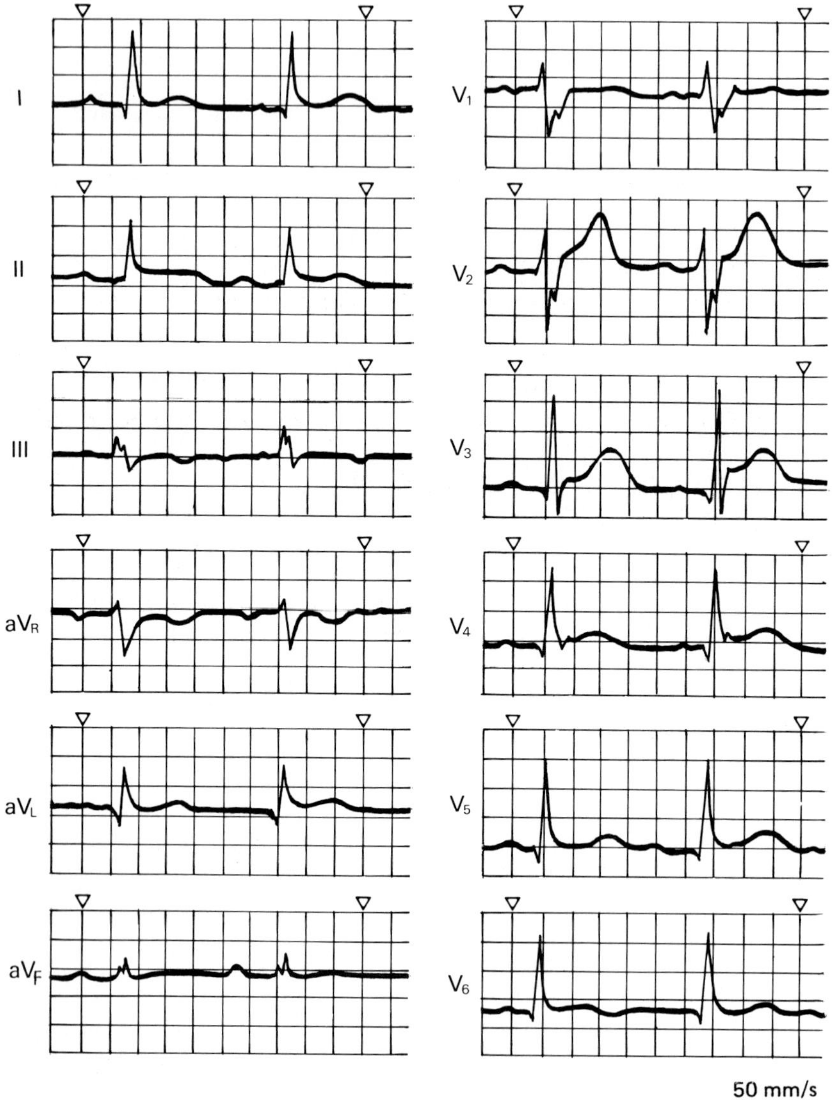

EKG-Beurteilung

Patient K.S., 33 Jahre, männlich

Frequenz:
95 Schläge/min, regelmäßig

Rhythmus:
Sinusrhythmus.
PQ-Zeit mit 0,2 s an der oberen Grenze der Norm.
QRS – nicht verbreitert.

Achse:
Linkstyp, Semihorizontaltyp, bei dem der mittlere QRS-Vektor nach ca. +30° weist.

Hypertrophie:
Kein Hinweis auf Hypertrophie der Vorhöfe.
Die R-Zacken in I, V_5 und V_6 sind relativ hoch, aber es läßt sich kein Hypertrophiemerkmal daraus ermitteln.

Infarkt:
ST-Hebung und positive *T-Welle* in I, II, aV_L und aV_F (hier nur leicht angedeutet); deutliche konkave *ST-Hebung* in V_2–V_5.
Die *ST-Strecke* geht in V_2–V_4 unmittelbar von der *S-Zacke* ab.
Signifikante *Q-Zacken* finden sich nicht.

Befund:
Sinusrhythmus. Linkstyp. Obergrenzwertige AV-Überleitungszeit. Klassischer Befund einer akuten Perikarditis mit hohem ST-Abgang von S-Zacke.

Dieses EKG wurde routinemäßig bei einem 80jährigen Patienten, K.B., abgeleitet, der unter rezidivierenden Diarrhöen litt

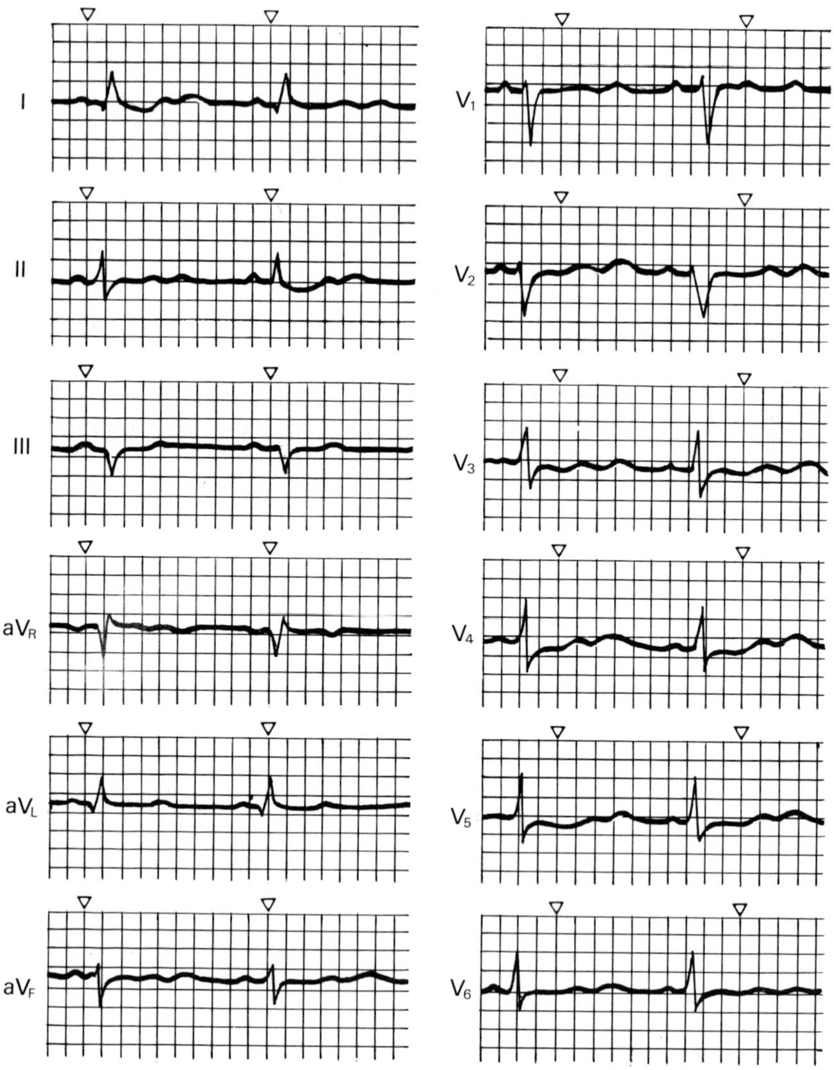

50 mm/s

EKG-Beurteilung

Patient K. B., 80 Jahre, männlich

Frequenz:
regelmäßig mit 74 Schlägen/min

Rhythmus:
Sinusrhythmus.
PQ – normal
QRS – nicht verbreitert.

Achse:
Horizontaler Linkstyp. Der mittlere QRS-Vektor zeigt nach links auf 0°.

Hypertrophie:
Keine Hinweise.

Infarkt:
Q – keine signifikanten *Q-Zacken*.
ST – deutlich deszendierende *ST-Senkung* in I und aV_L, angedeutet in aV_F sowie V_3–V_6. In I, II, aV_F und allen Brustwandableitungen sind deutliche U-Wellen von den T-Wellen abzugrenzen, zum Teil liegen TU-Verschmelzungswellen vor.

Befund:
Sinusrhythmus, Linkstyp. Bei dem Patienten besteht eine deutliche Hypokaliämie. Der Serumkaliumspiegel betrug 2,9 mmol/l.

Aus der Anamnese des 41jährigen Patienten G.H. schloß der Hausarzt auf das Vorliegen einer stabilen Angina pectoris. Er führte ein Belastungs-EKG durch

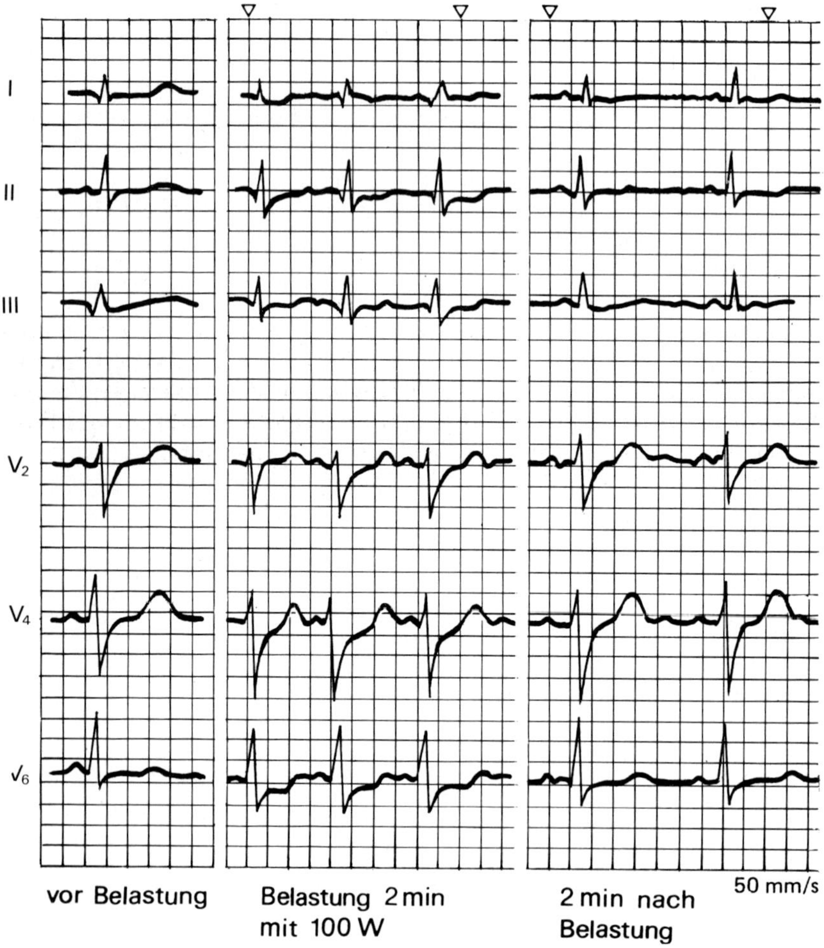

EKG-Beurteilung

Patient G.H., 41 Jahre, männlich

EKG vor Belastung:
Es bestand ein regelmäßiger Sinusrhythmus. In den Ableitungen I und V_6 läßt sich eine diskrete horizontale ST-Senkung vermuten, aber kein sicherer Beweis für eine ischämische Erkrankung. Mitteltyp. Sonst keine Auffälligkeiten im Ruhe-EKG.

EKG nach 2 min Belastung mit 100 W:
Frequenzanstieg auf 150 Schläge/min. Der Patient ist damit bereits ausbelastet. In den Ableitungen II, III und V_6 treten horizontale ST-Senkungen auf, die in V_6 0,3 mV beträgt.

EKG nach 2 min Erholungsphase:
Rückgang der Frequenz auf 98 Schläge/min. Die ST-Senkungen haben sich zurückgebildet, sind aber in II noch deutlich zu sehen.

Befund:
Positive Ergometrie mit Nachweis einer Koronarinsuffizienz ab 100 W. Keine Rhythmusstörungen. Während der Belastung stieg der Blutdruck des Patienten von 140/90 mmHg auf 190/115 mmHg an. Der Patient wurde einem kardiologischen Zentrum zugewiesen, wo koronarangiographisch eine Stammstenose des R. interventricularis anterior der linken Koronararterie nachgewiesen wurde. Er wurde durch eine Bypassoperation behandelt und ist nun beschwerdefrei.

Sachverzeichnis

Springer-Verlag und Umwelt

Als internationaler wissenschaftlicher Verlag sind wir uns unserer besonderen Verpflichtung der Umwelt gegenüber bewußt und beziehen umweltorientierte Grundsätze in Unternehmensentscheidungen mit ein.

Von unseren Geschäftspartnern (Druckereien, Papierfabriken, Verpackungsherstellern usw.) verlangen wir, daß sie sowohl beim Herstellungsprozeß selbst als auch beim Einsatz der zur Verwendung kommenden Materialien ökologische Gesichtspunkte berücksichtigen.

Das für dieses Buch verwendete Papier ist aus chlorfrei bzw. chlorarm hergestelltem Zellstoff gefertigt und im ph-Wert neutral.